Walther Amelung
Lebenserinnerungen

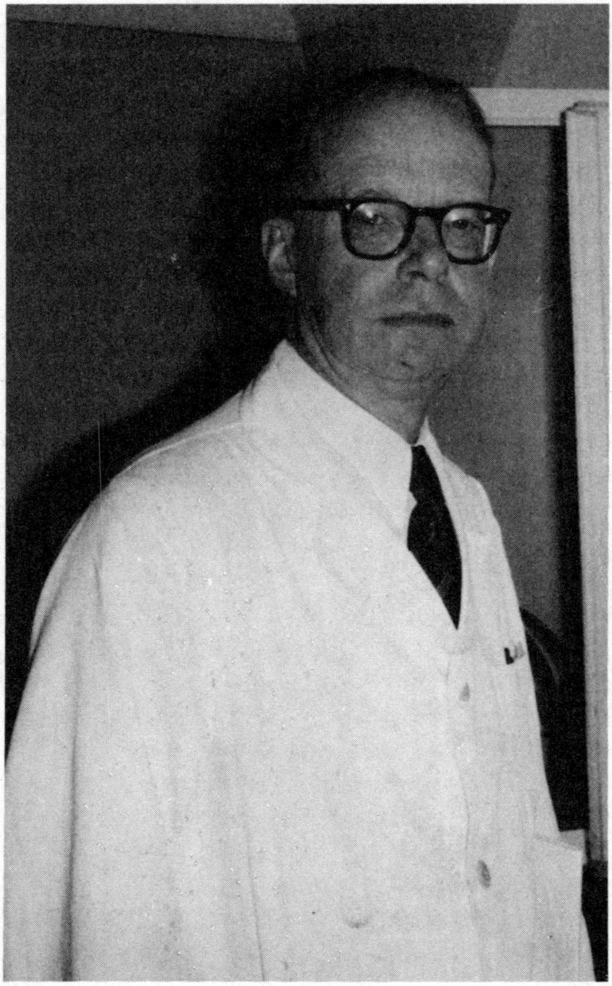

Inhaltsverzeichnis

Meiner lieben Frau im 64. Jahr unserer Ehe.
Mit herzlichem Dank für ihre stete Liebe und Sorge
und ihr Interesse für mich und für dieses Buch.

Vorwort

Wie kam ich dazu, folgendes umfangreiche Buch zu schreiben, im hohen Alter, in einem solchen, in dem man nach Ansicht vieler Jüngerer schweigen sollte? Ich hatte zwar neben meiner Hauptbeschäftigung als Internist und Leiter einer größeren seit mehr als 90 Jahren in Familienbesitz befindlichen Privatklinik eine umfangreiche wissenschaftliche Tätigkeit in der inneren Medizin, in der Medizin-Meteorologie und in dem medizinhistorischen Grenzgebiet ausgeübt. Hauptsächlich fühlte ich mich aber glücklich und ausgefüllt als Arzt am Bett des Schwerkranken. Ich konnte mich an der Universität Frankfurt für innere Medizin im letzten Krieg habilitieren, wurde apl. Professor und hielt viele Jahre die zweistündige Pflichtvorlesung »Physikalische Therapie, Balneologie und Bioklimatologie« und nahm viele Prüfungen ab. Daneben stand aktive wissenschaftliche Mitarbeit im Deutschen Bäder-Verband und in entsprechenden wissenschaftlichen Gesellschaften. Während der beiden Kriege war ich rund 10 Jahre zum Heeressanitätsdienst eingezogen und organisierte unter anderem die Rehabilitation der Lungen- und Herzschußverletzten.

Schon als Schüler politisch interessiert, landete ich mit meiner jungen Braut bald in der Partei Gustav Stresemanns, die ich in Königstein freiwillig nach Hitlers Machtübernahme auflöste. Aufforderungen, der NSDAP beizutreten, lehnte ich stets sicher ab. Ein besonderer Schutzgeist muß uns im Dritten Reich beschirmt haben (auch in mehreren schwierigen Situationen). Wir gehörten mit zu den Gründern der Bekennenden Kirche (B. K.) und hatten regelmäßige Zusammenkünfte. Mit den führenden Männern der B. K. wie Martin Niemöller, Otto Dibelius, Hanns Lilje, Karl Veidt, Otto Fricke, Paul Humburg, Hans Wilhelmi u. a. standen wir in der Kampfzeit in engsten Beziehungen. Wenn immer noch behauptet wird, die Deutschen hätten – vielleicht außer der »Adelsrevolte des 20. Juli« – Hitler keinen Widerstand geleistet, so muß ich hier sehr widersprechen. Der Kampf der B. K., der Kampf der beiden Kirchen, auch weiter katholischer Kreise gegen Hitler war bald ein echter politischer Kampf geworden, der viel Opfer und Mut erforderte. In den bisherigen rein historischen Darstellungen haben viele Autoren leider die Bedeutung des kirchlichen Widerstandes kaum gewürdigt. Das war für mich ein entscheidender Grund, dieses Buch zu schreiben. Nach dem letzten Krieg wurde ich politisch ein treuer Mitarbeiter Konrad Adenauers. Die Mitarbeit erschien mir, auch in der politischen Heimatgemeinde dringend notwendiger als je. Als Deutscher hat man seine Pflichten der Allgemeinheit gegenüber. Ich verstehe auch nicht, wie man als Deutscher sein Vermögen ins Ausland transferieren und seinen Alterssitz dorthin verlegen kann. Wir haben 12 Enkel in Hessen und in Bayern, alle gut geraten und sehr anhänglich, von der 27jährigen verheirateten Gerichtsassessorin bis zum 9jährigen Schüler in der bayerischen Provinz. Sie alle fragen: »Und Opa, wo bleiben die Memoiren?«. Die Memoiren, die längst eine fordernde Zeitgeschichte geworden sind, eines Mannes, der, so Gott will, in einem Jahr 90 Jahre alt wird.

Die Herkunft

Der Name Amelung ist sicher einer der ältesten, wenn nicht der älteste deutsche Namen (Amelungen, Amaler). Das Geschlecht der gewaltigen Ostgoten beherrschte zur Zeit der Völkerwanderung weite Gebiete Italiens und Südfrankreichs. Ihr bedeutender Held und König war Theoderich »der Große« (471–526). Als Dietrich von Bern ging er in die Sage des Amelungen-Liedes ein, dem Gegenstück zum Nibelungenlied. Als einen der ältesten Hinweise habe ich in der »Herforder Chronik« (J. Normann, 1910, S. 30 und S. 543) gefunden, daß die dritte Äbtissin von Herford Hathuwie = Hedwig (856–890) karolingischen Geschlechts war und die Witwe des Grafen Amelung (»Witwe Amelungi«). Dieser Graf Amelung gilt als der Stammpflanzer des Herzoglichen Billing'schen Hauses; König Ludwig der Deutsche war ein Enkel Karls des Großen. Die Äbtissin war seine Schwester. Der Name Amelung findet sich heute noch in zahlreichen Ortsnamen.

Der Name Amelung ist seit dem frühen Mittelalter als persönlicher Name nicht nur im alten Sachsenland in den Gegenden am linken Ufer der Weser nachweisbar, bei Verden, Polle und Höxter. Im 16. Jahrhundert hat sich der Familienname Amelung weiter ausgebreitet nach Westfalen, Bremen und Lübeck mit Auswanderung nach Livland. Das einst berühmte Cisterzienserkloster Amelungsborn bei Bodenwerder wurde unter dem Einfluß Luthers eine lutherische Abtei. Wir finden weiter frühzeitig den Namen Amelung u. a. als den eines lutherischen Predigers in Stettin (1640–1696) sowie in Schlesien. Es besteht durchaus die Möglichkeit, daß die seit 1887 in Offenbach und dann in Königstein seßhafte Familie Amelung, die aus Altena und Herford bzw. aus der Umgebung von Berlin (Teltow, Werder bei Potsdam) bis in die Mitte des 18. Jahrhunderts zurückgeführt werden kann, aus der preußischen oder schlesischen Linie stammt. In Hameln gibt es ein heute noch vorhandenes Grabmal der Katharina Amelung geb. Vogedes (1570) am Eckhaus Münsterkirchhof 2. Die Amelungs sind schon seit 1266 in Hameln nachweisbar. Anton Christian Friedrich Amelung war der Pächter der fürstlich braunschweigigen Spiegelglashütte zu Grünenplan (bei Holzminden) seit 1773, der im ausgehenden 18. Jahrhundert zusammen mit seinem Sohn Carl Philipp die Spiegelglashütte bei Dorpat im Baltikum ausbaute. Ein anderer Nachkomme wanderte nach Nordamerika (bei Baltimore) 1784 aus. Vom Baltikum wanderten auch Träger des Namens Amelung in weite Teile von Rußland aus, deren Nachkommen teilweise in diesem Jahrhundert nach Deutschland zurückfanden. Grünenplan stand also Pate bei den Glashüttengründungen in Amerika und Rußland. Die Hütte in Grünenplan floriert heute noch, jetzt in Verbindung mit dem Glaswerk Schott. Sie ist die einzige Erzeugungsstätte im Bundesgebiet von allen Gläsern für augenoptische Zwecke. Für die hessischen Familien Amelung wurde bedeutsam der Pastor Gottfried Hieronymus Amelung (1742–1800), Pfarrer in Gersfeld-Rhön und bei Darmstadt, ein Freund des berühmten Schriftstellers und Naturwissenschaftlers G. C. Lichtenberg (1742–1799; bekannter Schriftwechsel Lb./A.). Seine Tochter und sein Sohn sind in die Medizingeschichte eingegangen. Die Tochter heiratete Chr. W. Hufeland (1762–1836), einen großen Arzt, der als »Arzt der Goethezeit«, Hausarzt der damaligen Geistesheroen und der preußischen Königsfamilie sowie als Verfasser der »Makrobiotik«, der »Kunst das menschliche Leben zu verlängern«, viel gerühmt wurde. Der Sohn Franz Amelung (1798–1849) wurde ein richtungsweisender, heute noch nicht selten erwähnter Irrenarzt (E. Kraepelin, Kurt Kolle), tätig in der hessischen Irrenanstalt Hofheim, jetzt Goddelau, und großer Reformator der damaligen Psychiatrie. Er wurde von einem geisteskranken, paranoiden Mörder erdolcht. Zu den berühmten Amelungs gehört auch mein doppelter Namensvetter Walter A. (1865–1927) aus Stettin gebürtig, einer der ganz großen deutschen Archaeologen und weltberühmter Forscher antiker Plastik. Er ist beigesetzt auf dem evangelischen Friedhof in Rom in unmittelbarer Nähe von Goethes Sohn Karl August.

Aus dem Glasmacherdorf Grünenplan stammt auch Franziska Amelung (1789–1879), geboren als das 22. Kind ihrer Eltern, von der reicher Segen ausgehen sollte und die heute noch unvergessen ist. Ihre Jugend war unruhig in der napoleonischen Zeit; als Hilfe ihrer Familie wurde sie nach Moskau verschlagen und kam in den dortigen Stadtbrand 1812. Nach langer Wanderung in Lübeck seßhaft geworden stellte sie ihr Leben in den Dienst der protestantischen Caritas: Liebevolle Fürsorge für verwahrloste Kinder, Kleinkinderschulengründung, Bekleidung armer Kinder, Gründung von Heimen für unversorgte Kranke und von Altenheimen, sowie 1859 Gründung eines eigenen Kinderhospitals, sowie später Schaffung von Frauenmissionsvereinen für die Heidenmission (Evgl.-luth. Sonntagsblätter H. 21, 1959).

Mein Vater, Hugo Amelung, wurde geboren am 20. Juli 1857 in Altena (Westfalen), verlebte seine Jugend in Herford und verstarb am 4. Februar 1948 in Königstein/Taunus. Er stammte väterlicherseits aus einer in der Mark Brandenburg unweit Berlins ansässigen Familie, während seine Mutter und ihre Ahnen aus dem Ravensberger Land unweit Bielefeld stammten, das schon 1614 an Brandenburg fiel. Meine Mutter Emmi Leclercq wurde am 27. Juni 1864 in dem damals noch französischen Strassburg geboren. Anfang der dreißiger Jahre habe ich mit meinem ältesten Sohn Diethard (Diether) unsere Ahnenforschung durch Rückfragen bei den Standesämtern in Westfalen und Provinz Brandenburg einerseits und im Elsass und in Remagen andererseits bis in die Mitte des 18. Jahrhunderts durchgeführt. Für die rein französisch-wallonische Abkunft meines Großvaters J. B. F. Leclercq liegt ein mehrfach bearbeiteter Stammbaum vor, der bis in das Jahr 1460 reicht, das

Geburtsjahr von Jehan le Clercq, der nach Erwerb des Bürgerrechts im Jahr 1468 nach Tournai übersiedelte; er ist 1510 verstorben. Durch den Zweiten Weltkrieg und die Nachkriegszeiten waren unsererseits weitere Forschungen auf Standesämtern bisher nicht möglich; wertvolle Unterlagen über die Amelungs konnten gefunden werden, die zum Teil in diesen Memoiren verarbeitet wurden.

Mein Großvater Friedrich Wilhelm Amelung (1812–1882) war der Sohn eines Mühlenbesitzers in Teltow, Kirchspiel Brandenburg. In den Napoleonischen Kriegen brannte die Mühle ab, und die Eltern meines Großvaters kamen dabei ums Leben. Mein Großvater Friedrich Wilhelm wurde daraufhin in einem Waisenhaus großgezogen, ebenso wie seine Brüder. Mein Großvater kam nach dem Waisenhaus, dieser damaligen Vorstufe der preußischen Militärlaufbahn, in die Garnison Herford. Bei seiner Trauung mit der Großmutter Friederike geb. Repohl 1845 war er Unteroffizier in der Herforder Reserve-Kompanie. Die Eltern meines Großvaters, die Müllersleute also, hießen Wilhelm Friedrich Amelung (geb. 1788) und Anna Sophie Datow (geb. 1787) aus Werder bei Potsdam. Deren Eltern waren Wilhelm Amelung aus Werder, Schlächtermeister (auch Amelang) und Böttgermeister Johann Friedrich Datow, geb. 1747, 1824 an Altersschwäche verstorben, und Dorothea Elisabeth Datow (1754–1810).

Meine Großmutter Friederike geb. Repohl (1822–1890) stammte aus dem Ravensberger Land (Sieker, Kirchspiel, Heepen). Ihr Vater Johann Henrick Repohl, Gerichtsbote (1792–1840) starb an Tuberkulose, seine Frau Katharina geb. Stellbrink (1797–1880) heiratete in zweiter Ehe den verwitweten Kaufmann Milius, der mehrere Kinder in die Ehe brachte, die aber für die Amelungs ohne Bedeutung waren. Aus der Ehe Repohl–Stellbrink stammte nur Großmutter Friederike. Milius besaß ein Haus in Herford, in dem seine zweite Frau ihren zukünftigen Schwiegersohn F. W. Amelung kennenlernte und das bis vor wenigen Jahren in unserem Familienbesitz war. Es steht nicht mehr. Urgroßmutter Katharina war auf einem großen Bauernhof groß geworden, am Spangenberg bei Bielefeld, der nach Erzählungen meines Vaters später Teil des Anstaltsgeländes von Pastor Bodelschwingh wurde. Bei Rückverfolgung der Taufregister Repohl-Stellbrink bis zu Beginn des 18. Jahrhunderts stieß ich auf die Familiennamen Schneiders (auch Schnieders), Lülfs, Bunten. Diese Ahnen waren wohl alle Großbauern oder gehörten wie die Repohls zu den besonders in Westfalen einst sehr verbreiteten Heuerlingen (nicht ganz freie, aber abgesicherte Kleinbauern).

Mein *Großvater Amelung* wurde früh pensioniert wegen chronischer Bronchitis und Bronchialasthma; ein Krankheitsbild, das auch bei den Nachkommen mehrmals vorkam und noch vorkommt. Er war ein mittelgroßer, gut aussehender blonder Mann mit der hohen Stirn der Familie Amelung. Es muß ein ruhiger, fleißiger und beherrschter Mann gewesen sein. Meine Großmutter, also die geborene Repohl, die ihrem Mann 9 Kinder gebar, galt als lebhaft, aktiv, lebensbetont; ihre Freude war, mit ihren Kindern, besonders mit den Töchtern, zu spielen und zu tanzen. Aus dem Brief einer Jugendfreundin an H. A.: »Sie war die wundervollste Lebenskünstlerin« (H. A. am 21. 1. 1947 an Auguste Schöpp). Von den sechs Söhnen habe ich nur *Arnold* Amelung näher gekannt (1845–1912): Militäranwärter, 1866 durch eine Granatexplosion einseitig taub, hervorragende Karriere als Eisenbahner bei der elsässich-lothringischen deutschen Reichsbahn. Er war immer fröhlich, zum Scherzen geneigt, kein Spielverderber, obwohl seine einstmals sehr schöne und wohlhabende Frau Luise geb. Lüdeking aus Detmold schwierig war. Ich habe ihn in Erinnerung als den besten Onkel und war dreimal bei ihm in Basel, Gempenstr. 76. Er war gesellig und schwärmte für junge Damen. Mit ihm bzw. der Tante machte ich schöne Reisen in der Schweiz – Lugano, Interlaken (einschl. Jungfrau-Gebiet), Genf, Genfer See; auch Italien mit Como und Mailand. Wahrscheinlich hatte er Tischler gelernt. Er schnitzte wunderbare Schreibtische. Stühle zieren unsere Wohnungen und sprechen von seiner Kunst. Leider rauchte er starke Zigarren, trank zeitweise, ohne Alkoholiker zu sein, zu viel Alkohol, war aber zuletzt rd. 20 Jahre lang streng alkoholabstinent, Guttempler.

Das 4. Kind der Großeltern *Adolf* (1854-1915) konnte die Schule nicht besuchen, war geistig und körperlich zurückgeblieben und starb in Herford im väterlichen Haus, gepflegt von der Familie Euscher. Ich habe ihn mehrmals gesehen. *Wilhelm* Amelung muß besonders tüchtig gewesen sein als gelernter Bäcker, ging nach Amerika und konnte dort bald ein großes Bäckergeschäft eröffnen. Er soll bei einem Großbrand in Chicago umgekommen sein. *Ferdinand* A. besuchte zunächst mit großem Erfolg das Gymnasium, mußte aber aus finanziellen Gründen Schlosser werden, starb – nach Hugo Amelung – an einer akuten Erkrankung. *Gustav* A. starb als Kleinstkind an Diphtherie. *Emma* A. (1862–1878) war eine gute Schneiderin, überall beliebt und voll Lebensfreude, starb an Lungentuberkulose. Sie hat uns Nachkommen kurz vor ihrem Tod einen erschütternden Brief an Arnold A. hinterlassen. *Auguste* (1864–1954) heiratete, nachdem ihre ergreifende Liebe zu einem jüdischen Kaufmann, dem sie bei mir immer nachtrauerte, von der Familie vereitelt worden war, den Lehrer Georg Schöpp (1859–1945). Dieser stammte aus Urberach in Hessen, wurde Lehrer in Mainz und als werbender Stenographielehrer sowie als Vorsitzender des Vereins der Hausbesitzer recht bekannt. Er besaß zwei größere Mietshäuser, die im letzten Krieg zerstört wurden. Diese Tante Schöpp war eine lebensvolle, dunkelblonde Schönheit, eine aktive, immer hilfsbereite Frau, wohl ganz die Mutter, und von großer Intelligenz. Wenn sie konnte, nahm sie sich meiner mit guten Ratschlägen an, aber auch sehr aktiv während meiner militärischen Dienstzeit in Mainz und in Darmstadt. Wir haben sie sehr geliebt. Sie ist in Langenargen/Bodensee begraben. Schöpps hatten zwei Söhne. Der jüngere *Robert* (1894–1958), zweimal kinderlos verheiratet, war zuletzt Gewerbelehrer, ohne echten Kontakt mit Königstein. Der ältere *Hugo*

(1889–1958), ein lieber, immer strahlender Sonnyboy, der typische elegante Einjährig-Freiwillige. Er war ein angenehmer Vetter, blond und lebensfroh. Obwohl die Arbeit ihm nicht als das Entscheidende im Leben erschien, wurde er mit dieser als Ingenieur im Frieden und im Kriege, zuletzt in Kiel fertig. Als unser schwerverwundeter Sohn Siegfried in Eckernförde lag und dann dort verstarb, war er sehr besorgt um den Neffen und half uns bei unseren Besuchen. Er litt zeitweise an den Bronchialkatarrhen der Amelungs und starb an einer Lungenentzündung. Hugo war oft in Königstein; er hing sehr an meinem Vater. Seine Frau *Aenne*, geb. *Petri* († 1969), verstand ihn vortrefflich. Die Tochter, *Ilse Massing* (geb.1923), ohne Verschulden geschieden, ist eine tüchtige Frau und begabte technische Assistentin, die sich immer zu den Amelungs zählt. Ihre Tochter *Sylvia* (geb.1945), verheiratet mit dem prächtigen Architekten (Statiker) *Michael Reber*. Sie erziehen ihre Kinder: Yvonne, Markus, Daniela und Barbara bestens, nachdem ein Kind bei der Geburt starb.

Die jüngste Tochter *Anna*, ein gütiger Mensch, war mit dem begabten, sehr strebsamen Militäranwärter *Gustav Schwarz* (1858–1929) aus dem Glatzer Land verheiratet in zweiter Ehe. In der Stadtverwaltung Frankfurt spielte er später eine besondere Rolle als Bürochef des großen Stadtrats Karl Flesch. Gustav Schwarz war in erster Ehe mit einer Wiesbadenerin verheiratet, die früh an Tuberkulose verstarb. Die Tochter aus dieser Ehe *Dorothea* (1889–1971) wurde von Tante Anna erzogen; sie wurde eine kluge und tatkräftige Frau, Fürsorgerin, die zweimal kurz verheiratet war, mit dem Eisenbahningenieur Arthur Klose und dann mit dem Amtsrat Karl Hentschel. Sie wuchs mit mir und meinen Geschwistern auf, lebte zuletzt in Königstein und ist hier wie Gustav und Anna beerdigt. Onkel Gustav, der immer um mich besorgt war, verdanke ich manche gute Lebensweisheit. Mein Vetter und Freund *August* (geb. 1893) war ein begeisterter Soldat und ist als Leutnant im Herbst

1915 in Frankreich gefallen. Nachdem ihm anfangs die Schule schwerfiel, war er als Bankkaufmann am richtigen Platz.

Zur engeren Familie meiner Großeltern Amelung gehörte auch der Neffe August Amelung, etwas älter als Arnold, der, frühzeitig verwaist, durch die Unteroffizierslaufbahn ging, und den Krieg 1864 mitmachte (Erstürmung der Düppeler Schanzen). Er brachte es im Verwaltungsdienst bis zum Geheimen Kanzleirat in einem Berliner Ministerium. Ich habe ihn und seine Frau Luise noch gut gekannt. Sie verbrachten häufig einen Teil ihres Urlaubs in Königstein (angeblich wegen der Wohltaten, die sie meinem Vater in seiner Jugend erwiesen hatten!). Onkel August war ein zurückhaltender, distinguierter Herr, ebenso wie Arnold Pykniker. Mich verwöhnten sie sehr. Meine Haupterinnerung ist der Spaziergang zum Frühschoppen im Hause Messer (traditionsreiches Königsteiner Gasthaus, heute »Ratskeller«), wo sie beide ihr Bier tranken, während ich Zitrone naturell und ein großes Schinkenbrot bekam. Der Sohn Herbert war gutaussehend, 8 Jahre älter als ich, freundlich, aber verschüchtert. Er wurde Zahnarzt und starb relativ früh an einem Nierenleiden, ohne Nachkommen. Auf meiner Rückfahrt im Sommer 1918 von der Lazarettzugfahrt nach dem Osten konnte ich in Berlin die Geheimrats Amelung besuchen, die ich zum letzten Mal sah.

Die Amelungs weiter *in Herford:* Es ist immer von der großen Armut gesprochen worden, die die Kindheit und die Jugend meines Vaters und seiner Geschwister kennzeichnete. Es war wohl nur die damalige Situation einer Familie eines kleinen Beamten, frühzeitig pensioniert, mit geringem Nebenerwerb als Portier in einem Dienstmannbetrieb. Der Haupterwerb lag aber in der Schneiderei der Großmutter, die diese zum Teil mit ihren Töchtern betrieb. Die Großmutter Stellbrink, der H. A. bis in sein höchstes Alter eine liebevolle Dankbarkeit bewahrte – wohl die Bezugsperson seiner Kindheit – hatte Amelungs aufgenommen in ihr Haus, das mein Vater wie folgt schildert: Es war ein Haus mit 8 Zimmern (Lessingstraße, früher Judenstraße). Ein großer Garten mit einem Ziehbrunnen gehörte dazu. Dem Kind Hugo erscheint dieses Häuslein als glanzvolle Villa. Meine Mutter, höhere Ansprüche gewöhnt, fand es 1904 schon bedrückend, ganz zu schweigen von späteren Eindrücken der jetzigen Generation.

Kinder aus diesen Kreisen konnten in der Mitte des vorigen Jahrhunderts auch bei größerer Begabung nur studieren durch die seltenen Freistellen auf dem Gymnasium und Nebenerwerb durch Stundengeben. Mein Vater hatte das Glück, in dem kultivierten, sozial empfindenden Fabrikanten Engelbert Schönfeld einen Gönner zu finden, dessen Söhne und Töchter er bei den Schularbeiten zu beaufsichtigen und auch zu unterrichten hatte. Bei E. Schönfeld atmete mein Vater die Luft der Paulskirche ein, besonders das Pazifistische, Republikanische, Antimilitante der Jahre um 1848. Als 10- und 12jähriger Bub war ich mit den Eltern jedesmal in Herford im Hause Schönfeld sehr beeindruckt. Hugo Amelung dürfte sich mit seinem Vater gut verstanden haben, sprach mit ihm über die von Schönfeld aufgenommenen Ideen, ohne daß das Vater-Sohn-Verhältnis gestört wurde. F. W. A. war nach meines Vaters Angaben altpreußischer soldatischer Gesinnung. Beziehungen zu den Nachkommen Schönfelds bestanden bis vor wenigen Jahren. Endlich erhielt H. A. eine Freistelle am Gymnasium, aber erst mit 13 Jahren wechselte er von der Volksschule in die Sexta. Die Klassen waren damals klein und die Sexta hatte nur 27 Schüler. H. A. war abwechselnd mit dem späteren Generalsuperintendenten Möller der Primus. Zum Studium bot sich Straßburg an (1880), wo Arnold Amelung und Frau lebten. Das Privatstundengeben mußte H. A. aber fortsetzen, um Taschengeld zu haben, und er mußte auch etwas zu Luisens Haushalt beitragen. Auf dem Gymnasium fertigte er – so erzählte er mir – nicht selten 3 bis 5 Aufsätze an für verschiedene Schüler, die für Aufsatz- und Mathematikarbeiten Abonnenten waren. Aus Sparsamkeitsgründen studierte mein Vater zunächst ein Semester alte Sprachen. Den Enkeln gab er noch im hohen Alter

Lateinunterricht und bereitete die Enkelin 1943 auf das Latinum vor.

Alsbald wurde H. A. Medizinstudent. Durch großes Entgegenkommen des Dekans durfte er schon nach drei Semestern das Physikum machen. Weil er viel arbeiten mußte und das Fahrgeld nicht hatte, kam er kaum nach Hause. Die Straßburger Amelungs machten sonntags schöne Fahrten in die Vogesen und in den Schwarzwald, von denen er mir viel erzählte. Zu seinen geliebten Universitätslehrern gehörte Professor Adolf Kussmaul (1822–1902), Verfasser berühmter Jugenderinnerungen, wohl der größte Internist des vorigen Jahrhunderts. Max Martin Stein, Dozent an der Musikhochschule Düsseldorf und hervorragender Pianist, mit uns seit Jahren befreundet, ist ein Urenkel von Kussmaul. Einer der Großväter von Stein war der berühmte Chirurg Vinzenz Czerny (1842–1916) und sein Vater der Musikprofessor Stein, Kiel–Berlin, der Entdecker des großen Komponisten Max Reger (1873–1916). Die Mutter Stein habe ich lange Zeit behandelt. Mein Vater ging nach dem Staatsexamen nach Bern, angeregt durch seinen hochbegabten, früh verstorbenen Freund Dorn. Hier bekam er an der gynäkologischen Universitätsklinik (Professor Müller) schon eine Stelle als dritter Assistent (freie Station und 25 Franken). Er hatte Zeit, die großen Internisten Lichtheim und Sahli zu hören. Auf der Infektionsstation holte er sich einen Typhus, den er gut überstand. Längere Zeit war er Privatassistent bei Professor Müller, und er konnte sich in der Entbindungspraxis gut ausbilden. Er hat bis ins hohe Alter Geburtshilfe betrieben, und er war der Geburtshelfer bei seiner Enkelin Uta noch mit 76 Jahren. Durch Vertretungen sah er viel von der Schweiz. Nach zwei Jahren Schweiz war er wieder in Straßburg, dann vorübergehend Gemeindearzt in den Vogesen, die in diesen Jahren wieder deutsch waren (Jahresgehalt 3000.– Mark). Vom Elsaß aus nahm er Anfang 1886 die Arztstelle der Arbeitersamariterfreunde in Offenbach an, um von dort aus die Niederlassung als Frauenarzt in Frankfurt/M. zu betreiben. Sein Nachfolger in St.

Kreuz in den Vogesen war sein Studienfreund Magnus Hirschfeld (1868–1935) aus Kolberg, später der berühmte und auch angefeindete Sexualforscher, den ich als Patienten in Königstein traf. Er war ein stattlicher, zurückhaltender, aber freundlicher und gütiger Mensch, von großer Gelehrsamkeit, leider etwas schmuddelig in seiner Kleidung. Mein Vater brauchte zu seiner Offenbacher Tätigkeit viel Optimismus. Das Gehalt reichte gerade aus, um den Kutscher zu bezahlen. (Vor den Zeiten des Autos mußten die praktizierenden Ärzte sich Kutsche und Kutscher halten.) Er behandelte sehr viele Lungenkranke (Schwindsüchtige) unter der armen Bevölkerung. Der Gedanke, den Lungenkranken helfen zu sollen, beschäftigte ihn seit Offenbach sehr. Er hielt in Offenbach vor den Kassenvorständen und auch in Frankfurt stark besuchte Vorträge, später ebensolche in Darmstadt und in Mainz. So war er wohl einer der Ersten, die die Anregung zur Gründung von Heilstätten gaben. Es hat ihn bis zu seinem Tode bekümmert, daß der wesentlich gewandtere Peter Dettweiler bei der Gründung der Volksheilstätte in Ruppertshain/Taunus, der ersten Volksheilstätte Deutschlands, ihn an die Wand drückte und ihn auch nie in seinen Schriften erwähnte. Freilich hatte mein Vater, immer selbständiger Arzt, im Gegensatz zu Dettweiler, wenig Zeit zu Publikationen.

Mein Vater hat sich nie als »Naturheilarzt« bezeichnet; er war ein approbierter Arzt, der die Medikamente der Schulmedizin beachtete und nicht nur mit natürlichen Mitteln behandeln wollte. Dazu war er auch viel zu sehr beeinflußt von seinen großen Lehrern, an der Spitze Kussmaul. Aber er beschäftigte sich frühzeitig mit der Wasserheilkunde. Schon von Kussmaul war er auf die Hydrotherapie aufmerksam gemacht worden, denn die großen Kliniker des 19. Jahrhunderts hatten viel Verständnis für das Wasserheilverfahren und wandten es an. H. A. beschäftigte sich auch mit großem Interesse mit den Schriften von Wilhelm Winternitz (1834–1917), Leiter der ersten Wasserheilklinik in Wien und seinen Schülern. Er besichtigte »Naturheilanstalten« und machte in Berlin einen Kursus in Massage und Heilgymnastik mit. Schon in der Praxis in Offenbach führte er Wasserheilanwendungen durch. Er schreibt: »Langsam bekam ich den Ruf eines Wasserheildoktors.« Zur Homöopathie hatte er keine Beziehungen. Zunächst versuchte er in Gernsbach bei Baden-Baden eine kleine Anstalt zu gründen, bis ihn der Weg 1890/91 nach Königstein führte. Noch in Offenbach gab er in seiner Privatwohnung Hebammenkurse, und er wurde hier zu zahlreichen Entbindungen gerufen. Es fiel ihm auf, daß gerade in minderbemittelten Kreisen in den heißen Sommermonaten viele Säuglinge infolge der Hitze bzw. falschen Ernährung starben. Meine Mutter stellte dann auf seine Anregung unter Mithilfe von jungen begeisterten Mädchen sterilisierte Milch her (Soxhlet-Verfahren), die zu den Kindern gebracht wurde. Die Kosten für die Milch brachte zunächst H. A. selbst auf, aber durch die Vermittlung eines Offenbacher Fabrikanten kam es zu einer Milchaktion, die reichlich Milch für die Kinder beschaffte.

H. A. hat 1886/87 seine Frau in Hanau kennengelernt. Mein Onkel Alfons Leclercq, der Bruder meiner Mutter, hatte einen kleinen Unfall in Offenbach und kam in die Behandlung meines Vaters. Durch A. Leclercq kam H. A. in das Hanauer Pfarrhaus meines Großvaters mütterlicherseits. Er lernte meine Mutter Emilie Leclercq, geb. 27. 6. 1864, kennen, verlobte sich im Januar 1887, und die Heirat fand am 21. 11. 1887 in Hanau statt. Hugo Amelung stammte aus soliden Familien des altpreußisch- brandenburgischen und des westfälischen gehobenen Kleinbürgertums, den Sippen Amelung – Datow und Repohl – Stellbrink. Entferntere Verwandte im 20. Jahrhundert sind mir nicht bekannt. Von den neun Kindern meiner Großeltern Amelung stammen sieben Enkel der Großeltern, 13 Urenkel und 22 Ururenkel. Die Frau, die Hugo Amelung wählte, Emilie Leclercq, stammte aus dem evangelischen Pfarrhaus, freilich nicht aus dem deutschen, das als solches Geschichte machte, sondern aus dem französisch reformierten-wallonischen des

Pasteurs Dr. theol. J. B. Fr. Leclercq, der Abstammung nach ein Vollfranzose. Über ihn finden wir aus Tradition, mündlicher Überlieferung und aus zahlreichen Dokumenten wichtige Unterlagen. Dieser Großvater wurde am 2. 12. 1825 in Saintines (Oise), also im Herzen Frankreichs, unweit Compiègne, als Sohn eines wohlhabenden Gutsbesitzers geboren. Nach schweren inneren Kämpfen studierte er evangelische Theologie und war seit 1863 Pfarrer der Wallonischen Kirche in Hanau. Die Großmutter Leclercq hat mich 8½ Jahre lang umhegt; sie war für mich als Kind von größter Bedeutung. Rund 20 Jahre ihrer letzten Lebenszeit war sie an den Lehnstuhl gefesselt durch eine langsam von den Füßen bis zum Atemzentrum aufsteigende spastische Lähmung (wohl spastische Spinalparalyse). Ihr Tod in meinem Beisein durch akute Atemlähmung war der erste schwere Schmerz in meinem Leben; ihr letzter Schrei: »I sterb«. Sie war eine kluge, tapfere, warmherzige Frau, mittelgroß, blond, Pyknerin; sie klagte nie, ruhte fest in ihrem Glauben, die Bibel las sie bis in die letzten Tage ihres irdischen Daseins. Die Lähmung der Hände wurde so schwer, daß ich zuletzt ihr jede Seite der Bibel umblätterte. Als sie die unerwartete Nachricht vom Tode ihres Sohnes Alphonse 1899 erhielt (in meiner kindlichen Gegenwart) betete sie lange still, ernst und gefaßt und versenkte sich dann wortlos in ihre Bibel. Ich verdanke wohl ihr in erster Linie die religiöse Ausrichtung und eine besondere innere Bindung an den Großvater Leclercq, der mir immer wieder im Traum erscheint und sich mit mir unterhält, obwohl ich ihn nie gesehen habe. Die Großmutter Wilhelmine, Emma geb. Wickel (2. 8. 1836–10. 10. 1902) wurde im damaligen französischen Straßburg geboren. Der Vater meiner elsässischen Großmutter Joh. W. G. Wickel (1793–1836) starb vor ihrer Geburt. Er war Schiffskapitän (maître batellier), geboren in Remagen am Rhein, lebte aber später in Straßburg und war nach den Unterlagen stolz, Offizier der Garde Nationale »legion de Strasbourg« zu sein. Die Wickels, so erfuhr ich durch den Pfarrer, galten als eine angesehene Familie am Rhein in

Remagen und Oberwinter (auch Wyckel geschrieben). Unter den Ahnen finden sich hier die Familien Simonis und Vogels. Die Mutter der Großmutter Luise Friederike Kneiff, geb. 1793, starb schon, als die Großmutter 12 Jahre alt war. Ihre Geburtsurkunde aus einem der ersten Jahre der französischen Revolution ist in Elsässer Deutsch abgefaßt. Die Mutter von F. L. Kneiff, die »Fritzin«, hieß Maria Salomea, war Tochter eines Pfarrers in der Nähe von Kolbsheim. Der Vater war der Wundarzt K. Chr. Gotthard Kneiff. Meine Großmutter erzählte viel vom Vetterli »Kneiff«. Von diesem Eduard Kneiff (1810–1836) stammt ein fesselndes Büchlein »Hinterlassene poetische Schriften«. Straßburg Th. Dannbach 1837. Lebendige Gedichte, in bestem Hochdeutsch geschrieben. E. K., früh verstorben, Sohn eines Professors der Pharmacie; ein charmanter Lebenskünstler, voll Enthusiasmus, ähnelte sehr, so scheint mir, meinem Onkel Alphonse (1862–1899), dem früh verstorbenen Bruder meiner Mutter. Im 19. Jahrhundert nach Abklingen der Zeit des ersten Napoleon bis zum deutsch-französischen Krieg 1870/71, durch den Elsaß-Lothringen vorübergehend zum deutschen Reich bis 1918, ebenso wie 1940/44 gehörte, fühlten sich die Elsässer als echte Franzosen. Aber sie sprachen ihr »Elsässer Dütsch«, wie meine Großmutter, konnten aber besonders in der Oberschicht ein dialektgefärbtes Hochdeutsch und auch etwas Französisch. Als Kind erlebte ich noch Verwandte der Großmutter, die Tante Lina Wickel (gest. 1900) aus Straßburg, deren mitgebrachtes Gebäck ich heute noch als wunderbar süß schmecke, ebenso wie ich Herrn und Frau Philipp, geb. Wickel, die Cousine aus Remagen, mit uns im Pferdewagen im Taunus spazierenfahren sehe.

Meine Urgroßmutter Luise Friederike wuchs in ihrer Jugend zeitweise im elsässischen Steintal (Vogesen) in Waldersbach im Hause des großen Philanthropen J. F. Oberlin (1740–1826) auf. Oberlin gehört zu den ganz Großen der christlichen Caritas, deren Bild der sozialen Fürsorge er im weiten Rahmen mit schuf und der er auch heute noch unvergessen als Vorbild dient. Seine Gattin Salome (1747—1783) war die Pfadfinderin einer neuen Frauenerziehung im Rahmen der großen Konzeption ihres Mannes; die gründliche Ausbildung der jungen Mädchen, die »Pflanzenschule« erstreckte sich nicht nur auf die Hauswirtschaft, sondern auch auf die Pflege des Geistes und der guten Sitten, einer nur in christlichen Wurzeln steckenden Lebens- und Dienstauffassung. Nach dem Tode von Salome übernahm die sehr intelligente ehemalige Magd Louise Scheppler, die 48 Jahre bei Oberlin wirkte, die fraulichen Aufgaben, bis heute bewundert. Auch von hier eine Ader christlicher Innigkeit und Verantwortung in unserer Familie. 1943 versuchte ich in einem kurzen Kriegsurlaub im Elsaß von Hohwald aus mit Hilfe des freundlichen Ortspfarrers an Ort und Stelle Näheres über den Aufenthalt der Ahnin zu erfragen. Das Elsaß aber kann man nur lieben.

Und wie verlief das Leben meines wunderbaren, einzigartigen Großvaters Leclercq? Je mehr man sich in dieses versenkt – und zahlreiche Unterlagen liegen vor und viel neue sind vor Abschluß des Buches unerwartet zugegangen – um so mehr muß ich ihn lieben und verehren. Von meinen Großeltern – und welche Bedeutung können diese häufig für die Enkel haben – habe ich, wie geschildert, nur die Großmutter Leclercq-Wickel mit anhaltendem Einfluß für mich persönlich kennengelernt.

Die bedeutende Persönlichkeit des Großvaters mütterlicherseits erschöpft sich keineswegs in seiner Tätigkeit als Prediger und Seelsorger, die noch Jahrzehnte nach seinem Tode gerühmt wurde, sondern er war auch ein vorbildlicher Gelehrter und profilierter Schriftsteller, dessen Lebensführung in der Frömmigkeit des großen Heiligen der Frühzeit der Kirche Benedikt von Nursia (etwa 480–547) wurzelte. Seine Eltern hatten einen großen Gutshof mit einem Ladengeschäft. Sein Vater, J. B. Claude Leclercq (geb. 1802 in Lataule = Dep. Oise, gest. 1878 in Neufoy) wurde mir von meiner Mutter, die ihn noch kennenlernte, als stattlicher Mann, hellhäutig, mit blauen Augen und blondem Haar geschildert. Dieser Vater von J. B. F.

hatte wenig Interesse für seinen Erstgeborenen. Er war ungeduldig und unwirsch zu ihm zu allen Zeiten, ging kaum auf seine Interessen ein und hat ihn wohl auch später in Hanau nie besucht. Dagegen nahm sich der mütterliche Großvater Wable nach dem frühen Tod seiner Tochter sehr des mutterlosen Enkels an. Dieser Großvater, immer heiter und gütig, besuchte den Enkel häufig, hatte immer kleine Geschenke für ihn, auch blanke Silbermünzen, die er sich absparte und brachte ihn nach Sankt Croix. Die Mutter Geneviève Adélaide Sophie Wable (1795–1832) war ein romanisch-dunkelhäutiger Typ mit großen strahlenden Augen. Sie starb an Cholera, nachdem sie einige Monate vor ihrem Tod einen verhungerten, zerlumpten, mit widerwärtigen Geschwüren bedeckten Fremden längere Zeit in ihr Haus zur Pflege aufgenommen hatte; er verließ dankbar und gesund das Haus (hatte er sie angesteckt?). Die Mutter hinterließ ihrem damals siebenjährigen Sohn »das unauslöschliche Andenken an ihre Wohltätigkeit und den heiligen Funken einer hochherzigen Nächstenliebe.« Ich gehe wohl nicht fehl, wenn ich annehme, daß meine Mutter von dieser hochherzigen Frau die erwähnten Eigenschaften erbte. Von ihr stammt der deutsche Zweig der Leclercqs, von der zweiten Frau V. Cl. Dubois der sehr fruchtbare französische Zweig. Der Urgroßvater Leclercq heiratete wieder und die Stiefmutter drängte, daß mein Großvater, seit vier Jahren mutterlos, in einer »pension« untergebracht würde. Seine Biographie »Francisque« erschien 1879 als »Roman« unter dem Pseudonym »l'Abbé Jean«, ein Buch, das großes Aufsehen hervorrief. Seine 1. Auflage war bald vergriffen und, wie der Verfasser versichert, bringt er nur Tatsachen, abgesehen von den fingierten Namen. Der Autor hat seine Erziehung zum Priester und Weltgeistlichen, zum Mönch als Jesuit und Trappist geschildert, bis er sich zum radikalen Wechsel, dem Übertritt zum Protestantismus und zur Immatrikulation an der Fakultät der protestantischen Theologie der Universität Straßburg im 34. Lebensjahr entschloß.

Die Biographie beginnt mit der Schilderung, wie er als Knabe durch den an sich verehrten Ortsgeistlichen seiner Familie, Heimat und Gewohnheiten entrissen wurde einer ihm ungewissen Zukunft entgegen. »Francisque« ist als eine Biographie des Verfassers über seine wissenschaftliche und praktische Ausbildung, besonders in der katholischen Religion, sein geistliches Wirken und seine innere Entwicklung, so seine schweren inneren Kämpfe um den rechten Glauben, »seinen gnädigen Gott«, etwa seit dem 10. Lebensjahr bis zum Beginn des Studiums in Straßburg anzusehen (1836–1859). Die sorgfältige Lektüre des »Francisque« zeigt trotz der schweren inneren Spannungen des Verfassers eine deutliche Objektivität, eine bewundernswerte Sachlichkeit; die Liebe, die Anhänglichkeit an die Religion seiner Väter kommen immer wieder durch. Die katholische Kirche in den jungen Jahren von Francisque war eine andere als die heutige in Deutschland, die ohne ihre Grundlagen zu verleugnen modern und der Zeit aufgeschlossen auch manchem Protestanten ans Herz gewachsen ist. Frankreichs katholische Kirche mußte in jenen Jahren neu aufbauen nach der scheinbaren Vernichtung durch die grosse Revolution, die latente Verachtung im Kaiserreich Napoleons und die immer mehr sich ausdehnende Religionsferne in allen Schichten (vgl.hier die großen französischen Schriftsteller dieser Zeit wie Balzac, den ich immer wieder lese, Stendhal, Sand u. a. und als Zeitbild den heute deutsch neu aufgelegten Roman von E. Sue 1843 erschienenen »Les Mystères de Paris«. Leclercq hat die als Roman bezeichnete Biographie ungemein spannend in einer edlen französischen Sprache geschrieben. Nach vielen Jahrzehnten habe ich jetzt wieder das ganze Buch (380 Druckseiten) tief ergriffen, bisweilen erschüttert, aber auch immer voll Bewunderung für das Können und den tiefen sittlichen Ernst des Autors gelesen. »Francisque« enthält 5 Abschnitte: 1) Sanct Croix oder das kleine Seminar. 2) Bethanien oder 2 Jahre Noviziat bei den Jesuiten. 3) Sion oder das große Seminar (Studium der Theologie). 4) Die Einrichtungen von Montretout

– Der Weltpriester. 5) La grande Trappe oder das Noviziat des Trappisten. Für den zu Hause verwöhnten, auch die Mutter entbehrenden Jungen war aber schon das Seminar eine besondere Belastung. Dieses war einem Internat vergleichbar und auch, wie aus der Lektüre der lateinischen und griechischen Schriftsteller zu ersehen ist, dem klassischen humanistischen Gymnasium mit hervorragender mathematischen und naturwissenschaftlichen Ausbildung. Diese Ausbildung verlief im kirchlichen Rahmen täglicher Gebete, Messen, Beichten, Gewissensprüfungen und der Predigten. Für den Bauernbuben war es schwer sich der Umgebung anzupassen, zumal unter den Schülern einige wilde Burschen waren. Aber der neue Bischof Bellegarde griff durch und es traten würdige Verhältnisse ein. Bellegarde hielt während Francisques Aufenthalt im klösterlichen Leben seine schützende Hand über ihn.

Der Jesuitenorden, 1534 als Reaktion auf die Reformation gegründet, wurde entscheidend für die Entwicklung der christlichen Konfessionen. Er hat unzweifelhaft große Bedeutung für den Fortschritt vieler Wissenschaften. Sein Einsatz in der Gegenreformation, die angewandten Mittel sind umkämpft, auch in katholischen Kreisen. Vom Papst 1773 verboten, konnte er sich nur noch halten in Schlesien, wo der freigeistige große Friedrich II. regierte, ebenso in Rußland, das die Kaiserin Katharina II. beherrschte, ebenso voll Verachtung der Religionen an sich wie der von ihr hochverehrte gewaltige Spötter auf dem preußischen Königsthron. 1814 von Rom wieder erlaubt hatten die Jesuiten auch in Frankreich alsbald eine aktive Tätigkeit entfaltet. Unter ihren französischen Novizen fanden sich viele Söhne aus vornehmen Familien, dem hohen Adel vieler Länder. Die religiösen Übungen, die großen Exerzitien ihres Gründers Ignatius von Loyola wurden weiterentwickelt als eine große »geistige Gymnastik«; es gab zur Zeit Francisques 120 verschiedene Meditationen und die Gebetsübungen waren sehr differenziert. Unzweifelhaft stammen mannigfache Übungen moderner Psychotherapie (in der Gruppentherapie usw.) aus den religiösen Meditationen. Körperliche Arbeiten, weite Wanderungen mit bestimmten Aufgaben wurden ebenfalls betrieben und die Tischsitten gepflegt. Noch unsere Mutter pflegte uns z. B. beim Essen von langen Spargeln, Eiern usw. zu sagen: »Das müßt ihr so essen; so hat es der Großpapa bei den Jesuiten gelernt.« Aber die Arbeit an dem »inwendigen Menschen« stand im Vordergrund des großen Eifers von Francisque. Wie auch schon im kleinen Seminar war F. nie mit sich zufrieden, er litt an seiner »moralischen Unvollkommenheit«, während seine Kameraden in vielfacher Hinsicht ihn bewunderten. Es kamen Tage, an denen er an Gott nicht mehr glauben konnte, an allem zweifelte und verzweifelte. Der heutige ärztliche Leser wird solche Phasen als Zeichen einer Depression wohl ansprechen. Auch die häufige Beichte half nicht mehr. Nach mehreren schweren Ohnmachten verfiel er in ein schweres Kranksein. Man zweifelte an seinem Aufkommen. Aber es trat eine langsame Besserung ein, und man sandte ihn zur Erholung nach Hause. Seine Vorgesetzten waren allerdings der Meinung, F. sei dem Klosterleben gesundheitlich nicht gewachsen und er sollte Weltpriester werden. Durch den Bischof wurde er dem großen Seminar von Sion zugeteilt, nach den zwei Jahren bei den Jesuiten. Die Zeit eines ernsten Universitätsstudiums begann. Ein bedeutender Lehrer beurteilte ihn mit Recht mit den Worten: »Sie vereinigen in Ihrem Verstand mathematische Genauigkeit mit einer hohen Begeisterung für das Ideale.« Auf dem großen Seminar mußte F. zunächst mit der Abneigung seiner Lehrer gegen die Jesuiten wie mit mancher primitiven Einrichtung des Hauses sich abfinden. Die Darstellumg der Wissenschaft vom katholischen Glauben mit allen ihren Nebendisziplinen (einschl. Philosophie) erfaßte seinen Geist ganz und erfüllte auch sein Herz. Eine Begegnung auf einer Wanderung wurde von Bedeutung: Zufällig sah er eine protestantische Kirche und lernte deren Prediger kennen. Er war zunächst von verständlicher Voreingenommenheit, war aber bereit nach inbrünstigem Gebet, zu einem langen ernsten Gespräch über ihre verschiedenen Auffassungen von Christentum, das erwartungsgemäß keinen überzeugte. Francisque rang mit einem tiefen Schmerz, daß ihm keine Überredung gelungen war.

F. wurde 1852 zum Priester geweiht in der berühmten gotischen Kathedrale von Beauvais. Auf unserer Fahrt durch Nordfrankreich 1972 haben wir das eindrucksvolle Gotteshaus besichtigt. Die Kathedrale wurde nie vollendet; sie bestand nur aus Längsschiff und Seitenschiff, geplant als die edelste und größte Frankreichs. Reinhold Schneider sah in einem Essay über Beauvais gerade in der Unvollendung eine Melodie, die sich im Grenzenlosen verlor.

Francisque wurde nach der Priesterweihe der zweite Ortspfarrer des Dorfes Montretout, dem ein Gutshof als Waisenanstalt – Rossignol angeschlossen war, die wohlhabende Gönner finanzierten. Die karge Einrichtung wurde verstärkt durch die mangelnde Reinheit, auch die der Werkstätten der einzelnen Handwerker; das reichliche Vieh war schlecht versorgt. Hier zu verbessern sah F. als eine große äußere Aufgabe an. Er war zudem bestürzt über die Gottlosigkeit, die er überall erleben mußte. Mit Liebe und Langmut stellte er fest, daß die Landleute nur materiell und nicht an ihre christlichen Pflichten dachten und gottfern lebten. Dieses Bild mußte er sich auch von den Familien Montretouts machen, in die er kam. (Keine Nächstenliebe!). So wurden Kranke nicht versorgt. Uneheliche Mütter wurden nur gestraft; kein Versuch, aus dem armen kleinen Kind eine Freude des Hauses zu machen. Viel Kraft erforderten die sehr vernachlässigten Waisenkinder; Rossignol machte ihm viel Kopfzerbrechen. Er versuchte durch seine Predigten, die er beim Gehen konzipierte, und in der Beichte die Menschen zu erreichen. Seine große religiöse Innerlichkeit, die in ihm tief begründet war, zwangen auch ihn die Gebote seiner Kirche, nämlich die Armut, Gehorsam und Keuschheit (das Zölibat!) wie jeder geweihte Priester streng einzuhalten. Er war aufs Tiefste erschüttert, als immer mehr Frauen ihn als Beichtvater aufsuchten, und zuguterletzt kamen auch solche, die anfangs zaghaft, dann immer deutlicher ihre irdische Liebe zu ihm gestanden und zuletzt Forderungen stellten. Er mußte fürchten, das Keuschheitsgelübde zu verletzen und damit zur ewigen Verdammnis bestimmt zu sein. Der Bischof schlug seine Bitte, bei Frauen keine Beichte abzunehmen, ab. Franscisque verzagte über das in seinen Augen verderbte Montretout, mehr noch über seine mangelnde innere Festigkeit und erbat und erhielt vom Bischof die Erlaubnis, M. zu verlassen und einen längeren Urlaub zu nehmen.

Francisque schildert sich, den Priester zu der Zeit, als er eine Rast im väterlichen Haus machte, als einen Menschen, in dessen Brust zwei Wesen sich befänden. Das eine Wesen ist der wahrhafte Mensch, der Sohn der Humanität und des großen Weltenschöpfers; ihm steht ein religiöses Wesen gegenüber, das beinahe entstellt war, wie der Fuß einer Chinesin in seiner beengenden Bekleidung. Er schien jetzt frei zu sein, aber er stand unter der »Furcht der ewigen Strafe«. Trotz seiner Verzweiflung beschloß er, zunächst die »Welt« zu ergründen und dann die große Weltausstellung in Paris 1855 anzusehen. Auf der Fahrt nach Paris traf er zufällig den protestantischen Prediger wieder, mit dem er vor Jahren, noch als Jesuit, ein langes religiöses Gespräch geführt hatte, das auf der Fahrt nach Paris jetzt seine Fortsetzung fand. Der Protestant versuchte seine Glaubenslehre als christlichen Humanismus oder humanes Christentum dem Abbé zu erklären. Francisque beschloß jedenfalls, in Paris »als freier Sohn des Ewigen« nicht nur den Protestantismus, sondern auch die jüdische, die mohammedanische und andere Kulturen zu studieren. Er wollte an einer großen Weltkonferenz der Protestanten teilnehmen und sollte in ihre Familien eingeführt werden.

Neben allen Besichtigungen war F. bestrebt, eine einträgliche Beschäftigung zu suchen. Die Welt der Wissenschaften, der Kunst, das ganze menschliche Leben, wie es ihm begegnete, erschien zunächst ihm, seinen Idealen fremd. Freilich fand er unter den Protestanten persönlich gläubige, überhaupt wertvolle Menschen, tüchtig und gediegen, während ihm ihr Schrifttum und ihr Kult noch nicht nahe kamen. Wohl in der fünften Woche seines Pariser Aufenthaltes ereignete sich etwas Seltsames: Francisque wurde in eine Falle gelockt. Der unerwartete Besuch seines Vaters mit zwei jüngeren Brüdern führte zu seiner gewaltsamen Verbringung in eine Klosterzelle, wo ihm von einem Priester eröffnet wurde, er sei gefangen wegen des Besuchs protestantischer Gottesdienste. Gegen Abend gelang ihm die Flucht. F. suchte eine neue Wohnung in Paris und ging zunächst nur in Begleitung seiner neuen Freunde aus, darunter einem bedeutenden Gelehrten, der zum Protestantismus übergetreten war. F. fühlte sich weiter seiner katholischen Kirche verbunden trotz seiner Erfahrungen. Überzeugt von der Notwendigkeit weiteren Abstand zu gewinnen fuhr er über Le Havre nach seinem neuen Aufenthalt am Meer, wo er nach drei Tagen durchnäßt und völlig erschöpft bei seinem Gastfreund ankam. Dieser, ein Protestant wie alle seine neuen französischen Freunde, lebte in vorbildlicher Ehe; seine Gattin betreute ihn wie eine Schwester, und F. kam in einen Kreis hochstehender gebildeter Menschen. Als Kaufmann fand er ein auskömmliches Einkommen. Aber auch innerhalb von 8 Monaten, in denen sich sein Gesichtsfeld, seine Weltkenntnis erheblich erweiterten, konnte er weder die Angst vor den Strafen des Jenseits überwinden noch die Überzeugung gewinnen, der Protestantismus sei die bessere Form des Christentums im Vergleich zu dem ihm angestammten Katholizismus. Der Ruf seines Gewissens lautete: »Kehre zurück, kehre an das Herz deiner Mutter zurück. Demütige Dich!« Er beschloß, Trappist zu werden. Mit aufrichtigem Bedauern und dankbar trennte er sich von den lieben Menschen, seinen protestantischen Freunden.

Im Mittelalter waren die Mönchsorden, die Klöster im ganzen Abendland zu größter Bedeutung geworden als Träger von Kultur und humaner Zivilisation, die die Wissenschaften pflegten und weiter verbreiteten. Die Trappisten entwickelten sich ursprünglich aus dem großen Orden der Benediktiner. Durch den bedeutenden Abt Rancé (1626–1700) entstand innerhalb des Zisterzienzer Ordens 1664 in der Abtei La Trappe ein Kloster von strengster Askese, wie es der Großvater noch erlebte. Als ich vor Jahren während der Reise nach Saint-Malo durch das Studium der Bücher F. Sieburgs (1893–1964) mit dem großen französischen Schriftsteller und Staatsmann F. R. Chateaubriand (1768–1848) bekannt wurde und sein kluges und fesselndes Meisterwerk über Rancé (1848 erschienen, jetzt auch 1977 deutsch erschienen) las, wurde mir Rancé nahegebracht. Als reicher Kavalier und vielseitiger geistreicher Abenteurer machte R. als Enddreißiger eine tiefe innere Einkehr durch, die er vielen schweren Widerständen zum Trotz zur schwersten Buße bis ins Greisenalter durchhielt.

Der Trappistenorden ist bis heute ein kleiner Orden gewesen und geblieben, ist aber weithin bekannt durch seine harten Anforderungen. Der Trappistenorden verlangt nicht nur die drei früher erwähnten Voraussetzungen des Priestergelöbnisses, sondern außerdem: Strengstes Schweigen (nur der Abt darf zu Anordnungen sprechen, die übrige Verständigung erfolgt durch Zeichen), harte landwirtschaftliche Arbeit, strengste körperliche Geißelschläge, regelmäßig freitags und schon bei kleinen Vergehen, und knappe vegetarische Kost (monatelang nur eine Mahlzeit). Es gibt geistliche Übungen, häufige Beichten, vor allem wiederholte Chorgesänge usw., aber keine geistige, wissenschaftliche Tätigkeit.

Der Großvater Leclercq holte das Einverständnis seines ihm noch wohlgesinnten Bischofs ein »als heimgekehrter verlorener Sohn« und begab sich in Begleitung eines alten Jesuitenfreundes, des Professors Modestus, nach La Trappe. Auf Modestus und den empfangenden Abt wirkte Francisque nicht als »zerknirschter Sünder«, sondern, was ihm auch gesagt wurde »war seine ganze Erscheinung ernst und würdevoll; der jetzt gewachsene Bart kleidete ihn gut bei seinem sehr distinguiertem Auftreten«. Francisque betrat nach dem Empfang seine Zelle mit dem Glauben an seine Zukunft, die Möglichkeit durch Bußen und strenges Leben zum rechten sicheren Glauben in Frieden zu gelangen. Über die Trappistenzeit hat der Großvater nicht nur eingehend im »Francisque« berichtet, sondern in Hanau in seiner Familie und im Freundeskreis, so daß gerade diese 2½ Jahre bei den Trappisten später auch uns Enkeln vertraut wurden. Es waren schwere Jahre, die er durch seinen eisernen Willen und seine körperliche Bewegsamkeit durchhielt. In ernsten Beichtgesprächen mit seinem klugen und würdigen Abt, der stets den Standpunkt Roms und der offiziellen Kirche vertrat und trotzdem sehr um F. besorgt war, kam der Großvater zu der festen Uberzeugung, er müsse einem Christentum der Humanität in Zukunft dienen. Im Vertrauen auf die »Hilfe Gottes« und »seinen Mut« erklärte er seinen Oberen nach Überwindung fast unüberwindlicher Hindernisse sein Ausscheiden aus dem Orden. Sein einziges Hab und Gut, seine einzige Stütze bestand aus einem Paß und einer Bescheinigung seiner bisherigen Oberen, daß der Abbé Francisque, der aus eigenem freien Willen das Kloster verlassen hat, mit Verstand und Eifer seine Pflicht erfüllt hat. Er begab sich nach Straßburg, um dort evangelische Theologie zu studieren. Wir dürfen annehmen, daß das jahrzehntelange schwere Seelendrama sein Ende gefunden hatte.

Die theologische Fakultät (protestantisch-calvinistisch) nahm den Großvater sehr freundlich auf, nachdem sie sich von seinem festen Willen, Protestant zu werden und zu studieren, überzeugt hatte. Der Dekan der Fakultät, Professor Bruk, half ihm auch wirtschaftlich, wo er konnte. Mein Großvater blieb ihm, so lange er lebte, in Freundschaft verbunden. Freilich mußte er häufig hungern. Da er aber bei den Jesuiten gründlich gelernt hatte zu unterrichten, wurde er vorübergehend an einem Gymnasium Lehrer (Professeur). Das theologische Examen schloß er mit Auszeichnung 1861 ab. Er konnte im gleichen Jahr seine Braut Minna Wickel, die er im kirchlichen Raum kennen gelernt hatte, heimführen. Er bekam die Pfarrerstelle in einer armen Waldensergemeinde im weltentlegenen Dörfchen Freissinières in den französischen Alpen. Hier wurde der älteste Sohn Alfons geboren. Der Großvater war schon frühzeitig während des Studiums und des Aufenthaltes in den Alpen wissenschaftlich tätig. Er hatte bereits nach Abschluß seines Studiums das Bakkalaureat – einen in Deutschland fast unbekannten akademischen Grad – abgeschlossen (Thema: Droits et devoirs de l'homme dans la recherche de la vérité religieuse). Er trat sein neues Amt im Februar 1863 in Hanau als Pfarrer der französischen reformierten wallonischen Gemeinde an, wohin er berufen wurde. Er fand hier für seine seelsorgerische Tätigkeit, die ihm sehr am Herzen lag, den besten Rahmen, den er sich vorstellen konnte. In Hanau existierte neben einer niederländischen Gemeinde, die ihren eigenen Pfarrer hatte, eine französisch-wallonische, die heute noch existiert. Die Gemeinde war zur Zeit des Großvaters unabhängig und auch wirtschaftlich gut fundiert, da zu ihr zahlreiche wohlhabende Bürger, insbesondere Bijouterie-Fabrikanten gehörten, die spendenfreudig waren und auch Wert auf die Pflege des traditionellen Gottesdienstes in französischer Sprache legten. Der jeweilige Pfarrer dieser Gemeinde hatte nur seinen Kirchenvorstand, an den er sich halten mußte. Es bestand aber sonst keine kirchliche Hierarchie. Ein kurzer Rückblick auf das Entstehen der Hanauer Gemeinde.

Die Hanauer französisch-reformierte wallonische Gemeinde verdankt ihre Entstehung dem Grafen Philipp Ludwig II. von Hanau-Münzenberg (1597). Eine vorübergehend in Frankfurt/M. lebende Flüchtlingsgruppe von französisch sprechenden Wallonen und holländisch sprechenden Flamen hatten wegen Verfolgung durch die spanische Inquisition ihre Heimat in den spanischen Niederlanden verlassen müssen und konnten in Frankfurt wegen Schwierigkeiten mit dem lutherischen Stadtrat nicht bleiben. Der Graf nahm sie in seinen Landen trotz mancher Gegnerschaft auf und wies ihnen ein weites Gebiet südlich der Altstadt zur Errichtung ihrer Stadt an. Die Kolonisten verpflichteten sich, eine neue Stadt aufzubauen. Die neuen

Hanauer Bürger sollten in kirchlichen und schulischen Angelegenheiten vollkommene Handlungsfreiheit haben. Innerhalb weniger Jahre erweiterte sich das Gesamtareal von Hanau fast um das Dreifache. Es entstand 1608 der Kirchenbau, in dem auch mein Großvater später predigte. Der Doppelkirchenbau hatte nicht nur bis zu seiner Zerstörung im Jahre 1945 die Silhouette des Stadtbildes geprägt, sondern hatte auch in der gesamten abendländischen Sakralarchitektur nichts seinesgleichen (H. Martin. Hanau, 1143–1978. 1978). Durch die Neusiedler kamen hochqualifizierte Handwerker und gutsituierte Kaufleute nach Hanau, denen die Hanauer Gold- und Silberschmiederei ihren Anfang verdankt (1613 bereits 23 Silberschmieden). 1685 folgte ein neuer Zustrom französischer Hugenotten, ein auf ein Höchstmaß bürgerlicher Freiheit bedachtes Element. Den Bombenkrieg im Jahre 1945 überstand die Doppelkirche nur als Ruine. In den Jahren 1957 bis 1959 wurde die kleinere niederländische Kirche wieder aufgebaut, während die größere Kirche zu einem Ehrenhof gestaltet wurde.

Trotz seiner Entfremdung vom Katholizismus war Leclercq gläubiger Christ geblieben; ein starkes humanes Denken zeichnete ihn aus, und sein Christentum kannte keine demokratische Enge. Eine starke persönliche Bescheidenheit, Herzensgüte und ein kindlich einfaches Gemüt waren Grundzüge seines Wesens. Er hielt die Predigt stets in französischer Sprache, auch im Kriege 1870/71. Er lebte sich gut in Deutschland ein und liebte die Deutschen, wenn er auch nicht mehr lernte, ein reines Deutsch zu sprechen.

Das Pfarrhaus lag in der Gärtnerstraße 61, früher Rebenstraße 7, Neustadt, in dem gut gepflegten Garten. Der Pfarrer war ein großer Naturfreund. Der Garten vereinigte einen Obst- mit einem Ziergarten. Hier wurden die Mahlzeiten eingenommen und auch die wissenschaftlichen Arbeiten geschrieben. Als guter, liebevoller Mensch sorgte L. sich auch um die Tierwelt, besonders um die Vögel, aber auch um die Bienen. Über den französischen Pfarrgarten sind noch rd. 25 Jahre nach

Leclercqs Tode eindrucksvolle Darstellungen erschienen. Sein Nachfolger Pfarrer C. Nessler schrieb: »Der französische Pfarrer idendifizierte sich mit dem Garten. In mehreren Jahrzehnten hielt er dort bei günstigem Wetter die Konfirmandenstunden ab. Beim Wandeln im Garten wurden die Predigten konzipiert. In Ruhe und Sammlung verfaßte er die Predigten, die nur selten schriftlich fixiert wurden. Sie waren »voll Geist und Leben, stets in freier Wiedergabe aus seinem beredten Mund«.

Vom Großpapa liegen der Familie nur wenige Predigten vor. Ich habe Sachverständige (bedeutende Theologen sowie Graphologen) urteilen lassen. Die Schrift ist schön mit künstlerischem Schwung, klein, oft nur mit Lupe zu lesen. Rückwärts gebogene Endbuchstaben, vielleicht zu deuten als eine Zufriedenheit auf bewältigte Vergangenheit. In Hanau wirkte der Großvater, wie viele bezeugten, die ihn noch persönlich kannten, immer ausgeglichen und zufrieden. Auch die Predigten verraten seine starke Religiosität, dabei auch deutlich ein soziales Ethos (nicht sozialistisch, nicht marxistisch). Aus theologischer Sicht entsprechen die Predigten nicht einer liberalen Theologie, sondern sie sind als evangelical anzusehen. Seine Predigten gaben dem frommen und dem suchenden evangelischen Christen viel Kraft. Natürlich sind sie auch zeitgebunden. Die große Neujahrspredigt 1889 geht auf die Unruhe der Bevölkerung im vergangenen Jahr ein (verursacht wohl durch den Schock des unerwarteten Todes des geliebten Kaisers Friedrich nach 88 Tagen Regierung und durch die Angst vor der Unerfahrenheit des jungen Kaisers Wilhelm II.; Dreikaiserjahr!).

Leclercq war in allen Schichten seiner Gemeinde und darüber hinaus hochgeachtet und geliebt, konnte mit den Menschen aller Gesellschaftsschichten umgehen; zu dem damals in Wilhelmsbad residierenden Landgrafen von Hessen, dem sogenannten »blinden Landgrafen«, einer bedeutenden Persönlichkeit, wurde er wiederholt eingeladen.

Schon bei den Jesuiten hatte er das wissenschaftliche Arbeiten gelernt. Die Ablegung des Bakkalaureats war das erste äußere Zeichen seines wissenschaftlichen Könnens. Gleichzeitig begann er mit der Abfassung mehrerer Romane, die zunächst große Verbreitung fanden. Soweit ich feststellen konnte lagen hier vor:

Zuerst »Le Maudit«(3 Teile 1864), »La religieuse«, »Le Confesseur« (2 Teile), »Le curé de campagne» (2 Teile), von dem mir nur ein Teil zugänglich wurde. »Francisque« wurde schon besprochen. Alle Romane sind in französicher Sprache, während die wissenschaftlichen Arbeiten teilweise in lateinischer Sprache abgefaßt wurden. Im Jahre 1867 legte er ein in lateinischer Sprache abgefaßtes Bittgesuch an die zuständige Marburger evangelische theologische Fakultät vor, ihm die Würde des Dr. theol. zu verleihen. Er fügte neben den üblichen Papieren drei lateinisch verfaßte Arbeiten bei. Das Hauptmanuscript »Luther als Deuter und Übersetzer der Bibel«, »Prolegomena zur Geschichte der religiösen Freiheit« und drittens eine Darstellung der Religiosität im Osten. Die hochinteressanten Akten über den Kampf in der theologischen Fakultät um J. B. F. Leclercq haben während ihrer Marburger Tätigkeit Eberhard und Rosemarie Amelung photokopiert und mir zum 80. Geburtstag, schön eingebunden, geschenkt. Jeder Prüfer war beeindruckt von der Persönlichkeit, der hohen Bildung und dem großen philosophischen Wissen L.'s., der trotz seines Schicksals noch die Kraft hatte, auf schwere Fragen der Theologie einzugehen und klare und kritische Darstellungen zu bringen. Es wurde einigemal beanstandet, daß Leclercq mehr philosophisch als theologisch eingestellt sei, und es wurde auch behauptet, L. stehe näher dem mit ihm etwa gleichaltrigen Ernst Renan (1823–1892), dem damaligen Theologiestudenten Renan, der dann freier Wissenschaftler und Freigeist wurde. Dieser stiftete große Unruhe im katholischen Frankreich durch sein »Leben Jesu«. Die Wirkung von R. auf L. dürfte sehr gering gewesen sein. Es gibt in den hinterlassenen Schriften von Leclercq keinen Hinweis über Beziehungen von L. zu R.. Die

Fakultät, die bei allen Überlegungen sorgfältig vorging, bat L., eine weitere Schrift vorzulegen. Wie aus dem Ärmel geschüttelt legte L. alsbald vor »Histoire de L'Eglise Wallone« in Hanau. Er hatte jahrelang die interessante Geschichte seiner Hanauer Kirche studiert. Die Fakultät zögerte nicht, ihm in lateinischer Sprache, wie damals üblich, unter besonderer Betonung der Bedeutung auch seiner Persönlichkeit den Dr. theol. 1868 zu verleihen. Einige Jahre später lehnte er einen Ruf als Professor an die Universität Straßburg wegen seiner Gesundheit ab.

Mein Großvater hatte von derselben Mutter noch einen etwas jüngeren Bruder Achille, kinderlos verheiratet, ein fanatischer gläubiger Katholik, als Antiquitätenhändler sehr reich geworden. Trotz des Glaubenswechsels bestand die brüderliche Beziehung weiter; meine Mutter erzählte mir von ihren »wundervollen« Aufenthalten in Paris. Die zweite Auflage der pseudonym 1879 bei G. Fischbacher, Paris erschienenen Selbstbiographie »Francisque par l'Abbé Jean«, die die besten Besprechungen in der Presse gefunden hatte (mir vorliegend), verschwand plötzlich aus dem Buchhandel, ebenso die anderen Romane. Achille hatte sie aufgekauft. Es entsprach nicht dem Charakter meines Großvaters einen Prozeß zu führen. Er schwieg. Auch wirtschaftlich ein großer Verlust. Die Honorare hatten dem bibliophilen Großpapa erlaubt, eine stattliche Bibliothek sich aufzubauen mit französischen, besonders philosophischen Klassikern in Exemplaren aus dem 16., 17. und 18. Jahrhundert usw. Er liebte auch gute Bilder. Nur Reste sind auf die Enkel gekommen.

Als der Großvater, noch keine 65 Jahre alt, auf dem Sterbebett lag, erschien plötzlich ein Jugendfreund, der Prior des Trappistenklosters, mit dem er Freundschaft gehalten hatte. Er und Bruder Achille wollten ihn wieder für den katholischen Glauben gewinnen. Meine Mutter, erst 23 Jahre alt, hatte nie in ihrem Leben den Schreck dieser unruhigen und erregenden Tage vergessen. Ihr Vater lehnte es ab, trotz aller Versuchungen dem evangelischen Glauben zu entsagen. Unmittelbar nachdem die Besucher ihn verlassen hatten, ist er sanft entschlafen. Mein Vater hatte ihn mitbehandelt, die Ärzte nahmen als Ursache der Erkrankung eine bösartige Geschwulst an.

Die Nachkommen von J. B. F. Leclercq traten anfang des 20. Jahrhunderts in Verbindung mit den französischen Stiefgeschwistern und ihren Nachkommen, als der Tod des Vollbruders Achille bekannt wurde. Dieser hatte unter einer Deckadresse sein Vermögen der Kirche vermacht, was damals in Frankreich gesetzlich verboten war. Durch einen Vergleich kamen mäßige Summen an die jeweiligen Familien. Die französischen Verwandten stammten alle aus der zweiten Ehe von Urgroßvater Claude. Unmittelbar nach dem Ersten Weltkrieg entstand, angeregt durch meine agile, sehr gewandte, polyglotte Cousine Edmée zwischen unseren und den französischen Kindern Leclercq'scher Abstammung ein reger Ferienaustausch. Schon 1926 besuchte uns länger »Cousine Susanne L.« aus Paris (1893–1983). Im letzten Krieg war ich bemüht dank eines Patienten, eines höheren Offiziers, kranken gefangenen Verwandten zu helfen.

Der Stammbaum des uns hier interessierenden Zweigs der Leclercqs (bzw. Le Clercq) läßt sich bis mehr als 500 Jahre auf Jehan Le Clercq nachweisen, der 1468 das Bürgerrecht in Tournai (heutiges wallonisches Belgien) erwarb und 1502 starb. Die Familie wurde vermögend, erhielt hohe Ämter und heiratete in andere Adelsfamilien ein. Nicolas Le Clercq, Schöffe in Tournai, Bürgermeister, verheiratet mit Agnès, dame de Paschendale, erhielt Erlaubnis ein Wappen zu führen. Das Wappen zeigt eine Ausstattung mit zwei gekrönten Löwen, das Motto »Salus ubi consilium« und eine breite Bordüre um das Wappenschild. Wappenkenner deuten diese Merkmale auf hochadelige Abstammung. König Ludwig XIV. von Frankreich eroberte spanische Gebiete (darunter Tournai) im Norden von Frankreich, und im Frieden von Aachen 1668 wurden sie französisch. Die Bevölkerung wurde teilweise nach Frankreich umgesiedelt. So starb der 1638 in Tournai geborene Nicolas

Francois in Lataule (Oise). Die Umsiedlung bedeutete sicher eine Verschlechterung der Lebensbedingungen der Le Clercqs. Warum sie erfolgte habe ich nicht ergründen können.

Die Aufstellung eines Stammbaumes Le Clercq, über den hier kurz berichtet wird, erfolgte zunächst durch Alphonse Leclercq (1862–1899), den Bruder meiner Mutter. Nach üblicher Gymnasialbildung wurde *Alfons* zunächst sächsischer Offizier, er schied aber aus, weil er glaubte, wegen seiner französischen Abstammung verfolgt zu werden. Er wurde zunächst Offizier in der Fremdenlegion (Second-Lieutnant) am 24. Reg. Etranger a Geryville (Algier). Er konnte nachweisen, daß seine französischen Ahnen adeliger Abstammung sind. Das zuständige Zivilgericht in Gap ordnete an, daß Alphonse »Le Clercq« heißt und damit adelig ist (1891). Später entschloß sich der Onkel in Genf evangelische Theologie zu studieren. Hier lernte er eine polnische Studentin kennen (Adeodata Comtesse Walewska). (Die Gräfin Maria Walewska, bekannt als Geliebte Napoleons I. und Mutter seines Sohnes, ist eine angeheiratete Walewski). Ich habe die Eltern von A. W. noch kennengelernt, vornehme Polen, die in der Nähe von Warschau ein großes Gut besaßen (Antonina, im Ersten Weltkrieg zerstört). Aus dieser Ehe stammt meine Cousine Edmée, genannt Edda (1894–1982), unverheiratet. Der verheiratete Alfons studierte in Paris Jura und wollte in die französische Diplomatie. Bei seiner großen Begabung, seinen Sprachkenntnissen, seinen Umgangsformen und seiner Flexibilität wäre er sicher sehr erfolgreich gewesen. Er starb 1899 bei der Pflege seiner an Scharlach erkrankten Tochter Edda. Diesen sicherlich sehr interessanten Onkel habe ich als vierjähriger Bub noch kennen gelernt. Ganz Soldat brachte er mir bei, daß der Uniformierte den Säbel links trägt. Buben trugen um die Jahrhundertwende Ulanenuniformen, eigentlich schrecklich. Und das noch bei einem pazifistischen Vater!

Louison Leclercq (1869–1954), die jüngere Schwester meiner Mutter, hatte ein schweres Leben, das diese außergewöhnliche

Frau nicht verdiente. Sie war schön, so blond und blauäugig, wie wohl Großvater Claude war und wie Nordfranzösinnen sein können, sehr gesellig, vielfach interessiert und immer hilfsbereit. Leider neigte sie manchmal zu unüberlegten, schnellen Entschlüssen. Die abgöttisch geliebte Tante Lia hat mich stets umhegt und meine oft einsam empfundene Jugend aufgeheitert. Aus der Zahl ihrer vielen Verehrer wählte sie den schon kranken Kaufmann Wilhelm Braun († 1909), der an frühzeitiger Arteriosklerose litt und an Darmembolie in Königstein starb. Eine spätere Eheschließung mit ihrem Jugendfreund General Zimmermann, dem Verteidiger Kameruns im Ersten Weltkrieg und prachtvollen Menschen, scheiterte durch ein tragisches Versehen; Zimmermann starb als Junggeselle. Die Brauns betrieben in Königstein, Frankfurter Str. 10, eine von dem Geiste der Tante geprägte Pension. Das Haus, längst in städtischem Besitz als Mietshaus, heißt heute noch »Haus Braun«. Nach den Notzeiten des Ersten Weltkrieges erkrankte Louison an einer Knochentuberkulose, die zur doppelseitigen Beinamputation führte. Heiter und gelassen blieb sie bis zuletzt der Mittelpunkt ihrer großen Nachkommenschaft (heute 22 Urenkel) und pflegte Urenkel, die auf ihrem Alterslager herumkrabbelten. Ihre Tochter Emmi (1899–1958) heiratete den Diplom-Landwirt Heiner Alpers (1895–1978), in Erscheinung und Wesen ein typischer Dithmarscher, eine Gestalt wie aus Gustav Frensen (1863–1945). H. A. hatte aus dem Ersten Weltkrieg schwerste Schußnarbenbildungen zwischen Lungen, Herz und Rippenfell; aus meiner besonderen Erfahrung konnte ich ihm vielfach helfen. Noch in den letzten Monaten des Zweiten Weltkrieges verloren Alpers an der Westfront zwei Söhne. Der überlebende Hans (geb. 1924), schwer kriegsverletzt, hat sich mit seinem Hof redlich durchs Leben geschlagen. Seine tatkräftige Frau Rösi und er können heute auf vier Kinder (und eine wachsende Enkelschar) mit zahlreichen Gaben und Leistungen stolz sein (Steuerberater, Oberstudienrätin, selbständige Gärtner, Landwirt usw.). Die Tochter Erika Alpers, (geb. 1922) hager und scheinbar ein scheues Kind, machte glänzende Examina; Studium der Physik und Promotion. Sie wurde an der Technischen Hochschule Darmstadt Assistentin und heiratete ihren Lehrer: Professor Dr. Ing. Theodor Gast (geb. 1916) ist einer der führenden deutschen Physiker von internationalem Ruf, langjähriger prominenter Industriedirektor, seit 1964 Ordinarius an der TU Berlin. Das Ehepaar Gast hat sieben gesunde, lebensfrohe und vielfach begabte Söhne und Töchter. Die Gasts gehören zu unseren besten Freunden.

Der Sohn von Tante Louison, mein Vetter Dr. Ing. Hermann Braun (1902–1961), gehört zu den Männern, die mir am nächsten standen. Technisch und naturwissenschaftlich sehr begabt, quicklebendig, sprühend von neuen Ideen, dabei sehr fleißig und sorgfältig, gütig und verträglich, wurde er durch vielfache schwere Erkrankungen immer wieder an seinem Entfalten gehindert. Er starb an einer Embolie. H. B. gehörte zu den prominenten Mitarbeitern des Hauses Krupp und Capito & Klein über 25 Jahre. »Als international anerkannter Fachmann auf dem Edelstahlgebiet hat sich der Verstorbene – so Todesanzeige der Firma – große Verdienste vor allen Dingen beim Wiederaufbau der Edelstahl-Produktion erworben.« Aus Hermanns Ehe mit der gütigen Thea geb. Wolff, stammen ein Sohn und drei Töchter. Wolfgang, tüchtiger Industriekaufmann, bevorzugt durch seine lebendige, mich immer aufheiternde Frau Charlotte, hat drei Kinder. Seine Schwester Ursula ist mit dem Prediger Helmut Bach verheiratet, (vier Töchter und Enkel). Und dann die Zwillinge Gerda (Frau Jung) und Helga (Frau Rauber) mit je zwei Kindern, sicher im Leben und überall willkommen.

Die bedeutendste Leistung meines Vaters war die Gründung einer kleinen Wasserheilanstalt in Königstein, aus der sich dann in 3 Generationen die Privatklinik Dr. Amelung entwickelte.

Mein Vater war 180 cm groß, hatte blaue Augen und war blond, leptosomer Körperbau, im hohen Alter ohne jede Veranlassung stark abgemagert. Er war wegen allgemeiner körperlicher Schwäche nie Soldat. Solange er noch rauchte, hüstelte er. 1922 nach wiederholten schweren Gallenkoliken Perforation der Gallenblase, gerettet durch das kluge, vorsichtige Vorgehen von Prof. Schmieden (Cholecystotomie statt Cholecystektomie), d. h., nach Bauchschnitt wurde die Durchbruchstelle erweitert und die Gallensteine mit der Zange entfernt (damals gab es noch kein Penicillin). Trotzdem kam es nicht zu einer ausgedehnten Bauchfellentzündung, und mein Vater hatte dann praktisch keine Beschwerden seitens seines Leibes mehr. Er hatte im hohen Alter einige Ischiasanfälle und mit 60 Jahren Herzbeschwerden (Angina pectoris), die später nicht mehr auftraten. Der Blutdruck war erst im letzten Lebensjahr mäßig erhöht. Seinen 90. Geburtstag 1947 verlebte er körperlich rüstig, ging im Garten spazieren, besichtigte die Gärtnerei, glänzte bei den Besuchern durch Gedächtnis und Lebendigkeit. Im Herbst 1947 bekam er einen einseitigen schweren Glaukomanfall (= grüner Star) mit Erblindung auf einem Auge und sehr heftigen Schmerzen. Nachdem der erste Augenarzt meine Diagnose nicht annehmen wollte, bestätigte dann der hinzugezogene Verwandte Dr. Rudolf Brandt diese. Im ganzen kam es anschließend zu einer allgemeinen Verschlechterung des Befindens, auch mit langsamem geistigem Verfall. Anfang 1948 stürzte er beim Verlassen des Bettes (fraglicher Schenkelhalsbruch); es kam zu einer schweren Blasenlähmung (Prostatakrebs als Todesursache?) und er entschlief sanft am 4. Februar 1948 im 91. Lebensjahr in Gegenwart seiner Kinder und Enkel, nachdem ihm im Tode seine Frau, ein Kind und drei Enkelkinder vorausgegangen waren. Die Einsegnung hielt der Schwiegersohn Pfarrer Alexander Pelissier.

H. A. war persönlich von äußerster Bescheidenheit und ist deshalb sicherlich wiederholt von ehrgeizigen Menschen überfahren worden. Bei kleineren Entschlüssen war er oft sehr unsicher, vor allem wenn man ihn drängte (z. B. Unterschrift auch bei einem guten Schulzeugnis). Wenn er aber etwas wollte, und er es für richtig erkannt hatte, setzte er sich unerbittlich durch. Er führte sein eigenes Leben, war um seine Familie sehr besorgt, vertrug sich mit seiner Frau, von der er nur lobend und dankbar sprach, und gab im Leben nur nach bei Kleinigkeiten. Die persönliche Freiheit in der Monarchie vor dem Ersten Weltkrieg war verhältnismäßig groß, wenn man nicht Beamter oder auf Orden und Titel versessen war. Das ist leider sehr wenig bekannt. So betrieb H. A. seine alte Anstalt von 1891 bis 1913 ohne Konzession, aber wenn er zum Gericht kam, bot ihm der Amtsrichter erst einen Stuhl an, als er 1911 Sanitätsrat geworden war (Königl.Preuss.Rat 4. Klasse). Er war höflich, vermied jeden unnötigen Schriftwechsel und haßte die damals den Bürger nur wenig störende Bürokratie. Mit Recht lehnte er die Kaiser-Geburtstagsfeiern mit großen Saufgelagen, zu denen damals mehr oder weniger die gehobenen Beamten erscheinen mußten, ab.

Unter dem Einfluß seines Wohltäters Schönfeld, seiner durch Armut gekennzeichneten Jugend und seiner Offenbacher Erfahrungen als Arzt im Proletariat war Hugo Amelung Sozialdemokrat geworden. Zur Zeit der Sozialistengesetze kurz vor seiner Verheiratung sollte er verhaftet werden, was aber durch das große Ansehen seines Schwiegervaters Leclercq verhindert wurde. Meine erste Zeitung, die ich als Bub las, war die sozialdemokratische »Frankfurter Volksstimme«, die regelmäßige Lektüre meines Vaters. Noch unter dem 29. 12. 1918 schrieb er mir über die bevorstehenden Wahlen: »Ich wähle, wie stets, rot mit Frl. Castorf und Sannchen«. Erst im Staat von Weimar wählte er Stresemann. Hitler lehnte er sofort ab, nachdem er in Königstein die Naziversammlungen besucht hatte und einmal verprügelt werden sollte.

Trotz seiner einfachen Lebensführung war er sich seines Wertes bewußt, verlangte aber auch von seinen Angestellten das »Ethos der Pflicht«. Reformierten Glaubensbekenntnisses, fühlte er sich immer der Kirche verbunden. Er hatte eine große Sammlung von Predigten, las viel in Bibel und Gesangbuch, ging auch noch im höheren Alter nicht selten zur Kirche. Er sprach nie abfällig über Religion und war ohne Antisemitismus. Er war in Königstein viele Jahre Stadtverordneter, ohne diese Tätigkeit zu übertreiben und ihr viel Zeit zu opfern.

Bis 1918 wurden die Stadtverordneten in Preußen nach dem berüchtigten Drei-Klassen-Wahlrecht gewählt, und zwar gab es 3 Gruppen, je nach steuerpflichtigem Einkommen. In Königstein wählte jede Gruppe 6 Stadtverordnete. Hier hatten schon lange vor dem 1. Weltkrieg zahlreiche Frankfurter, reiche Leute christlichen oder jüdischen Glaubens (sog. Forensen), ihren 2. Wohnsitz. In dem 2. Wohnsitz war man wahlberechtigt, wenn man mindestens ¼ Jahr in K. den Wohnsitz hatte und dort seine Einkommensteuer bezahlte. In der 1. Klasse waren wahlberechtigt 3 Personen, die also 6 Stadtverordnete wählen konnten, in der 2. Klasse 18 Personen. Von diesen 21 Personen wohnten nur 2 persönlich ständig in Königstein und hatten hier ihren Beruf, mein Vater und Dr. Oskar Kohnstamm. Die Masse der Bevölkerung konnte nur 6 Stadtverordnete wählen. Die Baronin Rothschild wohnte niemals mindestens ¼ Jahr in Königstein, war also nicht wahlberechtigt. Sie versprach allerdings einmal, die vorgeschriebene Zeit in Königstein zu bleiben und ihre Einkommensteuer für ¼ Jahr in Königstein zu zahlen, wenn im Austausch ein zwischen ihrem Besitz vorhandener Weg – die jetzige Graf Stolberg-Straße – ihr Eigentum würde. Die Stadtverordneten lehnten dieses Angebot ab. Zu Gunsten des 3-Klassen-Wahlrechts wurde angeführt, daß diejenigen, die mehr Geld an die Gemeinde zahlten, auch mehr zu sagen haben sollten. Dieses System verhinderte zwar eine große Verschuldung der Orte, behinderte aber auch eine wirtschaftliche Entwicklung und war für das Werden des Kurortes von großem Nachteil. Mit Recht wurde es als unsittlich empfunden.

Wie gesagt: Persönlich war H. A. von größter Bescheidenheit, doch war stets sein Grundsatz »Das Teuerste ist das Beste«, besonders bei dem Ausbau seiner Anstalt. Er war bereit, auch anderen finanziell zu helfen (Bürgschaft), wurde dabei aber vielfach ausgenutzt. Er war mitteilsam, aber besonders im Beruf sehr verschwiegen. Er war beim ärztlichen Handeln sicher, als sehr guter Diagnostiker gerühmt. Häufig las er noch in der Nacht intensiv medizinische Zeitschriften und neue Monographien (Vergleiche seine Bibliothek!). In dem ersten Königsteiner Jahrzehnt hat er im Winter monatelang in der Medizinischen Klinik Gießen gearbeitet (unter Geheimrat Riegel) und so auch Volhard kennengelernt. Er war jederzeit bereit zur Zusammenarbeit am Krankenbett mit Consilarien. – Ursprünglich trank er wohl abends 1 bis 2 Glas Bier. Aber als ein naher Verwandter, Onkel A., zuviel Alkohol trank, verpflichteten sich mein Vater, meine Mutter und Tante Luise, im Leben keinen Tropfen Alkohol mehr zu trinken, wenn Onkel A. auch nicht tränke. Sie haben ihr Gelöbnis gehalten und wurden Guttempler. Die Gründung einer Guttemplerloge in Königstein (Flackelholm nach dem Roman »Jörg Uhl« von G. Frenssen) war das Werk von H. A. Er war in den Jahren vor dem Ersten Weltkrieg eifrig tätig für die Abstinenzbewegung, machte deshalb Reisen, auch zu Bodelschwingh nach Bethel, besuchte vor allem Pfarrer und Ärzte. Er rauchte gern Zigarren. Da ich als Bub an schwerem Bronchialasthma litt und das Rauchen nicht vertragen konnte, fing ich an, aufsässig zu werden. Plötzlich ließ der Vater das Rauchen, etwa um die Jahrhundertwende, und hat bis zu seinem Lebensende nicht mehr geraucht. Er sagte mir später wiederholt, das Schwerste sei, sich das Rauchen abzugewöhnen, und ich sollte mit Patienten immer Geduld haben, die das Rauchen nicht lassen könnten. – Eßgewohnheiten: Schwere Hausmannskost, Kartoffelpfannkuchen. Kaffee und Tee liebte er sehr.

Mein Vater war sicher ein begabter, begeisterter und humaner Arzt. Er wurde Arzt »um den Menschen zu helfen«. Er liebte die Tätigkeit des Geburtshelfers wohl deshalb besonders, weil hier die Verantwortung besonders sichtbar und die Freude über das lebendige junge Wesen so eindrucksvoll sind. Seine Doktorarbeit, z. T. im Manuskript erhalten, war »Über die alte Erstgebärende«. Er hat jahrzehntelang, auch noch in Königstein, als praktischer Arzt gewirkt, war stets auf seine Fortbildung und Aussprache mit Kollegen bedacht. Er war technisch gewandt, von großer Geduld bei den Patienten und auch bei den Angehörigen (letztere ein besonders schwieriges Kapitel!). Er wirkte durch seine innere Ruhe und seinen harmonischen Charakter sehr beruhigend auf nervöse und depressive Kranke, so daß er lange Zeit den Beinamen »Dr.Baldrian« hatte. (Das »Berliner Tageblatt« brachte etwa 1912 eine diesbezügliche, amüsante längere Glosse).

H.A. war ein emsiger Zeitungsleser, in der zweiten Hälfte seines Lebens hatte er weniger Sinn für neuere Literatur. Die Amelungs lesen überhaupt gern Zeitungen. Er war naturverbunden, in der Jugend fleißiger Gebirgswanderer, anfangs auch in Königstein. In späteren Jahren führten der große Garten und die Gärtnereien und die eigene wohl schon seit der Jahrhundertwende betriebene Landwirtschaft ihn in die freie Luft, auch als Erholung, sowie die Besichtigung der Felder (den »Altenhainer« Feldern ca. 40 Min.). Ich erinnere mich noch, wie etwa 1904 unser Stall mit etwa 6 Kühen durch Brandstiftung eines Geisteskranken abbrannte. Durch die Hungerzeiten in beiden Weltkriegen veranlaßt, aber auch aus Freude an ihr angesehen, war H. A. bestrebt, seine Landwirtschaft weiter auszubauen, besonders seit 1913 mit der neuen Klinik und ihrem großen Gelände. Schon seit etwa 1900 waren in Altenhain und Königstein Äcker erworben, aus denen z. T. Obstplantagen wurden. H. A. studierte fleißig entsprechende Schriften und unterhielt sich viel mit erfahrenen Landwirten. Auch die Viehzucht wurde planmäßig betrieben. Ein mir vorliegendes landwirtschaftliches Tagebuch mit fast täglichen Einträgen seit 1925: Kalben der Kühe: mit Daten, »Die Lore, am 29. 9. 1925 zuletzt gekalbt, in Schneidhain beim Ochsen«. »Einen Waggon Torf ausgeladen (Kosten kontrolliert). Kartoffelacker in Altenhain geeggt.« – »Die Ställe werden mit Kalk geweißt, 21 Zentner Kali gestreut.« – In das Tagebuch sind Zeitungsausschnitte über »Zweckmäßige Heuverwertung, praktische Tierzüchtung« eingeklebt. Erst im September 1942 schließen die Notizen. Der Silobau wurde betrieben (Silo I 1930; Silo II 1933; Silo III 1936). Diese landwirtschaftliche Tätigkeit half in den schweren Kriegszeiten und den ersten Nachkriegsjahren zum Überleben der Klinik und war sicherlich auch in ausgeglichenen Zeiten kein wesentlicher Zuschußbetrieb. Sein Interesse und seine Liebe für die Landwirtschaft gingen auf seine Enkelin Ingrid, die ihn noch wissend erlebte, und deren Sohn Johannes Bauer über.

Während des 2. Weltkrieges beschäftigte sich H. A. mit den Lehren der Quäker und traf sich mit ihnen. Ein von ihm selbst handgeschriebener Aufsatz über William Penn fand sich in seinem Nachlaß. Die Quäkerlehre war ein sehr ernsthaftes Anliegen für ihn.

H. A. war viele Jahre in Königstein Gemeindewaisenrat, er nahm dieses Amt ernst und konnte manchen Segen stiften. Auch gehörte er viele Jahre der evangelischen Gemeindevertretung an und war auch Mitglied der Kreissynode, auf der er auch Vorträge hielt (ab 1919).

Meine Mutter, 7 Jahre jünger als mein Vater, war gut mittelgroß, brünett, hatte dunkelbraune Augen, im Gegensatz zu Tante Lia, die hellblond war und blaue Augen hatte, ebenso wie ihr Großvater Claude Leclercq väterlicherseits. In ihren Lebensaufgaben, die Entwicklung der Kaltwasserheilanstalt bis zum späteren Sanatorium, ergänzten sich die Eltern auf das beste. Schon in der Offenbacher ärztlichen Praxis hatte Mama tatkräftig mitgewirkt. Ich kannte sie nur von 6 Uhr morgens bis tief in die Nacht ohne Mittagspause tätig (der Vater hielt streng seine Mittagsruhe ein). Sie war sehr liebenswürdig, von französischem Charme und gesellig, im Gegensatz zu meinem Vater, der Scheu vor »hochgestellten« Leuten hatte. Da der Großvater Leclercq für die Erziehung seiner Kinder eine besondere Lehrerin halten konnte, erhielt sie eine gute Bildung, zweisprachig. Dieses Fräulein Agnes Führ, Superintendententochter aus Mühlhausen/Thüringen, habe ich noch gekannt; sie war oft in Königstein bei den Eltern. Sie schrieb auch die Bücher des Großvaters und erledigte seine Korrespondenz. Meine Mutter hat in ihrer Jugend viel gemalt und entwarf die Zeichnungen für herrliche Stickereien, wie sie auch dichtete. Aber erst, als sie sich durch ihre schwere Erkrankung (schwere Gehstörungen nach Schenkelhalsbruch 1928) kaum noch bewegen konnte, hat sie ihre künstlerische Tätigkeit wieder aufgenommen, und wir besitzen heute noch Decken und Stickereien nach von ihr gezeichneten Mustern. Sie beherrschte auch die Kochkunst, insbesondere die französische Küche. F. Böckelmann hat in einem kleinen Geburtstagsgedicht u. a. ihrer Fürsorge für die Brüder von der Landstraße gedacht:

»Doch deren, die heut Dein gedenken,
ist schier 'ne ungemeßne Zahl.
Den Namen »Mutter« Dir viele schenken
Und gute Wünsche allzumahl.

Ich glaube, daß in deutschen Landen –
Nicht hier in diesem Gau allein –
Wo Brüder von der Landstraß' wandern,
Da denkt wohl eins an Königstein.

Da denkt er wohl an diese Stätte,
Die Eingangstüre in das Haus
Wo (wer das nicht gesehen hätte) –
Die Brüder gehen ein und aus.«

Sie hielt peinliche Ordnung und hob nichts auf, so daß wir leider nur wenige Unterlagen von ihr besitzen. Sie war gütig, freigebig, immer vertrauend, in ihrer Arbeit in der Anstalt aber streng, konnte auch hart sein und sehr böse werden. Sie war völlig bedürfnislos. Sie hatte wiederholt sehr schwere Depressionen, wohl zuerst nach dem Tode ihres Vaters. Ich habe wiederholt diese schweren Depressionen bei ihr erlebt. Mama, die sonst so tätig war, saß dann, von schweren unbegründeten Selbstvorwürfen gequält, zurückgezogen in ihrem Zimmer, vergaß ihre Umgebung und sogar 1922 ihren schwerkranken Mann. Zum Glück blieb sie verschont von echten manischen Zuständen, aber vielleicht kann man ihre große, kluge Betriebsamkeit als leicht manisch bezeichnen. Sie war überall beliebt und hochgeachtet. Der langjährige treue Mitarbeiter meines Vaters Dr. Anton Sopp, hat zum 50jährigen Jubiläum der Anstalt Amelung meine Mutter wie folgt beschrieben: »Daß neben Deiner vertrauenserweckenden Persönlichkeit auch das Verdienst Deiner hoch zu verehrenden, außergewöhnlichen, tüchtigen Frau in dem Betrieb gebührend zum Ausdruck kam, habe ich besonders begrüßt. Sie gab in ihrer unvergleichlichen Herzensgüte dem ganzen Haus das Gepräge der fürsorgenden Liebe, welche sich auch auf die vielfach hauptsächlich seelisch leidenden Patienten so segensreich auswirkte.« Meine Mutter wurde schwer getroffen von dem Tode ihres ersten Kindes, einem blonden Jungen mit großen schönen schwarzen Augen, der im Sommer 1893 ziemlich rasch einjährig an einer Hirnhautentzündung starb. Infolgedessen hat sie mich mit übertriebener Ängstlichkeit erzogen. Ich durfte z.B. nie Schlittschuhlaufen.

Meine Kindheit

Geboren wurde ich am 4. April 1894 in Königstein und getauft am 20. Mai durch den Pfarrer der französisch-reformierten Gemeinde zu Frankfurt/M., Mr. Robert – in französischer Sprache –, da der Ortspfarrer Karl Bender mein Pate war. Es war eine Haustaufe. Die Kirchentaufe wurde erst durch die Bekennende Kirche üblich (die erste in Königstein bei unserem Sohn Martin am 2. 10. 1937). Bender war seit dem Aussterben des Hauses der Grafen Stolberg-Königstein, bzw. der Besetzung von Königstein durch Kurmainz (1581) wieder der 1. Pfarrer evangelischer Konfession in Königstein. (Seit 1. 1. 1894 in Königstein).

Ich war zunächst ein gesundes Kind und entwickelte mich gut, wurde aber nicht gestillt. Aber seit meinem 4. Lebensjahr litt ich an schwerem Bronchialasthma, dessen Ursache nie geklärt wurde. Mein Vater glaubte zeitweise, es wäre allergische Folge von Schokolade, und Schokolade wurde mir entzogen. Ich kam zur Schule in eine evangelische Töchterschule, die auch Knaben aufnahm. Leider kam ich mit 9 Jahren nicht auf die Prorealschule (Rektoratsschule), da mein Vater mir neben der Schule den Sexta-Lateinunterricht selbst geben wollte. Aber bei seinen vielen Beschäftigungen fiel das Latein aus, so daß ich erst mit 10 Jahren auf die eigentliche höhere Schule kam. Das Asthma wurde besser durch einen Kuraufenthalt von 4 Wochen in Wenningstedt auf Sylt (September 1904). Es war eine wunderbare Reise mit den Eltern, meine erste große Reise. Ich besitze noch das Tagebuch, in dem ich jede Station aufschrieb. In Hamburg wurden wir von Guttempler-Freunden gut aufgenommen und sahen die Stadt und den Hafen. Auf der Rückfahrt waren wir in Flensburg, fuhren zur Insel Alsen (Düppeler Schanzen, die Onkel August mit erstürmt hatte). Wir waren in einem Hotel, Zimmer mit Salon, untergebracht, was mein sparsamer Vater als unnötig empfand. Ich sah hier zum ersten Mal einen preußischen Leutnant. Als mein Vater ihn fragte, ob er 100.– Mark wechseln könne, antwortete er: »In dieser glücklichen Lage bin ich leider nicht!«, eine Antwort, die mir in ihrer Offenheit sehr imponierte. Die aktiven königlichen Offiziere wurden in Preußen sehr schlecht bezahlt und konnten nur heiraten, wenn sie eine hohe Kaution stellten.

In der Erziehung ließen mir die Eltern große Freiheit, trotzdem war es keine »antiautoritäre« Erziehung. Ich vermied wohl Streit, vielleicht weil ich psychisch es nicht vertragen hätte, meine Eltern zu kränken. Ich erinnere mich nicht, je bestraft worden zu sein. Freilich bestand damals noch das ungeschriebene altpreußische Gebot. »So etwas tut man nicht.« Aber in meiner Erziehung wurden ein sozial-mitmenschliches Bewußtsein, beruhend auf dem Boden der christlichen Nächstenliebe, ein Verantwortungsgefühl, das auch einen Besitz nur als treuhänderisch empfand, und persönliche Bescheidenheit und Zurückhaltung mit großer Pflichterfüllung und Fleiß geweckt. Obwohl ich an sich rebellisch war, müssen meine Eltern eine große Gabe gehabt haben, nur durch das Vorbild zu wirken. Denn ihr Geist und Vorbild, die die Erziehung prägten, wurden von mir nie angezweifelt; und so fand ich es auch richtig, wie meine Eltern, keinen Alkohol zu trinken und nicht zu rauchen. Meine Mutter bemühte sich viel um mich, sie hatte aber wenig Zeit. Wenn ich krank war, kümmerte sie sich rührend um mich und blieb nachts über bei mir im Zimmer. Der Vater nahm mich, als ich alt genug war, einen solchen Weg zu machen, regelmäßig mit auf seinen Gängen oder Fahrten zum Altenhainer Feld. Einmal wurde er böse, als ich den Unterschied zwischen Weizen und Roggen ihm nicht sagen konnte. Der Vater benutzte auch die Spaziergänge für allgemeine Lebensregeln. Ich bat ihn z. B. einmal um 50 Pfennige. Er gab sie mir, sah mich ernst an und sagte: »Weißt Du, wie lange dafür ein Arbeiter arbeiten muß?«

Der Nachbarssohn Lorenz Marnet und mein Mitkonfirmand Buchhändlersohn Ernst Strack waren viel mit mir zusammen, und wir waren gute Spielkameraden. Ich konnte nicht verhindern, daß sie später aktiv in der NSDAP wurden und ihr Leben scheiterte. Beide sind seit langem tot. Auch Kinder Königsteiner Kurgäste waren bisweilen meine spielenden und diskutierenden Begleiter. Im ganzen war meine Jugend zu einsam trotz der Eltern Liebe.

Als ich 5¼ Jahre alt war, wurden meine Zwillingsschwestern geboren. Während der Geburtsstunden wurde ich zum Konzert (die geliebte Militärmusik!) ins Hotel Pfaff mit der Käthel geschickt. Abends zu Hause erfuhr ich von der Ankunft zweier Schwestern. Da ich kurz vorher erlebt hatte, daß man von jungen Katzen nur eine am Leben ließ, fragte ich: »Welche von den Mädchen wird denn nun in den Bach geworfen?«. Während der Schulzeit wurde ich bisweilen von Mitschülern gehänselt, auch geschlagen, wegen meiner rotblonden Haare. Doch war in meinem späteren Leben die Farbe meiner Haare kein psychisches Trauma. Sehr umsorgte mich das alte Mädchen der Familie Leclercq, Käthe Kercher, (1844–1912), die im Jahre 1864 als Amme für meine Mutter aus dem Elsaß in die Familie Leclercq gekommen war und rührend Jahrzehnte lang die Großmama versorgte und pflegte. – Der Eindruck des ersten Autos, das in Königstein fuhr und beim Hotel Pfaff hielt (1900) ist noch in meiner Erinnerung, ebenso die Einweihung der Kleinbahn Hoechst - Königstein im Jahre 1902. Auch 1904 das Gordon-Bennet-Rennen, ein großes internationales Rennen, fesselte mich sehr, ohne nach Bubenart die Vorstellung auszulösen, ich müsse Rennfahrer werden. Für den unerschrockenen Automobilisten Dr. Fritz Opel schwärmten wir alle. F. O. war der jüngste Sohn von Adam Opel, dem Gründer des großen Autokonzerns, der vom einfachen Schlossermeister sich zum geadelten Multimillionär emporgearbeitet hatte. Ich habe im späteren Leben manche Mitglieder der Sippe Opel kennengelernt und mehrere behandelt. Die ältere Generation zeichnete sich durch große Klugheit und vorbildliche Bescheidenheit aus (so die vier Söhne von Adam Opel und ihre Ehefrauen). Fritz O.

lehnte auch die Nobilitierung ab. Bei der dritten Generation Opel wurden vereinzelt Degenerationserscheinungen beobachtet, besonders das Auftreten von Zyklotonien. Hochbegabt und menschlich erfreulich war ein Enkel von A. O., Fritz von Opel, in hiesiger Gegend bekannt durch die Stiftung des Opelparkes. – Für die Witwe von Kaiser Friedrich III., die englische Prinzessin Viktoria (1840–1901), Tochter der sagenhaften Queen und erbitterte Gegnerin Bismarcks, wurde das Schloß Friedrichshof in Kronberg gebaut. Ich sah sie als Bub mehrfach im Pferdewagen durch Königstein fahren. Sie starb verhältnismäßig jung an Krebs. Ihre Tochter Margarete (1872–1954), verheiratet mit Friedrich Karl, Landgrafen von Hessen (Hessen – Kassel durch Bismarck 1866 für Preußen annektiert) erbte das Schloß. Diese, die Landgräfin, wurde am Kriegsende mehrfach von mir behandelt. Auch Kaiser Wilhelm II., der gern in Bad Homburg weilte, sah ich bisweilen auf seinen Autofahrten nach dem großen Feldberg. Unsere Gegend galt als eine der schönsten. Der Reichskanzler Fürst Bülow schreibt in Band IV, S. 20, seiner Erinnerungen: Ich kenne kaum eine Gegend, die so gemacht ist, den Sinn für landschaftliche Schönheit und Liebe zur Natur zu entwickeln, wie die Umgebung von Frankfurt. Wie frisch waren die Laubwälder des Taunus, wie herrlich der Blick von oben auf die weite Fläche, die sich am Fuß des Taunus ausbreitet, auf die vielen blühenden Ortschaften, auf die blauen Fernhöhen! Ich habe Tirol und die Karpathen, die italienischen und die griechischen Berge, ich habe vor allem die Schweizer Alpen kennengelernt, aber keine Gipfel haben meine Phantasie beschäftigt und angezogen wie der Feldberg und der steile Altkönig.«

Bis zu meinem Abiturium 1913 hatte ich außer der Sylter Reise nur den Rhein bis Köln, die Lahn, Frankfurt und Wiesbaden, sowie Hanau als Grabstätte der Großeltern Leclercq kennengelernt. Mit den Eltern durfte ich nach Sylt auch anschließend Herford besuchen. 1906 waren wir wiederum in Herford, und ich lernte auch die Bodelschwingh'schen Anstalten, den

Teutoburger Wald, sowie die Senne kennen. Den Odenwald durchwanderte ich mit dem Onkel Schöpp, den Vogelsberg mit Schulkameraden. 1906 besuchten wir Basel mit Vierwaldstädter See und den Schweizer Jura, sowie Heidelberg. An meine ersten Schuljahre habe ich nur geringe Erinnerungen. Bis 1918 hatten die höheren Schulen für die Schüler der 3 ersten Jahrgänge (6.–9.Lebensjahr) Vorschulklassen, d. h., Eltern, die das Schulgeld aufbringen konnten, schickten ihre Kinder nicht in die allgemeine Volksschule, sondern in die Vorschule. In Königstein gab es eine evangelische höhere Mädchenschule, die auch Knaben aufnahm; diese besuchte ich mit vielen versäumten Stunden durch mein Bronchialasthma. Die Schule war zunächst in der Falkensteiner Straße, dann in einem Neubau am Klärchenweg, die Urzelle des späteren Königsteiner Gymnasiums (das Gebäude wurde 1976 abgerissen). Diese Vorschulen waren eine bessere Vorschule für die Gymnasien als die Volksschule, waren aber sicher geeignet, Klassenunterschiede zu verstärken, und sind mit Recht verschwunden. In den ersten Schuljahren war ich ein uninteressierter Schüler, obwohl die Schule für mich nie ein Problem war. Etwa seit dem 12. Lebensjahr nahm ich den Unterricht wichtig, lernte auch gern, besonders Deutsch und alte Sprachen sowie Geschichte. Diktate haßte ich und machte in ihnen viele Fehler. Ich war sicher ein »Legastheniker«, eine Störung, die erst in den letzten Jahren beachtet wurde und die leider auch bei meinen Kindern und Enkeln sich bemerkbar machte. Die Königsteiner Rektoratsschule, damals äußerlich verwahrlost, Limburgerstr. 36, jetzt Haus Öttl, ging bis Untertertia einschließlich (heute Klasse 8). Ihr Leiter Rektor Schumacher war ein guter Pädagoge; die Zweitlehrer waren nicht recht zum Zuge gekommene »Kandidaten des höheren Lehramts«. Die Schule hatte Gymnasialplan (Sexta: Latein. Quarta: Französisch. Untertertia: Griechisch). Ostern 1908, z. Z. meiner Konfirmation, wurde ich nach Obertertia versetzt und mußte der Rektoratsschule Lebewohl sagen. Da ich nicht mehr schulpflichtig war und gute Zeugnisse hatte, ließ mein Vater mir 1 Jahr lang

Privatstunden geben, und 1909 wurde ich nach 4 Stunden Alleinprüfung (Deutsch, die 3 Sprachen, Mathematik) in die Untersekunda in Höchst aufgenommen. Die schwerste Prüfung meines Lebens, zumal bekannt war, daß Königsteiner Schüler immer zwei Klassen zurückgestuft wurden.

An den Religions- und Konfirmandenunterricht denke ich mit Freude zurück; Pfarrer Karl Bender, Sohn einer bis zur Reformationszeit zurückreichenden Pfarrerfamilie, war als Pfarrer und Lehrer eine einen jungen Menschen packende Erscheinung. Wir lernten nicht nur den Katechismus und Kirchenlieder auswendig – und dieses immer ohne Qualen –, sondern der Unterricht war ein breites kulturelles Spektrum (bis zu für den Heutigen unverständliche Bereiche wie die Standorte preußischer Regimenter). Es gab manche Diskussion, z. B. »Leben nach dem Tode«, »Auferstehung Christi«, und »bei Gefahren der Großstadt« wurden sexuelle Fragen besprochen. Wie manchmal in meinem ärztlichen Leben, wurde ich erst kurz vor seinem Tode (1932) zu Bender gerufen und wurde sein letzter Arzt. – 4 Jahre Gymnasium in Höchst: 6.37 Uhr Abfahrt mit der Kleinbahn, ½ Stunde herumstehen bis man in die Klasse durfte. Später in den Primen Verkürzung der Stundendauer, dadurch erst 7.47 Uhr Abfahrt vom Bahnhof und kein Nachmittagsunterricht mehr. In der Gesangsstunde brachte mir mein falsches Singen Befreiung von diesem Übel (meine Frau verbot mir jedes Mitsingen in der Kirche), und die Turnstunde (schlechte Luft im Staub der Turnhalle) besuchte ich auch bald nicht mehr. Der Unterricht konnte mich fesseln, besonders liebte ich die griechische Sprache. Ich bin überzeugter Anhänger des humanistischen Gymnasiums: Die kulturelle Prägung kann nicht durch die realen Fächer ersetzt werden. Freilich, unser französischer Unterricht war schlecht, und Englich in der Schule zu lernen versäumte ich, da ich, um wissenschaftlich alle Möglichkeiten zu haben, Hebräisch lernte. In der Untersekunda waren wir noch 30 Schüler, ab Obersekunda etwa 15 Schüler. Ein Kuriosum: Am 13. 3. 1913 bestanden in

Zimmer 13 alle 13 Abiturienten das 13. Abitur in Höchst. Von der mündlichen Prüfung war ich befreit mit 3 anderen Schülern. Bei der Abschiedsfeier war auch mein Vater anwesend und bedankte sich. Er hatte mich 1909 angemeldet, dann niemals mehr beim Lehrer vorgesprochen (Elternbeiräte gab es nicht). Es gab an unserem Gymnasium gute und schlechte Lehrer. Ich wage nicht zu entscheiden, zu welcher Zeit die Lehrer besser waren, heute oder damals. Wahrscheinlich waren sie sachlicher und betrieben keine »Gesellschaftsveränderung«. Da vom Elternhaus mein Blick für labile Menschen geschult war, kurz ein Lehrerschicksal, das ich nie vergaß: Der Oberlehrer, der uns jahrelang Deutsch lehrte, war ein verwachsener, schüchterner älterer Mann von profundem Wissen und begeistertem Wollen, auch den Schülern die Freude an der großen deutschen Literatur zu vermitteln. (In der vorhergehenden Klasse war uns Schiller durch einen anderen Lehrer verekelt worden, z. B. »Wilhelm Tell« z. T. auswendig lernen als Strafarbeit! »Die Glocke« durch pedantische Dispositionen allen Zaubers beraubt.) Die unbarmherzige Jugend lachte den armen Lehrer aus und machte ihm die Stunden zur Qual. Nicht nur die eigentliche Klassik, auch die Romantik konnte er uns nahebringen.

Auch die Liebe zu dem 1910 wieder einmal beinahe vergessenen Adalbert Stifter (1805–1868) verdanke ich diesem Lehrer. Einen Aufsatz über die »Heilung des Herrn Tiburius«, entnommen dem wunderbaren »Waldsteig« fand ich jetzt wieder. Freilich erst nach Jahrzehnten in den letzten schweren Kriegszeiten entdeckte ich die Größe des »Nachsommers«, und der gesamte Stifter gehört bis heute zu meinen ständigen Begleitern.

Seit früher Jugend besaß ich eine um die Jahrhundertwende entstandene Ausgabe der Erzählungen von Adalbert Stifter. Seine großen Romane, die Weltruhm erst Jahrzehnte nach seinem Tode bekommen sollten, »Der Nachsommer« (1858) und »Der Witiko« (1867) wurden von dem Herausgeber R. Fürst zu bringen abgelehnt, »weil sie das Interesse des modernen Lesers nicht mehr erreichen könnten«, obwohl Friedrich Nietzsche schon Jahrzehnte früher den »Nachsommer« als eine der wertvollsten Erscheinungen deutscher Prosa bezeichnet hatte. Bedeutende Germanisten wie unter anderen Josef Nadler – Wien, Hermann Meyer – Amsterdam, Hermann Kunisch – München, Walter Rehm – Freiburg, Emil Staiger – Zürich, Wilhelm Hausenstein (Publizist der FAZ, nach dem Krieg deutscher Botschafter in Paris) haben, ebenso wie der große Hugo von Hofmannsthal die überragende Bedeutung Stifters herausgestellt. Stifter hatte zunächst bedeutet: »Der Same des Reinen, Hochgesinnten, Einfachen geht aus meinen Schriften hervor«. Stifter sah die Darstellung der objektiven Menschheit als den »Widerschein des göttlichen Waltens« und er wollte an das Ursprüngliche, das reine Menschenbild erinnern. Stifter ist ein Konservativer, kein reaktionärer Dichter. Das Böse, das Schreckliche ist Stifter wohl bekannt, aber er wagt es im Sinne der christlichen Lehre und des antiken Ethos einzuordnen in den großen göttlichen Plan der Weltordnung. Daran ist festzuhalten, wenn auch moderne Forscher, wie der Frankfurter Germanist H.-J. Piechotta (geb. 1946), ausgelöst durch entsprechende Äußerungen etwa des Schriftstellers P. Handke »Die fürchterliche Wendung der Dinge« ein »Gefahrenpotential«, bei Stifter (1981 Luchterhand) feststellt. Natürlich hatte Stifter literarische Gegner (und welche Gegner hatte nicht Goethe?); Friedrich Hebbel (1813–1863) war ein bekannter Feind von Stifter. Und kann man wirklich diesen Arno Schmidt (1914–1979) mit Stifter vergleichen?. Wie vielfach zu belegen, war Thomas Mann ein großer Bewunderer von Stifter. Er sagte dies nicht nur in »Die Entstehung des Doktor Faustus« (mein Exemplar erschien noch bei Suhrkamp 1949, S. 123/124), und er hat mehrmals andernorts Stifter hoch gepriesen (vgl. vor allem Vierteljahresschrift Adalbert Stifter-Institut, Oberösterreich (Linz) *12,* 1963. S. 60/63). Wie wohl die Mehrzahl der ganz Großen, der Genialen, zeigte auch A. Stifter bisweilen ein Bild des »Sonderlings« (im Sinne von H. Meyer, sowie moderner

Psychiater wie Kurt Kolle u. a.), von Dämonie und leichten manisch-depressiven Phasen (E. Kretscher). Zum Verständnis von Stifter gehört allerdings eine Vertrautheit mit der christlichen Lehre einer benediktinischen Frömmigkeit. (Maier, V. und E. Franzel, Europa und die benediktinische Geistigkeit. München, 1973).

Für mich wurde Stifter, nachdem ich im Herbst 1942 zufällig den »Nachsommer« in die Hand bekam und ihn sorgfältig zu Ende las, langsam und einfühlend bis in das Jahr 1952, ein ganz großes inneres Erlebnis, das mir in jenen schwersten Jahren sehr half. Ich habe weiter Stifters sämtliche Novellen, viele seiner Briefe und auch den »Witiko« mit bleibendem Interesse gelesen. Wie allseitig anerkannt ist der »Witiko« ein ebenso bedeutendes Werk wie der »Nachsommer«, heute noch lesenswert. In den Jahren vor seiner Hinrichtung (1945) las der gefangene große Theologe und Widerstandskämpfer gegen Hitler, Dietrich Bonhoeffer, den »Witiko« und schrieb darüber (Widerstand und Ergebung, S. 71): »Die letzten 10 Tage stehen für mich ganz unter dem Eindruck des »Witiko«, der sich hier in der Gefängnisbibliothek fand. Für mich gehört er zu den schönsten Büchern, die ich überhaupt kenne; dabei versetzt er einen in der Reinheit der Sprache und der Gestalten in ein ganz seltenes und eigenartiges Glücksgefühl.«

Hervorragend sind die von Univ.-Prof. Max Stefl (1888–1973), dem hervorragenden Münchner Stifter-Forscher und Betreuer seines Nachlasses, herausgegebenen Werke in 6 Bänden, nach dem Zweiten Weltkrieg erschienen. Diese Zeit war eine echte Stifter-Renaissance, die leider ab Mitte der 60er Jahre versandete. Ich hatte in den Jahren nach 1946 gute Gespräche mit Sudetendeutschen, die nach der Vertreibung aus Böhmen und Mähren hauptsächlich in Hessen und Bayern (Ackermann Gemeinde!) angesiedelt wurden, trat in die Münchner Stifter-Gesellschaft und in die von Linz ein und bezog die entsprechenden Zeitschriften aus München und Oberösterreich. An seinem letzten großen Roman »Die Mappe meines Urgroßvaters« hatte

Stifter schon seit Jahrzehnten gearbeitet und es bestanden drei Entwürfe. Kurz vor Abschluß der vierten Mappe verstarb er. Diese Mappe wurde nach seinem Tode gefunden. Der große Stifter-Bewunderer und Forscher Dr. Franz Hüller, brachte eine endgültige Fassung heraus, die ich mit wachsendem Interesse las. Die »Mappe« ist der große ärztliche Roman Stifters. Sie war sein Lieblingskind und sie ist auch heute noch für Ärzte beachtenswert, abgesehen von ihrem großen menschlichen und künstlerischen Gehalt. Es gibt sehr viele Besprechungen der Mappe von Germanisten usw., kaum eine von Ärzten. Ich kenne nur einen kleinen Aufsatz des leider zu früh verstorben Internisten und Balneologen Ludwig Delius, den ich sehr verehrte. Ich hatte vor, die Bedeutung Stifters für die Medizingeschichte eingehend auf Grund seines Gesamtwerkes zu untersuchen, wozu ich leider nicht kam.

Diese Legende vom ärztlichen Leben soll der Abschluß meiner Ausführungen über Stifter sein, mit den Worten, die ich 1952 beim 100jährigen Jubiläum von Königstein als Kurort und als altes Zentrum der Wasserheilkunde des Priessnitzschülers Georg Pingler gebracht habe: »Durch den Roman von Adalbert Stifter ›Die Mappe meines Urgroßvaters‹ ist allen Verehrern des großen Meisters ein Kunstwerk von einmaliger Größe geschenkt worden. Um den Wasserdoktor Augustinus gestaltet Adalbert Stifter Wald und Gebirge als Stätte, Veranlassung und Gegenstand menschlichen Wirkens und Pflegens. Die Natur ist nicht nur ein Raum menschlicher Arbeit und Leistung, eine realistische Deutung, sondern die Erde ist dem Menschen verantwortlich von Gott übergeben. Hier wird ein altes Erbe, an dem Antike und Christentum ihren Anteil haben, wie Kunisch sagte, von einem die Grundlagen bloßlegenden Empfinden und Erkennen erneuert. Es ist frappierend, wie die Schilderung des Wirkens des Stifterschen Wasserdoktors dem ärztlichen Leben Pinglers ähnelt. Die Natur im Wald und in den Wiesen und Feldern, die Stiftersche Landschaft wird in dieser naturnahen Behandlung der Zeit eines Georg Pinglers mit demselben gläubigen Gefühlsempfinden, das den Dichter beseelte, in lebendige Tat, in die Nächstenliebe, umgesetzt.«

Das Fahrschülerleben erschwerte die Freundschaft mit »den Buben aus meiner Klasse«. Jean (später Hans) Litzinger saß die Jahre neben mir und wir galten als gute Freunde. Sympathisch, fleißig, honorig, klug, von bescheidener Herkunft und von wenig anziehendem Exterieur, wollte er katholischer Geistlicher werden. Eine Lungenschußverletzung verhalf ihm zum Absprung zur Medizin; er wurde ein geschätzter, guter Arzt. Seine leider kinderlose Ehe mit einer fürsorgenden, begabten, freundlichen Frau war gut. 1970 starb Frau L. bei einem Autounfall, und Hans selbst erlag später den Folgen eines Schädelbasisbruches. Der langjährige, niemals abgerissene Gedankenaustausch mit ihm war für mich wertvoll.

Im alten Nassau gab es schon die Simultanschule, die das Verständnis zwischen katholisch und evangelisch erheblich förderte. Und für mich war das Kennenlernen katholischer Gläubigkeit und Lehre durch die Freundschaft bedeutungsvoll. Ich denke hier auch an Clemens Bruckner, kürzlich als Geistlicher Rat gestorben. Eine evangelische Frage: »Die Hölle, das kann ich nicht verstehen.« Antwort: »Die Hölle, das ist die Trennung des Menschen von Gott!«

Wo und wann ich nur konnte, war ich in der freien Natur. Der Wald war so nah, auch die Schularbeiten wurden z. T. hier erledigt. Wie sprach Eichendorff mich hier an! Gewandert wurde viel; ich liebte besonders den Altkönig. Begleiter fanden sich auch aus dem Reservoir der besuchenden Jugend der Patienten der Anstalt, so der früh verstorbene Rudolf Oelsner, mit dem mir erstmalig ein gleichaltriger Junge mit dem hohen Intellekt der jüdischen Oberschicht entgegentrat. R. O. war von großer Bedeutung für mich als Mensch und für das Verständnis des Judentums. Ich habe manchen jüdischen Freund gehabt und mit jüdischen Mädchen und Frauen habe ich mich auch gut verstanden.

Sehr groß war die Zahl meiner jüdischen Patienten. Jüdischen Lehrern und jüdischen Kollegen bin ich zu großem Dank verpflichtet. Viele von ihnen werden uns noch in späteren Ausführungen begegnen.

Außer meiner Eltern und Verwandten, Lehrer sowie der Jugendfreunde muß ich noch vier älterer Menschen gedenken, die sich sehr um mich kümmerten und mich förderten. Ein alter Jugendfreund meines Vaters, der Gymnasialprofessor Fritz Böckelmann war häufig Gast in Königstein. Er hatte viel Zeit für mich und weckte meine Freude an Politik und Geschichte. B. war ein glühender Patriot, aber immer objektiv und kritisch. Die beiden Freunde H. A. und F. B. stritten über politische Fragen und ich durfte zuhören; die Freundschaft litt nicht darunter. F. B. schenkte meinem Vater Bismarcks Erinnerungen mit der Widmung »Audiatur et altera pars«. War F. Böckelmann ein gradliniger, vom Schicksal geprägter Mann (kinderlos, 2 Frauen waren ihm an Krebs gestorben), so waren die 3 anderen Senioren, die meine Jugend begleiteten, echte Käuze, Sonderlinge, die man aber gern haben mochte. Der kurhessische Hauptmann a. D. B. verkehrte schon in Hanau im Hause der Großeltern, und meine Eltern wurden mit durch ihn für Königstein bestimmt. Durch eine verkümmerte Frau war er wohlhabend; seine zahlreichen Ehrenämter versah er sorgfältig, klug und streng. Er kannte keine Kompromisse und entlarvte manche Korruption. »Das war der Bürgermeister, der stahl wie ein Rabe (1900).« Freilich stieß mich ab seine doppelte Moral in sexualibus. Am Ende des Ersten Weltkrieges ist er an Magenkrebs gestorben. – Der Rentner C. von Siebold (1844–1932) trug auch zu meiner Weltkenntnis bei. Seit 1901 lebte er bis zu seinem Tode in unserer Anstalt. Der interessante, lebensängstliche, verschrobene, aber gewissenhafte und kenntnisreiche Sonderling erschien mir wie aus einer Novelle von Jean Paul, Raabe oder Stifter entsprungen und war dabei noch Apotheker. Ursprünglich vermögend lebte er nach der ersten Inflation als »Familiengast« bei uns; in allen Dingen des Alltags beschlagen, erzog er mich zu Pünktlichkeit und Ordnung, und ihm verdanke ich meine Liebe für Dickens. Autos ging er, da er »älter als diese Produkte des Teufels sei«, grundsätzlich nicht aus dem Wege; als er einmal durch ein Auto verletzt wurde, sprach der zuständige Strafrichter sofort den Fahrer frei mit dem Hinweis, daß »es ortsüblich bekannt sei, daß C. v. S. keinem Auto ausweiche.« – Noch heute erzählen alte Juristen, die ihre Referendarzeit in Königstein verbrachten, genüßlich von den skurilen Königsteiner Richtern. Meist waren es ältere Junggesellen, die ohne Ehrgeiz ihren kulturellen Interessen lebten, in Zivilprozessen sanft zu Vergleichen führten und im Forensischen »die Milde des Gesetzes« walten ließen. »In einer solchen charmanten Gegend, einem Paradies aus Gotteshand, darf es doch keine harte Richterhand gehen.« Doch jetzt zu dem Pfarrer lic.h.c. P. B. Schon im vorigen Jahrhundert kam er hierher, lernte damals das junge und strahlende Frl. Louison Leclercq kennen und verschwand nach einer raschen Verlobung. Endlich gestellt enthüllte er sich als hochbegabter, aber von ständigen Skrupeln und Hemmungen bedrängter Mensch. Zum Pfarramt hatte er sich nie entschließen können; die Universität hatte ihn zur Ausbildung junger Studenten eingesetzt und als Ehrung die Würde des Licentiaten h.c. verliehen. Bei schlechter Bezahlung konnte er ein Leben seiner Neigungen führen. In Königstein setzte mein Vater ihn als Arbeitstherapeuten bei mir als Art »Hauslehrer« an. Natürlich interessierte mich der Mann, der ohne Zeiteinteilung allen meinen Fragen und Diskussionen über religiöse, politische, belletristische Probleme bis zur Pilzkunde sich stellte. Die Eltern waren sehr besorgt um diesen besonderen Mann. 1926 hatte er sich in einem Zustand geistiger Verwirrung, ohne vorher besonders auffällig zu werden, aus dem Fenster gestürzt. Er hinterließ die Notiz »Ich will Euch nicht länger zur Last fallen.« Ich habe mich oft gefragt: Wo haben wir hier versagt?

Würde die heutige Psychiatrie hier helfen können? Sicher, der Tote hat nicht mit seinen Pfunden gewuchert. Hätte aber auch eine frühzeitige Analyse, die Entschlüsselung aller dieser

Spannungen und Ängste zusammen mit den jetzigen Arzneien eine Heilung gebracht? Ich glaube, nicht.

Mit dem Abiturientenexamen und der Aufnahme des Studiums der Medizin schließen meine eigentliche Kindheit und die Jugend in Königstein ab. Ich war glücklich, soweit ein Mensch glücklich und sorglos sein kann und sein darf. Noch ahnten wir nicht die schweren Ungewitter der kommenden Kriege. Sorgen waren mir auch in dieser »halkyonischen« Zeit nicht erspart. Die Anstalt meines Vaters mußte modernisiert werden, um eine Existenzgrundlage zu bleiben; jahrelange Erwägungen bis zum 1913 abgeschlossenen Neubau mit neuen großen finanziellen Sorgen erlebte ich mit, von den Eltern immer in alle Probleme eingeweiht. Das »Kranksein« und die häufigen Infekte verdarben mir manche Freude. (Auf der Rückfahrt vom Examen am 13. 3. 1913, von der mündlichen Prüfung befreit, erlitt ich einen Schüttelfrost und war wochenlang krank, nur ein Beispiel). In diesen Jahren, der Zeit, in dem der Mensch wohl die wichtigsten Anregungen für seine Lebensgestaltung empfängt, waren die Einflüsse, die mir aus dem Milieu der Heilanstalt mit ihren so vielen, bald interessanten, bald schwerkranken Menschen zuflossen, sehr bedeutsam, zumal alle die Gäste mit uns »im alten Haus« wie in der Familie lebten. Ich kann nur lachen, wenn ein sich berühmt meinender Forscher jetzt auf dem Markte der Eitelkeit verkündet, durch ihn und seine Schule habe man erst die psychosomatischen Erkrankungen entdeckt.

Es sollen jetzt folgen die Schilderungen des Lebenswerkes meines Vaters, das von mir fortgesetzt werden durfte und jetzt der 3. Generation anvertraut ist.

Die Klinik Dr. Amelung

Wie bereits früher geschildert, hatte sich Hugo Amelung schon frühzeitig für das Wasserheilverfahren interessiert, das er als Student in Straßburg in der Klinik Kußmaul kennengelernt, durch zahlreiche Studien und Kurse, auch durch die Lektüre der berühmten Bücher von Professor W. Winternitz, Wien (1834–1917), sich angeeignet und in seinen Behandlungsplan mit großem Erfolg eingearbeitet hatte. Es drängte ihn, im eigenen Haus im Gebirge eine kleine Wasserheilanstalt zu gründen und hier Patienten im häuslichen Kreise zu behandeln, um so ihnen noch besser helfen zu können. Nach Besichtigung verschiedener anderer Orte, so Gernsbach, besuchte er auch Königstein. Königstein war seit 1851 als Kurort bekannt, auch die Schwiegereltern Pfarrer Leclercq aus Hanau waren wiederholt dort zur Behandlung. Nach Eintrag in die Kurliste der Wasserheilanstalt Königstein (No. 3, 5. VII. 1868) wohnten sie bei Martin Eigner. Auch der schon erwähnte Hauptmann B. ebnete die Wege. Während eines Besuches des Ehepaares Amelung bei dem Gründer des Kurortes Königstein, Medizinalrat Dr. Georg Pingler 1890 wurde verabredet, daß der alternde Pingler seine Anstalt an H. A. verkaufe.

H. A. kam mit seiner Frau am 1. 12. 1890 in das Haus am Höhenbach, später Adelheidstr. 12, des Georg Kroth. Die Taunus-Zeitung begrüßte ihn emphatisch. Am 2. 3. 1891 ersteigerte H. A. mit Unterstützung von Schwager Georg Schöpp das den Krothschen Eheleuten gehörende, in der Höhenbachstraße gelegene Haus zu dem damaligen hohen Preis von 41 300 Mark. Das betreffende Grundstück hatte einen Flächeninhalt von einem nassauischen Morgen und 28 Ruten und war vom Feldgericht auf 24 000 Mark taxiert. Allerdings mußte H. A. noch im selben Jahr einen Teil des Gartens für den weiteren Ausbau der Straße abgeben. Die beabsichtigte Übernahme der Praxis Pingler zerschlug sich.

Die Beziehungen von H. A. zu Pingler waren gute. P. verstarb bereits am 27. 7. 1892 und sein Neffe Joseph Thewalt, später Geheimer Sanitätsrat und als Leibarzt des Hauses Nassau-Luxemburg »Großherzoglich-luxemburgischer Hofrat«, hatte in Königstein eine allgemeine Praxis. Nur kurze Zeit betrieb er das »Prießnitzbad«; er hatte kein Interesse an dem Wasserheilverfahren; aus Pinglers Werk wurden Mietwohnungen. Der Kurort aber blühte.

Die von H. A. erworbene Anstalt wurde als Wasserheilanstalt bezeichnet. Es ist interessant, daß das Wort *Kalt*wasserheilanstalt vermieden wurde. Wir finden hier bereits die in der Hydrotherapie sich damals anbahnende Anwendung auch des warmen Wassers.

Der katholische Priester Sebastian Kneipp (1821–1897), seit 1881 in Wörishofen, war in schwerer Krankheit an das uralte Verfahren der Wasserbehandlung gekommen durch die Lektüre der Schriften der schlesischen Arztfamilie Hahn (18. Jahrhundert), das er durch die Verwendung des *drucklosen* Gusses als ein milderes Wasserheilverfahren mit zahlreichen Kombinationen, wie Freiluftleben, Pflanzenheilmittel und allgemein gesunde Lebensweise ausbaute.

Von Prießnitz liegen keine Schriften vor. Er wurde durch zahlreiche Schüler, Oertel, Rausse (Pseudonym) Pingler u. a., Schöpfer der Kaltwasserheilanstalten. Dem Kliniker Winternitz verdankt die Wasserheilbehandlung die systematische physiologische Erforschung. Das heutige »Kneippverfahren« ist eine Modifikation aus den verschiedenen Formen der Wasseranwendung, indem die hydrotherapeutischen Maßnahmen der wesentlich größeren Labilität der heutigen Menschen angepaßt wurden. Kneipp veröffentlichte seine erste Schrift 1886 »Meine Wasserkur«.

H. A., der eine große Praxis in Offenbach für die Tätigkeit in Königstein aufgegeben hatte, setzte auch von Königstein aus seine Vorträge in Frankfurt, Wiesbaden usw. über die Behandlung der Nervenschwäche (»Neurasthenie«) fort.

Einige Hinweise über die Entstehung Königsteins als Kurort. (Schrifttum: W. Amelung 1934, 1937, 1938, 1951, J. Kiefer-Zibold, [1955] I. D. unter Prof. Edith Heischkel-Artelt; J. Moerschel, 1978). Im alten Herzogtum Nassau (1806–1866) war mit Rücksicht auf die Armut der Bevölkerung das Gesundheitswesen verstaatlicht und die Ärzte waren »Staatsdiener«, die die arme Bevölkerung kostenlos versorgen mußten gegen ein bescheidenes Gehalt, aber Privatpraxis ausüben durften. Dieses System führte zu einem starken Aufblühen der eigentlichen Heilbäder (wir werden heute sagen als »Devisenbringer«), da in ihnen die besten Ärzte eingesetzt wurden und so ein sowohl vornehmes als auch reiches Publikum herangezogen wurde (Amelung, Moeschel). Pingler selbst schuf als Zentrale seiner Therapie eine kleine Kaltwasserheilanstalt im Billtal. Man weiß, daß die Anwendung des Wassers zu Heilzwecken eine alte Form ärztlicher Behandlung ist, die immer wieder vergessen und immer wieder neu entdeckt wurde. Um die Mitte des vorigen Jahrhunderts waren in manchen Gegenden Deutschlands, besonders an idyllisch gelegenen Plätzen, Wasserheilanstalten entstanden, deren Vorbild die auf dem Gräfenberg im österreichischen Schlesien von Vincenz Prießnitz (1799–1851) geschaffene Wasserheilanstalt war. Die meisten der Gründer und Leiter dieser Kaltwasserheilanstalten des vorigen Jahrhunderts waren Ärzte oder Laienmediziner von starker persönlicher Prägung. Sie wollten nicht nur Kranke heilen, sondern auch die Menschen zur Gesundheit erziehen und glaubten, im Kaltwasser und seiner mannigfachen Anwendung als Bäder, als Güsse, als Packungen, als Trinkkuren ein Heilmittel gefunden zu haben, um besonders chronische Krankheiten zu bekämpfen, aber auch die schon damals recht erheblichen Schäden der Zivilisation zu überwinden. War doch schon in der Mitte des vorigen Jahrhunderts das Maschinenzeitalter angebrochen mit dem Beginn einer überstürzten Verstädterung. Pingler hatte bei Prießnitz dessen vielfach heroischen Wasserheilverfahren studiert. Hervorragende Erfolge durch die Wasserbehandlung in seiner Landpraxis verbreiteten bald den Ruf des jungen Arztes im nassauischen Land, und auch der Herzog von Nassau war der Patient Pinglers. Zahlreiche Gäste strömten nach Königstein. Es ist erstaunlich, wie schnell nach der Errichtung des »Prießnitzbades« (so nannte Pingler seine Anstalt nach seinem Lehrer) der Ruf von Königstein wuchs. Die Zahl der Gäste betrug 2000 jährlich in den 80er Jahren. Die Kurlisten verzeichnen als Gäste Königsteins nicht nur Mitglieder der regierenden Häuser und zahlreiche angesehene Persönlichkeiten des öffentlichen Lebens, sondern auch aus allen Kreisen des Volkes kamen zahlreiche Kranke nach Königstein, um hier neue Kraft und Gesundheit zu finden. Die Badeanstalt von Pingler enthielt anfangs nur kalte Strahl-, Staub-, Regen-, Wellenduschen und fließende Sitzbäder. Pingler ging aber bald über Prießnitz hinaus, und die von ihm angegebene Anwendung des Wassers in höheren Temperaturgraden bedeutete eine große Bereicherung der Wasserheilkunde. Pingler hielt seine Kranken, auch die, die nicht in seiner Anstalt wohnten, fest in seiner Hand. Der ganze Ort war sein »Sanatorium«, zahlreiche Bademeister und Badefrauen betreuten die Kranken. Sein Ideal war nicht nur die Behandlung der Patienten, sondern auch die Überwachung seiner Lebensweise. Jede Wasseranwendung wurde streng individuell gehandhabt. Ernährung und körperliche Bewegung wurden dem Wasserheilverfahren angepaßt. Pingler kannte schon die klimatische Bevorzugung des Südhanges des Taunus, an dem bekanntlich von Wiesbaden bis Bad Nauheim zahlreiche berühmte Heilbäder gelegen sind, und setzte neben die Hydro- auch die Klimatherapie. Er wies in seinen Schriften auf den stimmungshebenden Einfluß des Landschaftsbildes hin, betonte den Wert der Winterkuren und versuchte, seine Hydrotherapie den Jahreszeiten und der Witterung anzupassen.

Die Wasserheilanstalt von Hugo Amelung entwickelte sich schnell. Schon nach einem Jahr konnte H. A. die Anstalt durch den ersten Anbau wesentlich vergrößern. Die Gäste kamen aus allen Teilen Deutschlands und auch aus dem Ausland. Einige Jahre später kam ein erneuter Ausbau der Anstalt. 1895 war das Gebäude fast 30 m lang, und viele Gäste mußten noch in Privathäusern wohnen. Sehr häufig wurden gemeinsame Ausflüge gemacht. Die Ernährung war stets »naturgemäß«. Die Vitamine waren noch nicht entdeckt und das Wort Rohkost mit seinem Zauberklang auf empfängliche Gemüter noch nicht erfunden, aber im Prinzip zeigte doch die Diätkost in den neunziger Jahren all das Wesentliche jener Ernährungsformen, die sich an die Namen Bircher-Benner u. a. knüpfen (wenig tierisches Eiweiß, reichlich frisches Obst und Obstsäfte, Nüsse, Salate, Gemüse, Vollkornbrot, wenig Kochsalz), nur nicht so starr, sondern mehr auf Geschmack und Neigung der Kranken Rücksicht nehmend. Während die Medizin offiziell noch Angst vor Luft und Sonne hatte, und ein hervorragender Neurologe und auf seinem Gebiet bahnbrechender Forscher L. Edinger, die nach Königstein gehenden Kranken vor der starken Luft warnte, auch im Sommer täten sie dort besser daran, nie bei offenem Fenster zu schlafen, konnten dieselben Kranken sich bald im Luftbad tummeln, oder langsam ohne Schaden im rauhen Winter, gut eingepackt, stundenlang auf der Liegehalle liegen. Die Morgengymnastik leitete H. A. selbst oder ließ sie durch einen seiner ärztlichen Mitarbeiter ausführen. Mir liegen noch heute zahlreiche Briefe vor, in denen sich die dankbaren Patienten für die großen Erfolge auch bei schweren Krankheiten bedankten. Die Patienten waren im wahrsten Sinne des Wortes in die Hausgemeinschaft, in die Familie Amelung aufgenommen, worüber die Kinder manchmal klagten.

Es gelang H. A. bereits 1892 ein kleines Luftbad, 10 Minuten von der Anstalt entfernt, auf einer Wiese neben einem Waldweg nach Falkenstein zu errichten und eine anschließende große Domänenwiese zu pachten. Nur Lahmann (1860–1905), Weißer Hirsch bei Dresden, hatte vorher in Deutschland ein Freiluftbad errichtet. Das von H. A. errichtete Luftbad wurde erweitert und ergänzt durch Lufthütten, so daß auch bei schlechtem Wetter der Freiluftgenuß möglich war und das hölzerne, überdachte Häuschen schützte vor Regen; man konnte hier übernachten, was aber m. W. nur selten stattfand. Es gab für Frauen und Männer getrennte Abteilungen mit besonderem Zugang, in denen sich der jeweilige Patient nach Wunsch nackt aufhalten konnte. Durch das Nacktbaden gab es zunächst bisweilen behördliche Schwierigkeiten, die seit Anfang dieses Jahrhunderts unterblieben. Das Freiluftbaden wurde in den letzten Jahrzehnten in Westeuropa verdrängt durch die Schwimmbäder mit anschließenden Sonnenbädern. Es wurde dabei vergessen, daß auch im Sonnen*schatten* wichtige Strahlung, insbesondere Ultraviolettstrahlung dem sich Exponierenden vermittelt wurde. Deshalb war das Einführen des Luftbades eine bedeutende Tat. Die Freiluftliegekur in der Behandlung der Tuberkulose ist Peter Dettweiler (1837–1904) zu verdanken, der im Krieg 1870/71 die Hängematte kennengelernt hatte und aus ihr den Liegestuhl entwickelte. Durch die Freiluftliegekur sollen die Nachteile des Aufenthaltes in der freien Luft ausgeschaltet werden bei Beibehaltung der günstigen Einflüsse des Klimas. H. A. und andere Ärzte in ähnlichen Anstalten, wie H. Determann, (Freiburg-St. Blasien) wandten später die strenge Freiluftliegekur auch bei nervösen Störungen mit gutem Erfolg an, ebenso wie sie auch bei Herzkranken in Königstein sich bewährte. Auch im Winter wurde die Liegekur im Freien praktiziert; die Patienten lagen, evtl. mit Wärmflaschen versehen, mehrere Stunden im Freien. Dauer der Freiluftliegekur täglich, je nach Jahreszeit und Wetter, 3–6 Stunden. Auf die Liegekur vor dem Abendessen wurde früher besonders großer Wert gelegt.

Mir liegen die Krankenjournale seit 1896 fast vollständig vor, z. T. vom Vater selbst geschrieben oder mit Einträgen seiner Mitarbeiter, so daß auch die beiden ersten Dezennien der Anstaltstätigkeit gut zu erfassen sind. Welche Patienten suchten die Anstalt auf und wer waren sie? An inneren Erkrankungen finden wir viele Magen- und Darmleidende, Herzkranke mit und ohne Klappenfehlern, auch solche zur Nachbehandlung nach Badekuren in Heilbädern, besonders in Bad Nauheim, Patienten mit Bronchialasthma und Schilddrüsenkranke. Es fällt auf, daß coronarsklerotische Herzerkrankungen viele Jahre hindurch schwach vertreten sind (das Krankheitsbild des »Herzinfarktes« war noch nicht beschrieben); das Zigarettenrauchen war noch kaum und das Zigarrenrauchen i. a. nur bei Wohlhabenden stärker verbreitet. Die Diagnose »Neurasthenie« (funktionelle Nervenkrankheiten) wurden häufig, in etwa der Hälfte der Fälle, gestellt. – Man darf bei vielen Magenkranken sicher ätiologisch auch psychische Faktoren annehmen, so daß man die Mehrzahl der Patienten mit dem heutigen Schlagwort »psychosomatische Kranke« bezeichnen kann. Unter den Nervenkranken finden sich auch solche mit Paralysis agitans (Schüttellähmung), multipler Sklerose usw. Tabes dorsalis (populär: Rückenmarksschwindsucht) und progressive Paralyse (»Gehirnerweichung«) wurden immer wieder erstmalig in der Anstalt diagnostiziert; nur uns ganz alten Ärzten sind noch diese geistig oft hochstehenden Kranken mit den »Schlenkerbeinen« vertraut. Die Paralytiker wurden vielfach als Neurastheniker betrachtet, bis oft abrupt das Krankheitsbild ausbrach. Ich habe das als Junge mehrmals beobachtet. Eindrücke durch das Zusammenleben mit den Patienten waren für mich später im Beruf sehr nachhaltig. Schopenhauer hat einmal gesagt: »Wie schön wäre die Welt ohne Duell und Syphilis«. Heute ist seit vielen Jahren das Duell vergessen, unter Salversan bzw.Penicillin baben die venerischen Erkrankungen ihre Schrecken verloren und die Geisel der Tuberkulose ist fast ausgerottet. Sind die Menschen heute glücklicher? Auch die schwer depressiven Kranken, denen sich mein Vater besonders einfühlend und geduldig widmete, sind zu erwähnen. Man darf das damalige Können auch auf diesem Gebiet nicht unterschätzen. Die Umgebung mit der erfahrenen Fürsorge, die Hydrotherapie mit der intensiven Liegekur und vorsichtig dosierte Opiate konnten sehr wirkungsvoll sein. Ich lernte früh auf die

Möglichkeit des Suicids zu achten, auch daß der gerettete Depressive immer gefährdet bleibt. Der Inhalt der Depressionen scheint sich seit dem letzten Krieg geändert zu haben: *Damals* die Vorwürfe, durch Versagen in der Familie, im Beruf anderen Menschen Leid zugefügt zu haben. *Heute*: Auch Vorwürfe, aber hauptsächlich solche gegen die Umwelt. Man war Anfang des Jahrhunderts schon sehr vorsichtig mit dem Ausdruck »Hysterie«, ein Wort, wegen seines schillernden und verletzenden Charakters heute mit Recht verpönt. Bei den Magenkrankheiten (diagnostisch gab es schon das Probefrühstück, aber noch keine Magenröntgenologie) wurde vielfach mit Magenspülungen, die der Vater und seine Mitarbeiter hervorragend beherrschten, gearbeitet. Die Diagnose der Lungentuberkulose war damals so weit fortgeschritten, daß die Aufnahme dieser so infektiösen Kranken meistens vermieden wurde.

Die Patienten stammten vorwiegend aus dem kleinen oder gehobenen Mittelstand. Viele Lehrer (und Lehrerinnen), die beruflich besonders in den Städten überanstrengt waren, wohl auch darunter litten, daß sie »gebildet« sich fühlten, aber keine Akademiker waren, aber auch mittlere Beamte, viele Richter (der Richter litt häufig sehr unter seiner großen Verantwortung, besonders in Zeiten, in denen die Todesstrafe und ihre Vollstreckung nicht allzuselten waren). Auch viele Angehörige des gewerblichen Mittelstandes, Unternehmer und Angestellte, überhaupt Kaufleute kamen als Patienten, ebenso wie Offiziere und Ärzte oder ihre Frauen, auch Landwirte, während Arbeiter um das Jahr 1900 sich eine »Kur« weder zeitlich noch finanziell leisten konnten. Auch fehlten größtenteils die wirklich Reichen, die nach Baden-Baden, Kissingen oder Karlsbad gingen. Für heute waren die Preise sehr niedrig: Täglich z. B. während der Jahre 1893–96 zwischen 5 und 7 Mark. Bei ärmeren Patienten wurde mit Stundung oder Preisnachlaß zu helfen versucht, mancher wurde auch zuletzt »eingeladen«. Schon in der alten Wasserheilanstalt – die von 1895–1910 »Dr. Amelung's Kuranstalt« heißen sollte, dann vor dem Bezug des Neubaues 1911 und 1912 »Sanatorium Sanitätsrat Dr. Amelung«, waren die Baderäume geräumig, bestens eingerichtet und die Verordnungen vielseitig. Als ein süddeutscher Handwerksbursche um Arbeit bat, behielt ihn der Vater und bildete ihn zum Bademeister aus. Dieser Kaspar Kohler, tätig in der Anstalt von 17. 6. 1895 bis 31. 12. 1945 war gewissenhaft, fleißig, technisch begabt und zuverlässig, dabei von einem besonderen Einfühlungsvermögen in den jeweiligen Patienten; für bescheidene Gemüter hatte sein Zuspruch mehr Bedeutung als der des Secundärarztes, so sagte man. Es wurde jedem Patienten eine genaue, aber nicht dogmatisch enge »Kurverordnung« gegeben. Ein Beispiel: 30jähriger neurasthenischer Kaufmann (Börse), eingewiesen von dem berühmten Kliniker Carl von Noorden, Frankfurt-Wien. Morgens kalte Abwaschung (Lakenabreibung) im Bett. Nach 1 Std. Ruhe Teilnahme an der Gymnastik. 3mal wöchentl. Halbbad 24° R. anschließend Übergießung mit Gießkanne. 3mal wöchentl. Ganzpackung 1 Stunde. Nachmittags Wechselfußbad und Halsmassage. Nachts Wadenwickel oder Leibumschlag. Daneben Luftbad, Freiluftliegekur und Spaziergang. Es gab auch Wechselfußbäder, Wechselsitzbäder (bei Flatulen), Dampfbäder usw. Bei Bronchialasthma wurden mit gutem Erfolg Glühlichtbäder verordnet. (Noch vor 30 Jahren sah ich diese Glühlichtbäder in Gebrauch in Bad Gleichenberg, verordnet von dem bedeutenden Badearzt O. M. R. Dr. Blumauer). Interessant ist (nach dem Ersten Weltkrieg nicht mehr durchgeführt), daß hydrotherapeutische Anwendungen auch nachmittags gegeben wurden. Heute müssen wir bei Personalmangel und 40-Stunden-Woche noch mehr Abstriche machen. Viele Jahre hindurch wurden die Patienten mit nervösen Störungen regelmäßig von den Ärzten 10–20 Minuten lang elektrisiert und der »roborierende« Erfolg dieser Therapie betont. Ich glaube, daß unter dem »Elektrisieren« eine zwanglose Aussprache zwischen Patient und Arzt stattfand, eine unmerkliche, aber gute Psychotherapie. Alkoholische Getränke wurden weder gereicht noch verordnet. Das ist heute noch so. Es gab keine Rauchzimmer. In den 60er und 70er Jahren wurde zeitweise das Rauchen im Lesezimmer stillschweigend geduldet; mein Sohn Diethard hat diesen Unfug abgestellt. Gute und vergnügte Geselligkeit war stets im Rahmen der Therapiepläne erwünscht. Höhepunkt war jedes Mal vor allem »im alten Haus« der Geburtstag von Hugo Amelung, morgens spielte eine Kapelle (in späteren Jahren sang der Hauschor), und es gab abends eine von den Patienten veranstaltete lustige Feier.

Hugo Amelung sah fast täglich jeden seiner Patienten; jedenfalls fand eine ärztliche Konsultation jeden Tag statt. Die hervorragenden Anamnesen, die häufige Wiederkehr der Patienten in späteren Jahren und die vielen Dankschreiben beweisen auch die Erfolge und die starke Bindung an das Haus Amelung. Hugo Amelung und Dr. Anton Sopp, Dr. Georg Löbell und Dr. Ernst Geissler verließen bei aller Wertschätzung der naturgemäßen Heilmethoden nie den Rahmen der »Schulmedizin«. H. A. hielt in jungen Jahren Vorträge über Naturheilverfahren für Ärzte und auch für Laien. 1896 veranstaltete er einen vierwöchigen Ausbildungskursus in seiner »Kuranstalt« zusammen mit seinem Mitarbeiter Dr. Hotz. Thema: Anatomie und Physiologie, Gesundheitspflege, Massagen, Gymnastik, Wasserbehandlung. Honorar: bei freier Verköstigung und Unterkunft 150 Mark. Die starke Entwicklung der Anstalt verhinderte weitere Kurse. Ein Versuch zur Gesundheitserziehung am Ende des vorigen Jahrhunderts!

Als die Anstalt etwa 20 Jahre bestand, die Zahl der jährlichen Verpflegungstage die 10 000 dauernd überstiegen hatte und im Krankenhaus- bzw. im Hotelwesen zahlreiche Neuerungen sich durchsetzten: Ausbau der Laboratorien, bequemer Personenaufzug, fließendes warmes und kaltes Wasser in jedem Zimmer, Zimmer mit Privatbädern, entschlossen sich die Eltern zu einem großen Umbau. Seit 1910 liefen sorgfältige Vorbereitungen. Auf ein vorläufiges Baugesuch, die Anstalt umbauen zu dürfen, folgte ein Einspruch der Freifrau Mathilde von Rothschild

(Anwalt Justizrat Dr. Berg), dem H. A. unter dem 1. Juli 1911 ausführlich, persönlich glänzend formuliert, antwortete, indem er bewies, daß sachliche Einwände (angebliche Verstöße gegen die Bauverordnungen) unbegründet seien. »Freifrau v. R. wird durch den Um- und Erweiterungsbau in keiner Weise benachteiligt. Weder die Höhe noch die Länge desselben schädigen sie in ihrem Eigentum. Ihre Villa liegt einige hundert Meter von meinem Grundstück entfernt, liegt auch, wie bekannt, beträchtlich höher und wird durch einen alten Park mit sehr hohen Bäumen von ihm getrennt. Ihre Villa wird deshalb das neue Gebäude ebenso wenig stören, wie jetzt das alte. Es erhebt sich die Frage, ob das öffentliche Interesse es etwa erfordert, mich zu hindern, meine Anstalt den Anforderungen der Neuzeit entsprechend umzugestalten. Ein Vergleich der Ansicht des alten Hauses mit der des geplanten beweist, daß es sich um eine Verschönerung der Stadt und der ganzen Landschaft handelt.« Die Behörden verschleppten das Baugesuch. Dieser Einspruch führte zu Verhandlungen mit den Rothschilds und zum Verkauf der alten Anstalt zu 170000 Mark bar. Das Gebäude konnte noch bis Frühjahr 1913 benutzt werden. Vertragsabschluß: 31. 10. 1911. Der im 55. Lebensjahr stehende Hugo Amelung und seine Gattin waren entschlossen, sofort einen neuen modernen Sanatoriumsbau zu errichten. Für Walther Amelung, Unterprimaner und an diesen Ereignissen sehr interessiert, war die schwankende Berufswahl entschieden; er wußte welche Aufgaben auf ihn zukamen und daß die Eltern ohne Hoffnung auf diesen Nachfolger diesen schweren Entschluß nie gefaßt hätten. Wohin sollte man bauen: Das Altenhainer Feld, rd. 4 Hektar groß, mit herrlichen Obstplantagen und in eigenem Besitz, ebenso der sehr ruhig gelegene Bangert, Äcker boten sich an, waren aber zu weit vom Ort Königstein entfernt. Am 10. November 1911 besichtigten Vater und Sohn die Villa »Herber« eine an der Altkönigstraße liegende moderne, vornehme Villa mit 8 großen Zimmern und zahlreichen Nebenräumen und großem Gärtnerhaus. Ein großer Park umgab das

Gebäude, das direkt am Walde lag, von Wiesen umsäumt und einen weiten Fernblick aufwies (1½ Hektar groß). Nach sorgfältiger Prüfung sagte Hugo Amelung an der Stelle, wo zwischen zwei hohen Pappeln östlich der heutigen Anstalt, der Höhenbach überbrückt wird: »Das Haus wird gekauft«(Verkaufssumme Mk. 224000+19000).

Nach dem Kauf der Villa »Herber« wurde von den Eltern sofort mit der Planung des Neubaues begonnen. Ein langjähriger Patient, Prof. Heinrich Metzendorf aus Bensheim, wurde als Architekt gewonnen, er war durch zahlreiche zweckmäßige und moderne Bauten bekannt geworden, die an der Bergstraße lagen. Die Eltern setzten ihre Besichtigungsreisen einschlägiger Kliniken fort, und ich wurde vielfach mitgenommen; Vorbild waren u. a. die Sanatorien in Baden-Baden. Der praktische Sinn meines Vater, sein Wille, die letzte Entscheidung zu haben, prägten den neuen Bau. Die monumentale, fast möchte ich sagen »zeitlose Gestaltung« des Hauses, in die Landschaft verwoben, von besonderer, nicht nachgeahmter Prägung, war das Werk Metzendorfs, die zweckmäßige innere Gestaltung, die praktische und gefällige Planung und Einrichtung war das Werk des Vaters, der wußte, was notwendig war: Räume zu schaffen, in denen er ärztlich wirken konnte, wo die Patienten sich durch moderne Bequemlichkeit und doch nicht störende Hygiene wohl fühlen konnten und bei entsprechender Belegung des Hauses die Wirtschaftlichkeit möglich war. Der Architekt hatte ursprünglich die Krankenzimmer viel zu groß (und damit nach Ansicht des Vaters unrentabel) gestalten wollen. Die Planung mußte genau die strengen Vorschriften der Krankenhausgesetzgebung berücksichtigen, um die staatliche Konzession zu erhalten. Diese mußte über den Landrat mit Kreisphysikus (heute Gesundheitsamt) und Bezirksausschuß von dem Kgl. Regierungspräsidenten in Wiesbaden erteilt werden. Die Konzession, die Bauerlaubnis und der Betrieb einer Krankenanstalt wurde zügig erteilt, unter dem 17. April 1912 B. A. $\frac{244/12}{2}$. Es muß aber schon eine Vorerlaubnis gegeben worden sein, denn bei Winterende 1912 begannen die Erdarbeiten. Voll Freude kletterte ich als Oberprimaner auf den Balken und Mauern des werdenden Hauses, nicht bewußt, wie dieses mit mir einst voll Freude, Verantwortung und Sorgen verbunden sein sollte. Im Frühjahr 1913 erfolgte der Umzug in die neue Klinik, die ohne große Worte übernommen wurde. Den Einzug der ersten Patienten konnte ich, schon in Tübingen, nicht miterleben. In Deutschland vor dem Ersten Weltkrieg war man nicht zum übertriebenen Feiern bereit; überging man doch z. B. den 60. und 65. Geburtstag des Vaters, ebenso wie das sechshundertjährige Jubiläum Königsteins (1913) als Stadt. So erfreulich schnell die Aufsichtsbehörden arbeiteten, der Bau in vorbildlicher Zusammenarbeit aller Beteiligten entstand und der Besuch der neuen Klinik wuchs, so viel Kummer machte die Finanzierung. Man rechnete mit einer Gesamtkostensumme von 650000 Mark. Sicher waren: von Rothschild 100000 Mark beim Verkauf (1911) und die Restsummen von 70000 Mark bei Übergabe des alten Hauses 1913 sowie eine Resthypothek von Frau Herber von 100000 Mark. Die Nassauische Landesbank zog aber wider Erwarten ihr Versprechen einer größeren Hypothek, die die noch fehlenden Summen erbracht hätte, mitten im Bau zurück (drohende Kriegsgefahr?). Nur die restliche hypothekarische Sicherung der anderen kleineren Objekte (Altenhainer Feld usw., Haus Adelheidstraße) und freie Darlehen von Verwandten, Freunden und Lieferanten ermöglichten den Bau. Die Entwicklung der Klinik, der gute Besuch und das allgemeine Interesse bei Ärzten und Patienten schienen trotz der ständigen Geldknappheit eine gute Zukunft des Werkes der Eltern zu versprechen, als der unerwartete und plötzliche Kriegsausbruch (1. August 1914) auch hier eine neue Situation schuf. Zwar war eine von Gläubigern zu erwartende Liquidation des Besitzes durch das allgemeine Moratorium ausgeschlossen, aber der Besuch der Klinik sank natürlich plötzlich; eine gewisse Hilfe war die Aufnahme von Offizieren als Lazarettpatienten im Sanatorium, auch für den Vater eine ausfüllende und interessante Tätigkeit. Während der Zeit November 1918 bis 1925 war Königstein durch die Besetzung des Brückenkopfes Mainz durch französische Truppen zeitweise vom rechtsrheinischen Deutschland fast abgeschnitten. Der Klinikbetrieb war sehr eingeschränkt, notwendige Reparaturen und Ergänzungen konnten kaum durchgeführt werden; die Eltern hielten bei größter Bescheidenheit der Lebensführung mit einigen getreuen Angestellten und Pensionären durch (der schon erwähnte K. Kohler, Hausmeister Jakob Schaub, Kutscher und Landwirt Ludwig Bouxein, Schwester Lina Vigelius, Buchhalter Fritz Kraus, Köchin Frau Hauck, Masseurin Pauline Schwemmle u. a.).

Lehr- und Wanderjahre

Warum wurde ich Arzt? Die Frage muß aufrichtig beantwortet werden, so wie ich sie immer gesehen habe und noch heute sehe: Ich wurde Mediziner nach reiflicher Überlegung, bestimmt nicht, um mich »ins fertige Bett zu legen«. Ich war nicht nur im Beruf des Arztes immer sehr glücklich, sondern würde heute wieder dieselbe Wahl treffen. Nahmen die Eltern immer als selbstverständlich und sehnsüchtig an, ich würde Arzt werden, haben dem älteren Gymnasiasten doch auch andere Studien und Berufsziele vorgeschwebt. Mein großes Interesse galt stets der politischen und kulturellen Geschichte. Ich glaube, daß meine geschichtliche und politische Begabung eine gute ist und daß ich, nachdem ich selbst viele Jahrzehnte deutscher Geschichte erlebte, fähig bin, geschichtliche Situationen richtig zu beurteilen. Lehrer hätte ich nie werden wollen und die Hochschullaufbahn erschien mir zu unsicher. Auch der Verwaltungsjurist erschien mir interessant, vielleicht auch der Richter (da ich gern schlichte). Es erschien mir aber im alten Preußen, das ich trotz vieler Mängel immer liebte, für die Verwaltungslaufbahn zu viele Hürden zu geben: Bevorzugung der S. C. Studenten, nicht vom Adel zu sein, kein großes Vermögen! Und Landrat, wenn nicht Regierungspräsident wollte ich doch werden! Ich glaubte aber, ein guter Arzt werden zu können, da mich Menschen interessierten, nahm aber an, ohne Interesse für Mathematik, technisch unbegabt und so nicht für experimentell-wissenschaftliche Arbeiten geschaffen zu sein. Die Planung für das neue Haus weckte unerwartet mein Interesse. Gleichzeitig entdeckte ich das Wunder der Biologie, u. a. durch die Lektüre der Kosmoshefte. So ging ich 1913, im Innern versuchsweise, als stud.med. (und ganz geheim als rer.pol.) nach Tübingen. Auf einmal interessierte mich die Anatomie, sogar die Pflanzenphysiologie beim stets ob seiner Blumen strahlenden Botaniker Prof. Vöchting (1847–1917), und das chemische Praktikum beim berühmten Professor Wislicenus (1861–1922) wurden das Besondere im 1. Semester. Auf der Schule hatten wir kaum Physik, geschweige denn Chemie gehabt; der an sich vorzügliche Mathematiklehrer fand immer einen Grund, mit der Klasse die physik.-chem. Arbeiträume mit einer Mathematikstunde zu vertauschen. Für den Chemiekurs mußte ich sehr arbeiten; im 5., dem 2. Marburger Semester machte ich nochmals denselben Kurs bei dem Nobelpreisträger Prof. von Auwers (1867–1937), bis ich Soldat wurde. Die beiden Anatomen in Tübingen Prof. August von Froriep (1849–1917) und der Histologe (und Nachfolger als Ordinarius) Prof. Martin Heidenhain (1864–1947) suchten engen Kontakt zu den Studenten. Im Präpariersaal wirkten etwa 100 Studenten, 4 Professoren neben etlichen Hilfsassistenten. Nach einer Anmeldung wurde ich mehrmals bei beiden Professoren eingeladen, und man fand auch so Kontakt zu den Kollegen. Froriep war ein liebenswerter alter Herr, weltbekannt durch seine Feststellung des Schillerschädels, der mit großem Schwung seine wundervollen anatomischen Zeichnungen an dieTafel warf. Obwohl alter Corpsstudent war er überzeugter Antialkoholiker; durch das opulente Abendessen wollte das Ehepaar zeigen, daß man auch ohne Alkohol vergnügt sein könnte. Ich besuchte in Tübingen in den frühen Morgenstunden die nationalökonomische Hauptvorlesung und nachmittags hörte ich bei Prof. Fuchs ein Semester über »Wohnungsnot«, wo ich erschüttert wurde über die Mißstände in den Slums und für die spätere Kommunalpolitik viel lernte. Bisweilen hörte ich auch historische Vorlesungen, hatte mir aber streng verboten, geschichtliche Bücher zu lesen. Jedenfalls fühlte ich mich im medizinischen Studium voll befriedigt, dabei immer bedacht, der humanistischen Bildung treu zu bleiben. Dafür sollten auch meine interessanten Bundesbrüder sorgen.

Die Familie hatte überlegt, oft zwiespältig mit mir, wo ich studieren sollte. Aus dem Wunsch der Mutter: Marburg (mit am nächsten) und meinem: Königsberg (Opposition, am weitesten) oder Straßburg (Universität des Vaters und eine Art Heimat als Geburtsort vieler Vorfahren), Tübingen wurde gewählt. Prof. Olpp, der große Tropenmediziner war mit meinem Vater befreundet und Berater beim Bau unseres neuen Sanatoriums. In Tübingen leitete er ein Studentenwohnheim, in dem auch Studenten aufgenommen wurden, die nicht Tropenmediziner werden wollten. Da ich dort die Verwöhnung des Alltags zu finden hoffte und meine persönliche Freiheit nicht gestört wurde, war ich im Deutschen Institut für Tropenmedizin die drei Tübinger Semester zufrieden und dankbar. Kameradschaftlichen Anschluß hatte ich auch hier gefunden, obwohl die vorherrschende süddeutsche pietistische Mentalität mir fremd war und immer blieb. Einigen bedeutenden Mitbewohnern trat ich näher, unter anderen dem gleichaltrigen späteren Landesbischof von Baden W. Bender (Vater des Justizministers unter Filbinger Traugott Bender).

Ich suchte nach einer passenden Studentenverbindung. Jedenfalls wurde seit der Gründung der deutschen Burschenschaft 1817 auf der Wartburg das deutsche Studentenleben beherrscht von den Verbindungen, die in schlagende und nichtschlagende, Farben (Couleur) tragende und schwarze zerfielen. Im allgemeinen waren die Farbentragenden auch Schlagende. Einige Bünde, so der katholische C. V. war entsprechend der katholischen Moral nichtschlagend, aber farbentragend, ebenso wie der Wingolf- und der Schwarzburg- (S.B.) Bund, beide, ohne konfessionell festgelegt, evangelisch. Im ganzen kann man sagen, daß in den S.B.-Verbindungen größere Freiheit, eine größere Lebendigkeit herrschten.

Heute erscheinen Studentenverbindungen teilweise überholt, anachronistisch. Sie boten aber über ein Jahrhundert den jungen Studenten ein festes Gefüge der Gemeinschaft mit gleichgesinnten jungen Menschen. Oftmals prägten sie den einzelnen für sein ganzes Leben. Wer durch eine Verbindung gegangen war, fühlte sich ihr nicht selten sein ganzes Leben verpflichtet. Auch im späteren Leben bestand eine freundschaftliche Verbindung der Bundesbrüder mit gegenseitiger Hilfe und Förderung. Die Spaltung, die Gegensätze im Korporationsleben beruhten hauptsächlich auf der Einstellung zum Duell. Während nach der christlichen Moral (entsprechend auch im Strafrecht) das Duell verboten war, traten die schlagenden Verbindungen für den Zweikampf ein und forderten Bestimmungsmensuren in den ersten Semestern. Das Farbentragen, das vielfach als arrogant galt, war meines Erachtens von großer erzieherischer Wirkung. Mein Vater war seit Jugendzeit überzeugter Duellgegner. So verbot sich mir eine schlagende Verbindung.

Im Laufe des 19. Jahrhunderts hatten sich die einzelnen Verbindungen auseinandergelebt. Gegen die schlagenden Verbindungen, besonders die Corps (vereinigt im Kösener S.C.), bestand im Volk und auch unter den anderen Akademikern eine große Animosität. Diese beruhte vor allem auf der Stellenbesetzung bei hohen Beamten usw. (Vetternwirtschaft!). Auch die leitenden Chirurgen waren vielfach S.C. Vor dem Ersten Weltkrieg sollen in Hamburg-Eppendorf fast nur Corpsstudenten als Assistenten usw. tätig gewesen sein (vgl. Nonne.). Im Laufe meines Lebens habe ich viele Corpsstudenten kennengelernt, die im Leben und Beruf vorbildlich waren, ohne arrogantes Auftreten. So gut das Leben in der einzelnen Verbindung sich für einen jungen Menschen auswirken sollte, so wenig schön erschien mir das exklusive, oft unhöfliche Benehmen vor dem Ersten Weltkrieg, mit dem häufig Studenten verschiedener Verbindungen einander begegneten.

Selbstverständlich brauchte kein Student einer Verbindung beizutreten. Die meisten Verbindungen hatten eigene Häuser, mit gemeinsamen Mittagstischen, den abendlichen Kneipen und z.T. auch wissenschaftlichen Abenden, Wandern und Sportveranstaltungen. Die älteren Studenten, die Inaktiven, waren von Verpflichtungen befreit, sorgten aber auch wie ältere Brüder für die Jungen. Die alten Herren (auch Philister genannt) suchten ihrerseits Einfluß auf die Jugend zu behalten und trugen die finanziellen Lasten (Häuser). Die Professoren der jeweiligen Universität sorgten sich gewöhnlich auch über die Verbindungen um die jungen Menschen. – Hier der Hinweis, daß es 1913/14 in Tübingen kaum Studentinnen bei den Medizinern gab; leider wurden sie teilweise flegelhaft von den Studenten behandelt; im Krieg wurden sie zahlreicher und die Rüpeleien verschwanden. – Zunächst interessierte mich die nicht farbentragende Verbindung V. D. St. (Verein deutscher Studenten), die dank bedeutender Männer im Reich und Österreich als sehr angesehen galt. Die Tübinger Leute gefielen mir aber nicht; vielleicht war das Schwabentum kein Milieu für die zu enge nationalistische Prägung des damaligen V.D.St. Auch im Wingolf fühlte ich mich nicht heimisch, alles war zu sehr genormt. Mein späterer Schwager Pfarrer Alexander Pelissier (Nic. 04) hatte mich empfohlen. Nach sorgfältiger Überlegung trat ich der Nicaria und damit dem Schwarzburgbund bei, denen ich noch heute angehöre. Die Verbindung Nicaria ist durch eine Geschichte großer Spannungen und weltanschaulicher Gegensätze hindurch gegangen, die zu meiner Zeit, also 1913/1914, sehr beachtlich waren und auch das jüngste Mitglied forderte. Wir waren durchschnittlich 60–70 Aktive. Am nächsten standen mir Peter Siemens und Franz Plathner. F. P., Pastorensohn aus Hermannsburg, im Wesen und Erscheinung ein ausgeprägter Niedersachse, voll Leben sprühend und doch wortkarg, tiefempfindend und dabei von konservativer Härte, beeindruckte mich sehr, eine Führernatur. Bei seinen geliebten Bückeburger Jägern ist er schon im September 1914 bei Ypern gefallen. Peter Siemens hatte auf meine Entwicklung und Entfaltung neben Herbert Vorwerk von den Kameraden der Jugend unzweifelhaft den größten Einfluß. Aus einer alten Ostfriesischen Pastorenfamilie stammend, auf Wangerooge geboren und nur wenig älter als ich (1893–1977) war er nur das Sommer-Semester 1913 mit mir in der Verbindung. P.S. war von großer Belesenheit und dabei sehr naturverbunden. Mit der Theologie kam er nicht weiter und war interessant verbummelt. Mutig studierte er nach Tübingen Medizin gegen die alte Familientradition, wurde später auf seiner Heimatinsel Badearzt, leitete große Sanatorien und Kinderheime und war jahrzehntelang der führende deutsche Meeresbalneologe. Er strahlte eine große Güte und seltene Geduld aus, die auch seine großen ärztlichen Erfolge erklären. Obwohl im Umgang mit vielen geistigen Menschen groß geworden, in einem Elternhaus, in dem ich schon durch die Verbindung von Familie und den Patienten viele menschliche Schicksale hatte ablaufen sehen, war ich überrascht und beeindruckt von der Fülle geistig hochstehender und wertvoller Menschen, die mich plötzlich umgaben. Meine Arroganz, wie sie viele junge Menschen haben, wenn sie ungestört die Schule hinter sich haben, wich rasch unter diesen vielen hochbegabten und interessanten Bundesbrüdern, die doch nur wenig älter waren, einer distanzierten Scheu. Der Wahlspruch der Nicaren, Epheser 4,15, »Aletheüein en agape« »Wahr zu sein in Liebe« war gut, doch wurde die Agape, die Liebe, allzuoft vergessen. Schrieb mir z. B. ein B. Br. ins Bummerliederbuch (ein männliches »Poesiealbum«): »Du bist ein ganz genießbarer Kerl, aber etwas frustriert«. Ein anderer dichtete: »Geschickt und auch sehr pfiffig in allem, was gar knifflig, kritisch, stets in vornehmer Beobachtung, sieh, das ist Walther Amelung«. Die Nicaren stammten aus allen deutschen Gauen. Die meisten waren natürlich Schwaben, meistens Theologen aus dem berühmten Stift. Sehr eindrucksvoll waren schon damals W. Rudolph (geb. 1891), später Ordinarius für Alttestamentarische Theologie in Giessen und Münster, und Rudolf Daur, Stadtdekan in Stuttgart. Rudolph, der als Inaktiver die Verbindung vorteilhaft beherrschte, war im letzten Krieg in Königstein Patient. Daur habe ich kurz vor seinem Tod lange gesprochen. Er hatte ein großes Ansehen als Prediger, ein lieber, edler Mensch, aber als Theologe eng in seinem pazifistischem Sozialismus, über den er jede Debatte ablehnte. Imponierend waren auch u. a. der Theologe Schenkel, der Kultusminister in Stuttgart wurde, Karl Henke, später Ordinarius für Zoologie in Göttingen und Karl Hartenstein, Stadtdekan in Stuttgart, prädestinierter Landesbischof, alle drei früh verstorben. Bedeutend waren auch der Theologe Hans Steubing, nassauischer Pfarrerssohn, und der ostfriesische Theologe und Philologe Otto Linnemann. Erich Weniger (1894–1961) fiel durch Erscheinung und hohe Begabung auf; hochdekoriert aus dem Ersten Weltkrieg zurückgekommen, wurde er frühzeitig Ordinarius für Pädagogik in Kiel, Altona und Frankfurt und hatte großen Einfluß auf die Reformen des Schulwesens im Staat von Weimar und nach dem Zweiten Weitkrieg; er war bis zu seinem Tode Professor in Göttingen. Ich bin auch später nicht selten mit ihm zusammengekommen, auch in seiner Frankfurter Zeit. Großen Verfolgungen im 3. Reich entging der SPD-Mann durch militärische Übungen und militärwissenschaftliche Arbeiten (u. a. die bedeutende Monographie »Goethe und die Generale« 1942, Insel-Verlag). Er war persönlich stark beeindruckend. Man ging ihm gern aus dem Weg, und er war wohl ein ganz einsamer Mensch. Der Frankfurter Hermann Günther (1894–1975) war ein feingebildeter, vorbildlicher Frauenarzt, lange Jahre *der* Frauenarzt von Frankfurt. Besonders befreundet seit Tübingen 1914 war ich mit Dr. Theo Huth (geb. 1896) in Königstein und mit Pfarrer Otto Raven (1895–1983), dessen Verdienste als Heimatforscher zu wenig gewürdigt worden sind. Auch die Zwillingsbrüder meiner Frau (geb. 1906, Nic. 26) sind hier zu nennen. In der Verbindung blieb ich auch streng alkoholabstinent. An dem Kaisers-Geburtstagskommers der gesamten Studentenschaft in meinem 2. Semester (27. 1. 1914) nahm ich mit der kleinen Delegation der Nicaria teil und freute mich, daß ich als einziger Zitronensaft-Trinkender die Alkoholiker aufregen konnte, Die Universitätsferien verbrachte ich mit Aufarbeiten der Semestervorlesungen und Reisen. Pfingsten 1913 verlebte ich in Baden-Baden bei Löbells, 1914 machte ich mit Bundesbrüdern, u. a. mit H. Steubing, eine Wanderung durch Süddeutschland (Kloster Beuron, Tuttlingen, den Bodensee, die Tannheimer Alpen und die bayerischen Königsschlösser). Weiter war ich in Erlangen zu einem Fest unserer hochangesehenen Schwesterverbindung Uttenruthia, mehrmals in Stuttgart, und auf der Heimfahrt in Bamberg, Nürnberg und Würzburg. Für die nächsten Semester wollte ich nach Graz gehen.

Leider war ich zeitweise von unangenehmen Erkältungen gequält, wie ich auch am Tage meines Abiturientenexamens von einem Schüttelfrost mit langanhaltender Bronchitis befallen war. Nach dem 1. Semester trat auch ein Recidiv meiner Magenerkrankung auf, die später von Groedel als Ulcus duodeni erkannt wurde; die letzte akute Magenerkrankung war 1936 nach dem Tode meiner Mutter.

In den strahlenden Juni des Sommers 1914 fiel ein Ereignis, das in unser aller Leben eingreifen und die europäische Geschichte grundlegend verändern sollte. Am Abend des 28. Juni wurde bekannt, daß der österreichische Thronfolger Erzherzog Franz Ferdinand mit Gattin von serbischen Fanatikern in Sarajewo ermordet worden war. Franz Ferdinand galt als der führende Kopf der österreichischen Politik; allgemein wurde mit Recht angenommen, daß Rußland hinter Serbien stand. Jeder von uns wurde im Difäm sofort von banger Besorgnis ergriffen. Am nächsten Morgen am Peter- und Paulstag fuhr die Verbindung zu ihrem Sommerfest nach Böblingen mit Spuzwagen. Wir alle, mehr oder minder gewöhnt, die politischen Ereignisse skeptisch zu betrachten, fürchteten jetzt den Krieg. Ich persönlich, groß geworden unter dem Einfluß meines pazifistischen Vaters, mehr jedoch in der Tradition bismarckischer Politik, hatte kein Vertrauensverhältnis zu Kaiser Wilhelm II. Ich war schon damals sicher ein deutscher Patriot, der im deutschen Volkstum lebte und das damalige Deutsche Reich mit manchen Bedenken betrachtete. Die Kriegsfurcht wuchs in den nächsten Tagen allgemein und als die Wiener Regierung am 23. Juli ein Ultimatum in Belgrad übergab, das Serbien nicht annehmen konnte, glaubte man allgemein an den baldigen Krieg, wenigstens mit Rußland. Die folgenden politischen Ereignisse sind bekannt. Deutschland taumelte in den Krieg, unvorbereitet, aus Schwäche Österreichs gegenüber und aus Unkenntnis der Bindung von England und Frankreich an Rußland. Weite Kreise der Bevölkerung gerieten in diesen letzten Julitagen in einen Zustand von großem Ernst, aber auch von nationaler Verwirrung. 100 Jahre hatte es in Mitteleuropa kaum kriegerische Ereignisse gegeben. Die Feldzüge von 1866 und 1870/71 lagen schon Generationen zurück und hatten sich auch recht lokal abgespielt. Auch die Studentenschaft in Tübingen war von dieser »heiligen, tiefen Begeisterung« ergriffen. Ein Fackelzug zog durch die Stadt, Reden und »Burschen heraus ... und heraus mit mut'gen Sang, wär es auch zum letzten Gang«. (Max Esenwein, Nicaria, stud. theol., schildert im »Tübinger Studenten« 1927 dieses Ereignis, an dem ich teilnahm.) Es erschien mir jetzt richtig, nach Königstein zu fahren.

Der ehemalige Marineoffizier und Staatssekretär des Auswärtigen Amtes Ernst von Weizsäcker (1882–1951) gibt in seinen Erinnerungen (List Verlag 1950) eine gute Darstellung des Krieges, wie ihn ein kritischer junger Offizier in einem hohen Stab, insbesondere auch die Kämpfe um den U-Boot-Krieg, sah. Admiral von Holtzendorff, warnte vergeblich vor dem totalen U-Boot-Krieg (über v. H. siehe später). Von Weizsäcker berichtet, daß sein Vater, der württembergische Ministerpräsident, »stets der Meinung blieb, dieser Krieg hätte vermieden werden können«.

Da ich bei der Musterung noch nicht als Soldat eingezogen wurde, nahm ich im Krankenhaus Höchst eine Stelle als freiwilliger Krankenpfleger an für zwei Monate, bis im Oktober das Wintersemester begann. Die zwei Monate waren für meinen späteren Beruf sehr wertvoll; lernte ich doch manches, was der Student im Studium nie sieht. (Heute ist ein Krankenhauspflegedienst für die Medizinstudenten obligatorisch). In Marburg erschienen zunächst die Leere, die wenigen Studenten gegen das frohe Leben in Tübingen niederdrückend, begleitet von den sorgenden Gedanken an die deutsche Zukunft. Die Vorlesungen wirkten anregend, wenn auch die Anatomie hier nicht durch die Kriegsverhältnisse so glänzend wie in Tübingen vertreten war. In dem Zoologen Korschelt (1858–1946), dessen brillante Vorlesung und sorgfältig vorbereitete Kurse ich im Wintersemester belegte, fand ich einen begeisternden Lehrer, so daß der Gedanke bei mir wach wurde, bei baldigem Kriegsende (!) noch Zoologie zu studieren. Freunde fand ich in der S.B. Verbindung Frankonia und im Präparierkurs. Vor allem lernte ich in der Verbindung den Juristen Herbert Vorwerk kennen, hochintelligent, geistig sprühend, von scharfem Urteil, aber nie lieblos, ein begeisterter Schüler W. Schückings. Paul Happel († 1971), den Mediziner habe ich später wieder in Frankfurt getroffen. Er arbeitete physiologisch bei A. Bethe, physikalisch bei Dessauer und wurde durch meine Vermittlung dann Oberarzt des Therapeutikums bei J. Strasburger in Frankfurt. Als Krankenhausdirektor und Ordinarius in Hamburg hat er wertvolle wissenschaftliche Arbeiten, besonders über Radiumtherapie veröffentlicht. Der gütige Mensch hat ein schweres persönliches Schicksal zu tragen gehabt. In erster Ehe war H. mit einer älteren, klugen und psychotherapeutisch tätigen Ärztin aus einer reichen, mannigfach sehr hochstehenden jüdischen Bankiersfamilie, verheiratet, die ihm *kulturell* überlegen war. Diese Ehe brach schon vor dem Nationalsozialismus. Die Mutter und die Kinder aus erster Ehe gingen rechtzeitig nach den USA, blieben aber in Verbindung. Die zweite Frau Happels, eine entzückende Krankenschwester, aus der Gelehrtenfamilie Trendelenburg, starb im Wochenbett. Die Tochter aus dieser Ehe erkrankte an multipler Sklerose. Die 4 Frankonen: H. Vorwerk, Paul Happel, der Oldenburger Philologe Hans Lachmund und der Theologe Werner Sylten waren in diesem ersten Kriegssemester mit mir unzertrennlich verbunden. Über Vorwerk und den im Konzentrationslager ermordeten Sylten weiteres an anderer Stelle.

Im Frühsommer 1915 wurde ich zum Militär eingezogen,

zunächst zum Infanterie-Regiment 87 in Mainz, und dann zu einem Sonderlehrgang für Offiziersanwärter in Darmstadt. Die Ausbildung war fordernd, vielleicht hart, aber ohne unnötigen Drill. Es gelang mir nach 7 Wochen Ausbildung Urlaub zum Ablegen des Physikums zu erhalten. (Damals bestand das Physikum aus Anatomie, Physiologie, sowie Chemie, Physik, Zoologie, Botanik in einer Prüfung). Da ich ohne wesentliche Vorbereitung Ins Examen gehen mußte und die Prüfer trotz Militär zum Teil streng prüften, war ich zufrieden, Noten »Sehr gut« und »gut« zu erhalten. Das bestandene Physikum bedingte meine Überführung in den Sanitätsdienst. Zunächst war ich als Sanitätssoldat 2 Monate im Reservelazarett Mainz, Holztorschule; Der rührende jüdische Abteilungsarzt Dr. Bach, ebenso später Dr. Manz 1916 im Reservelazarett Rochusspital Mainz, sahen in mir stets den jüngeren Kollegen. (Ich erlebte im Reservelazarett Sommerhoff 1918, als ich als einziger Arzt anwesend war, eine Lazarettrevision durch einen Generalarzt; auch hier war ich für den würdigen hohen Herrn »der junge Kollege«). Als Sanitätssoldat wurde ich am 1. 10. 1915 an das Res.-Lazarett Frankfurt/M. versetzt und zwar an die Lazarettabteilung der Universitäts-Ohrenklinik. Chefarzt war hier der Ordinarius der Klinik Prof. Dr. Otto Voss (1869–1959), ein alter Sanitäts-Offizier mit den besten Umgangsformen; er war besorgt, daß ich viel lernte und gestattete mir sofort, auch die laufenden Vorlesungen zu besuchen. Ich brauchte nicht in der Klinik zu wohnen, sondern durfte 15 Min. entfernt bei meinen Verwandten Schwarz eine nächtliche Bleibe beziehen. Voss stellte an seine Mitarbeiter große Anforderungen. Er hatte nur 2 Assistenten, und obwohl ich erst klinischer Anfänger war, mußte ich sofort, dazu in einem Spezialfach, ärztlich arbeiten. Die beiden Ärzte kümmerten sich sehr um mich, und ich brachte es in dem knappen Jahr immerhin so weit, daß ich Rachenmandeln entfernen konnte, sicher Ohren spiegelte und auch kleine operative Eingriffe am Ohr ausführte. Unangenehm war die Angewohnheit von Voss, mit seinen großen

Operationen, darunter Gehirnoperationen, erst am späten Abend anzufangen und nachts zu operieren. Andererseits hatte ich Zeit, nachmittags für mich zu arbeiten, z. B. den Perkussionskurs zu besuchen. Da nur eine Schwester für Narkose eingearbeitet war und sehr viele Operationen anfielen (Soldaten, auch wesentlich mehr Fälle von Schädelbrüchen oder verschleppten Ohreiterungen, z. B. Sinusthrombose) wurde ich rasch eingearbeitet und mußte fast alle Narkosen machen. Ich erinnere mich an keinen Zwischenfall. Im Sommer 1916 zum Feldunterarzt befördert, wurde ich erst in einer chirurgischen Abteilung beschäftigt, dann der Lazarettabteilung der psychiatrischen Universitätsklinik zugeteilt (Prof. Dr. Hahn). Meine Haupttätigkeit bestand in Voruntersuchungen und Gutachten. Ein besonders gutes Verhältnis hatte ich zu dem jüdischen Oberarzt, späteren Prof. Rafael Weichbrodt; er schrieb ohne mein Wissen meinem Vater einen Brief, es wäre nicht recht von ihm, mich nur auf sein Sanatorium zu trimmen, ich müßte in der Universitätspsychatrie bleiben. Plötzlich fand eine Dienststelle, daß im Rochuskrankenhaus in Mainz ein diensthabender Unterarzt notwendig sei. Der zweite Aufenthalt in Mainz erschwerte das Studium, war aber medizinisch sehr eindrucksvoll, weil der Chefarzt des Krankenhauses Mainz, Prof. Jakob Hürter, früher Oberarzt in Marburg und mir bekannt, beratender Internist war und sich freute, wieder wie in der Marburger Zeit einem jüngeren Kollegen Medizin beizubringen. Hürter war menschlich vorbildlich; er hatte nichts vom Kommiß an sich und die Soldaten behandelte er so, als wären sie seine Privatpatienten. Inzwischen war in Frankfurt eine Sonderstation für Hirnverletzte und Kriegsneurotiker, das Lazarett »Sommerhoff« eingerichtet worden, deren Leiter Professor Kurt Goldstein (1878–1965) war. Er war Mitarbeiter des Universitäts-Hirnforschungsinstitutes von Professor Edinger (1853–1917) in Frankfurt/M., von der Wehrmacht eingezogen als ungedienter Arzt (sogen. »Würmchendoktor«) und schon damals von großem wissenschaftlichem Ansehen. Er wurde später Ordinarius für Neurologie in Frankfurt und Berlin, bis er emigrieren mußte. Ich weiß nicht, wer ihn in der Sanitätsabteilung auf mich aufmerksam gemacht hatte. Er brauchte einen jungen Arzt und forderte mich an. Ich wurde im Januar 1917 nach Frankfurt versetzt und wurde Hausarzt von etwa 120 neurologischen Patienten. Der Chefarzt des Reservelazaretts, zu dem diese Sonderabteilung gehörte, Junggeselle, komischer Kauz, sagte, als ich mich meldete, er sei froh, daß ich käme. Prof. G. wäre ein sehr gelehrtes Haus, im übrigen wäre das Lazarett ein Saustall. Er hätte sich über mich erkundigt, ich könne trotz meiner Jugend gut organisieren und mich durchsetzen. Er verlangte von mir, daß ich den Stall reinige. Goldstein (eine Stunde später): der alte Chef sei vollkommen vertrottelt, er störe nur die ärztliche Tätigkeit und die wissenschaftliche Forschung. G. konnte das Institut, teilweise mit Geldmitteln von reichen Frankfurter Bankiers christlichen und jüdischen Glaubens, hervorragend ausstatten. Zusammen mit dem liebenswerten Psychologen Prof. Dr. Adhemar Gelb richtete er Lehrwerkstätten für Behinderte ein, und Soldaten mit Aphasien nach Hirnverletzung wurden von Taubstummenlehrern behandelt. Es gelang mir, fast 2 Jahre hindurch die Anweisungen beider Vorgesetzter zu erfüllen und bei beiden unbedingtes Vertrauen zu haben. Ohne je eine Vorlesung über Frauenheilkunde, Hygiene und pathologische Anatomie gehört zu haben, freilich bei regelmäßigem Besuch der Kurse, die immer nachmittags stattfanden, und vieler Nachtarbeit konnte ich neben dem Lazarettdienst alle Scheine erwerben und im März 1918 das Staatsexamen mit »sehr gut« bestehen. Diese harte Arbeit konnte ich nur durchhalten, 2 Berufe gleichzeitig gewissenhaft durchzuführen, durch den Verzicht auf ein privates Leben in dem Bewußtsein, so am besten dem Vaterland und den leidenden Soldaten zu dienen, sowie rechtzeitig die Nachfolge in Königstein anzutreten. Die Vorlesungen in der inneren Medizin von Prof. Alfred Schwenkenbecher (1875–1963) waren für den jungen Arzt ohne zu großen theoretischen Ballast sehr instruktiv. Schon aus dieser Zeit stammt meine große Verehrung für Schwenkenbecher (vgl. meinen Nachruf). Ich konnte auch noch regelmäßig die Vorlesungen des bedeutenden Chirurgen Ludwig Rehn (1849–1930) besuchen. Rehn war eine eindrucksvolle, imponierende Persönlichkeit, der, als Praktiker angefangen, einer der größten Chirurgen seiner Zeit wurde, berühmt durch die erste Herzoperation. Für das Goldstein'sche Institut interessierten sich nicht wenige prominente Mediziner. So lernte ich dort den damals noch jungen Erlanger Ordinarius der Psychiatrie Karl Kleist (1879–1960) kennen, der schon 1920 eine Berufung nach Frankfurt bekam. Über Kleist auch S. 234. Auch der berühmteste Neurologe der damaligen Zeit, Prof. Max Nonne (1861–1959) besuchte das Lazarett von G. Eine Qual für die Wehrmacht waren die sog. Kriegsneurotiker, die »Zitterer«, die zunächst unheilbar erschienen. Naheliegend waren psychotherapeutische Eingriffe. Ein süddeutscher Nervenarzt mit Namen Kaufmann hatte Erfolg mit brutalen Elektrostößen (der Reichstagsabgeordneter Dr. Wirth (1879–1956), später Reichskanzler und zuletzt dem Kommunismus nahestehend, opponierte gegen die Methode). Später empfahl Goldstein eine leichte Narkose mit einschläfernden lieben Worten, und Nonne hatte ein hypnotisches Verfahren ausgearbeitet. Wie zahlreiche Katamnesen ergaben waren und blieben die Leute gesund, ohne Zittern, wenn sie sofort aus dem Heeresdienst entlassen wurden. Nonne wollte an einem Kriegszitterer unseres Lazaretts sein Verfahren vorführen, nachdem er in zahlreichen Fällen in seiner Eppendorfer Klinik die besten Erfolge gehabt hatte. Bei uns wurde der zu Behandelnde sofort ausfallend und versuchte, N. zu verprügeln. Nonne war in Zivil, vornehm gekleidet und in dem fremden Lazarett ohne autoritäre Ausstrahlung. Nonne war für den Geriater ein Wunder: Ich hörte ihn, 86½ Jahre alt, später 1947 1½ Stunden frei vortragen, ohne sich zu versprechen. Er schloß: Meine Herren, ich gebe Ihnen den guten Rat, werden Sie nicht so alt wie ich. – Mit Goldstein hatte ich eine gute menschliche Verbindung, ich wurde in seine

Familie eingeladen und er schenkte mir den Gundolf »Goethe«, der mir ein ständiger Führer durch Goethes Werk wurde. Ich hatte gerade meine Doktorarbeit »Epilepsie bei Hirnverletzten« angefangen, als mich wieder ein Sonderkommando von Frankfurt fortführte und mich mit einem Lazarettzug als Unterarzt nach dem Osten brachte. Die masurischen Seen und die Stadt Thorn werden mir immer unvergessen bleiben. Wieder in Frankfurt fühlte ich mich im Sommer 1918 sehr krank, hatte dauernd septisches Fieber. Diagnose: Militar-Tbc., hoffnungsloser Fall. Man brachte mich nach Königstein und hier wurde ich gesund, entgegen aller Prognose.

Der Vater, ganz verzweifelnd, hatte auch den berühmten Kliniker H. J. Quincke (1842–1922), Erfinder der Lumbalpunktion, in Frankfurt als Emeritus lebend, nach Königstein gebeten, der die Diagnose »überstandener Paratyphus mit abheilender Pyelitis (Nierenbeckeneiterung)« bestätigte. Als Assistent der Med. Univers. Klinik und Leiter der Röntgenabteilung sah ich später Quincke nicht selten; er trieb noch Privatpraxis und besprach mit mir seine Röntgenfälle. Wenige Tage vor seinem Tode hatte er mich, den kleinen Assistenten, noch um Rat gefragt. Niemand hat mich je so gründlich untersucht wie er bei meiner Erkrankung. Er wirkte zunächst distanziert – Frau Moritz, der wir eine hervorragende und charmante Schilderung der deutschen Kliniker um die Jahrhundertwende verdanken, spricht von seiner »Schüchternheit« – er war gütig und zugleich erfurchtgebietend: ein Großer, den man nicht vergißt.

Anfang November 1918 erreichte mich in Frankfurt eine Versetzung nach Metz. Schnell entschlossen fuhr ich nach Hause, um mich von den Eltern und meiner Braut zu verabschieden. Am Abend des 8. November 1918 standen an der Straßenbahn in Frankfurt Matrosen und andere Landser herum. Ich fragte einen, was das alles bedeute und er antwortete im schönsten Frankfurter Deutsch: Wir machen hier die Revolution, haben Sie noch nichts davon gehört? Bekanntlich rissen die Soldaten der Revolution allen Offizieren die Achselstücke usw. ab und bemächtigten sich auch der Waffen (Peter Bamm – Pseudonym für Curt Emmrich, 1897–1975, hat in »Eines Menschen Zeit«, S. 12ff. – sehr anschaulich seine eigenen Frankfurter Erlebnisse in diesen Tagen geschildert), Ich hatte durch die harmlose Art meiner Frage im heimischen Dialekt unwissentlich die Situation entschärft. Ich kam ohne Schwierigkeiten zum Lazarett und rief den Chefarzt an. Antwort: »Nach Metz können Sie nicht mehr fahren, wir haben Revolution, ziehen Sie Privatklamotten an und kümmern Sie sich um die Kranken«. Am nächsten Morgen war der Kaiser zurückgetreten und die Revolution ausgerufen von Scheidemann, gegen den Willen von Ebert. In Begleitung eines Kollegen hörte ich in der Nähe des Theaters von Lautsprechern dieses Geschehen. Bei aller Reserve gegen den Kaiser und die Regierenden erschütterten uns, die wir in unserem Herzen treue Monarchisten waren, diese Ereignisse, und nicht nur uns, vielen der Anwesenden standen Tränen in den Augen. Mustergültig war das Lazarettpersonal, das mit milder Strenge die in die Freiheit strebenden Kranken zurückhielt, und ein Teil alter Gewerkschaftler war entsetzt über das Chaos auf den Straßen. In dem Gottesdienst in der Paulskirche sprach Pfarrer Karl Veidt (1879–1946) (später deutschnationaler Reichstagsabgeordneter in Weimar und Berlin, zuletzt ein enger Freund von Heinrich Brüning) und im Evangelischen Volksdienst tätig. Veidt wurde später ein treuer Freund unserer Familie. Er fand das treffende Wort: »Wir, die wir die treuesten Diener der alten Monarchie waren, wir werden und müssen auch die treuesten Söhne des neuen Staates sein.»

Kritisch war bald die Frage, wer wird in Deutschland herrschen? Die Linksextremisten oder eine Regierung mit Friedrich Ebert und dem ihm nahestehenden bürgerlichen Gruppen?

Am 13. Dezember 1918 wurde ich vom Heeresdienst entlassen, vertauschte die Feldunterarztuniform mit einem zu eng gewordenen Cutaway und stellte mich nach einem kurzen Intermezzo im Hygiene-Institut meinem neuen Chef Geheimrat Prof. August Knoblauch (1863–1919) im »Sandhof« vor. Der »Sandhof*«, heute abgerissen, war ein Teil der Städtischen Krankenanstalten und während meiner Zeit hauptsächlich mit inneren und neurologischen Kranken belegt. Dr. S. R. Hirsch und ich waren zunächst die einzigen Mitarbeiter, die in dem jetzt wieder nur der Zivilbevölkerung dienenden Krankenhaus K. unterstützen sollten, später folgten Theodor Demmer und Hans Schröter sowie Jungmann.

Während des Krieges war K. durch seine ausgedehnte Tätigkeit als hoher Sanitätsoffizier dem zivilen Krankenhausbetrieb ganz entfremdet und hatte die ärztliche Versorgung der zahlreichen nichtmilitärischen Kranken im Sandhof einem ausländischen, hauptamtlich in einem wissenschaftlichen Institut tätigen Arzt überlassen müssen, der morgens im Sturmschritt mit zarten Handdruck und Morphiumspritzenverordnung die Abteilungen durcheilte. Jetzt gingen wir, während draußen die Wogen des politischen Kampfes tobten und wir uns im Kasino an amerikanischem Speck und Pferdefleisch den Magen verdarben, mit großem Eifer und wissenschaftlicher Begeisterung, noch nicht belastet von großen Kenntnissen, an die reiche Arbeit. Knoblauch war, als ich ihn kennenlernte, schon ein schwerkranker Mann, von vornehmer Gesinnung, hochkultiviert, feingebildet und geistreich (seine großen Verdienste um die Errichtung der Frankfurter Universität sind viel zu wenig bekannt), uneigennützig, nicht auf Erwerb bedacht, traditionsgebunden, stets beherrscht, bisweilen sarkastisch, von feinem Humor, dabei voll von bizarren Schrullen und Merkwürdigkei-

* Der Sandhof ist urkundlich seit 1193 bekannt als Hospital, war seit 1221 bis 1809 im Besitz des Deutschen Ordens. Im 15. Jahrhundert errichteten die kunstsinnigen Deutschritter hier ein prächtiges Herrenhaus, das allmählich zu einer Vergnügungsstätte herabsank. Nach der Enteignung des Ordens infolge der Säkularisation war es in den Händen der Bethmanns. Die Stadt erwarb 1884 den Hof und errichtete ein »Armen- und Siechenhaus«, das unter Knoblauch und später unter Alwens städtisches Krankenhaus wurde (FAZ Nr. 246/1977).

ten, die mich immer an manche Figuren aus dem E. T. A. Hoffmann'schen Novellen erinnerten. Trotz seiner Krankheit war K. jeden Morgen und häufig nachmittags auf der Abteilung. Der Schüler und Freund Erbs war ein glänzender Lehrer, stundenlang konnte er uns in klarem didaktischem Aufbau die neurologischen Krankheiten an Hand des einzelnen Falles entwickeln und die Beobachtung eines positiven Babinski'schen Zehenreflex, einer multiplen Sklerose war für ihn ein Erlebnis wie für einen anderen Menschen ein Werk der Kunst oder der Technik. Wußte man doch von ihm zu erzählen, die Entdeckung Ehrlichs habe ihn zunächst ganz unglücklich gemacht »und jetzt solle es keine ›schönen Tabesfälle‹ mehr geben«. Daneben wurde auch die übrige Innere Medizin nicht vernachlässigt und auch einige kleinere Arbeiten von mir entstanden. Von Mai an kam Knoblauch immer seltener und monatelang waren wir uns allein überlassen, eine Zeit, in der wir für junge Menschen ein auffallend starkes Pflichtgefühl bewiesen, im übrigen aber unseren guten Oberarzt Hirsch weidlich ärgerten.

Dr. Samson Raphael Hirsch, Enkel des berühmten Rabiners gleichen Namens, wurde zur selben Zeit wie ich Oberarzt bei Knoblauch. Der sehr begabte und rastlose Kollege, der drei Jahre älter war als ich, interessierte sich besonders für Altererkrankungen und schrieb für das Handbuch der normalen und pathologischen Physiologie (A. Bethe u. a., Springer 1920) Altern und Sterben des Menschen, eine sehr gelungene Darstellung, die ihn bekannt machte. Er mußte später nach Belgien emigrieren, lebte zeitweise in Italien,wo er vor wenigen Jahren starb. Ich stand in Verbindung mit ihm. Er veröffentlichte noch viele Jahre wertvolle Beiträge über sein Spezialgebiet und wurde Professor.

Am 24. 8. 1919 starb Knoblauch. Er hat ein bedeutendes Werk »Klinik und Atlas der chronischen Krankheiten des Zentralnervensystems« – J. Springer 1909 – hinterlassen, nach seinem Tode leider nicht mehr verlegt. Nach dem Tode von A. Knoblauch wurde der Schüler von E. von Romberg und A.

Schwenkenbecher, der Oberarzt der medizinischen Klinik Frankfurt, Prof. Walther Alwens (1880–1966), sein Nachfolger, ein großer Arzt und vornehmer, vielseitig interessierter Mann, der mir ein guter Freund und großer Gönner bis zu seinem Tode werden sollte (vgl. meine Laudatio). Reiche Anregungen gingen sogleich von ihm aus. Wir beschäftigten uns eingehend mit der Tuberkulose, erlernten die Anlage der Pneumothorax und von dem Meister dieses Faches die Grundlagen der Röntgenologie und wurden auch, dank der glänzenden Schulung Alwens von E. Romberg, München, mit der Feinheit der Behandlung chronischer Herzkrankheiten vertraut. Im Winter 1919/20 hatten wir nicht viel Zeit müßig zu sein. Wochenlang waren die Abteilungen gefüllt von den Schwerkranken einer grausigen Grippeepidemie und dann kamen die ersten Kranken der großen Encephalitis-Epidemie, zunächst unfaßbare, nicht einzuordnende Krankheitsbilder, ein unvergeßbarer Eindruck. Inzwischen war auch Ernst Billigheimer zu uns gestoßen; sympathisch, klug und wissenschaftlich hochqualifiziert; später Assistent bei Professor von Bergmann. Auch er mußte emigrieren. Wir standen lange Zeit in Verbindung.

Die Eltern sorgten sich um mich, weil ich im »Sandhof« zahlreiche Kranke mit offener Tuberkulose betreute, und die hygienischen Verhältnisse außerdem allgemein schlecht waren. Sowieso mußte ich wechseln, um zunächst die Facharzt-Qualifikation zu erhalten. Ein kluger Brief meines Vaters bestimmte mich, von April bis 30. September 1920 in Königstein am Sanatorium tätig zu sein. Die Zeit war bestimmt nicht verloren; ich sah viele Kranke aus der inneren Medizin und konnte mich auch mit Depressionen beschäftigen. Im Sandhof hatte ich begonnen, mich in die psychiatrische Literatur – auch in psychotherapeutische Schriften – einzuarbeiten. Die Frage war für mich: Innere Medizin oder Psychiatrie. Die Neurologie war in damaliger Zeit von beiden Disziplinen in Anspruch genommen. Die großen Fortschritte der Neurologie im letzten Drittel des vorigen Jahrhunderts wurden von Internisten (Erb, Charcot,

Strümpell u. a.) erarbeitet. Das klare, logische Denken, das zur neurologischen Diagnose führt, war für mich das Verlockende dieses Faches. Freilich war die Entwicklung nach dem ersten Weltkrieg deutlich dahin gegangen, die Neurologie der Psychiatrie zuzuschlagen, zumal die innere Medizin durch die gewaltigen Fortschritte der physiologischen Chemie weite, neue Gebiete bearbeiten mußte. Ausschlagend war für mich wohl die Erkenntnis, daß sowohl Neurologie als auch Psychiatrie therapeutisch, ich will nicht sagen trostlos, aber doch etwa im Jahre 1920 wenig befriedigend waren. Freilich konnte man bei Psychosen manches mit Hydrotherapie, Liegekuren usw. machen und vor allem mit Menschlichkeit, charismatische Geduld erreichen. Aber hatte ich damals die Geduld meines Vaters? So lag die innere Medizin, die große allumfassende sehr nahe und die Persönlichkeit von Alwens hatte mich auch in dieser Richtung bestärkt. Bei dem nach dem Krieg einsetzenden, ungeheuren Zustrom zum Arztberuf war es durchaus geboten, in die Ausbildung für innere Medizin zu gehen mit bestimmten Grundkenntnissen in Hilfsfächern (physiologische Chemie, Röntgenologie, Neurologie).

Im Frühjahr des Jahres 1918 trat ein sehr wichtiges Ereignis in meinem Leben ein. Im blutigen Krieg waren die gegen Deutschland entscheidenden Würfel gefallen und voll banger Sorge sahen wir der Zukunft entgegen. Bisweilen konnte ich, gewöhnlich via Straßenbahn Hohemark und dann zu Fuß, einige Stunden nach den Eltern schauen. Am Mittagstisch am 21. April 1918 lernte ich ein junges Fräulein (damals noch gebräuchlicher Ausdruck), noch keine 20 Jahre alt, kennen, deren Liebreiz mit strahlenden Augen und niedersächsischen blonden Haaren, bei ruhigem, charmantem, aber doch bestimmendem Wesen, nicht zu übersehen war. Da sie sich an der Hand verletzt hatte, wurde sie alsbald Objekt meiner ärztlichen Behandlung. Einige Wochen später ein gemeinsamer Ausflug im scherzenden Kreis nach den blühenden, vom Vater selbst im Altenhainer Feld gesetzten Obstplantagen. Dann weiter Lazarettätigkeit, Fahrt nach Masuren usw., das Doktorexamen (sehr gut, »magna cum laude«), die schwere Erkrankung, die Rekonvaleszenzlangeweile. Man meinte, »ich solle Halma, Dame« spielen, das könnte doch in ihrer Freizeit die kleine Küchenelevin Frl. Else Rolffs aus Osnabrück an meinem Krankenbett tun. Daß dieses zarte, zurückhaltende Wesen sehr gefährliche Augen hatte, merkten die Eltern nicht, und das war gut. Vielleicht hatten Vater und Mutter andere Heiratspläne mit mir. Wir Jungen unterhielten uns gut und distanziert nahe. Und wirklich: Sie war so ganz anders als die jungen Damen und Dämchen, die mir sonst begegneten: Langweilige, zopfige Schülerinnen des Taunus Institutes, Schwestern und »Stiftchen« in den Lazaretten und Kliniken, einige primitiv, dabei oft tüchtig und gierig. Im Krieg wurden die Studentinnen mehr beachtet und geachtet. Einige wohlerzogene und kluge Jüdinnen gehörten zu unserem engeren Kreis vor dem Staatsexamen; wir waren fleißig zusammen und arbeiteten gemeinsam auf die Prüfungen. Eine von uns habe ich vor einigen Jahren wieder gesehen; durch ihren Mann war sie die Schwägerin von Stefan Zweig geworden, den ich stets geschätzt hatte und durch den ich besonders Zugang zu Balzac und Dostojewski fand. Von ihr erhielt ich eine schöne Gesamtausgabe der Werke von Stefan Zweig. Das Ehepaar, das sich um unseren Martin liebevoll in England gekümmert hatte, ist leider bald darauf tödlich verunglückt. Meine heimliche Liebe galt aber einer anderen Kollegin unserer Gruppe, die zu meinem damaligen großen Kummer mit einem im Felde stehenden älteren Kollegen treu verlobt war, sonst wäre es sehr ernst geworden. Vielleicht hat dieses stille Erlebnis mich auch vorm Judenhaß bewahrt. Eine blutjunge Sekretärin, die sich für mich interessierte, hatte ich durch Versetzungen aus den Augen verloren. Später erfuhr ich, daß sie plötzlich an einer Tuberkulose gestorben war. Auch in Königstein sind wie vielerorts in diesen Jahren zahlreiche junge Menschen an Tuberkulose verstorben.

Nun ich fand die junge Dame jetzt im Rekonvaleszenten-Sommer 1918 immer entzückender und wollte nicht von ihr lassen. Wir kamen bald auf einem der schönen Laubwaldspaziergänge zum Entschluß, uns heimlich zu verloben. Natürlich wurden meine Eltern bald informiert ebenso wie Else alles ihren Eltern mitteilte. Restlos glücklich war ich. Meine Auserwählte, die jetzt über 65 Jahre mit mir innerlich verbunden ist, entsprach in ihrem Wesen, Charakter und in ihrer ganzen Erscheinung dem Traumbild, das mir von meiner zukünftigen Frau seit langem vorschwebte. Trotz der großen Liebe meiner Eltern und der Anhänglichkeit meiner Schwestern hatte ich mich seit vielen Jahren innerlich sehr einsam gefühlt. Auch trotz der kummervollen Jahre, der großen allgemeinen Unsicherheit, die der verlorene Krieg über alle Deutschen brachte, sah ich die Welt mit glücklicheren Augen zukunfthoffend an. Mein Vater hatte schon sehr sachlich Else interviewt nach »Familienanamnese, Erbkrankheiten usw.«. Die Väter kannten sich schon länger durch die Tätigkeit in der Anti-Alkoholbewegung. Der künftige Schwiegervater Ernst Rolffs, dessen Familie aus Bremervoerde stammte (und dessen Ahnen hauptsächlich Pastoren, Kaufleute und Beamte nach dem bis 1600 reichenden Stammbaum waren) war Lic. theol. und Pastor an der Katharinenkirche in Osnabrück, später Superintendent und D. theol. Seine Gattin Else Grotefend stammte aus einer vielfach interessanten Familie. Georg Friedrich Grotefend (1775–1853), der bekannteste Grotefend, ist berühmt als der Entzifferer der Keilschrift. 1975 feierten wir im Rahmen des Grotefend'schen Familienverbandes bei großen Tagungen in Han.-Münden und Göttingen den 200. Geburtstag. Sein Bruder war Generalsuperintendent in Hannover und ist der direkte Ururgroßvater meiner Frau. Diese berühmten Grotefends waren die Kinder eines Schusters; das Geburtshaus in Han.-Münden steht noch. Welche Sprünge der Begabungen! Durch die Familie Hasje (die Großmutter war eine geborene Hasje) hat meine Frau französisches Blut. Natürlich sieht eine Mutter mit tränenden Augen zu, wenn ein junges Wesen in das Leben ihres Sohnes tritt. Aber Mutter und Schwiegertochter haben sich bald gut verstanden und das Verhältnis von den Eltern Amelung zu Else Rolffs war stets das beste. Das gilt auch von mir und den Eltern Rolffs. Im November 1918 brach Else ihren Aufenthalt in Königstein ab und setzte ihre Ausbildung als Hauswirtschaftslehrerin in Kassel fort. Ich konnte sie von Frankfurt in Marburg und Kassel treffen. Im August 1919 war die öffentliche Verlobung in Osnabrück, zu der auch Prof. Harnack, der Lehrer meines Schwiegervaters, der bedeutendste evangelische Theologe um die Jahrhundertwende (1857–1930), gratulierte. Am 10. September 1920 feierten wir, getraut von Vater Rolffs, die Hochzeit. Ein großer Hochzeitszug bewegte sich vom Pfarrhaus über die Straße zu der berühmten Katharinenkirche, deren Turm ein Wahrzeichen der Stadt ist und die überfüllt war. Der von Orgelspiel, Gesang »So nimm denn meine Hände« und dem Klingen der Geigen wundervoll umrahmten Trauung legte der Schwiegervater einen Text aus der Bergpredigt »Selig sind, die reinen Herzens sind« zugrunde. Anschließend folgte der Hochzeitsschmaus, gut und geschmackvoll für das Jahr 1920 mit duftendem Braten und Eis (ohne Alkohol). (Eine scherzhafte Bemerkung: Das Pfarrhaus liegt zwischen dem Exerzierplatz, der auch als Fußballplatz diente,und der Kirche auf der anderen Seite. Da Else eine begeisterte Fußball-Zuschauerin beim Fernsehen ist, pflege ich zu sagen:»Meine Frau ist zwischen Altar und Fußball groß geworden!«

Es war eine arme Zeit damals in Deutschland. So fuhren wir, von den Zwillingsbrüdern Helmuth und Max weinenden Auges an die Bahn geleitet, über Münster und Wetzlar auf die Hochzeitsreise, für einige Tage nach Braunfels an der Lahn und dann kurz nach Königstein. Als wir in Braunfels unsere Hotelrechnung bezahlen wollten, hatte – zu unserer großen Überraschung und Dankbarkeit – ein alter Patient meines Vaters, der Kunsthändler Deiker diese beglichen. Am 1. Oktober bezogen wir unser erstes Heim in Frankfurt, Lindenstr. 24.

Am 28. Sept. 1920 heiratete meine Schwester Maria ihren Jugendfreund Armin Brandt (geb. 8. 3. 1896). Die Eltern von Armin waren Deutschrussen. Der Vater von A. stammte aus Petersburg (heute Leningrad), hatte als Ingenieur in Sibirien erfolgreich gearbeitet und sich frühzeitig nach Stuttgart zurückgezogen. Die Eltern Brandt weilten häufig in Königstein und ihre Kinder Rudolf (später Augenarzt in Jena), Friedel (Frau Schmidt, später Frau Will) und Armin, wurden in Königstein von Pfarrer Bender konfirmiert. Armin wurde nach dem Abitur aktiver Artillerie-Offizier, kam hochdekoriert aus dem 1. Weltkrieg zurück und wurde als stud. med. zunächst in Heidelberg, von seinem Confirmator in Königstein mit Maria getraut. Ihr junges Heim schlugen die Beiden zunächst in Marburg auf. Nach der Trauung wurde mein Vater mit französischer Höflichkeit vom Kommandanten verwarnt, weil Kameraden von Armin geschmückt mit ihren Orden, an der Trauung teilgenommen hatten und durch die Straßen gegangen waren.

Durch den befreundeten Heinz Lossen (1893–1967) (im Staatsexamen in meiner Gruppe) vermittelt, konnte ich bei Professor Franz Groedel (Röntgenabteilung des Heilig-Geist-Hospitals, Frankfurt, 1881–1951) mit der Röntgenausbildung am 1. Oktober 1920 als Volontärassistent anfangen. Volontäre arbeiteten damals, ebenso wie Assessoren, Kandidaten des höheren Lehramtes usw. obwohl mit bestandenem Staatsexamen, umsonst (»pour le roi de Prusse« pflegte man zu sagen). Franz Groedels Vater war einer der Pioniere der Balneologie, die den Wert der Behandlung mit heilkräftigen Quellen in Bad Nauheim entdeckt und systematisch ausgebaut hatten. Der sehr begabte Sohn, mein Lehrer, hatte in Bad Nauheim seine internationale Praxis in seinem berühmten Sanatorium (auch die letzte deutsche Kaiserin war wiederholt in der Behandlung Groedels) und eine große Röntgenabteilung in dem erwähnten Krankenhaus. Groedel wirkte zunächst distanziert, sachlich, doch immer freundlich und persönlich interessiert. Er war kinderlos verheiratet. Ich war überrascht und stolz, als er mir am Schluß meiner Tätigkeit bei ihm das Angebot machte, seine Nachfolge im Nauheimer Sanatorium zu übernehmen, was ich aus verständlichen Gründen ablehnen mußte. Auch er, ein überzeugter deutscher Patriot, mußte emigrieren. In New York wurde er ein hochangesehener Arzt, wie so viele der Kollegen, die auswandern mußten. Er war bis zu seinem Tode mit mir in Verbindung (vgl.Nachruf). Er schrieb mir kurz vor seinem Tod: »Das Schönste, was wir besitzen, sind die Erinnerungen an schöne arbeitsreiche und erfolgreiche Zeiten... Hoffen wir, daß über Deutschland bald wieder die Sonne scheinen wird.« Das W. G. Kerckhoff-Institut für Herzforschung in Bad Nauheim, von Groedel mit klinischer, statistischer und physiologischer Abteilung großzügig und repräsentativ in seinem äußeren und inneren Aufbau 1929 geschaffen, ist ein stolzes Wahrzeichen von Bad Nauheim, aber auch eine ehrende Gedenkstätte für den deutschen Arzt Groedel, der diese wissenschaftliche Forschungsstätte erdachte, plante und mit seinem Geist und Arbeitseifer erfüllte, und für den Amerikaner Kerckhoff und seine Gattin, die sie durch ihre Fürsorge und Spenden entstehen ließen.

Mit der Schilderung meiner Tätigkeit, meiner röntgenologischen Ausbildung bei Franz Groedel in Frankfurt bin ich der Darstellung der Entwicklung unserer Privatheilanstalt in Königstein vorausgeeilt. Die väterliche Kuranstalt entwickelte sich in den Monaten vor Ausbruch des ersten Weltkrieges verhältnismäßig gut. Der Vater berichtete mir häufig nach Tübingen mit genauem Vergleich der Zahlen (Umsatz, Verpflegungstage) der alten und neuen Anstalt. Zunächst war der Besuch nicht ganz befriedigend. Im Hochsommer 1913 wurde das Haus sichtlich besser besucht und die Monate bis zum Krieg arbeitete die Klinik dann wohl finanziell ausgeglichen. Im Krieg standen zahlreiche Zimmer für Lazarettinsassen zur Verfügung, und der nichtmilitärische Vater war auf einmal auch ein guter Militärdoktor. Für die Tatsache, daß das Haus schon damals ein großes Ansehen hatte, spricht die Anwesenheit zahlreicher prominenter Patienten. Im Sommer 1917 und Sommer 1918 weilten sowohl der Chef des Admiralstabes der Marine Admiral Henning von Holtzendorff (1853–1919) mit Gattin, als auch der Staatssekretär des Marineamtes Admiral Eduard von Capelle (1855–1931) mit Gattin sich abwechselnd in der Klinik. Von Holtzendorff war schwer nierenleidend, Frau Capelle schwer herzkrank. Sie wohnten auf Zimmer Nr. 10; Zimmer Nr. 9 diente als Salon. Wichtige Entscheidungen im U-Boot-Krieg wurden hier besprochen. Admiral von Müller, Kabinettschef des Kaisers, und Oberst von Bardenwerfer, der Vertrauensmann Ludendorffs, waren häufig hier. Holtzendorff war ein »Widersacher« von Großadmiral Tirpitz, er war jedem Schema abhold und unbefangener Neuerer, voll Kultur und persönlichem Charme (cit. nach E. von Weizsäcker). Es waren die letzten, schwersten Jahre des Krieges. Capelle, persönlich von großer Liebenswürdigkeit, erschien uns zurückhaltend und ernst. Von Holtzendorff war viel persönlicher, auch hier in Königstein an allem interessiert. Ich wurde ihm vorgestellt und er ließ sich eingehend über den Dienst in den Lazaretten berichten; als er aus dem Namen meines damaligen Chefs annahm, daß er Jude war, sagte er: »Die Juden sind sehr tüchtig und nach meinen Erfahrungen gute Deutsche«.

Durch den Waffenstillstand vom 11. November 1918 wurde das linksseitige Rheinland und die Brückenköpfe Köln, Koblenz und Mainz von den Truppen der Sieger alsbald besetzt und Königstein fiel unter Trennung von Frankfurt usw. in die französische Zone. Bis auf weiteres war der Verkehr zwischen dem besetzten und unbesetzten Deutschland gesperrt; die Lokkerung der Kontrolle dauerte jahrelang. Ich selbst galt bei den Franzosen als Bewohner ihres Bereiches (wie auch Else). Aus dem Brief meines Vaters vom 29. 12. 1918:

»Hier ist es recht still im Hause. Wir haben nur 3 Gäste: Frl. Merzbach, Herrn v. Siebold und einen Herrn aus Mainz seit gestern (35 + 6 + 20 = M 61). Die Ausgaben sind durch

Entlassung verschiedener Mädchen etwas geringer geworden. Der Haushalt kostet fast nichts, da wir von den Vorräten leben. Wir hoffen, nach und nach aus dem besetzten Gebiete Gäste zu erhalten. Es wird uns wahrscheinlich in den nächsten Tagen das französische Lazarett mit 50 Betten in der Villa eingerichtet werden; das bringt den Vorteil, daß wir keine Masseneinquartierung in unsere Säle des Haupthauses bekommen. Mit den Franzosen sind alle Einwohner recht zufrieden. Sie benehmen sich tadellos, sind immer höflich und zuvorkommend, schonen die Wohnungen, speisen aus ihren Goulasch-Kanonen die Armen und auch manche Nichtarme. Die Pensionshäuser als Einquartierung haben Offiziere mit Köchin; dort brauchen die Besitzer nicht für sich zu kochen.«

Im Jahre 1920, als ich ein halbes Jahr in Königstein tätig war, war für die Paßinhaber der Grenzverkehr sichtbar erleichtert, wenn auch für Patienten sehr lange Schwierigkeiten bestanden. Noch 1923 mußten wir mit Kinderwagen (mit Diether) in Eschborn zur Kontrolle den Zug verlassen. Im Gegensatz zu den Beschlagnahmen in größerem Umfang von Wohnungen nach dem letzten Krieg wohnten die Franzosen mit Deutschen zusammen. Truppen lagen in Königstein in den Hotels Taunusblick und Pfaff, die nach Freigabe abgerissen wurden. Die Engländer stellten 1926 weit größere Ansprüche an Wohnungen; Kasernen (jetzt »Haus der Begegnung« usw.) wurden für die Besatzung Anfang der 20er Jahre gebaut und außerdem Wohnungen in der jetzigen Stresemann-Straße. Die Franzosen hatten in Königstein nur vorübergehend arabische Truppen ihrer Kolonien. Da das französische Lazarett in unserer »Villa« war, vertrat mein Vater mehrmals den Truppenarzt. Zusammenstöße mit der Bevölkerung gab es kaum; sehr seltene Fälle von Notzucht ihrer Soldaten wurden strengstens bestraft. Aber kleine Franzosenkinder wuchsen heran; Ereignisse, von denen niemand mehr spricht. Gegen angebliche oder tatsächliche Angriffe auf ihre Würde gingen die Franzosen hart vor. Die Eltern hatten einige Schwierigkeiten; meine Mutter, im französischen Straßburg 1864 geboren und bestens französisch sprechend, galt nach französischer Auffassung als Französin. Die Klinik wurde ununterbrochen weiter geführt, bei besonders in den Wintermonaten sehr schwacher Belegung. Größte Sparsamkeit war so notwendig, und die Heizung konnte nur mangelhaft sein.

Wir wohnten in unserer am 10. Sept. 1920 geschlossenen Ehe in Frankfurt in der Lindenstraße 24. Ein Patient meines Vaters, ein älterer bekannter und sehr vermögender Frankfurter Bankier, Alfred Hahn, wollte ein Untermieter-Ehepaar in sein prunkvolles Haus aufnehmen, da er bei der starken Wohnungsnot nach dem Krieg mit Zuweisung von Fremden rechnen mußte. Außer ihm wohnten im Haus nur seine Hausdame und sein Sohn mit 3 Personen Dienerschaft. Offiziell bewohnten wir eine große Wohnung, de fakto nur zwei kleinere Dachstuben. Wir waren in dieser Behausung aber dann die 4½ Frankfurter Jahre sehr glücklich; erst als Siegfried auf die Welt kam, bekamen wir eine weitere Stube für unser junges Hausmädchen, die Bertha. Zum Kochen mußte Else in den Keller, 3 Stockwerke hinab. Der Vater Hahn starb schon nach 3 Monaten, und der damalige 30jährige Dr. jur. Dr. rer. pol. Bankdirektor Ludwig *Albert* Hahn (1889–1968) wurde unser Hausherr. Ein gewandter, sehr labiler, seine Unsicherheit durch eine bisweilen betonte Arroganz verhüllender, gut aussehender Mann, der viele Gäste abends empfing. Er wurde 1928 Honorarprofessor in der volkswirtschaftlichen Fakultät und war zunächst von großen Hoffnungen; so rechnete er noch in der Inflationszeit damit, Reichsbankpräsident zu werden. 1933 emigrierte er, nachdem er noch rechtzeitig eine Frau aus deutschem Adel geheiratet hatte und blieb in der Fremde. Er war auch im Ausland wissenschaftlich sehr produktiv. Die von ihm entwickelte Geldlehre war anfänglich stark inflationistisch (ähnlich der Lehre von Keynes), später wurde er Anhänger der klassischen Auffassung, die die Inflation stark bekämpft. Wie auch seine verstorbenen emigrierten Verwandten wurde er auf seinen Wunsch in Frankfurt beigesetzt, ein Beispiel echter Heimatliebe. Einige Jahre vor seinem Tode hatte ich den vereinsamten, sicherlich bedeutenden Mann bei einer Rektoratsübergabe länger gesprochen; in Frankfurt schien ihn niemand mehr zu kennen.

Ich bemühte mich im ersten Frankfurter Winter um eine bezahlte Stelle an einer Medizinischen Universitätsklinik, wobei es mir aus naheliegenden Gründen wichtig erschien, in der Nähe von Königstein zu bleiben. Schwenkenbecher, der sich in Frankfurt menschlich nicht wohl fühlte, hatte mit Gustav von Bergmann getauscht, der seinerseits ein ausgesprochener Großstädter war, er war jetzt der Direktor der Medizinischen Klinik in Marburg. Ich verhandelte zunächst mit Prof. Gerhardt Katsch (1887–1961), dem ersten Oberarzt der Medizinischen Klinik, um an der Klinik von Bergmann anzukommen. Katsch war der spätere Ordinarius in Greifswald, schickte uns von dort viele Patienten, war mein Patient in Königstein und ist an einem Herzinfarkt verstorben. Durch seinen persönlichen Mut und klugen Einsatz hatte er Greifswald vor einer Zerstörung durch die Russen gerettet. Er war ein großer Arzt, genialer Forscher und ein nobler und gütiger Mensch. Während der Verhandlungen mit Katsch ließ mich der Direktor der Medizinischen Univers. Poliklinik Prof. Julius Strasburger (1871–1934) zu sich kommen. Er suchte einen Leiter seiner Röntgenabteilung, da er keinen Röntgenologen hatte, und Alwens schlug mich vor. Strasburger, der als Schüler von Friedrich Schulze-Bonn, der sowohl Internist als auch Neurologe war, gefiel anscheinend meine längere neurologische Ausbildung, und er stellte mich sofort als etatsmäßigen Assistenten an. Die offizielle Anstellung erfolgte durch die Deputation für das städtische Gesundheitswesen. Durch einen Vertrag bei Gründung der Universität Frankfurt 1914 waren die Universitätskliniken gleichzeitig städtische Krankenanstalten. Aber nicht alle städtischen Krankenhäuser waren Universitätskliniken, z. B. nicht der »Sandhof«. Die Med. Univers.-Poliklinik war eine besonders herausgestellte Klinik, weil sie neben der großen Ambulanz, für die 1 Oberarzt und 2 etatsmäßige Assistenten verfügbar waren, eine Bettenabteilung mit 120 Betten mit 5 Abteilungen (einschl. Tuberkulose-, Infektions- und Privatabteilung) und ein großes Therapeutikum hatte, ein Lieblingskind des Chefs. Ich verdiente also jetzt, was Else und ich für unseren Lebensunterhalt brauchten, konnten uns kleine und doch in unseren Augen große Genüsse leisten (häufig Oper, Galerie-Seite, Platz: Mk. 2; auch Theater). Sonntags fuhren wir bisweilen nach Überwindung der Paßschwierigkeiten 4. Kl. nach Kronberg und dann weiter zu Fuß nach Königstein, häufig rührend abgeholt vom alten Herrn von Siebold. Else war von Hause nicht nur sehr musikalisch, sondern auch eine sehr sparsame Hausfrau, die in Königstein gute Küche gelernt hatte; und ich war an sich verwöhnt, konnte aber auch immer das Geld zusammenhalten. Große Reisen konnten und wollten wir damals nicht machen. Als ich in die Klinik eintrat waren in ihr etwa 20 Volontärärzte tätig, dazu mehrere Medizinalpraktikanten. Es war ungewöhnlich Assistenzarzt zu werden, ohne eine längere Volontärzeit an der betreffenden Klinik abgeleistet zu haben. So wurde diese meine Anstellung ohne Volontärhürde als große Ehre aufgefaßt. »Böse« Leute meinten, die Klinik hätte jetzt endlich einen Renomier-Goy. Wenn es auch zahlreiche jüdische Kollegen an der Klinik gab, so waren die Nichtjuden wesentlich zahlreicher. Man muß auch bedenken, daß gerade die reichen und hochgebildeten Frankfurter Juden große finanzielle und ideelle Opfer für die Universität gebracht hatten, die ja eine Stiftungsuniversität war und die der preußische Staat zunächst ohne Zuschüsse ließ. Auch war die Frankfurter Oberschicht, z.T. hugenottischer Abstammung, vielfach mit der jüdischen Oberschicht versippt. Wie schon erwähnt, war mein Verhältnis zu den jüdischen Kollegen, die mir und auch meiner Frau stets positiv begegneten, besonders gut, ohne Schwierigkeiten mit anderen zu haben. Der älteste Oberarzt Prof. Simon Isaac war ein Mann von überragendem Wissen und geradezu rührender Bescheidenheit; er schützte mich zunächst gegen die viel ältere Röntgenassistentin, die mich als viel jüngeren Arzt ablehnte, dann aber eine gute Freundin von meiner Frau und mir wurde. Isaac wurde später Chefarzt am jüdischen Krankenhaus Frankfurt, emigrierte nach England und starb frühzeitig an einer Schrumpfniere. Er hat sich vor allem als Diabetesforscher einen Namen gemacht. Isaac stellte mich sofort an, einen angeforderten Beitrag »Die Untersuchung des Mageninhaltes« für das berühmte Handbuch der biologischen Arbeitsmethoden von E. Abderhalden, mit ihm zu bearbeiten. Diese Arbeit lag zunächst außerhalb meines besonderen Interessenbereichs, machte mir aber, einmal angefangen, große Freude, wurde unter sorgfältiger Kontrolle von Isaac im wesentlichen von mir geschrieben, rd. 50 Seiten lang und erschien 1923. Später wurde ich auf Betreiben des Dermatologen Karl Herxheimer mit seinem Assistenten Adolf Sternberg angestellt, 288 Syphilitiker im Frühstadium auf der Hautklinik hinsichtlich ihrer Herzveränderungen fortlaufend zu untersuchen; eine sehr interessante Aufgabe, die auch wertvolle Ergebnisse brachte und durch spätere ausländische Untersuchungen bestätigt wurde, aber durch das Fehlen eines EKG-Apparates in den Kliniken beeinträchtigt wurde. Wenn ich auch die damalige Röntgendiagnostik, einschließlich. Kymographie, glaubte zu beherrschen, wobei gesagt werden muß, daß eine exakte Magendiagnostik vor der Entdeckung spezieller Blenden, durch *gezielte* Aufnahmen, an denen später H. H. Berg bei Bergmann arbeitete, nicht möglich war, mußte ich mich doch in die Apparatur selbst, die Photographie usw. noch einarbeiten. Neben der Tätigkeit auf der Röntgenabteilung hatte ich Sprechstunde in der Poliklinik zu halten. Samstag-Vormittag war Chefbesprechung, bei der die Epikrisen von jeder Krankengeschichte durchgesehen und teilweise vom Chef oder von einem Mitassistenten kritisch besprochen wurde. Gut waren die Referierabende, an denen jeweils ein Mitglied der Klinik über eine bestimmte Frage Vortrag hielt, so sprach ich u. a. über die seinerzeit aufsehenerregende Monographie von Hajek »Das Tuberkuloseproblem«. Man lernte auf diese Weise auch frei sprechen, und die jeweilige Kritik der Anwesenden war oft nicht sanft. Es herrschte aber stets in guter kameradschaftlicher Geist, und wenn interessante Krankheitsfälle auf einer Abteilung lagen, zeigte der jeweilige Abteilungsarzt spontan den anderen Kollegen den betreffenden Patienten. Chefvisite war 1mal wöchentlich, Oberarztvisite 2mal wöchentlich.Die Visiten des Oberarztes Dr. v. Lippmann waren bei den Abteilungsärzten nicht beliebt. Richard v. Lippmann, Jahrgang 1883, war ein nobler Charakter, hochgradig literarisch und musikalisch gebildet, aber übertrieben gewissenhaft und umständlich. Er kam dadurch bei allem seinen Wissen und seinem Fleiß nicht dazu, seine wissenschaftlichen Arbeiten abzuschließen und konnte sich nicht habilitieren. Er wurde zunächst Chefarzt am Diakonissenkrankenhaus Frankfurt, das im Zweiten Weltkrieg geschlossen wurde, dann am Bürgerhospital.

Wir waren mit dem Ehepaar von Lippmann bis zu ihrem Tod befreundet. Er hat mich später nach seiner Pensionierung hier in Königstein mehrmals vertreten. Ärztlich hervorragend war der Nachfolger von Isaac, Dr. Erich Adler. Er war *der* Arzt, zu dem jedermann vom Krankenhauspersonal usw. voll Vertrauen schlich, wenn er irgendwelche ernsthaften Störungen hatte. Sein großes theoretisches und praktisches Können mit einer echten Humanität war die Voraussetzung seiner außergewöhnlichen ärztlichen Erfolge. Er war stets hilfsbereit und hat auch hier in Königstein mit mir meine Mutter, als sie im Jahre 1936 an Krebs erkrankte und starb, behandelt. Zum Abschluß wissenschaftlicher Arbeiten kam er kaum, obwohl er dazu sehr befähigt gewesen war. Er ließ sich in Frankfurt nieder, und unter unser aller Druck konnte er noch rechtzeitig emigrieren und sein und seiner Familie Leben retten. Viele, auch hochintelligente Juden konnten es nicht begreifen, daß sie keine Deutschen mehr sein sollten. Als 1933 der Umbruch eintrat, mußte auch Strasburger ausscheiden (darüber später). Während meiner Tätigkeit an der Klinik wurden große therapeutische Fortschritte in der inneren Medizin bekannt. Einmal die Entdeckung des Insulins, zunächst des Alt-Insulins, das mehrmals am Tage gespritzt werden mußte, dann die Entdeckung der Leberbehandlung der perniciösen Anämie, die sich bei dieser bisher tödlichen Erkrankung als lebensrettend erwies, und endlich ein imponierender Ausbau der chirurgischen Behandlung der Lungentuberkulose. Die Behandlung von septischen Erkrankungen usw. durch Penicillin und Penicillinabkömmlinge, und die Chemotherapie wurden erst nach dem 2. Kriege in Deutschland möglich.

Ich besuchte wohl erstmalig 1922 die Tagung der Deutschen Gesellschaft für innere Medizin, und sie hinterließ in mir einen starken Eindruck; 1924 konnte ich hier einen Vortrag über die Herzveränderungen bei Syphilis halten unter dem Vorsitz von Professor Max Matthes, Königsberg. Diese Tagung fand in Kissingen statt, weil die Grenze nach Wiesbaden gesperrt war. Für mich wirkte der Besuch der Versammlungen, die alljährlich in Wiesbaden stattfanden und die ich fast immer, wenn auch nicht an jedem Tag, besuchte, sehr eindrucksvoll, anregend und nachhaltig. Man hörte die Großen der inneren Medizin und lernte sie nicht selten auch persönlich kennen. Ich muß allerdings gestehen, daß der Nimbus, die begeisternde Ausstrahlung der Vorträge, der ganzen Genius loci seit rund 10 Jahren für mich geringer geworden sind. In der Rhein-Main-Halle, mit Tagungen gleichzeitig oft in 6 Sälen mit verschiedenen Programmen ist eine unpersönliche Atmosphäre entstanden, die für viele Teilnehmer bestärkt wird durch die fast ständigen Demonstrationen im dunklen Raum. Hier wäre Abhilfe sehr notwendig.

Durch Hans von Hecker (1888–1971), der etwa im Herbst 1922 zu uns an die Klinik kam, wurde unser Team ärztlich, wissenschaftlich und vor allem kulturell sehr bereichert. Er gehörte zu den glücklichen Menschen, die im Beruf sehr viel leisten durch Intelligenz, Fleiß und Caritas, trotzdem ein Menschendasein in seiner ganzes Fülle im Goethe'schen Sinn erstreben. Er hatte schon approbiert, das Kriegsende in Straßburg erlebt, wurde aus dem Elsaß mit Verlust seiner Habe vertrieben und war dann Assistent der Med. Univers.-Klinik Göttingen, wo er sich nicht recht durchsetzen konnte. Er volontierte zunächst in der Röntgenabteilung bei mir und übernahm diese später selbständig, während ich dadurch frei wurde und auf die Bettenstation kam, was ich schon länger erstrebte. Da v. Hecker wiederholt längere Zeit abwesend war, konnte ich dann wieder neben meiner Station die Röntgenabteilung führen. Aus dieser Zeit entstanden mehrere kasuistische Arbeiten, z. T. mit v. Hecker, der 1923 Chefarzt der Röntgenabteilung am Landkrankenhaus Kassel wurde, diese hervorragend ausbaute und nach seiner Pensionierung sofort ein großes eigenes Institut betrieb, das sein ältester Sohn heute fortsetzt. In seiner Arbeit war er penibel sorgfältig, die Diagnose wurde kritisch überprüft und er scheute sich nicht, sich weiter fortzubilden. Durch den Verzicht auf eigenes wissenschaftliches Publizieren konnte er eingehend seinen kulturellen, auch musikalischen Interessen nachgehen und war u. a. lange Mitglied des Beirates der städtischen Bühnen Kassels. Als eigentlichen Schüler von Strasburger darf man Prof. Wilhelm Heupke (1898–1976) bezeichnen, der die bekannten Darmstudien von Strasburger fortsetzte und Chefarzt in Frankfurt und Bad Homburg wurde; ein sehr angesehener solider Diätetiker, dessen wissenschaftliche Leistungen leider nie gebührend beachtet wurden.

Wir hatten in Frankfurt trotz meiner anstrengenden Tätigkeit mancherlei gesellschaftlichen Umgang. Auch in unsere bescheidene Dachwohnung kamen immer wieder Freunde und Kollegen, und wir wurden eingeladen. Durch meine Zugehörigkeit zum S. B. kümmerte ich mich um die jungen Verbindungen »Falkenstein-Frankfurt« und »Frankenstein-Darmstadt«. Aus dieser Zeit stammen gute Freunde wie Alfred und Gretel Pfannkuch, geb. Will. Unser älterer Bundesbruder Pfarrer D. theol. Johannes Kübel (1873–1953) und Frau, die ich schon von Königstein als dortige Patienten kannte, luden uns zu einem »Kränzchen« ein, zu dem auch Lippmanns gehörten, und in dem sich zu wissenschaftlich – kulturellen Vorträgen die einzelnen Teilnehmer regelmäßig trafen. Die Freundschaft mit der Tochter Kübel, Frau Dr. phil. Martha und ihrem Ehemann Dr. phil. nat. Max Frommer dauert noch bis heute. Auch mein schon in der Inflationszeit verstorbener Studienfreund Hans Scheffer kam häufig zu uns.

Im Frühjahr 1922 waren wir (wie schon geschildert) monatelang in größter Sorge um das Leben meines Vaters, und am 14. 1. 1922 starb während einer Grippeepidemie innerhalb weniger Tage mein bester Freund Herbert Vorwerk, kurz vor der Verlobung mit meiner Schwester Martha. Der hochbegabte Jurist, der geistreiche, witzige und frohgesinnte Mann war in Vorbereitung auf seine Habilitation, ein Verlust, der die ganze Familie schwer traf und nie ganz überwunden wurde. Martha, geb. 1899, hat 1926 den Pfarrer Alexander Pelissier (1885–1961) geheiratet. Leider hatten sie keine Kinder. Er war ein gläubiger, nur für seine Gemeinde lebender, pflichtgetreuer Pfarrer (Frankfurt-Nied), von großer Innerlichkeit und Bescheidenheit, der 1961 an Arterienverkalkung starb. Pelissiers lebten seit der Pensionierung in Königstein (1956). Noch heute verehren ihn und seine Frau, die als Pfarrfrau ihre ganze Erfüllung fand, viele ehemalige Gemeindemitglieder. Martha ist noch heute in Königstein sehr karitativ engagiert im Rahmen der evangelischen Gemeinde und bei den Marienschwestern in Darmstadt. Die Eltern Pelissiers, der Gymnasialprofessor Dr. phil. Eduard und Frau Ida geb. von der Launitz – ihr Großonkel war ein berühmter Bildhauer: er schuf u. a. das Gutenbergdenkmal – waren mit meinen Eltern befreundet, der Großvater P. war Direktor der Kunstakademie in Hanau und stand den Großeltern Leclercq sehr nahe. Vater Pelissier starb 1932 in unserer Klinik. Der Bruder Woldemar, aktiver Hauptmann, starb an einer schweren Kriegsverletzung.

Am 17. Oktober 1922 am frühen Morgen starb unser erstes Kind, ein kleines, wohl entzückendes Mädchen mit dunklem Haar, das in der Univ.-Frauenklinik am 26. September das Licht der Welt erblickt hatte, anscheinend an einer Nabelsepsis, nachdem sich am 3. Tage vorher plötzlich Hautembolien eingestellt hatten. Die Ärzte der Univers.-Kinderklinik, insbesondere der Chef Prof. Dr. Heinrich von Mettenheim, mein verehrter Lehrer (1867–1944) und Oberarzt Prof. Scheer waren sehr besorgt und taten alles Menschenmögliche. Eingesegnet wurde Waltraudchen auf dem Königsteiner Friedhof vom erschütterten Schwiegervater und gebettet in das Grab meines frühverstorbenen Brüderchens Francisque. Das kleine Leben, das nur so kurz unser war, haben Else und ich nie vergessen. Siegfried und Waltraud begleiten uns immer. Bei der fondroyant verlaufenen Erkrankung und da ich bis zum Ende hoffnungsvoll war, war eine Nottaufe unterblieben. Dieses Versäumnis bekümmerte uns; Freund Kübel tröstete uns mit den richtigen Worten.

Diese unsere Frankfurter Jahre nach dem Ersten Weltkrieg mögen wohl dem jungen Leser als glücklich und zufriedenstellend erscheinen. Zwar hatten wir Kummer und Sorgen, wie sie zum Menschenschicksal gehören, aber ich konnte in meinem Beruf, im Dienste der Kranken und der Wissenschaft erfolgreich tätig sein, und auch Else war vielfach ausgefüllt und befriedigt, zumal als wir zwei prächtige Söhne Diethard und Siegfried bekamen. Vergegenwärtigt man sich aber die geschichtlichen Ereignisse, wie in diesen Jahren in und um Deutschland unser einst so großes und starkes Vaterland den grauenhaften Währungsverfall (11. Oktober 1923: 1 Dollar = 72,2 Milliarden Mark) mit Verarmung weiter Kreise, die ständigen Drohungen, erneute Besetzungen und Drangsalierung der Siegermächte, die Putschversuche von links und rechts mit zahlreichen Terrorakten, unnötige Streiks und trotz vieler Menschen vorbildliches Verhalten und einer erfreuenden Jugend einen ungeahnten Sittenverfall überstehen mußte, so weiß man, in welchen Spannungen und Sorgen unsere Generation leben mußte und doch nicht den Mut verlieren durfte. Kurz einige Tatsachen: 11. November 1918: Der Waffenstillstand zwischen Deutschland und den Siegermächten wird abgeschlossen mit folgenden Rheinland- und Brückenkopfbesetzungen. Die Feldarmee im Westen wird von Hindenburg geordnet zurückgeführt, während bei den Heimattruppen Chaos, Revolten und Verantwortungslosigkeit herrschten. Weihnachten 1918 besetzten Truppen der Regierung Ebert das von radikalen Matrosen gehaltene königliche Schloß in Berlin. Die Wahlen zur Verfassungsgebenden Nationalverfassung, die gegen den Willen radikaler linker Kreise stattfinden sollten, bestätigten eine schwarz-rot-goldene Mehrheit am 19. Januar 1919: Ebert wird Reichspräsident. Der erste Reichskanzler der Republik Scheidemann tritt zurück und am 28. Juni 1919 wird der Friedensvertrag unterzeichnet. Unter dem Reichswehrminister Noske, zunächst mit Hilfe von Freikorps gelingt es unter immer wieder neuen örtlichen chaotischen Zuständen die Ordnung zu sichern, (vorübergehende Räterepublik in Bayern unter Eisner Februar 1919). Der rechtsgerichtete Kapputsch 1920, Ermordung Erzbergers 26. August 1921. Der Friedensvertrag stellte unerfüllbare Bedingungen: Verlust von Elsaß-Lothringen und weiter Gebiete Ostdeutschlands, sowie Gebietsabtretungen an Belgien und Dänemark, Verlust der Kolonien, und vor allem verlangte er Reparationen in astronomischen Zahlen, die nie im einzelnen festgelegt wurden und noch lange Jahre drohend über Deutschland schwebten. Die neuen Regierungen in Deutschland, die durch den Friedensvertrag in ihrer Arbeit sehr behindert waren, wechselten zu häufig und hatten nie genügend Autorität. Schon die Wahlen 1920 hatten die bisherige Linksregierung abgelöst und in den folgenden Jahren waren ohne die Deutsche Volkspartei (die Nachfolgerin der nationalliberalen Partei) oder die Deutschnationale Partei (im wesentlichen konservative Kreise) keine Regierungsbildung möglich. Die an sich unglückliche Regierung des unseligen Reichskanzlers Wirth hatte in Walther Rathenau einen Außenminister von hoher Intelligenz, glänzender Rhetorik und edelster Gesinnung. Verwirrte Jugendliche ermordeten ihn am 24. Juni 1922. Nach Wirths Sturz wurde der Generaldirektor der

Hapag Wilhelm Cuno (1876–1933) Reichskanzler. Während seiner Regierung besetzten die Franzosen, um ihre Reparationen zu sichern, zur Erlangung »produktiver Pfänder« das Ruhrgebiet (13. Januar 1923), ein völkerrechtswidriger Eingriff, dem Cuno mit Ausrufung des passiven Widerstandes begegnen wollte. Obwohl England das französische Verhalten als ungesetzlich bezeichnete (freilich ohne hier Taten folgen zu lassen), scheiterte Cuno, zumal die Inflation infolge des vom Reich finanzierten Generalstreiks rasant zunahm. Der jetzt zum Reichskanzler ernannte Dr. Gustav Stresemann (1878–1929) hatte den Mut (gegen weite Volkskreise) den passiven Widerstand abzubrechen (24. Sept. 1923). Nachdem England unter Lord Curzon eingegriffen hatte, wurde von Frankreich (Poincaré) unter Wahrung seines Gesichts die Ruhrbesetzung abgebaut. Durch die neue Rentenmark, bei der eine Rentenmark gleich eine Billion Mark wert war und gedeckt wurde durch den landwirtschaftlichen und industriellen Grundbesitz, wurden die Sparer praktisch enteignet, das Chaos aber gebremst. Einzelheiten können hier nicht gebracht werden. Immerhin schien die Rentenmark stabile Geldverhältnisse zu schaffen und brachte ausländisches Kapital auf deutschen Boden. Die große Unruhe nach dem Ende der Ruhrbesetzung lockte die vielseitigen Revolutionäre und dunkle Gestalten aus ihren Kellerlöchern. Als Satellit der Franzosen spukte eine »rheinische Republik«, deren Träger z. T. vom Volk totgeschlagen wurden und mit Beginn der neuen Währung für viele Beteiligte interessenlos wurde. Einer ihrer Führer war ein Oberlehrer, den wir Schüler als »Lehramtskandidaten« im Gymnasium Hoechst als (anscheinend versoffene) Spottfigur erlebt hatten. Kommunistische Unruhen in Sachsen und Thüringen mußten mit Waffengewalt niedergeschlagen werden. Ein Putschversuch Hitlers am 8./9. November 1923 scheiterte am Widerstand unter dem Feuer der Bayerischen Landespolizei in München. Fünf der Putschisten wurden erschossen, der aufrecht weitergehende Ludendorff entging den Kugeln, Hitler hatte sich zu Boden geworfen. Hitler, zu fünf Jahren Festungshaft verurteilt, wurde nach 9 Monaten (!) begnadigt. Die »humane« Justiz grub sich selbst das Grab.

Die Beruhigung des Geldmarktes führte zu ruhigeren Verhältnissen und zu internationalen Verhandlungen. Die verstörten Menschen wurden ruhiger, und es verbreitete sich ein Optimismus, obwohl die äußere politische Situation, die maßlosen Geldforderungen der Alliierten noch keineswegs geordnet waren.

Jetzt noch weitere Ausführungen über unser persönliches Leben in Frankfurt, die Tätigkeit in der Klinik und die Möglichkeiten an dem sich in Frankfurt stark entwickelten kulturellen Leben teilzunehmen: Am 16. 8. 1923, also noch an einem Höhepunkt der Inflation, wurde unser ältester Sohn *Diethard* (gerufen Diether) Hugo Ernst (genannt nach den beiden Großvätern) am frühen Morgen in der Univers.-Frauenklinik geboren. Als ich die werdende Mutter mit einer Pferdedroschke zur Klinik brachte, dachte ich weniger an den Ablauf der Geburt, als daß ich mich fragte, ob ich genügend Inflationsgeld für den Kutscher hätte. Das Kind kam gesund zur Welt und auch der weitere Verlauf war komplikationslos. Else hat ihre sieben Entbindungen jedesmal ohne Störungen überstanden. Sie rief gewöhnlich unmittelbar nach der Entbindung ihre Eltern in Osnabrück an, die in einigen Fällen die Schwangerschaft überhaupt nicht gemerkt hatten. Am 25. 12. 1924, dem Geburtstag seiner Großmutter mütterlicherseits wurde *Siegfried* Hermann (genannt nach Onkel Hermann Braun, dem Paten), als wir zufällig die Weihnachtstage über in Königstein weilten, in Nr. 43 geboren, das Zimmer, in dem auch später unser Eberhard und Klaus Brandt zur Welt kommen sollten. Die Entbindung bei Siegfried führte unter Oberaufsicht meines Vaters eine sehr gute Schwester Hebamme, Sophie Könizer, durch. Der kleine Bruder fand großes Interesse bei Diether, der sich stets rührend um ihn kümmern sollte.

Am 1. 7. 1924 wurde ich zum Oberarzt der Klinik in Frankfurt ernannt und gleichzeitig auch zum Oberarzt der Aufnahme (durch die sämtliche Aufnahmen des großen Krankenhauses gingen). Diese letztere Tätigkeit war nicht uninteressant, aber auch mit manchem Ärger verbunden. Der monatliche Grundgehalt betrug 300 Goldmark, zuzüglich Wohnungsgeldzuschlag und örtliche Sonderzuschläge. Bei der Mitteilung meiner baldigen Ernennung zum Oberarzt erklärte mir Strasburger, er rechne damit, daß ich mich in 2 Jahren habilitieren könnte; wir müßten den Arbeitsplan noch überlegen, vielleicht wäre es jetzt lohnend hämatologisch (Blutuntersuchungen) zu arbeiten. Natürlich eine unerwartete große Freude für mich! Die Kombination mit Königstein erschien mir noch unklar, und ich schwieg darüber. Nach wie vor betrachtete ich die Ausbildungsmöglichkeiten als sehr gut, zumal ich jetzt häufiger auf alle Abteilungen kam und mein Verhältnis zu dem älteren Oberarzt Erich Adler das beste war. Ich konnte weiter röntgen, wir gingen auch, und das verlangte Strasburger, regelmäßig zu den Sektionen unserer Patienten. Ich nahm an den Sitzungen der Röntgen-Gesellschaft und der Frankfurter Medizinischen Gesellschaft, damals noch in dem Senckenbergischen Institut im Universitätsgelände, regelmäßig teil, konnte auch einige male in diesen Gremien Vorträge halten. Ich versuchte weiter erfolgreich mich differentialdiagnostisch quasi als Hobby in der Erkennung seltener Krankheitsbilder herauszustellen und studierte die einschlägigen Werke, insbesondere die »Differentialdiagnose«von Max Matthes. Nur im Zentrallaboratorium, das Isaac großzügig und modern ausgestattet hatte, fand ich keinen festen Platz. Von meinem großen Interesse an der Chemie habe ich schon früher berichtet. So ist leider dieser Teil der Medizin, besonders durch die zusätzlichen Spezialbeschäftigungen mit Röntgen und Neurologie bei mir zu kurz gekommen. Bisweilen hielt ich auch populäre Vorträge zur Alkoholbekämpfung usw.

Else hatte einen erfreulichen Freundschaftskreis gefunden. Durch die Vermittlung ihrer Osnabrücker Jugendfreundin Margot Rhenius, geb. Rolla du Rosey, mit der sie bis zu Margots frühem Tode in inniger Verbindung stand und die uns auch mehrmals in Königstein besuchte, kam sie mit einem menschlich hochstehenden und interessanten Kreis von gleichaltrigen Damen in Verbindung, dem u. a. angehörten Frau Theodora v. Lippmann, Frau Elisabeth Baerwind, geb. Rhenius, Frau Popp (Mann: der bekannte Gerichtschemiker), Frau Rasor, Frau Steinhausen (Mann: Professor der Physiologie, Sohn des berühmten Malers), Frau Helfferich (Mann: Professor der Chemie), Frau Riesser (Mann: Professor der Pharmakologie). Von diesen Damen lebt heute nur noch Frau Baerwind, deren Mann aus der Gründerfamilie Rössler der Degussa stammte. Außerdem besuchten wir, Else häufiger als ich, die berühmten Konzerte im Saalbau, wo wir u. a. auch den damals berühmtesten Dirigenten Wilhelm Furtwängler hörten. Die Frankfurter Oper war damals in Deutschland führend unter berühmten Kapellmeistern wie Rottenberg und später Clemens Krauss. Ich hielt mich immer für absolut unmusikalisch, haßte Klavierspiel (Ursache wohl das ständige Klavierspiel üben in der alten Kuranstalt), konnte nicht singen, und war zum ersten Mal kurz vor meiner Ehe allein in einem großen Konzert des berühmten W. Mengelberg; eine grausige Stunde für mich! Aber ich hatte frühzeitig Freude und Interesse an Opern. Als ich noch Schüler war ging mein Vater einige Male mit mir in die Frankfurter Oper: »Weiße Dame« und »Mignon« gefielen mir ganz besonders. Besonders das Spiel und der Gesang der Philine ist mir noch in Erinnerung und bald lernte ich die Sängerin, die Tochter einer Patientin meines Vaters, kennen, eine elegante Jüdin. Seit meiner ersten Lektüre des »Wilhelm Meister« ist mir die Philine eine der liebsten Gestalten der Literatur. Else und ich haben später häufig Opern gehört, auch auf Reisen, so in Wien, Berlin, Freiburg usw. und 1938 in Bayreuth, und ich habe mich nie in ihnen gelangweilt. Ich kann auch schwere und lange Opern mit Genuß hören wie z. B. »Tristan und Isolde« sowie »Palestrina«.

Zufällig wurde kurz nach unserer Frankfurter Zeit die hervorragende Stimme meiner Frau entdeckt. Ich habe in meiner jugendlichen introvertierten Grundhaltung dieses Geschenk viel zu wenig beachtet. Else bekam zwar später eine Gesangsausbildung, aber nicht die letzte. Ihre Stimme wäre sicher bühnenreif geworden, und schauspielern hätte sie sicher auch gekonnt. Wir beiden Alten trauern heute den verpaßten Bühnenjahren nicht nach. Was wäre aus Königstein geworden! Und in unserer jungen Ehe sind wir doch ausgezogen »Königstein zu erobern«!

Und dann die *Politik?* Von 1918 ab bis heute bin ich politisch aktiv und Else war es auch Jahrzehnte lang. Bewußt unserer großen Verantwortung dem »Haus« gegenüber blieben wir trotz mancher Versuchung in unteren Chargen. Wir hatten auch das große Glück, große Politiker kennenzulernen, teilweise persönlich. Wie kam ich zur Politik? Schon mit 14 Jahren, wenn nicht schon früher, fing ich an fleißig Zeitung zu lesen, und politische Ereignisse, insbesondere die Reichstagswahlen, interessierten mich seit 1907 brennend. (Die damaligen »Hottentottenwahlen«, weil es um die Kolonien ging). Ich besaß den »kleinen Kürschner« und wußte bald die Namen und die 397 Wahlkreise der Reichstagsabgeordneten (nebenbei nicht nur ein Hobby, sondern eine gute Geographiestunde, z. B. unseren damaligen Wahlkreis Höchst – Homburg – Usingen). An die erste schlaflose Nacht meines Lebens kann ich mich noch gut erinnern: Die Wahlnacht 1907! Nach dem Ersten Weltkrieg, sofort nach der Entlassung aus dem Heeressanitätsdienst und Antritt meiner Stelle bei Knoblauch begann ich in meiner kargen Freizeit mich auch politisch zu betätigen. Neben den noch schwachen Kommunisten waren die Sozialdemokraten die stärkste Partei. Die SPD hatte, nach Abstoßen der linksgerichteten »Unabhängigen«, die bei den Moskau hörigen Kommunisten landeten, unter Ebert, Scheidemann und Noske ihre staatserhaltende, deutsche Prägung schon bewiesen, hielt aber innenpolitisch an ihrem sozialistischem Programm fest. Die neugegründete demokratische Partei galt neben dem vorwiegend katholischen Zentrum und seinem betont konservativen bayerischen Ableger als Partei der Mitte. In ihr fanden sich zunächst ehemalige Freisinnige (Linksliberale) mit Nationalliberalen zusammen, die den Kurs ihrer Partei während des Krieges als Anhänger des U-Boot-Krieges nicht billigten. Die demokratische Partei hatte bei den Wahlen zur Nationalversammlung einen unerwarteten Erfolg unter Führung des bedeutenden Pfarrers und Gründers des Nationalen Vereins liberaler Politiker Friedrich Naumann (1860–1919) erreicht. Naumann war sicher einer der eindrucksvollsten, ideenreichsten und edelsten Persönlichkeiten der damaligen Zeit, dessen Lebensziel die innere Verbindung nationaler und sozialer Gedanken war, mit großer Wirkung auch auf die Jugend. Sein viel zu früher Tod war wie später der vom Rathenau, Helfferich, Ebert und Stresemann ein nationales Unglück. Theodor Heuß war sein bedeutender Schüler. Ich hatte leider nie Naumann gehört, dagegen andere führende Politiker wie den berühmtesten Philosophen und Soziologen der damaligen Zeit Max Weber (1864–1920), Heidelberg, Petersen, Hamburg, und den einmaligen Walther Schücking (1875–1935). Schücking, den Völkerrechtler, hatte ich in meinen Marburger Tagen in seinen Vorlesungen für Studenten aller Fakultäten regelmäßig gehört. Er war wie Max Weber und andere liberale Gelehrte der damaligen Zeit überzeugter Patriot, die aber glaubten, in Wilhelm II., Bülow, Tirpitz usw. eine große Gefahr für Deutschlands Zukunft zu sehen. Dazu hatte W. Schücking, zwar innerlich ein Aristokrat, der Abstammung nach ein stolzer Westfale (Großvater war der berühmte Levin Schücking) und mit einer Frau hochadeliger Abstammung verheiratet, einen starken Preußenhaß. Ich hörte ihn einmal in der Vorlesung sagen: »Wäre ich nicht finanziell abhängig, hätte ich schon längst auf die Ehre verzichtet, preußischer Professor zu sein«. Folgende Anekdote war nach H. Vorwerk wahr: (zum Verständnis: Schon im Königreich Preußen konnte man auch ohne Referendarexamen Landrat (damals eine machtvolle Stellung) werden. Schücking fragt den Kandidaten, der einmal durchgefallen das Referendarexamen erneuern will: »Herr Kandidat, wenn Sie jetzt wieder durchfallen, können Sie dann noch Landrat in Preußen werden? Antwort: Nein. Schücking: »Herr Kandidat, Sie hätten dann gerade den Befähigungsnachweis erbracht«. Mit einem Verweis endete diese Entgleisung von Schücking. In der grandiosen Rede Webers kam sein Haß gegen den ehemaligen Kaiser, dem die größte Schuld an dem verlorenen Krieg zugeschrieben wurde, sehr zum Ausdruck. Heute weiß man, daß Wilhelm II. im Kriege kaum einen Einfluß hatte. Martin Rade, Marburg, Professor der systematischen Theologie, Herausgeber der »Christlichen Welt« (1857–1940), wurde ehenfalls gewählt und zwar in den preußischen Landtag. Seiner Gattin Dora der Schwester Naumanns (1868–1945) konnte ich in den letzten Tagen ihres Lebens beistehen. Sie wurde uns in die Klinik schwer herzkrank und mit schweren Hungerschäden zum Sterben gebracht. Eine bis zuletzt imponierende Frau, die ihrem großen Bruder sehr ähnelte. In den drei Wahlsonntagen im Januar 1919 war ich in Frankfurt-Niederrad ein eifriger Schlepper zu den Wahllokalen.

Die Rechtsparteien sprachen mich nicht an. Die Deutsche Volkspartei (Stresemann) hatte keine bedeutenden Redner in Frankfurt, und die Deutschnationalen, die wir zunächst nur als die Vertreter des ostelbischen Grundbesitzes und der nordhessischen antisemitischen Völkischen ansahen, hielten wir als bedeutungslos; sie bekamen aber von den Kriegsteilnehmern, von den höheren Beamten und von Kirchenleuten viele Stimmen bei diesen Wahlen nach dem Kriege.

Im August 1919 war ich zur öffentlichen Verlobung in einem kurzen Urlaub in Osnabrück. Die Stadt gefiel mir sehr. Während ich den Schwiegervater von seinen früheren Besuchen in Königstein im gemeinsamen Kampf mit dem Vater gegen den Alkoholismus kannte, lernte ich die Schwiegermutter, eine sehr freundliche und entgegenkommende, für ihr Lebensalter (50 Jahre) jugendliche Dame, und die 3 jüngeren Brüder, die mir gleich vertraut wurden, jetzt kennen. Heinz, dem älteren, einen zugleich fröhlichen und ernsten stud. theol., war ich schon früher in Marburg begegnet. Ich war schnell bei Rolffs in die Familie aufgenommen, und war geduldig und neugierig bei den damals noch üblichen Verlobungsbesuchen. Aber als man eines Abends eine Versammlung der deutschen Volkspartei besuchen wollte, gedachte ich zu streiken: »Zu dem Reaktionär Stresemann gehe ich nicht.« Aber läßt ein liebender Bräutigam seine Braut allein gehen? Wie erwartet eine unangenehme Eröffnungsansprache eines Gymnasialprofessors, eines würdigen Mannes in seiner Erscheinung, gegen Demokraten und Sozialdemokraten, die das Vaterland mit der Annahme des Friedensvertrages verraten hätten (Deutschnationale und Deutsche Volkspartei hatten gegen den Vertrag gestimmt). Da ergriff der damals 41jährige Vorsitzende der Gesamt D.V.P. Dr. Gustav Stresemann (1878–1929) das Wort, dankte dem Vorredner, er müsse aber seinem liebenswerten Vorredner widersprechen. Die Entscheidung in der Annahme oder Ablehnung des Friedensvertrages sei für jeden einzelnen verantwortungsbewuß- ten Abgeordneten sehr schwer gewesen. Eine solche Entscheidung könne man nur im stillen Kämmerlein vor Gott und seinem Gewissen treffen. Keiner dürfe dem Andersentscheidenden einen Vorwurf machen. Diese Worte Stresemanns beeinflußten mich sofort, diese Hochachtung vor der Ansicht des anderen, dieses von der ganzen Persönlichkeit getragene Verantwortungsgefühl. Fasziniert erfaßten wir sofort den kommenden Staatsmann, den größten deutschen nach Bismarck und vor Konrad Adenauer. Stresemann war ein Phänomen: Der Sohn eines Berliner Flaschenbierhändlers wurde nach dem Studium der Volkswirtschaft und promoviert zum Dr. rer. pol. Industrie-Syndikus. 1906 fiel auf dem Kongreß der Nationalliberalen Partei in Goslar »ein blonder, schmaler, jugendlicher« Delegierter auf, der plötzlich das Wort zu einem scharfen Angriff auf die Partei ergriff: »Wir dürfen keine Partei der Professoren und Kommerzienräte sein; wir müssen alle Schichten, Arbeiter und Handwerker erreichen« (persönlicher

Bericht von Dr. Bernhard Mettenheimer, Königstein, Teilnehmer in Goslar, etwa 1927 an Verfasser). Ernst Bassermann (1854–1917), aus Mannheim stammender, damaliger Vorsitzender der Nationalliberalen, unterbrach Stresemann, der aber stürmischen Beifall erntete. Im Januar 1907 zog Stresemann in den Reichstag ein. Es spricht für die menschliche Größe von Bassermann, daß er nicht nur bald die wahre Bedeutung Stresemanns erkannte, seine hohen menschlichen Eigenschaften, seine umfassende Sachkenntnis, politische Begabung und Rednerkunst, sondern auch ihm nach seinem Tode die Nachfolge sichergestellt hatte. Das Studium Bassermanns gibt einen charakteristischen Einblick in die Persönlichkeit eines führenden Mannes der Nationalliberalen um die Jahrhundertwende; Bassermann dürfte viel typischer sein für diese Führungselite der »Bismarckpartei« als der »Emporkömmling« Stresemann. Bekannter Rechtsanwalt mit verzweigten Industriebeziehungen, Korpsstudent, »leidenschaftlicher Patriot« und »echter Liberaler« (F. Hirsch), eingestellt gegen jede Reaktion (z. B. Ausnahmegesetze wie Sozialistengesetz), von positiver Einstellung für soziale Reformen und gegen jeden Antisemitismus (Bassermann und Stresemann hatten jüdische Frauen), überzeugter Monarchist. Ich behandelte 1931 längere Zeit die jüngste Tochter Bassermanns, erhielt so Einsicht in die Familienbiographie und manche interessante Hinweise: z. B. Bassermanns älteste Tochter heiratete einen Herrn von Roon. Der Vater hatte große Bedenken, daß ein »süddeutsches Bürgermädchen« einen ostdeutschen Adligen heiratete (!)«. – Stresemann erschien als der Retter im Ruhrkampf, es gelang bald mit Frankreich und Großbritannien ins Gespräch zu kommen (Reichskanzler im August 1924, Außenminister nach Austritt der Sozialdemokraten, für 6 Jahre bis zu seinem Tode). Stresemann betrieb mit realpolitischer Einschätzung der begrenzten Möglichkeiten einer Lösung der Reparationsfragen und die vorzeitige Räumung des besetzten Rheinlandes. Dazu mußten der Dawesplan und die Locarno-Verträge beschlossen und der

Yougplan vorbereitet sein. 1926 erhielt er, zusammen mit dem französischen Außenminister Briand und dem englischen Außenminister Chamberlain den Friedens-Nobelpreis. Der englische Botschafter Lord d'Abernon schreibt: »Stresemann hat Deutschland aus der Lage eines besiegten und entwaffneten Feindes in die eines diplomatisch ebenbürtigen Volkes erhoben, ihm alle Rücksichten, die einer Großmacht zukommen, gesichert und ihm eine internationale Garantie zum Schutze seiner Grenzen verschafft.«

Es ist tief bedauerlich, daß die anhaltende Hetze gegen den großen Mann, auch in seiner Fraktion, mit das Leben des an sich Schwerkranken erheblich verkürzte, der sehr unter den Angriffen litt. Bedauerlich bleibt auch, daß ein Mann wie Theodor Heuss, der spätere erste Bundespräsident, in aller Öffentlichkeit Stresemann ablehnte (Felix und Hirsch. Stresemann, Göttingen 1978. Gustav Stein, Gustav Stresemann 1979, Stresemann-Gesellschaft). Zur Zeit des Nationalsozialismus wurde die Arbeit Stresemanns verachtet. Das Stresemann-Denkmal in Mainz wurde abgerissen. Auf meinen Antrag war in Königstein im Weimarer Staat die »Sofienstraße« »Stresemannstraße« genannt worden, und sie heißt seit 1945 wieder so.

Bei der ersten Reichstagswahl nach dem Kriege im Frühjahr 1920 lernte ich auch einen anderen alten großen Mann der Politik kennen, Jakob Riesser (1853–1932), Neffe des liberalen Rabiners Gabriel Riesser, von Geburt Frankfurter, Kriegsfreiwilliger von 1870, erfolgreicher Kaufmann und Bankier, Präsident des Hansabundes zum Schutze der kleinen Gewerbetreibenden und Schwager des berühmten Neurologen Ludwig Edinger. Der Sohn von Geheimrat Jakob Riesser, getauft und verheiratet mit einer Frau aus altem adligen Haus, war später Professor der Pharmakologie in Frankfurt. Politisch viel enger als sein Vater dem Nationalsozialismus nahestehend, mußte er erleben, daß er im Dritten Reich aus allen Ämtern entfernt wurde und emigrieren mußte. Diesen Professor Riesser habe ich gut gekannt.

Als wir in Frankfurt wohnten traten wir in die DVP ein, besuchten regelmäßig die Versammlungen, hörten u. a. noch zweimal Stresemann sowie zahlreiche bedeutende Politiker wie Siegfried von Kardorff und den Minister von Raumer.

In der Frankfurter Ortsgruppe der D.V.P. merkten wir wenig von diesen Angriffen gegen Stresemann. Der damals führende Mann in der Partei in Nassau und in Hessen, der Großindustrielle Dr. Wilhelm Kalle, Wiesbaden-Biebrich (geb. 1870), stand mit anderen Prominenten geschlossen hinter Stresemann. In der poliklinischen Sprechstunde behandelte ich als Oberarzt längere Zeit den Reichstagsabgeordneten Theodor Seibert, gewählt von der D.V.P. als Arbeitnehmervertreter (geb. 1870), Lokomotivführer, einen sehr klugen Mann; er war voll Kummer und Sorgen über das Unverständnis vieler Abgeordneter seiner Partei, die Stresemann gar nicht verstünden, »und dann wolle die Herre feine Leut sein!«

Auch während der Frankfurter Jahre, die uns Alten heute nicht selten als die schönsten unseres Lebens erscheinen, waren Else und ich immer innerlich und äußerlich mit Königstein verbunden. Im Winter 1924 stellte sich uns die ernsthafte Frage, ob wir es im Hinblick auf die Eltern, besonders auf die Existenz der Anstalt verantworten könnten, noch länger in Frankfurt zu bleiben. Wie schon früher betont, war die Entwicklung der Anstalt, insbesondere in ihrer neuen vorbildlichen Form, vielleicht mehr unbewußt als bewußt von mir als eine Verpflichtung für das Leben stets aufgefaßt worden. Die lange Absperrung Königsteins (Im Brückenkopf Mainz) und die Querelen der Besatzung hatten Königstein in seinem Wert als Kurort sehr beeinträchtigt, und auch der Besuch der Anstalt litt darunter. Der Vater hoffte, daß ich bald nach Königstein käme, ohne selbst sehr zu drängen. Er war, obwohl stets seines Wertes bewußt, auch ein innerlich bescheidener, sowie durchaus altruistischer Mensch, dabei von einem rührenden Ehrgeiz für mich. Junge Menschen verstehen bisweilen nicht die Ratschläge der älteren Generation. So hatte der Vater mir einmal als Schüler nahegelegt, Samstagnachmittag englische Konversation bei einer englischen Quäkerin zu nehmen, was ich aber nicht wollte, weil die Dame auf mich abstoßend wirkte. Meine mangelhaften englischen Kenntnisse habe ich manchmal im späteren Leben bereut. Zu meiner Ausbildung gab der Vater mir auch mehrmals den Rat, neben den Allgemein- auch Spezialkenntnissen vielleicht auch solche auf seltenen Gebieten zu erwerben, eine wie ich noch zeigen werde, sehr wertvolle Empfehlung. Die Gesundheit meines Vaters hatte sich zwar nach der Gallenstein-Operation 1922 erheblich gebessert. Insbesondere waren die bedrohlichen »Herzkrämpfe«, anscheinend Anfälle von Angina pectoris restlos verschwunden; wir wissen heute, daß durch Gallenerkrankungen unangenehme Herzsensationen ausgelöst werden können. Aber bei den großen Fortschritten der Medizin, die gerade nach dem Ersten Weltkrieg sehr deutlich waren, fühlte sich der Vater verständlicherweise vielleicht auch nicht mehr so sicher in der Medizin. Jedenfalls waren meine Mutter, aber auch etliche nichtverwandte Nenntanten, die sich in vielen Familien liebevoll störend bemerkbar machen, sicher uneigennützig und in bester Absicht sehr bedacht uns zu überzeugen, daß der Umzug nach Königstein jetzt notwendig sei. Sie wußten nicht, welch seelisches Trauma es für einen jungen wissenschaftlich eingestellten Menschen bedeutet, eine scheinbar aussichtsreiche wissenschaftliche Laufbahn mit allen ihren Entfaltungsmöglichkeiten aufzugeben. Wir fanden eine Notbrücke: Ich wurde zunächst nach Königstein auf unbestimmte Zeit beurlaubt; Strasburger benahm sich bei den Besprechungen sehr verständnisvoll. Kurz vor dem Umzug mußten wir wieder zu diesmal hochbedeutsamen Wahlen. Der auch heute noch als bedeutend anerkannte Reichspräsident Friedrich Ebert war am 28. 2. 1925 an einer Blinddarmentzündung gestorben. Der Nachfolger wurde direkt vom Volke gewählt. Für den ersten Wahlgang hatten die Parteien 4 verschiedene Kandidaten aufgestellt (Otto Braun, SPD, den früheren Reichskanzler Marx, Zentrum, die Demokraten W. Hellpach und D.V.P. und D.N.P. den Oberbürgermeister Jarres (Vorschlag von Sresemann). Da eine absolute Mehrheit nicht zustande kam, mußte ein zweiter Wahlgang stattfinden. Der gegen den latenten Willen Stresemanns neu aufgestellte ehemalige Feldmarschall von Hindenburg wurde am 26. April 1925 gegen Marx gewählt. Obwohl H. die Jahre hindurch bis zum Sturz von Brüning seinem Amt gewachsen schien, habe ich später manchmal Zweifel an der Richtigkeit dieser meiner damaligenWahl gehabt.

Auch während unserer Frankfurter Zeit lebten wir streng alkoholabstinent. Auch bei Einladungen usw. hielten wir an diesem Grundsatz fest. Viele Jahre war ich wie meine Eltern und Schwiegereltern Guttempler. Der Guttemplerorden, 1852 in den USA zur Bekämpfung des Alkoholismus gegründet und auch in Deutschland seit 1889 in weiten Gegenden verbreitet, war sicher die wirksamste Organisation im Kampf gegen die Alkoholgefahren. Er verlangte von seinen Mitgliedern lebenslängliche Abstinenz. In den 20er Jahren war es gelungen, die eigentliche Trinksitte in Deutschland zu brechen, d.h. man bekam in jeder Gaststätte usw. einwandfreie Getränke ohne Alkohol und war auch bei feierlichen Gelegenheiten nicht auf ein alkoholhaltiges Getränk angewiesen. Heute hat freilich die Trunksucht durch das verbesserte Volkseinkommen wieder erheblich zugenommen. Wir selbst trinken auf Reisen und bei besonderen Anlässen in der Familie seit dem Zweiten Weltkrieg bisweilen ein Glas Wein. In der Klinik werden unverändert keine alkoholischen Getränke verkauft oder sonstwie verabreicht.

Übernahme der Klinik

Am 1. Mai 1925 zogen wir nach Königstein, zunächst als Provisorium in eine Wohnung Altkönigstraße bei Tapezierer Dietrich. Ich arbeitete ohne Schwierigkeiten mit dem Vater zusammen. Ein zeitgemäßes Laboratorium wurde ebenso wie ein Röntgenzimmer im Kellergeschoß geschaffen, und die Patientenzimmer in der Villa, nachdem die Spuren der Besatzung, insbesondere die schweren Schwammschäden beseitigt waren, alle mit fließendem Wasser versehen. Es ist interessant, wie langsam sich damals in den Hotels und in den Krankenhäusern die Einführung des fließenden Wassers vollzog; auch hygienische Bedenken wurden geäußert (gemeinsames Waschbecken für Gesicht und Füße!). Trotz aller Bemühungen, auch meiner Arztbesuche in verschiedenen Städten, sorgfältiger Pflege der Korrespondenz und der Unterstützung befreundeter Kollegen blieb bei einer Steigerung um etwa 20% die Frequenz noch unbefriedigend. Neben Patienten mit Depressionen, neurasthenischen Versagenszuständen usw., hatten wir zunehmend innere Kranke, Herz- auch Magen-Darmkranke, oft mit lebensgefährlichen Zuständen, so daß ich nicht selten nachts gerufen wurde. War ich einmal außer Haus, war der Vater stets einsatzbereit. Als Urlaub leisteten wir uns im Oktober 1925 eine Woche Wien, (ein bescheidenes Hotel im Graben mit Einsparung einer warmen Mahlzeit) anläßlich des Kongresses der Deutschen Gesellschaft für Verdauungskrankheiten. Seit dieser Zeit rührte meine Bekanntschaft mit Prof. Reinhard von den Velden. Was war dieses Wien noch so arm und doch für uns auch innerlich, kulturell ausgehungerten Deutschen so überwältigend in dem Glanz seiner barocken Geschichte und Gebäude und der Anmut und dem Frohsinn seiner Menschen, seiner in der Herbstsonne strahlenden Umgebung vom Kahlenberg bis zum Semmering. Die Oper begeisterte uns; die zum ersten Mal erlebte Aufführung des »Rosenkavaliers« mit dem klassischen Mayr in der Rolle des Ochs von Lerchenau, und die Gemäldegalerien (Kunsthistorisches Museum, Lichtenstein-Sammlung). – Wir sind seitdem noch manchmal in Wien gewesen; die Liebe ist geblieben. Berlin erlebte ich erstmals ausgiebig im Herbst 1926 in Ruhe auf der Tagung derselben Gesellschaft, genoß die Oper mit »Tristan und Isolde« mit dem berühmten Sängerehepaar Schipper und dem »Rigoletto«, sowie Sans-souci in der ganzen Größe der preußischen Vergangenheit. 1927 waren wir durch unseren Kongreß wieder einige Tage in Wien mit Besuchen von Budapest und auf der Rückfahrt von Salzburg und München, und 1928 in Amsterdam zur Tagung, ohne die Museen von Amsterdam (Rijksmuseum), Den Haag (Mauritshuis) und Haarlem (Franz-Hals-Museum) zu versäumen. Holländische Seebäder wurden besichtigt.

Gerade in den Wintermonaten war ich in den ersten Königsteiner Jahren ärztlich nicht ausgefüllt, obwohl ich gewissenhaft meine Patienten versorgte, ärztliche Zeitschriften und neue Werke durcharbeitete und regelmäßig die Medizinische Gesellschaft in Frankfurt besuchte, sowie eine kleine Ortspraxis betrieb.

Ausführlich habe ich auf früheren Seiten die hydrotherapeutischen Leistungen meines Vaters geschildert und in dem großen Therapeutikum in der Frankfurter Klinik konnte ich meine Kenntnisse erweitern. Strasburger selbst war in der physikalischen Therapie führend (sein angesehenes Lehrbuch »Einführung in die Hydrotherapie und Thermotherapie«, 1909). Eine Gründungsversammlung der »Mittelrheinischen Studiengesellschaft für Klimatologie und Balneologie« fand im Frühjahr 1924 in Bad Nauheim statt, durch Forscher wie Carl von Noorden (1858–1944, bei einem Fliegerangriff umgekommen), den Geophysiker Franz Linke (1878–1944, ebenfalls Opfer eines Fliegerangriffs), meine Lehrer Alfred Schwenkenbecher (1875–1963), Julius Strasburger (1871–1934) und Franz M. Groedel (1881–1951), den weltberühmten Chemiker Ludwig

Fresenius in Wiesbaden (1886–1936), den Entdecker der Radioaktivität der Heilquellen und Kreuznacher Apotheker Karl Aschoff (1865–1945) und den Badearzt und Sprößling einer der bekanntesten Badearztfamilien Bad Soden/Taunus Otto Thilenius (1885–1950). Ich konnte schon daran teilnehmen. Ich ahnte damals nicht, wie sehr ich gerade mit dieser wissenschaftlichen Gesellschaft auch aktiv verbunden sein sollte. Der eigentliche Initiator der Gesellschaft war Linke, der mir den Weg in die Bioklimatik wies, die zu studieren ich schon in diesen frühen Jahren in Königstein begann, ein Versuch, sie zu einem wichtigen Randgebiet der Medizin auszubauen. Ich studierte mit Mühe und Fleiß meteorologische Werke, besuchte Linkes Vorträge und ähnliche Veranstaltungen. Im Garten der Klinik wurde 1928 eine kleine Wetterstation auf meine Kosten aufgestellt, die Ablesungen und das Wechseln der Streifen führte täglich Else durch, und im Hause selbst wurde ein kombinierter Wind-Strahlungsschreiber angebracht. Bei seinen Fahrten nach dem Taunusobservatorium auf dem kleinen Feldberg (800 m ü.N.N.) kam Linke nicht selten vorbei mit guten lehrreichen Ratschlägen. Es entwickelte sich in den späteren Jahren auch eine intensive Zusammenarbeit mit dem Assistenten des Institutes von Linke, von der noch ausführlich die Rede sein soll. Es ist nicht uninteressant, daß ich heute bei Meteorologen als Linke-Schüler gelte.

Durch Besserung der allgemeinen Wirtschaftslage, Erleichterungen des Verkehrs und bessere Beziehungen zu Ärzten und Patienten, trat schon im Jahre 1927 eine deutliche Zunahme der Belegung mit Gästen auf. Ich hatte jetzt reichlich befriedigende ärztliche Arbeit. Eine Arbeit aus der Frankfurter Zeit hatte ich abgeschlossen und sammelte jetzt die Beziehungen von Wetter und Mensch. Durch meine Wahl in die Königsteiner Stadtverordnetenversammlung, Frühjahr 1926, kamen auch noch Verpflichtungen anderer Art. (Über meine kommunalpolitische Tätigkeit, die von 1926 bis Herbst 1972 offiziell – 46 Jahre dauerte, vgl. an späterer Stelle).

Else hatte bisher im wesentlichen nur der Familie gelebt, zumal unser dritter Sohn *Eberhard* Armin am 7. Juli 1926 geboren war. Meine Mutter hatte seit dem Gründungsjahr der Anstalt 1891 die gesamte hauswirtschaftliche Leitung einschl. Oberaufsicht über die Küche innegehabt. Bis nach dem letzten Weltkrieg wurden nur Köchinnen beschäftigt, Köche erst nach diesem. Mama hatte daneben auch die gesamte Verteilung der Zimmer in der Hand behalten. Im Jahre 1927 waren ein operativer Eingriff bei meiner Schwester Martha, die meine Mutter in die Klinik begleitete, und bald danach der schwere Schenkelhalsbruch von Mama die Ursache, daß Else die hauswirtschaftlichen Pflichten in der Klinik übernahm. Da Else voll Tatendrang war und eine entsprechende besondere Begabung und lange Ausbildung in Kassel und Königstein hatte, übernahm sie diese Pflichten gern und war ihnen stets gewachsen. Die arme Mama, die vor dem Unfall schon durch eine schwere Arthrose gehbehindert war und leider auch adipös, mußte wegen dieses Unfalles anschließend einen fast halbjährigen Aufenthalt in der Orthopädischen Univers.-Klinik Frankfurt-Niederrad durchmachen. Der Leiter der Klinik war Prof. Ludloff, seit dem Krieg, in dem er Chefarzt auch des Lazarett meines Vaters war, ein zuverlässiger Freund unseres Hauses und unserer Familie. Häufige Komplikationen, thrombophlebitische Embolien verzögerten das Krankheitslager der Mutter und sie mußte bis zum Ende ihres Lebens mit Krücken gehen. Vorbildlich wie die Großmama Leclercq, trug sie die starke Gehbehinderung und die starken Schmerzen.

Schon während des ersten Weltkrieges hatte meine Mutter eine kurze morgendliche Andacht eingeführt. Diese hielt »Tante Eva« (Eva Maurer, das langjährige Kinderfräulein meiner Schwestern), ein ernster, religiöser Mensch. Die Andacht hält seit vielen Jahren jetzt meine Frau, wenn nicht gerade ein Pfarrer als Patient greifbar ist; sie wird ökumenisch für beide Konfessionen gehalten und von Patienten gern besucht.

Der Mann meiner Schwester Marta, Armin Brandt, hatte

schnell, dank der besonderen Lehrgänge für Kriegsteilnehmer, das Medizinstudium beendet und wurde Psychiater. Seine Ausbildung erfolgte in den Psychiatrischen Universitätskliniken Marburg und Kiel unter Prof. Georg Stertz (1879–1959), einem menschlich, ärztlich und wissenschaftlich hervorragenden Gelehrten. Stertz schätzte Armin sehr wegen seines vornehmen Charakters und seiner großen allgemeinen, auch philosophischen Bildung und Stertz hätte, wie mir Mitassistenten von Armin später wiederholt versicherten, alles getan, ihm eine akademische Karriere zu eröffnen. Armin schätzte jedoch den Vorzug der oft weniger geachteten, aber doch freieren Tätigkeit in Praxis oder Sanatorium mehr als die bisweilen dornenvolle Laufbahn des deutschen Universitätsdozenten, verbunden auch mit harter Nachtarbeit am Schreibtisch oder im Labor. In Königstein war man glücklich, als Armin und Maria mit drei Kindern am 1. April 1928 kamen. Die Abgabe der Nervenkranken fiel mir nicht schwer. Wenn ich auch eine vielseitige entsprechende Ausbildung hatte und mich Facharzt für »Nerven- und Innere Kranke« nennen durfte, so hatte allein die innere Medizin so große Fortschritte gemacht, daß ich mich sehr gern auf sie beschränkte. Ich hatte schon frühzeitig die psychotherapeutische bzw. psychoanalytische Literatur studiert von Sigmund Freud (1856–1939) bis J. H. Schultz (1884–1970), unser persönlicher Freund, aber mir fehlte in der analytischen Therapie eine gute Grundausbildung. Armin hat in Königstein sich besonders mit den Schriften des großen Schweizer Psychoanalytikers C. G. Jung (1875–1961) beschäftigt, mehrere Monate bei ihm in Zürich gearbeitet und bei ihm auch eine Lehranalyse durchgemacht. Seine analytische Therapie sollte sehr erfolgreich werden.

Der Besitz der Anstalt blieb noch bei den Eltern; wir erhielten Gehälter, mit denen man zufrieden sein konnte. Ich habe meinen Beruf nie aufgefaßt als eine Quelle zum Verdienen von viel Geld. Natürlich verlangte die volle Hingabe an eine Tätigkeit eine finanzielle Entschädigung, die den Leistungen, dem restlosen persönlichen Einsatz entspricht. Aber das Leitmotiv unseres persönlichen Lebenszuschnitts war das Primat der Anstalt. Diese mußte immer wieder in ihren Einrichtungen verbessert werden und auf gut ausgebildete und humangesinnte Mitarbeiter, insbesondere die Qualität der Schwestern, legten wir großen Wert. Grundsätze, die auch heute noch gelten. Alle Neuerungen wurden gemeinsam geplant und durchgeführt. Zu solchen Familienbesprechungen trafen wir uns gewöhnlich in dem Wohnzimmer der Privatwohnung der Eltern, in dem sich auch Armin und ich täglich zum zweiten Frühstück einfanden und ein Consilium abhielten. Als das neue Klinikgebäude rund 15 Jahre stand, zeigten sich einige Mängel, die vor allem im Winter störten. Glücklicherweise hatte die Frequenz besonders auch in der Winterjahreshälfte zugenommen. Unter Mitarbeit des Nachfolgers von Professor Metzendorf, Architekt Dr. Fehling, wurden ab 1928 die Gesellschaftsräume umgebaut und winterfest gemacht, die imponierende Diele gegen das Treppenhaus durch Glastüren und Wände abgeschlossen und die anderen Räume auch mit ihrem Mobiliar wohnlicher gemacht; auch die Kellerräume wurden teilweise zu Aufenthaltsräumen umgebaut und viele Zimmer neu eingerichtet. Die Gesellschaftsräume waren von Metzendorf vorwiegend im Jugendstil, der ein Jahrzehnt vor dem Kriege seinen Siegeszug angetreten hatte, gestaltet worden, der der Nachkriegsgeneration aber fremd und verwirrend erschien. Heute wird er wieder teilweise gewürdigt. Jedenfalls finde ich es heute als bedauerlich, daß wir uns mit dem Architekten damals so einfach und schnell vollständig von einer interessanten Kunstform trennten.

Meine Zusammenarbeit mit Armin dauerte etwa 12 Jahre. Sie war stets harmonisch und im gegenseitigen Verständnis. Ohne einen Vertrag oder Absprache der einzelnen Arbeits- oder Mitsprachegrenzen arbeiteten wir, gestalteten die Weiterentwicklung der Anstalt und sorgten für die uns anvertrauten Kranken. Unsere beiden Frauen unterstützten mit vielfachen

Fähigkeiten und Begabungen unsere Arbeit und ergänzten uns. Der Vater war noch weit über seinen siebzigsten Geburtstag ärztlich interessiert, dann zog er sich immer mehr auf seine Landwirtschaft zurück, die er, wie schon berichtet, modern und wirtschaftlich zu gestalten wußte. Sie hat sich in Kriegszeiten zweimal bestens bewährt und war auch sonst alles andere als ein »Hobby«. Auch Umbau und Anbau der Villa 1936 wurden vom Vater modern und großzügig betrieben.

Schon frühzeitig hatte ich mir, wenn ich in Königstein war, vom Faktotum Fritz Kraus (In den Sielen 1941 gestorben) die Buchhaltung erklären lassen und 1925 betrieb ich für den Vater einen Steuerprozeß. Von der Gewerbesteuer waren Krankenanstalten in ärztlicher Leitung und Besitz befreit; die Gewerbesteuer erhielt früher die Gemeinde bzw. der Kreis. Der Vater war nachteilig veranlagt worden und hatte bezahlt. Auf meine Veranlassung erfolgte ab 1924 Einspruch, der abgelehnt wurde; nach einem langen Verfahren wurde bei der Regierung die Freistellung erreicht; ich war stolz vor einem Plenum in Wiesbaden meine Rede halten zu können und dann durch die dünne Tür zu hören, wie der juristische Vorsitzende die Beisitzer, alle Hoteliers oder Kaufleute, überzeugte, daß wir Recht hätten. Ich hatte daraus frühzeitig gelernt, daß Behörden nicht immer Recht haben, daß man einen »Verwaltungsakt« nicht immer hinnehmen soll.

Aus allen Äußerungen des Vaters weiß ich, daß er in der alten Anstalt nur sehr geringe Einkommensteuer zu zahlen hatte, wie überhaupt die Steuern im Deutschen Reich bis zum Ersten Weltkrieg sehr niedrig waren. Der starke Anstieg der Steuern seit 1918 war natürlich Folge des verlorenen Krieges, aber auch der zunehmenden Bürokratisierung. Die »Reichsfinanzreform« des sehr umstrittenen damaligen Reichsfinanzministers Matthias Erzberger schuf 1919 die Finanzämter. E. war ursprünglich Volksschullehrer, seit 1903 Reichstagsabgeordneter, mit großem Einfluß, besonders im Ersten Weltkrieg, und wurde durch Rechtfanatiker 1921 ermordet; die Ermordung hatte nichts mit seinen finanzpolitischen Entscheidungen zu tun, sondern sie war Folge seiner Unterschrift unter den Waffenstillstand bzw. Billigung des Friedensvertrages. Im alten, sprichwörtlich sparsamen Preußen war die Steuerverwaltung bei dem Landrat. Im Obertaunuskreis erfolgte z. B. die Veranlagung und die Einziehung der Einkommensteuer durch einen in Königstein wohnenden mittleren Beamten (Militäranwärter), der jeden Morgen zu Fuß nach Kronberg ging und dann mit der Bahn mit Umsteigen nach Bad Homburg fuhr. Die Schaffung besonderer Steuerämter führte natürlich automatisch nach dem Parkinsonprinzip zu immer teurer werdenden Behörden, obwohl durch die Verpflichtung der Arbeitgeber ohne Entschädigung die Lohnsteuer (= Einkommensteuer) der Angestellten und Arbeiter einzuziehen, eine Entlastung der Behörden eintreten sollte. Jedenfalls wurde es meine Aufgabe in der Klinik (bis 1971), auch unsere Steuerbuchhaltung zu überwachen und im Verkehr mit den Behörden die Führung zu behalten. Es ist ja leider im deutschen Wirtschaftsleben so weit gekommen, daß bei jedem Bau, jeder Neuanschaffung, nicht nur die Sachkosten, sondern auch die steuerlichen Auswirkungen zu bedenken sind. In meinem Leben habe ich viel Zeit für die Organisation der Klinik und mit dem Umgang mit Behörden aufbringen müssen, vielmehr als zu den Zeiten, in denen ich angestellter Arzt war.

Als ich kurze Zeit in Königstein war, forderte mich der Katasterdirektor Blattau auf, in seinem gemeinnützigen Verein zur Errichtung von Siedlungshäusern für Minderbemittelte mitzuwirken. Der billige Wohnungsbau wurde in den 20er Jahren immer notwendiger, da die Wohnungsnot immer größer wurde. Blattau sammelte mit Fleiß, Klugheit und Raffinesse bei den vielen wohlhabenden Bürgern Königsteins gegen sehr niedrige Zinsen und Amortisation erhebliche Geldbeträge, durch die es möglich wurde, an der Wiesbadener Straße einfache, aber solid gebaute und zweckmäßige Ein- und Zweifamilienhäuser mit Gärtchen zu bauen, die im Laufe der Zeit in den

Besitz der Bewohner übergingen. Ich wurde Mitglied des Vorstandes, der ohne Entschädigung und Spesen seine Arbeiten verrichtete und sicher unbürokratisch wertvolle soziale Arbeit leistete. Noch kein Jahr in Königstein wurde ich von verschiedenen vorwiegend evangelischen Bürgern (vor allem Pfarrer Karl Bender) aufgefordert, mich für die Stadtverordnetenwahl zur Verfügung zu stellen. Bei dieser Wahl am 31. Januar 1926 gab es 4 Listen: 1) Zentrumspartei (katholisch, bürgerlich-mittelständig), 2) Partei der Arbeit (= SPD), 3) Handwerkerpartei, 4) Bürgerblock (= Deutsche Volkspartei, Liberale, bürgerliche Evangelische). Als altes Mitglied der D.V.P ließ ich mich bei Liste 4 aufstellen und wurde gewählt. Unsere Fraktion bestand bei 12 Stadtverordneten und 6 Magistratsmitgliedern aus 4 Mitgliedern und 2 Magistratsmitgliedern. Unser Fraktionssprecher Justizrat Dr. Bernhard Mettenheimer stammte aus einer alten hessischen Apothekerfamilie, war verheiratet mit einer Cohn-Speyer, die in Königstein an der Frankfurter Straße ein größeres Besitztum hatte; er hatte nach dem Krieg aus Frankfurt seine Praxis nach Königstein verlegt. Er war ein kultivierter und korrekter Mann, der mich in die praktische Kommunalpolitik einführte. Der Stadtverordnetenvorsteher Jakob Messer, Inhaber der renommierten Gastwirtschaft am alten Rathaus, einem alten Familienbetrieb, Zentrumsmitglied, auch Kreistagsmitglied, ein gutaussehender, liebenswürdiger Mann, dem man seine Militärzeit bei der Garde ansah, erledigte souverän die Geschäfte. Die Versammlungen warem bis April 1933 durchschnittlich sachlich, gutbürgerlich, ohne echte Parteistreitigkeiten, aber auch ohne großzügige Pläne, die die noch bestehende Armut verhinderten. Als Hemmschuh einer guten Entwicklung des Ortes erwies sich der in der Inflationszeit ohne rechte Prüfung nach Rücksprache an Ort und Stelle gewählte Bürgermeister, an sich ein kluger und gebildeter Mann, der aber nichts erledigte. Der Regierungspräsident zwang ihn unter Androhung eines Disziplinarverfahrens auf seine Pensionsansprüche zu verzichten und sich mit einer einmaligen Abfindung und einem Darlehen – er erwog den Bau eines Hauses – abzufinden. Er war dann jahrelang Rechtsanwalt mit einer bescheidenen Praxis und ist früh verstorben. – Es wäre noch nachzutragen, daß 1919 die Franzosen aus dem zu ihrem Brükkenkopf gehörenden Teil des Obertaunuskreises den Hilfskreis Königstein gebildet und zum Landrat den sehr fähigen Königsteiner Bürgermeister Anton Jakobs (1874–1938), der schon vor dem Krieg ab 1908 hier tätig war, ernannt hatten. Als nach dem Ende der Besatzung Königstein wieder zum Obertaunuskreis kam, wurde Jakobs 1928 Regierungsrat in Wiesbaden. In der Zeit zwischen den beiden Bürgermeistern erfolgte der Ankauf des jetzigen Kurhauses. Die Regierung hatte schon in den ersten Besatzungszeiten den Königsteinern angeboten, als Ersatz für die beiden beschlagnahmten Hotels (Hotel Pfaff – auch Hotel du Lion genannt –, das alte Kapuzinerkloster und Hotel Taunusblick, ein Anfang des Jahrhunderts schlecht gebautes Gebäude) ein kleineres Kurhaus an der Stelle der heutigen Anlagen um das Herzog Adolf-Denkmal zu errichten. Dieses Angebot wurde abgelehnt, gegen den Willen von Mettenheimer, und so entstanden peripher die Kasernen an der Sodener Straße (jetzt Albertus-Magnus-Kolleg). Unter Führung des stellvertretenden Bürgermeisters Jean Beppler (senior) wurde das jetzige Kurhaus mit seinem nach Süden exponierten sonnigen Gelände gekauft, die »Villa Borgnis«. Die bisherigen Besitzer (nicht die Familie Borgnis) führten, obwohl sie das Objekt verkaufen wollten, unschöne Verhandlungen, die den Vertrag verzögerten. Die Stadtverordneten waren einmütig für den Ankauf des Objekts, an dessen bedeutendem Wert für Königstein heute niemand mehr zweifelt. Leider waren weite Kreise der Bevölkerung in allen Schichten gegen den Ankauf, und die Stadtverordneten wurden noch lange bis zur körperlichen Bedrohung verfolgt, was ich auch erleben sollte. Im Jahre 1956 war der sinnvolle Ankauf der damaligen Besitzung Rothschild von ähnlichen Injurien begleitet. Ich gehörte zu der Kommission, die die Wahl des Bürgermeisters vorbereiten sollte. Von den drei in engere Wahl gezogenen Herren sagte einer ab, als er kurz Königsteiner Gasthäuser besucht hatte: »Ihm sei gesagt worden, mit den Königsteinern könne man nicht auskommen!« Mit dem SPD-Stadtverordneten Schlosser Karl Dinges wurde ich auf Erkundigungen über den einen Kandidaten, einen jungen Volkswirt, ausgeschickt nach Siegen, und in Grevenbroich beschäftigte sich der Landrat, den Bewerber sehr lobend, mit uns. In Bonn übernachtete ich bei Onkel Julius Rolffs, einem entfernten, aber uns menschlich sehr nahestehenden Verwandten von Else, und seiner prächtigen Frau, Tante Clarissa, in ihrer glänzenden Villa. Auch der letzte demokratische Oberbürgermeister von Berlin und spätere Präsident der Freien Stadt Danzig, Heinrich Sahm, gehörte in die Rolffs'sche Familie. Mit meinem Stadtverordnetenkollegen besichtigte ich den Kölner Dom; sein Eindruck: »Die armen Leute, die für dieses Gebäude als Bauleute so schwer schuften mußten«. Alljährlich kam ich bis 1933 zu einer Verbandstagung nach Weimar. Else und ich sahen uns dabei gründlich die Sehenswürdigkeiten Weimars an und besuchten auch Jena und Naumburg. Der berühmte Naumburger Dom mit seinem Übergang vom Stil der Romanik zur Gotik, hat sich bei uns mit den monumentalen Stiftergestalten besonders eingeprägt und hat uns angeregt, später unserer 1933 geborenen Uta den Namen der berühmten Stifterin zu geben. Naumburg ist bei den Deutschen viel zu wenig bekannt.

Wenige Jahre nach meinem Vater ließ sich in Königstein ein junger praktischer Arzt nieder, Dr. Oskar Kohnstamm, der später ein Sanatorium gründete, das auch sehr bekannt wurde und bis 1939 bestehen sollte. Es ist interessant, daß die beiden Häuser Amelung und Kohnstamm, betrachtet man z.B. nur die Prospekte und richtet sich nach den gewöhnlichen Sitten im Geschäftsleben, keine Konkurrenten waren. Nach meiner Überzeugung bedeutete das Vorhandensein zweier erstklassiger Sanatorien nicht nur die Hebung des Kurortes Königstein, sondern beide Häuser beeinflußten sich bestens. Die jeweiligen

Gründer und Leiter waren ausgesprochene Idealisten und ethische Persönlichkeiten, denen das ärztliche Helfen, das Heilen Sinn ihrer Arbeit war, viel weniger das reine Geldverdienen. Bei der Bedeutung Kohnstamms für die medizinische Lehre und Praxis, für Königstein, aber auch für Walther Amelung selbst, muß eine kurze biographische Schilderung gebracht werden: Oskar Kohnstamm (1871–1917) wurde in Pfungstadt bei Darmstadt geboren und entstammte einer gebildeten jüdischen Familie. Der Vater, bedeutender Talmud-Kenner und Dr. der Philosophie, wurde als Fabrikdirektor ein erfolgreicher Kaufmann. O. K. wuchs, bei einer liberalen Weltanschauung patriarchalisch erzogen, in einem Elternhaus mit jüdischen Gebräuchen auf. Stark beeinflußten ihn sein Mitschüler Karl Wolfskehl (1869–1948), Germanist, bedeutender Schüler Stefan Georges und nachwirkender Lyriker, und der Nervenarzt Rudolf Laudenheimer. Trotz vielfacher Interessen schloß Kohnstamm sein Medizinstudium schon 1893 mit einer physiologischen Doktorarbeit bei dem Berliner Physiologen Johannes Gad ab. Schon die Dissertation zeugte von seinem Scharfsinn und seiner exakten naturwissenschaftlichen Arbeitsmethode. Gad wurde sein Schwiegervater. Wir wissen nicht, warum Kohnstamm nicht die Universitätslaufbahn anstrebte. Wahrscheinlich war der leidenschaftliche Trieb zum heilenden Arzttum das Entscheidende, mit 23 Jahren eine eigne Praxis zu eröffnen; freilich litt er – für einen experimentierenden Gelehrten sehr wichtig – an mangelnder manueller Geschicklichkeit. Schon 1906 brachte K. Patienten von auswärts zunächst im eigenen Haus, dann im Hotel Taunusblick oder in einer Privatvilla unter und schon 1905 konnte er ein für damalige Begriffe vornehmes und luxuriöses Sanatorium am Ölmühlweg eröffnen, mit dem 1912 ein umfassender Neubau verbunden wurde. Wie die Geschichte des Hauses zeigen sollte, es dient heute Verwaltungszwecken, hatte auf die Dauer die künstlerische Gestaltung der Gebäude, die die Individualität des Erbauers deutlich beweist, zu wenig praktische, ökonomische Zwecke berücksichtigt. So lange der große Arzt O. Kohnstamm das Haus füllte, war es möglich, die von ihm gewünschte »Beschränkung der Patientenzahl« (ursprünglich für höchstens 20 Gäste gedacht) aus einer geistigen, hochstrebenden Elite, die auch hohe Preise zahlte, durchzuführen; K. fühlte sich als Führer von »Höhenmenschen«, wie die biographische Skizze von R. Laudenheimer ausweist. Hugo Amelung dagegen wollte und mußte nach seinem Naturell in die Breite wirken und hatte im Sommer oft 120 Patienten. Im Erfassen weiter Gesellschaftskreise wurde er glücklich und erfolgreich. Der vorliegende Prospekt des Sanatoriums Dr. Kohnstamm stellte die psychische Behandlung in den Vordergrund. Die übrige Therapie war stark naturheilerisch beeinflußt, deutlich angepaßt den Methoden von Hugo Amelung. Erfreulich waren auch bei Kohnstamm die Hochschätzung der Freiluftliegekur und der Luftbäder, sowie die der Winterkuren. Trotz der rasch wachsenden Praxis setzte Kohnstamm in Königstein seine neurologischen Forschungen, das Studium von Rükkenmark und Gehirn fort »zum Teil auf einsamen, von Universität und Bibliothek entfernten Posten« (G. R. Heyer). Nach dem uns vorliegendem posthumen Verzeichnis der wissenschaftlichen Arbeiten (»Erscheinungsformen der Seele«, Arbeiten von Dr. Oskar Kohnstamm. Herausgegeben von G. R. Heyer mit H. Laudenheimer und K. Wolfskehl. 1927 E. Reinhardt, München, 575 Seiten) entstanden fast alljährlich mehrere wissenschaftliche Arbeiten, zunächst neurologische. Seit Anfang dieses Jahrhunderts, zuletzt mit Max Friedemann, standen im Vordergrund der Untersuchungen psychologische und psychopathologische Probleme, so unter anderem »Pathogenese und Psychotherapie der Basedow-Erkrankung mit Kritik der psychoanalytischen Forschungsrichtung«. »Hypnotische Behandlung von Menstruationsstörungen«, »Diskussion der Freud'schen Psychoanalyse«, Arbeiten über Ausdruckslehre. In etwa 150 Seiten stellte K. zuletzt dar »Die Lehre von der hypnotischen Selbstbesinnung und vom tiefsten Unterbewußtsein«. Wesentlich aus den Erfahrungen großer praktischer Untersuchungen seiner Patienten setzte Kohnstamm sich mit der Freud-‘schen Psychoanalyse auseinander. Sie erschien ihm zu einfach, zu intellektuell. Gegen die »Triebmathematik« und »Sexualdemokratie« Freuds protestierte der Ethiker. Er wollte aus den natürlichen seelischen Kräften des Menschen heilen, auch unter »Appellierung« an das »Gesundheitsgewissen« des Patienten (vgl. auch Heyer). Leider scheint in der heutigen Psychiatrie, bzw.Psychotherapie der Namen Kohnstamm vergessen. Nur in größeren Werken wie J. H. Schultz »Seelische Krankenbehandlung«, 1920, H. Jaspers »Allgemeine Psychopathologie«, 1946, und besonders in den Beiträgen von B. Stokvis »Suggestion« und von K. Häfner »Das Gewissen der Neurose« im »Handbuch der Neurosenlehre und Psychotherapie«, 1959, Urban und Schwarzenberg, München, finden sich kurze Hinweise auf die Forschungsergebnisse Kohnstamms.

Aus dem philosophischen Freigeist, der K. in seiner Jugend war, wurde immer mehr ein Menschenfreund, aus dem atheistischen Gymnasiasten ein echter Gottsucher. Einige Wochen vor seinem viel zu frühen Tod traf er zufällig mit mir vor dem Rathaus zusammen. Die Unterhaltung mit ihm war immer interessant. Als mein Vater dann dazukam, sagte K. zu ihm: »Wissen Sie, daß Sie einen frommen Sohn haben?« Man merkte, wen er suchte. Seine vier Kinder hatte er christlich erziehen lassen. Sein prachtvoller ältester Sohn Rudolf war als Kriegsfreiwilliger im Juni 1916 im Westen gefallen. Er ist mir als jüngerer Schulfreund in guter Erinnerung: klug, hochgebildet, »Dem Deutschland Goethes und Mozarts« verpflichtet, in ihm die tiefe eingeborene Frömmigkeit der »anima naturaliter christiana« (Laudenheimer). In den Jahren der Barbarei mußten auch die Kohnstamms emigrieren. Der Name Rudolfs ist verzeichnet auf der Gedenktafel für Kriegsgefallene Königsteins an der evangelischen Kirche. Das Sanatorium wurde erworben von dem Kaufmann Frankl (Bruder des im ersten Weltkrieg gefallenen berühmten jüdischen Fliegers und Pour le mérite-Trägers) und dem polnischen jüdischen Arzt Dr.Benno Spinak (1884-1963), der den Amelungs ein guter Freund werden sollte. Da Spinak keine deutsche Approbation besaß, wurde Dr. Max Friedemann (1881–1978) der leitende Arzt, ein bedeutender Arzt und ein wertvoller, kontaktfreudiger und edler Mensch, der 1939 mit seiner jungen Frau noch gerade rechtzeitig emigrieren konnte. Er ist ein hoher Neunziger geworden, hat in den USA eine große nervenärztliche Praxis aufgebaut und stand bis 1976 noch mit mir in Verbindung.

»Nun erst ist in Königstein wirklich der Friede eingezogen« schreibt eine nicht uninteressante Chronik von Richard Kirn über die »Goldenen Frankfurter Jahre« (1966) zum Abzug der englischen Besatzung aus Königstein am 24. September 1929, nachdem Ende August 1929 die Haager Konferenz die endgültige vollständige Räumung Deutschlands beschlossen hatte. Die Bemühungen Stresemanns hatten erreicht, daß die Räumung der besetzten Gebiete rund 5 Jahre früher erfolgte als im Friedensvertrag vorgesehen. Stresemann selbst hatte diesen Tag nicht erlebt, auch nicht die Festlegung dieses Termins. Freilich war durch seine Bemühungen (zusammen mit Briand) 1926 die Besatzungszone Köln freigegeben und dadurch englische Truppen frei geworden, die zum Teil in der dritten Zone französische Einheiten ablösten. Die Engländer suchten die schönsten Orte im Brückenkopf Mainz aus, so vor allem Königstein. Hier trauerte man zunächst den Franzosen nach, deren Familien mit der deutschen Bevölkerung zum Teil friedlich unter einem Dach gewohnt hatten. Die Engländer, auf exakte Trennung bedacht, verlangten rund 80 Wohnungen, deren Freimachung die zusammengepferchte Bevölkerung sehr traf. (Die Wohnungsansprüche der Sieger nach dem 1. Weltkrieg waren wesentlich bescheidener als die nach dem 2. Weltkrieg, besonders im Vergleich mit denen der Amerikaner 1945). Das Reich stellte sofort erhebliche Geldmittel zur Verfügung, mit denen die heutige Thewaltstraße schnell bebaut wurde, so daß diese Wohnungsschwierigkeiten bald beseitigt werden konnten. Nach dem Abzug der englischen Truppen feierte man groß dieses Ereignis. Hindenburg und Gefolgschaft kamen nach Mainz. Wir sahen ihn bei der Einfahrt aus nächster Nähe. Ich hatte ihn schon früher gesehen und fand auch diesmal, respektlos, aber ehrlich gesagt, »er sähe aus wie ein alter Feldwebel«. Bei den Feierlichkeiten fand man es nicht nötig, den Namen und die Verdienste Stresemanns zu erwähnen. Auch in Königstein feierte man. Im Wogtal brachte man an einem freistehenden Felsen an »Wir sind frei«. Der Felsen steht noch, die Buchstaben sind sinnigerweise im 3. Reich verschwunden. Der Bürgermeister Gustav Böhm, ein kluger, sauberer, fleißiger Mann, aber für Königstein, im Vergleich mit dem bedeutenden früheren Bürgermeister und amtierenden Landrat Jacobs eine Nummer zu klein, hielt die »Freiheitsrede«. Um das neue Kurhaus kümmerte sich Böhm so sehr, daß er sich gekränkt zurückhielt, als ihn Gäste mit »Herr Ober« angeredet hatten. Meine Fraktion war für den jungen Volkswirt, dem die Reise nach Grevenbroich gegolten hatte. Die Königsteiner wollten damals keinen Akademiker; vielleicht hatten sie Recht.

Und waren wir jetzt *wirklich frei?* Nach Stresemanns Tod trat ein langsamer aber deutlicher Rückschlag auf vielen Gebieten, besonders in der Wirtschaft ein; die drohenden Reparationslasten mußten sich auswirken, die Arbeitslosigkeit nahm zu, ebenso die politische Unruhe auf der linken und rechten Flanke. Die Freiheit verschwand unter Hitler, im 2. Weltkrieg und dann, als der erhoffte und gefürchtete »Friede« mit den erbarmungslosen Siegermächten im Osten und mit den zunächst unsicheren, sich mit Zonengrenzen absperrenden Westmächten mit ihrer dubiösen »Entnazifizierung«kam. Aber darüber später mehr. Jedenfalls sahen wir in Königstein mit einer gewissen Nervosität der Zukunft entgegen. Viele wurden erschreckt wach, als bei der Reichstagswahl am 13. September 1930 107 Nationalsozialisten statt der bisher 12 ins Parlament einzogen. Auch die Zahl der kommunistischen Stimmen war deutlich gestiegen, von 3½ auf 4½ Millionen. Obwohl Hitler durch den November-Putsch im Jahre 1923, seine Schriften und Reden, sein programmatisches Buch »Mein Kampf«, das mit aller Deutlichkeit die Vernichtung der Juden verlangte, seine außergewöhnliche Gefährlichkeit offenbart hatte, regte sich nach dem ersten Schock bei den meisten Leuten, aber auch bei den Parlamentariern im allgemeinen keine Bereitschaft zum Handeln. Nur Stresemann, das ist vielfach belegt, hatte frühzeitig die elementare Gefahr, die von Hitler ausging, erkannt; er empfahl z. B. dem Korrespondenten des »Matin«, in Nürnberg sich den Aufmarsch auf dem NSDAP-Parteitag anzusehen und Briand zu berichten. Man nahm ihn nicht ernst. Wäre Stresemann länger am Leben geblieben, er hätte den Mut gehabt, Hitler rechtzeitig zu beseitigen. Wir (Else und ich) waren tief beeindruckt von dem aus Frankreich wohl schon 1930 kommenden, später leider zu wahr werdenden Ausruf: Hitler, c'est la guerre (Hitler ist der Krieg).

Es ist erschreckend, wie viele Leute sehr schnell den Weg zu Hitler fanden. Ich habe es immer als eine Gnade empfunden, daß wir uns nicht verführen ließen, diesem Rattenfänger aus Braunau zu folgen. Wirklich, es war eine Psychose, die freilich mit bedingt war aus dem Versailler Vertrag, der die Deutschen körperlich und ideell zu vernichten drohte. Die einzelnen Ereignisse überstürzten sich.

Am 27. März 1930 brach die Koalition zwischen SPD, Zentrum und DVP, und der Reichskanzler Hermann Müller mußte zurücktreten. Auf Grund einer gesetzlich möglichen Notverordnung wurde der christliche Gewerkschaftler und Zentrumsabgeordnete Dr. Heinrich Brüning (1885–1970) zum Reichskanzler ernannt. Brüning war ein hochbegabter Jurist, ein echter, streng katholischer Westfale, bedürfnisloser Junggeselle, hochdekorierter Frontoffizier, der in Hindenburg den Generalfeldmarschall und sich als gehorsamen Offizier sah, ein Politiker ohne durchsetzende Ausstrahlung. Nach dem niederschmetternden Wahlergebnis, das vor allem die bürgerlichen Parteien getroffen hatte, regierte Brüning weiter auf Grund der Notverordnungen und mit stiller Duldung der SPD im Sinne eines das Leben des einzelnen empfindlich treffenden Wirtschafts- und Sparprogramms. Parlamentarisch wurde die Minderheitsregierung Brünings auch gestützt durch einen Teil der ehemaligen Deutschnationalen, den sogen. Volkskonservativen, an ihrer Spitze der junge Minister G. R. Treviranus (1891–1971), Graf Westarp (1864–1945) und auch der angesehene evangelische Geistliche in Hessen-Nassau, der Paulskirchenpfarrer Karl Veidt (1879–1946), ein persönlicher Freund unserer Familie, dem ich natürlich viele Hinweise aus der damaligen Zeit verdanke. Die Reste der Deutschnationalen Partei hatten sich unter Führung des machtsüchtigen Industriellen Hugenberg (1865–1951), eines hochbegabten Wirtschaftsführers, aber ohne politischen Weitblick und Fingerspitzengefühl inzwischen in der »Harzburger Front« mit Hitlers Nationalsozialisten gefunden. Bei zunehmender Arbeitslosigkeit (1. Januar 1931 4,9 Millionen, im Februar 1932 6,2 Millionen), die Folge des sinnlosen Sparprogramms Brünings (»Die Notverordnungen brachten Not«, M. Freund) und eines Börsenkrachs in den USA, der eine Weltwirtschaftskrise auslöste, verschlechterte sich die Lage des Kabinetts Brüning. Auch in Deutschland kam es zu schweren Bankenkrisen, besonders bei der Darmstädter und Nationalbank – Dana, –, die von Brüning mit dem damaligen Reichsbankpräsidenten Hans Luther (1879–1962) (Reichskanzler 1925–1926, Reichsbankpräsident 1930–1933, Botschafter in den USA 1933–1937), zwar beherrscht werden konnten, aber zu großer Verwirrung in der Bevölkerung führten und die extremen Parteien stärken mußten. Dr. Luther habe ich persönlich näher kennen gelernt. In den Kriegsjahren hielt er sich wiederholt in Königstein auf. Er konsultierte mich mehrmals und ich konnte ihm gut helfen. Er hatte von Hitler Arbeitsverbot, durfte nur in Lazaretten neutrale Vorträge vor den Soldaten halten, so sprach er wiederholt über Amerika und Japan. Er sah das Schreckliche voraus. »Und was wird später kommen, wenn die ›nervenlosen‹ Völker des Ostens an die Macht kommen?« L. war eine eindrucksvolle, imponierende, beherrschte

Persönlichkeit und litt sehr unter den Einschränkungen seiner Tätigkeit durch Hitler. Nach dem Krieg erhielt er wichtige politische Aufträge.

Auch Dr. Friedrich Ernst (1887–1961), Reichskommissar für das Kreditwesen (mit Sitz und Stimme im Kabinett), vorher Ministerialdirektor und Präsident der Landeszentralbank Berlin 1931, Privatbankier im Hause Delbrück, war Anfang der 30er Jahre von großer Bedeutung. Dr. Ernst wurde nach dem 20. Juli 1944 verhaftet, wartete auf die Hinrichtung und wurde buchstäblich im letzten Augenblick durch die Russen gerettet. 1953 war er lange Zeit in unserer Klinik lebensgefährlich krank. Wir haben ihn und seine hochstehende Frau geb. von Gersdorff wiederholt später getroffen, auch in seinem bescheidenen Sommersitz in Westerland. Ernst verkörperte die vielgerühmten Tugenden des alten preußischen Staatsbeamten: Große Klugheit mit Fleiß und Opferfreudigkeit. Dr. Ernst brachte »aus der preußischen Verwaltungstradition eine ungewöhnlich große kaufmännische Begabung in Theorie und Praxis neben unbestechlicher Sachlichkeit und selbstbewußter Geduld zum Tragen« (Treviranus, G. R. Das Ende von Weimar. Econ Verlag Düsseldorf 1968, S. 211). Er ist auf der Fahrt zu einer wichtigen Sitzung der Bundesbahn verstorben. Else war mit ihm weitläufig angeheiratet verwandt.

1932 war auch die Reichspräsidentenwahl wieder fällig. Am 10. April wurde Hindenburg, diesmal auch von SPD und dem Zentrum unterstützt, mit 19,3 Millionen Stimmen gegen Hitler (von Hugenberg unterstützt, 13,3 Millionen Stimmen) und den Kommunisten Thälmann (3,7 Millionen Stimmen) gewählt. In Königstein arbeitete ich im Wahlkampf eng mit dem Zentrum zusammen. Für den erkrankten Dr. Mettenheimer hatte ich den Vorsitz der aktiven Ortsgruppe der deutschen Volkspartei übernommen. Der Buchdruckereibeisitzer Jean Beppler senior führte das Zentrum. Er hatte den Magistrat in der Bürgermeister-freien Zeit geleitet, ein politisch kluger Kopf, und ich nannte ihn immer meinen »alten Freund«. Treviranus, der

Freund Brünings und Organisator der 2. Hindenburg-Wahl, wirkte nach Berichten der Zeitungen bedeutend und sympathisch. In Frankfurt hörten wir ihn persönlich, den gutaussehenden Mann. Nach dem Krieg kehrte er nicht für dauernd nach Deutschland zurück, wurde von Italien aus Grundstücksmakler und versuchte auch in Königstein Geschäfte zu tätigen. Von den Nationalsozialisten merkten wir zunächst noch wenig im Ort; es kamen fremde Agitatoren nach Königstein. Im alten Nassauer Land (d.h. der bisherige Regierungsbezirk Wiesbaden und dem Bezirk Montabaur – jetzt zu Rheinland-Pfalz gehörend –) und in der ehemaligen freien Stadt Frankfurt waren die Menschen von altersher liberal. In Frankfurt wurde nie eine Hexe verbrannt; es gab die in anderen Ländern verpönten Simultanschulen, um das Jahr 1800 sollen sich sogar, wie mein Konfirmator und Pate Pfarrer Karl Bender erzählte, die Geistlichen beider Konfessionen im Gottesdienst vertreten haben. Man wählte bis 1930 SPD, Zentrum oder freisinnig und nationalliberal. Die Deutschnationalen blieben der eingesessenen Bevölkerung fremd. So schlug auch die NSDAP zunächst kaum Wurzeln. Folgende Geschichte ist wahr: Ein frommkatholischer Bürger im Limburger Raum wurde nach einem Konkurs seines Geschäftes Mitglied der NSDAP, wie er selbst in eingeweihten Kreisen erzählte, um sich zu sanieren. Von imponierender Gestalt, redebegabt und liebenswürdig frech wurde er bald Parteiredner, übernachtete aber »harmlos« in katholischen Pfarrhäusern. Eine schwere chronische Krankheit fesselte ihn schon vor der »Machtübernahme« an das Bett. 4 Jahre waren vergangen, als er arbeitsfähig entlassen wurde. Er erfuhr, daß in einer Kleinstadt eine Bürgermeisterstelle freigeworden war. Die Gunst des Augenblicks lockte; er ging in die Gauleitung, ohne dortige Rücksprache rief er den Regierungspräsidenten an, »der Gauleiter wünsche, daß Genosse X Bürgermeister von Königstein werde«. Das Regierungspräsidium stellte die Bestallung aus, mit dieser dann Vorstellung beim Landrat und Übernahme des Amtes. Da er imponierte, geschickt und freundlich und auch nicht dumm war, waren Parteileute und die (zahlreichen) Parteigegner zunächst zufrieden. Da er sich aber nicht unkirchlich gab und in der sog. »Kristallnacht« gegen die Zerstörungen auftrat, wurde er durchschaut und abgesetzt. Erneute schwere Erkrankung verhinderte wohl einen KZ-Aufenthalt. Als 1945 die Amerikaner eingezogen waren, sorgte der demokratische Bürgermeister für eine Pension, die auch seiner Witwe zugute kam.

Nach seiner Wiederwahl siegten in der Umgebung Hindenburgs die Gegner Brünings, eine Hugenberg nahestehende machtsüchtige Kamarilla, geführt von dem sagenumwobenen General von Schleicher (1882–1934), seit Jahren die »graue Eminenz«, der schon Brüning Hindenburg vorgeschlagen hatte, Kreise, zu denen auch Hindenburgs Sohn Oskar und der Staatssekretär Meißner gehörten. Der hochangesehene Barmer Pfarrer Paul Humburg (1878–1945), mein Patient, berichtete mir: »Ich fuhr wegen der Kirchen- und Judenverfolgung auf Hindenburgs Gut Neudeck; im Krieg war ich sein Feldprediger und ich hatte von ihm das Recht, jederzeit seine Hilfe zu erbitten. Nach 2 Tagen Wartens sagte Meißner: ›Der Herr Präsident empfängt Sie nicht, fahren Sie nach Barmen und predigen Sie in Ihrer Heimat‹.« Schleicher, sicher ein hochbegabter General, aber ohne psychologischen Blick glaubte, Hitler durch andere rechtsstehende Kreise bändigen zu können. Brüning wurde von Hindenburg die Demission nahegelegt, die er auf Antrag am 31. Mai 1932 erhielt. Hindenburg hatte seinen Kanzler und seine Wähler verraten. Der Kanzler wurde Franz von Papen (1879–1969) mit einem Kabinett an sich hochwertiger Männer aus dem Adel. Die notwendige Reichstagswahl am 31. Juli machte die NSDAP zur stärksten Partei, die freilich bei der nächsten Wahl 2 Millionen Stimmen verlor. Schleicher wurde am 2. Dez. 1932 zum Reichskanzler ernannt. Als Schleicher keine handlungsfähige Regierung bilden konnte, wurde Hitler am 30. Jan. 1933 Reichskanzler. Die von uns so gefürchtete Schicksalsstunde war gekommen, und die Neuwahlen zum

Reichstag ergaben eine knappe Mehrheit für Hitler. Er schloß die Kommunisten aus dem Parlament aus, und das Ermächtigungsgesetz wurde gegen die Sozialdemokraten mit Zentrum, den Anhängern Hitlers, Hugenbergs und mit den wenigen Vertretern der Mitte angenommen.

So erhielt Hitler vollkommene Freiheit zum Erlassen von Gesetzen. Der Tag von Potsdam (21. März 1933), ein feierlicher nationaler Akt mit einer maßvollen Rede Hitlers, mit der Huldigung Friedrich des Großen und der Lorbeerkranzniederlegung an dem Sarg des größten Hohenzollern schien zunächst eine Wende zum unerwarteten Guten zu bringen. Einige Tage ließen auch wir uns täuschen. Dem Ermächtigungsgesetz folgten zunächst heimliche Morde, dann die Konzentrationslager als »Schutzhaft« getarnt, und das Fallbeil. Es war schwer damals zu leben, überzeugt zu sein, daß das zum Krieg führende Unheil kommen werde und umgeben zu sein von den zahlreichen Hitler-Wahn-Besessenen, ehrgeizigen Opportunisten und »Parteigenießern« in jeder Form. Am 1. April 1933 war ein Boykott jüdischer Geschäfte und ärztlicher Praxen durchgeführt worden, ein deutliches Menetekel dessen, was kommen sollte. Der Judenhaß Hitlers ist, wie heute die Forschung gezeigt hat, das führende verbrecherische Motiv aller seiner Handlungen gewesen. Lange sollte er vom Glück begleitet sein. Hier kann und konnte nur das zum Verständnis Notwendigste berichtet werden. Die weitere Geschichte soll an meinem eigenen Erleben, dem der Familie, der Freunde und nächsten Umwelt gezeigt werden. Mit sicher klugen, man kann sagen raffinierten Finanzmethoden beseitigte der neue Reichsbankpräsident Hjalmar Schacht - wie berichtet hatte er zusammen mit H. Luther 1923 die Inflation beendet – bald die wahrhaft schreckliche, demoralisierende und die Menschen langsam zum Verhungern führende Arbeitslosigkeit. Durch Straßenbauten, Steuererleichterungen bei großen Reparaturen und privaten Neubauten, Anstellung von vielen neuen Beamten und Lehrern, großzügige Förderung der Wissenschaft, hohe Fluchtsteuern bei Juden und anderen Emigranten, insbesondere durch den sehr geheimen Aufbau des Heeres (die neuen Offiziere blieben zunächst »Regierungsräte« in Zivil; wir konnten manche solcher Fälle beobachten) und Entwicklung einer großen Kriegsindustrie wurden viele Arbeitslose wieder beschäftigt. Natürlich lobten die vom Hunger Befreiten ihren Meister, freilich, und das war die Katastrophe, ohne an die Zukunft und an die vielen sofortigen, sehr geheim gehaltenen Verbrechen zu denken. Ein mir bekanntes Beispiel: Ein 40jähriger verheirateter Assessor mit Kind wartete seit 13 (!) Jahren auf Anstellung, immer nur zeitweilig bezahlt, ohne Vorstrafen, fähig, gutmütig. Er war Mitglied der Deutschen Volkspartei, die nichts für ihn tat. Plötzlich war er Rat, nach zwei Jahren Direktor. Er enthüllte selbst das Geheimnis: Seit vielen Jahren Parteibuch der NSDAP.

Alte Kommunisten und Sozialdemokraten verschwanden spurlos; bisweilen kam die Urne mit der Asche des Vermißten gegen Rechnung der Unkosten bei der Familie an. Die strenge Zensur machte sich bemerkbar. Goebbels, der Reichspropagandaminister, ein hochbegabter, sehr gebildeter Germanist – der Teufel in Person – sorgte, daß in den judenfreien Theatern usw. Bestes geboten wurde und die Massen für billiges Geld (auf Pump in die Zukunft) in die Kunststätten strömten. Die großen Dichter wurden verniedlicht, wir erlebten dieses in der »Zauberflöte«, gereinigt vom Geist Mozarts und Schikaneders. Vergessen war: »In diesen heiligen Hallen kennt man die Rache nicht.«

Ich behandelte eine Witwe mit zwei begabten Söhnen aus alter Industriellenfamilie. Vor der Machtübernahme Gegnerin von Hitler, 6 Wochen später: »Heute ist das anders; nachdem die Juden aus allen Ämtern entfernt sind, können meine Söhne leichter nach oben kommen.« Ein braver ehrbarer Familienvater und Kirchgänger, Arbeiter, gerät in die SA. Der Trupp marschierte durch Königstein. Ohne Anweisung sprang er aus der Reihe und ohrfeigte mehrmals einen vorbeigehenden alten jüdischen Einwohner. Von seiner Begleitung später gestellt, sagt er harmlos: »Der Führer will doch, daß wir gegen die Juden sind.«

Ein Jugendfreund, Kriegsfreiwilliger, hochdekorierter Flieger, war im 1. Weltkrieg nicht Offizier geworden wegen der Herkunft von »kleinen Leuten«. Er wurde Lehrer und Nazi; goldenes Parteiabzeichen. 1933 Rektor, 1936 Ministerialrat. Er blieb bescheiden und verleugnete nicht sein Christentum. 1945, nachdem sein einziger Sohn gefallen war, Selbstmord.

Im Anschluß an die Reichstagswahlen fanden am 12. März 1933 die Stadtverordnetenwahlen in Königstein statt. Die NSDAP wurde mit Lorenz Marnet an der Spitze ohne absolute Mehrheit die stärkste Partei. Wie früher berichtet trat die Deutsche Volkspartei bei Kommunalwahlen in Königstein als Bürgerliste auf, und ich wurde für diese Liste wieder Stadtverordneter zusammen mit dem Schlossermeister Wilhelm Kowald, einem stadtbekannten Original. Bei der ersten Sitzung am 27. März zeigten die Nationalsozialisten deutlich, daß sie sich in jeder Weise als die Herren fühlten. Bürgermeister Böhm war inzwischen bei der allgemeinen Gleichschaltung mit einer kleinen Pension abgesetzt worden und verzog von Königstein. Dem jüdischen Mitglied der Mittelstandsliste Metzgermeister Adolf Hess, Inhaber einer jüdischen rituellen Pension (heute »Haus Feldberg») geschah zunächst nichts. Nach Wahl durch die Stadtverordnetenversammlung berief der Landrat mich zum Magistratsschöffen. Ich ging also bis auf weiteres zu den Magistratssitzungen. Nach den Protokollen, die ich zum Teil noch habe, waren die Gegenstände der Beratungen neutral. Zunächst wurde als Nachfolger von Böhm ein »alter Kämpfer« mit goldenem Parteiabzeichen ernannt. Er war sehr traurig, als er unerwartet rücksichtslos auf Anordnung des Gauleiters wohl auf Betreiben der örtlichen Parteispitze vom Landrat abgesetzt wurde; er war wirklich unfähig. Schon im Jahre 1933 wurde der nationalsozialistische Grundsatz deutlich »Die Partei befiehlt dem Staat«. Landrat war inzwischen Prinz Wolfgang von Hessen geworden. Er und sein älterer Bruder Philipp waren

Freunde von Hermann Göring, nach Hitler dem mächtigsten Mann. Die Prinzen stammten aus dem Haus Hessen-Kassel (Kurhessen), deren Land 1866 nach dem siegreichen Krieg Preußens über Österreich von Bismarck annektiert wurde. Ihre Mutter, die sog. »Landgräfin« war eine Schwester Kaiser Wilhelms II. Prinz Philipp war verheiratet mit der italienischen Königstochter Mafalda, über deren trauriges Schicksal noch berichtet wird. Prinz Wolfgang war Schwiegersohn des letzten kaiserlichen Reichskanzlers, des Prinzen Max von Baden. Beide Prinzen waren überzeugte Nationalsozialisten und Hitler-gläubig. Philipp wurde Oberpräsident in Kassel für die Provinz Hessen-Nassau, und Wolfgang unser Landrat bei dem ich mehrmals großes Entgegenkommen fand, obwohl ich nicht Pg. (Parteigenosse) war. Mehreren Aufforderungen, der Partei beizutreten, konnte ich mich stets entziehen. Als neuer Bürgermeister war im Spätsommer der junge Dr. rer. pol. Albrecht (geb. 1902), Arztsohn aus Schmitten - Taunus berufen worden. Die Stadtverordnetenversammlung und der Magistrat wurden ersetzt durch einen Gemeinderat, in den ich automatisch als Ratsherr übernommen wurde. Bei allen städtischen Angelegenheiten hatte der Bürgermeister die alleinige Entscheidung und Verantwortung nach Befragung der Ratsherren; im NS-Staat gab es keine Abstimmungen mehr. Es war mir möglich, in den Kurort- und Schulangelegenheiten gewissen Einfluß zu nehmen. Unsere kleine höhere Schule war schon im Staat von Weimar gefährdet, da ihre Frequenz sehr gering, sie der Stadt große Kosten verursachte und sie in mittelständigen Kreisen als unnötig angesehen wurde; sie war für mich ein echtes »Sorgenkind«. Ich merkte schon bald, daß ich Gegner, vielleicht auch Feinde hatte. So wurde mir wiederholt »Judenknecht« usw. nachgerufen von anscheinend bestellten ortsfremden Personen.

Im Schrifttum wurden die Nachfolger Stresemanns, Dr. Ernst Scholz (1874–1932) und Eduard Dingeldey (geb. 1886), als »ideenlos« und »mutlos« bezeichnet, »nicht imstande; das nervöse Bürgertum vom Überlaufen zu Hitler fernzuhalten« (F. Hirsch, S. 270). Ich hatte in diesen Jahren bis 1933 häufig Gelegenheit mit dem Parteisekretär der D.V.P. Frankfurt, Schindler, mich zu besprechen. Die Königsteiner Ortspruppe war an Mitgliedern stark und die im benachbarten Kronberg, Mitglieder zu Einwohnerzahl umgerechnet, die stärkste im Reich. Schindler sahen wir häufig, wir hörten mehrmals die Reden Dingeldeys und erhielten bis Sommer 1933, als Parteienverbot eintrat, interne Rundschreiben. Curtius, der intime Freund Stresemanns hatte bestimmt Einfluß bis 1932 im Sinne der »Stresemann-Linie«. Scholz, ein innerlich vornehmer Mann, war lange krank, er war verwandt mit dem berühmten Generaloberst Beck. Auch die letzten Rundschreiben von Dingeldey entsprechen m. E. der »Stresemann-Linie«. Zur »Stresemann-Linie« gehörte auch der letzte in Hessen-Nassau gewählte D.V.P.-Abgeordnete Dr. Richard Merton (1887–1960), volljüdischer Abstammung, bekannter führender hochverdienter Großindustrieller, in Frankfurt (November 1932–5. März 1933). Die Mutter von Dr. M. konnte ich noch in der Hitlerzeit in Königstein behandeln. Auch die Mertons sind größtenteils erst später emigriert. Ein Bruder und die Schwester Merton (Frau v. Bissing) waren nach dem 2. Weltkrieg meine Patienten. Die Familie Merton hatte große Verdienste um die Universitätsgründung und die Errichtung wertvoller caritativer Einrichtungen.

In der mir bekannten Literatur finde ich keine Erwähnung der Terrorakte nach der Ermordung Rathenaus (1922). Dingeldey und der angesehene hessische Anwalt und Parteivorsitzende Dr. Osann wurden von einer erregten Volksmenge gefangengenommen, einen Strick um den Hals durch die Straßen Darmstadts zur »Hinrichtung« geschleppt und gerettet erst im letzten Augenblick durch mutige Polizisten; in diesen Tagen wurde in Frankfurt der völlig unpolitische Staatsanwalt Haas (sogar jüdisch!) in seinem Haus überwältigt und von dem Pöbel umgebracht (die Witwe Haas habe ich später behandelt).

In der Klinik wurden die Verhältnisse durch die »Machtübernahme« (allgemein übliche Bezeichnung der Herrschaftsübernahme Hitlers) schwieriger. Aus Angst oder Verblendung paßten sich viele Menschen auffallend schnell den neuen Verhältnissen an. Kurz vor diesen Tagen wollte eine Patientin ein ärztliches Zeugnis haben, daß sie ihre Schwangerschaft nicht austragen könne; um ihre Krankheit weiter zu studieren setzte ich bis zur Entscheidung eine kurze Frist. Vorher, gerade war Hitler an der Macht, eilte der Mann herbei: Seine Frau wolle selbstverständlich das Kind bekommen und er sei auch einverstanden. Die Strafen im 3. Reich waren bei Abtreibung (Unterbrechung der Schwangerschaft) ohne ärztliche Indikation wie schwere Erkrankung sehr hart. Die heutige, m. E. im allgemeinen leichtfertige soziale Indikation gab es nicht. Bei echter »Abtreibung« wurden der ausführende Arzt, Hebammen usw. unter Umständen im Hitler-Reich hingerichtet. Als wir am 15. Januar 1925 unsere Tochter Ingrid bekamen, sagten viele: »Ach wie schrecklich! Das vierte Kind!« Als unsere Tochter Uta im Dezember 1933 geboren wurde, lautete die Vox populi (Volksstimme) »Ach wie schön ! Sie haben dem Führer ein Kind geschenkt.« Unzweifelhaft fand der Nationalsozialismus auch nicht selten starken inneren Widerstand; er herrschte durch barbarische Maßnahmen, die aber häufig getarnt wurden. Die wirtschaftliche Lage in weiten Kreisen der Bevölkerung besserte sich. Die Verfolgung der Kirchen war zunächst nicht sehr sichtbar. In weiten Teilen Deutschlands, insbesondere wo die Judenverfolgungen noch nicht in ihrem Ausmaß bekannt wurden, hatten die größtenteils rechtsstehenden Evangelischen bei den letzten Wahlen Hitler gewählt. Führende, mutige Männer der Bekennenden Kirche haben gerade seit der Septemberwahl 1930 Hitler gewählt, einige haben sogar bei den berüchtigten Bücherverbrennungen mitgewirkt. Manche haben mir das später reumütig bekannt. – Else und ich suchten wie auch Brandts das so schlecht besuchte Haus nach Möglichkeit zu heben. Das jüdische Klientel schmolz, mehr noch die Einweisungen durch jüdische Kollegen. Der Gottesdienst stand für uns im Vordergrund; Else war sehr in der Frauenhilfe tätig, sie gründete einen gut besuchten Jungmütterkreis. Den Gottesdienst besuchte ich regelmäßig, soweit es der Dienst gestattete, im Krieg immer in Uniform.

Die kleine, immer sonnige Ingrid (»Inni« genannt) war meine stete Begleitung bei den jetzt viel häufigeren Spaziergängen und Wanderungen. Sie liebte die Tiere, beobachtete die Natur freudig, immer nüchtern und sachlich wie ein Bauer seine Umwelt zu betrachten pflegt. Sie war auch sehr anhänglich an ihren Großvater Hugo Amelung, lernte von ihm Viehzucht und vieles aus der Landwirtschaft bis zum Silo. Mit vier Jahren konnte sie schon Ochsen zur landwirtschaftlichen Arbeit anspannen, war traurig, daß die Mutti keine Hunde in der Wohnung duldete. Erst vor wenigen Jahren erfuhr ich, daß sie Hunde, die ihr nachliefen, liebevoll mitnahm, im Stall einige Tage verbarg und dann ihren Besitzern zustellte. Jedenfalls wußte sie frühzeitig mit Tieren ohne kitschiges Verhalten umzugehen. Wenn es irgendwie ging, fuhren wir mit den Kindern in den Taunus oder wanderten recht tüchtig; Eppenhain, Schloßborn waren so oft unsere Ziele, auch unsere Äcker in Altenhain mit Hunderten von Obstbäumen, besonders Mirabellenbäumen. Bisweilen fuhren wir in den Zoo oder in das Senckenbergmuseum oder, gewöhnlich an meinem Geburtstag, nach Mainz, Worms und Oppenheim, wo wir die gewaltigen Dome bzw. die hochgotische Katharinenkirche mit Beinhaus besichtigten und besuchten dann meine geliebte Tante Lia, die Schwester meiner Mutter und ihre Familie in Gronau bei Bensheim. Die Urlaube wurden genau geplant, wenn möglich mit wissenschaftlichen Kongressen verbunden. So kamen Else und ich vor dem 2. Weltkrieg noch zweimal nach Wien. Im Herbst 1932 waren wir kurz in Bad Gastein, wo der menschlich und wissenschaftlich eindrucksvolle Badearzt Dr. Otto Gerke, der sich große Verdienste erwarb um die Erforschung der radioaktiven Quellen, durch die Badgastein berühmt geworden war, uns führte. Bis heute habe ich mich für diese Quellen eingesetzt. Dr. G. wurde leider als »Leibarzt« von Frau Göring in den NS-Klüngel hineingezogen und verübte später Selbstmord. Nach der Besichtigung waren wir zur Erholung 2 Wochen in Pörtschach am Wörther See mit Ausflug über die Karawanken nach Bled in Jugoslawien, dem früheren Veldes in Oberkrain, ein Ort, der geschichtsmedizinisch interessant ist. Hier hatte Arnold Rikli (1823–1906), ein aus der Schweiz stammender Laienmediziner, das uralte Bestreben der Menschen, in der Sonne zu gesunden, systematisch aufgegriffen; er darf als der Vater des Sonnen- (und auch des Luft-)bades gelten. Ursprünglich reiner Hydrotherapeut, ersetzte er im Laufe der Zeit die Reize des kalten Wassers durch das Freiluftbad. In der »atmosphärischen« Kur verbrachte der leichtbekleidete Patient fast den ganzen Tag im direkten Sonnenbad und einem direkten Licht-Wärme-Bad. Am Wörther See merkten wir, daß wir im Nassauer Land und in Frankfurt noch sehr zurück waren; die Leute, die Kärntner, grüßten viel häufiger als bei uns mit »Heil Hitler«. – Dann zum Kongreß in Wien. Im Frühjahr des Jahres des Unheils 1937 waren wir zunächst einige Tage in Berlin, von unseren Freunden Reinhard und Gertrud von den Velden eingeladen. Wir sahen u. a. das Schauspiel »Die Neuberin« mit der berühmten Schauspielerin Agnes Straub (1890–1941), die sich selbst spielte. Dann in Breslau, das einzige Mal, daß wir in Schlesien waren. Auf dem Kongreß für Bäder- und Klimaheilkunde hatte ich ein wichtiges Referat (Künstliches Klima). Ein Ausflug nach Schreiberhau mit Schlittenpartie zeigte uns das Riesengebirge. Mit uns im Schlitten war ein angesehener medizinischer Ordinarius, mir gut bekannt. Im 1. Weltkrieg Flieger, dann steile medizinische Karriere, 1938 als SS-Offizier, zu meinem Entsetzen auf der Tagung. Ein kluger, sympathischer Uniformnarr und so in eine grauenhafte Situation geraten, in der er zum Massenmörder hätte werden können. Nach langer Haft bei den Besatzungsmächten wurde er freigesprochen. Wissen die Deutschen, was sie alles mit dem Verlust von Schlesien verloren haben, mit seiner hohen Kultur des Barock und seinen deutschen Bewohnern, die so charmant, sangesfroh und freudig waren wie die Österreicher? Friedrich der Große (1712–1786) hatte Schlesien erobert, oft deshalb gescholten, er hat aber das Land vor allen Schrecken der Gegenreformation gerettet. Die Erinnerung an die Besichtigung des wunderbaren gotischen Rathauses in Breslau, das herrliche Flötenkonzert bleiben unvergessen. Andere Urlaube zeigten uns den Süden des Schwarzwaldes und den Bodensee sowie auch Südtirol mit Bozen und Meran und den herrlichen Ritten mit Oberbozen, den verregneten Gardasee und die Perle Venedig. Frühjahr 1939 nochmals wieder Wien mit Kongreß. Die Stimmung von früher konnte nicht aufkommen. Die berühmte Einkaufsstraße, die »Kärntner«, zeigte noch deutlich die Folgen der Zerstörung der jüdischen Geschäfte in der »Reichskristallnacht« (9. Nov. 1938). Begeistert hatten die Österreicher die Deutschen als ihre Stammesbrüder im Frühjahr begrüßt, und nach einem Jahr war eine große Enttäuschung deutlich sichtbar. Beim Kongreßmahl stöhnte Kollege Blumauer: »Ach wenn uns die Preußen doch wenigstens die Musik lassen würden!«

Zunächst ohne sichtbaren Eklat vollzog sich der Übergang zur absoluten Herrschaft des Nationalsozialismus. Schon im April 1933 wurden Juden und Judenabkömmlinge, mit einer Schonfrist für Frontkämpfer, sowie linksstehende Personen zunächst gegen eine kleine Pension aus ihren Ämtern entlassen und die Gewerkschaften mit ihrem Vermögen übernommen. Am 1. Mai waren die Betriebe, die Betriebsführer an der Spitze im Maiumzug aufmarschiert. Es entstand die Arbeitsfront mit ihren Veranstaltungen »Kraft durch Freude«, die den jetzt mit abnehmender Arbeitslosigkeit hart arbeitenden Massen gesellschaftliche Freuden, Theater, Sport und Reisen zu vermitteln suchten. Der Reichstagsbrand vom 27. Februar war eine Veranlassung für Hitler, zahlreiche politische Gegner festzusetzen; der holländische Anarchist van der Lubbe wurde als Täter verdächtigt, zum Tode verurteilt und hingerichtet, 4 angebliche

Mittäter, Kommunisten, wurden aus Mangel an Beweisen freigesprochen. Die wahren Täter sind bis heute nicht ermittelt. Wahrscheinlich hat Göring den Brand durch seine Schergen veranlaßt, um besser die Kommunisten vernichten zu können. Die Stimmung in der Bevölkerung wurde zunehmend nervöser. Scheinbar schienen allerdings die Deutschen hinter Hitler zu stehen, denn mehrmalige Volksbefragungen in den nächsten Jahren ergaben bei hoher Wahlbeteiligung durchschnittlich 90% für Hitler. Bei diesen Abstimmungen war das Wahlergebnis scheinbar gewahrt; es fanden aber heimliche Kontrollen statt. Wir selbst verreisten mit Stimmscheinen und wählten auswärts mit nein. In der Massenpsychose fanden aber sicher zahlreiche Deutsche, die nicht aus dem nationalistischen Lager kamen, aus allen gesellschaftlichen Kreisen schon 1933 den Weg zur Partei, ohne daß man im Einzelfall wie in den früher gebrachten Beispielen eine genaue Analyse des Entschlusses zum Parteieintritt hätte durchführen können. Sicher versuchten in größeren Firmen leitende Angestellte unter Druck ihrer Geschäftsleitung in die Partei zu kommen.

Solche Beweggründe spielten auch bei vielen Gewerbetreibenden mit, die glaubten, ohne Parteibuch keine Aufträge mehr von staatlichen Stellen zu erhalten. Auch viele Ärzte drängten sich in die Partei, um die jüdischen Praxen zu erben. 1937, als der Parteidruck aus außenpolitischen Gründen vorübergehend (Olympia in Berlin) gering war, entschuldigte sich der Parteiredner in einer Ärzte-Versammlung bei seinen Zuhörern, man müsse Geduld haben: Gegen Ärzte als Frontkämpfer könne auch der Führer noch nicht eingreifen. Nach einer starken Emigrationswelle im ersten Schrecken ging die Zahl derer, die Deutschland verließen, bis 1938 stark zurück. Viele Juden, die überzeugte Deutsche waren, wollten ihr deutsches Vaterland nicht verlassen, auch spielten die mangelnden Sprachkenntnisse mit. Aus unserem Bekanntenkreis sind viele hochwertige Menschen in den Konzentrationslagern umgekommen, die bewußt das Kommende nicht sehen wollten und nicht frühzeitig emigrierten. Ich denke hier an unsere liebe Freundin und Patientin Mathilde Friedberg, deren berühmter Bruder Karl (Pianist) und 2 Schwestern schon längst in den USA waren. Mein väterlicher Freund und Lehrer, der weltberühmte Dermatologe Karl Herxheimer (1861–1942) ging einsam mit einem Judenstern durch die Straßen des Frankfurter Westends, bis er abgeschleppt wurde. Nichtjüdische Freunde, die ihn ansprechen wollten, bat er aus Angst für diese, nicht mit ihm zu sprechen. Unter den Emigranten waren nicht nur Juden und »jüdisch Versippte« (ein Wort aus der Sprache des »Unmenschen«), sondern auch manche Deutsche, die nichts mit dem Jüdischen oder dem Kommunismus zu tun hatten, die aber glaubten, ohne die frühere Freiheit in dieser grausamen Zeit nicht leben zu können. Andererseits überstanden auch manche Gegner des Systems die Nazi-Jahre ohne Schaden durch ihre beherzte, ruhige und mutige Haltung. In der medizinischen Fakultät der Universität Frankfurt waren 1945 am Ende des Nationalsozialismus 6 ordentliche Professoren nicht in der NSDAP und überzeugte Gegner der Partei. In vielen anderen Gegenden wäre das nicht möglich gewesen. Selbstverständlich gab es auch viele Deutsche außerhalb der Partei, die im Laufe der Zeit vom Ungeist infiltriert waren. Wer in Deutschland aus Vaterlandstreue, der Hoffnung, anderen helfen zu können, aus Berufsverpflichtung und Existenzsorgen blieb, mußte wissen, daß er hier ständig gefährdet war. Manche sind aber verfolgt worden und umgekommen, weil sie ihren Mund nicht zähmen, dumme Witze jedermann erzählen mußten. Juden und Halbjuden waren immer in Gefahr. Allerdings sind Tollkühne von ihnen mit falschen Namen, ohne Lebensmittelkarten usw. besonders in Berlin durchgekommen, teilweise mit kirchlicher, auch mit Freundes-Hilfe. Ich behandelte eine Volljüdin nach dem Krieg, die unter solchen Bedingungen die ganzen Schrekkensjahre tapfer überstanden hatte, dann zusammenbrach und an langanhaltender Angstpsychose litt. Ihrem Mann merkte man nichts an; er war sofort wieder als Journalist tätig. Ein anderer Fall: Hochbegabter Jurist, aus orthodoxer jüdischer Intellektuellenfamilie stammend, als Primaner bewußt gläubiger Christ geworden, Christin geheiratet. 1933 Reichsministerialrat. Den Krieg über im Berliner Untergrund. Unter Adenauer später in Bonn führender Mann. Man hat von der Situation, in Deutschland zu bleiben, aber den Nationalsozialismus abzulehnen und ihn zu bekämpfen, als »innere Emigration« gesprochen. Man ging in die »cachettes du coeur – Verstecke des Herzens«.

Die kirchlichen Abwehrkämpfe gegen den Ungeist, die Ethik dieses Widerstandes besonders im Krieg, wird in einem besonderen Abschnitt erörtert werden.

Um Pfingsten 1934 war ich 2 Wochen zur Erholung auf dem Feldberger Hof im Schwarzwald allein, weil Else wegen der kleinen Uta nicht mitkommen konnte. Im Hotel war ein großes SA-Treffen. Als ich zufällig in dem großen Lesesaal saß, baten mich einige sehr höfliche Herren in brauner Uniform der SA mit guten Manieren, den Saal zu verlassen, weil sie heute hier eine geschlossene Tagung hätten. Ich bin diesen Leuten mehrmals begegnet, und sie grüßten die übrigen Gäste immer zuerst. In der letzten Nacht gab es einen höllischen Lärm; die SA-Führer waren vollkommen betrunken und demolierten stark. In den nächsten Wochen sickerte es durch, daß starke Gegensätze zwischen der Wehrmacht und der SA-Führung bestanden. Ernst Röhm, der Stabschef der SA wollte Reichswehrminister werden, die zweite Revolution durchführen, die anscheinend noch bestehende Macht der Armee, der Industrie, der alten konservativen Gesellschaftsschicht brechen. Er war ein »alter Kämpfer«, einer der wenigen, mit denen Hitler sich duzte, hatte aber auch zahlreiche persönliche Feinde. Am 17. Juni 1934 hielt Papen, pro forma Vizekanzler, völlig entmachtet, in Marburg eine von Goebbels für Rundfunk und Presse zwar sofort verbotene Rede, die jedoch sehr schnell heimlich verbreitet wurde. Zufällig weilte in diesen Tagen die Tochter einer Patientin in Königstein. Sie war mit dem Verfasser der Papen-Rede, dem konservativen Schriftsteller Edgar Jung befreundet und gab mir die Rede. Diese Rede geißelte scharf die Vertragsbrüche und Verbrechen der Nazis, besonders der SA. Die Situation war aufs höchste gespannt. Man fürchtete das baldige Ableben Hindenburgs. Hitler war wütend. Er glaubte nach einigen Bedenken sowohl nach der SA als auch nach den alten konservativen Kräften, die er bisher noch nicht wie er gewünscht hatte, vernichten können, zuschlagen zu müssen. Göring, Himmler und, wie sich in Zukunft zeigen sollte, der brutalste Reinhard Heydrich, hatten bald eine Liste der zu Exekutierenden fertig, die Hitler billigte. Göring überschritt dann aber seine Grenzen. Es wurden auch Edgar Jung, weitere Mitarbeiter Papens, den man selbst aus Vorsicht wegen Hindenburg schonte, Dr. Klausner, der Führer der katholischen Aktion, und Gregor Strasser, dem ständigen Gegenspieler Hitlers in der Partei, von der SS ermordet, ebenso wie General von Schleicher und Frau wegen seiner Verbindung mit G. Strasser und mit Papen erschossen wurden. Die Spitzen der SA, Röhm selbst, nachdem er den Selbstmord verweigert hatte, mußten am selben Tag sterben. Brüning und Treviranus standen ebenfalls auf der Abschußliste. Während der ehemalige Reichskanzler rechtzeitig gewarnt, schon im Ausland war, hatte sein treuer Freund Treviranus leichtsinnig gezögert. Durch einen Sprung über die Mauer entkam er in Tenniskleidung und konnte emigrieren. »Ich verlor Haus und Hof. Der Genickschuß an der Mauer blieb mir erspart dank der Wachsamkeit meiner Tochter. Sie schenkte mir das zweite Leben.« Der Reichspräsident und das Kabinett billigten die Morde; durch Gesetz wurden sie legalisiert. Nach meiner Kenntnis neigen viele Historiker dazu, die Beseitigung der SA-Führer Hitler aus Selbsterhaltungsgründen zuzubilligen. Hindenburg starb am 2. August 1934 und wurde im Tannenbergdenkmal (Ostpreußen) beigesetzt. 1944 wurde sein Sarg rechtzeitig vor den Russen bewahrt und steht jetzt in Marburg in der Elisabethenkirche. – Meine Frau und ich verbrachten 1934, einige Monate später, Urlaubstage in Oberhof

(Thüringen). Wieder eine seltsame Begegnung: Im gleichen Hotel tagte die Strafrechtskommission der Reichsregierung, das neue erheblich verschärfte Strafgesetzbuch auszuarbeiten. Neben dem zurückhaltenden Minister Gürtner beherrschte die Szene der noch junge Staatssekretär Dr. Roland Freisler (1893–1945 durch Fliegerbombe verstorben), ursprünglich Kommunist, dann Nazi-Rechtsanwalt in Kassel. Mit rollenden schwarzen Augen, ein »rasender Roland«, immer mit schnellen Schritten durcheilte er das Hotel, stets begleitet von einer blonden und einer schwarzhaarigen Frau (Sekretärin und Ehefrau) und einem Gefolge von jungen Juristen. Man erzählte, er schlafe schlecht, häufig ließ er dann einen seiner Herren wecken, die mit ihm Schach spielen oder arbeiten mußten. Die Professorengruppe, Prof. Kohlrausch (1874–1948) an der Spitze, mied sichtlich Freisler. Dieser wurde einer der größten Mörder dieser Zeit, der gefürchtete Vorsitzende in den gemeinen, grauenerregenden Prozessen des Volksgerichtshofes; Bilder aus den Verhandlungen gegen die Männer des 20. Juli mit der würdelosen brutalen Verhandlungsführung Freislers sind bekannt. Minister Franz Gürtner (1881–1941) ist bei Demokraten in Mißkredit gekommen, weil er Hitler erheblich verfrüht in der Festungshaft nach dem Putsch 1923 begnadigte; G. war ein Konservativer, mit allen Schwächen und Vorzügen. Er war bis zuletzt bestrebt, die Rechtsordnung aufrechtzuerhalten. Meine Frau hat ihn wiederholt auf Sylt beobachtet, am Strand und mit der ganzen Familie regelmäßig im evangelischen Gottesdienst: vornehm- zurückhaltend, bescheiden, voll Pflichtgefühl. Er war sich wohl in den letzten Jahren seiner machtlosen Stellung bewußt und »hatte nur das Bestreben, Freisler sowie Thierack, der dann doch sein Nachfolger wurde, vom Ministerium, in dem er sterben sollte, fernzuhalten« (Schwerin-Krosigk).

Ich habe die Beobachtung gemacht, daß man zu Menschen, die man in Krisenzeiten kennenlernt, rasch in eine vertrauliche Verbindung kommt: So ging es mir mit dem bekannten Schriftsteller Erich Kästner (1899–1974). In den spannungsvollen

Tagen um den 30. Juni war er kurz in Königstein, eine Bekannte, eine schwierige bedeutende Schauspielerin zu besuchen, meine Patientin. Das berufliche Gespräch ging auf allgemeine Fragen, die grausigen Ereignisse vertrauensvoll über. Wir haben auf gemeinsamen Spaziergängen weiter unsere Gedanken ausgetauscht. Ich war damals begeistert von seinen entzückenden Jugendbüchern »Emil und die Detektive«, »Das fliegende Klassenzimmer« und hatte kurz vor der Begegnung den »Fabian« (bereits verboten) gelesen. Der »Fabian« ist kein pornographischer, linksintellektueller Schundroman, sondern ein sehr ernstes, erschütterndes und aufrüttelndes Sittengemälde, ein moralisches Buch, verhüllt in spöttische, satirische Bilder, durch die immer der rettende goldene Humor des Verfassers durchblickt. Kästner wurde zeitweise sehr verfolgt, hatte Schreibverbot, war auch mehrmals eingesperrt, kam aber um das Konzentrationslager herum. Die Deutschen haben nur wenige bedeutende humoristische Romane, Novellen oder Lustspiele hervorgebracht. Genannt werden immer »Der zerbrochene Krug« (Kleist), »Der Biberpelz« (Gerhart Hauptmann) und »Die Journalisten« (G. Freitag). Hinzufügen möchte ich Werke von Curt Goetz, die ich gelesen bzw. gesehen habe (auch hier oft der Humor mit einer leichten Trauer). Werke von Erich Kästner, wie der Roman »Drei Männer im Schnee« und das verfilmte Jugendbuch »Das doppelte Lottchen«, sind Meisterstücke von einmaligem Humor und spritzigem Esprit mit nur angedeuteter Zeitkritik, nach dem Krieg aus der Schreibtischschublade herausgezogen mit verdientem größten Erfolg. Es war erfreulich, ihm zu begegnen.

Nach dem Tode Hindenburgs war Hitler ohne ernsthaften Widerstand. Erfolge auf Erfolge häuften sich: Das Saarland kam nach einem überwältigendem Abstimmungssieg und Billigung der Wiedervereinigung durch den Völkerbund wieder an das Deutsche Reich (Januar 1935). Am 18. Juni 1935 wurde das deutsch-englische Flottenabkommen geschlossen (am 18. 6. 1815 Sieg der Preußen und Engländer über die Franzosen):

Aufbau der deutschen Flotte 35 zu 100 (engl. Flotte), Hitler nannte das Bündnis »ewig« (knupperdings). Das Wort »ewig« übersetzte uns etwas später ein Patient, ein hoher Admiral, der bei der Verhandlung zugegen gewesen war, offenherzig aus der »Partei«-Sprache Hitlers – »solange es dem Führer gefällt«. Und kurz vorher wurde die allgemeine Wehrpflicht eingeführt. England war in diesen Jahren von einer starken pazifistischen Welle beherrscht. – Der 15. September ist ein grauenhafter beschämender Tag in der Geschichte des deutschen Volkes: Die Nürnberger Gesetze vom 15. September 1935. Die antijüdische Gesetzgebung schloß die Juden (= Nichtarier in der Parteisprache) vom öffentlichen Dienst und gehobenen Berufen (Ärzte, Rechtsanwälte, Schriftsteller usw. aus), entzog das Bürgerrecht, verbot Ehen und Sexualverkehr (unter strengen Strafen bis Hinrichtung) und führte später andere diskriminierende Anordnungen (Judenstern 1941) ein. Jude war nach diesen Gesetzen wer drei jüdische Großeltern oder wer zwei volljüdische Großeltern hatte und jüdischer Konfession oder mit einem Juden verheiratet war. Bei sehr vielen Menschen, auch in unserem Bekanntenkreis, gab es ein schreckliches Erwachen; viele wußten nichts von ihrer Abstammung. Ob jemand getauft oder Christ war, war bedeutungslos. Besonders auch im vorigen Jahrhundert hatte es nicht selten Ehen zwischen Juden und Nichtjuden gegeben. Unzweifelhaft waren die Kirchen, die schon lange wach waren, jetzt in ihrer Verantwortung gefragt; auch die großen Sorgen um ihre nach Abstammung jüdische Mitglieder setzten ein.

Im Frühjahr 1936 besetzte Hitler ohne ernsten Widerstand das Rheinland militärisch auf einer Triumphfahrt. Im August 1936 stand Berlin, Hitler im Mittelpunkt des Weltgeschehens: Die olympischen Spiele! Deutschland wirkte ruhig, wirtschaftlich saniert, vielleicht auch politisch viel weniger aggressiv. Die jüdischen besorgten Stimmen wurden kaum gehört. Diese mahnten verständlicher Weise zur Ruhe in der Hoffnung auf Hitlers Mäßigung. Die Juden wohnten allgemein konzentriert in einigen Großstädten. Auch das Ausland wollte Ruhe haben. Und Hitler schien sich nur das geholt zu haben, wozu er nach diesem Schandfrieden von Versailles berechtigt schien. Die Olympiade war ein rauschendes Fest, und auf Königstein fiel ein besonderer Glanz. 1928 hatte Helene Mayer, Arzttochter aus Offenbach – den Vater kannte ich gut – die goldene Medaille im Florettfechten in der Olympiade in Amsterdam erworben. Die hellblonde und hochgebildete H. M., eine gut gewachsene »germanische«, sympathische Erscheinung, war nach ihrem erneuten Sieg in Paris Weltmeisterin geworden und hatte in den USA studiert. Hitlers Parole für die Olympiade in Berlin: Nicht auffallen, strenge Einhaltung der Spielregeln von Olympia zwangen H. M., deren Vater wie jetzt bekannt wurde, Volljude war, nach Berlin zu kommen (trotz Anfeindungen in Amerika). Obwohl sie diesmal nur die »Silberne« gewann, wurde sie in Berlin sehr gefeiert und dann auch bei uns in Königstein, wo ihre – nicht jüdische – Mutter ihren Witwensitz hatte; der nationalsozialistische Bürgermeister von Königstein arrangierte ein besonderes Fest. 1957 ist Helene Mayer verstorben und als Olympiasiegerin in München begraben.

Ich habe hier wiederholt meiner Mutter gedacht. Am 8. August 1936 ist sie, 72 Jahre alt, in der Mittagstunde einem Unterleibskrebs erlegen. Die Diagnose wurde von dem Frankfurter Ordinarius für Gynäkologie Prof. Ludwig Seitz (1872–1961), einem Freund unseres Hauses, frühzeitig gestellt, aber ihr schlechter Allgemeinzustand und die schweren arthrotischen Störungen verhinderten die Operation. Wir verschonten sie vor einem Klinikaufenthalt; wir hatten sie bis zuletzt in unserer Mitte. Ich behandelte sie und war unserem treuen Freund Erich Adler, damals schon unter der Judenverfolgung stehend, sehr dankbar für seine ständigen Besuche in Königstein, und daß er mir die Ascites-(Bauchwasser-)Punktionen abnahm. Eine Privatpflegerin und unsere Hausschwestern pflegten sie rührend. Sie wußte, daß sie sehr krank war, aber nicht die Diagnose. Sie war immer sehr dankbar und entzückte immer von neuem die Besucher mit ihrer – echt empfundenen – französischen Höflichkeit. Als ich ihr einmal wieder eine intravenöse Einspritzung gegeben hatte und sie fragte, ob sie etwas spüre, kam die Antwort: »nur Deine liebe Hand«. Langsam dämmerte sie dahin, war in den letzten Tagen zeitweise verwirrt und sprach dann wie in ihrer frühen Kindheit französisch. Mein Vater, jetzt 79 Jahre alt, war rührend zu ihr; ihre Kinder waren ständig um sie, und Else, die nie nur als Schwiegertochter angesehen wurde, zeigte sie ihre dankbare Liebe. Unser geliebter Sohn Siegfried hat, noch keine 12 Jahre alt, für sein Alter erstaunlich tief empfunden, vollendet seine Erinnerung zusammengefaßt: »Was ich von der Großmama weiß«. »Unsere gute Großmama war kräftig gebaut und von großer Gestalt. Sie trug das Haar nach alter Art zur Krone auf dem Kopf. Früher stand sie schon um sechs Uhr auf und leitete die Küche, sah aber auch in den Stöcken nach dem Rechten. Sie arbeitete von morgens früh bis abends spät, bis der Sturz 1928 ein Ende setzte. Die liebe Großmama mußte acht Monate in Gips liegen und doch konnte sie nicht mehr richtig gesund werden. So mußte sie den größten Teil des Tages im Lehnstuhl verbringen. Nun hieß es für sie, den Tag anderweitig auszunützen. Sie hatte sich in der Jugend viel mit Sticken und Malen beschäftigt und fing diese Kunst nun wieder an. Manche schöne Decke ging aus ihrer Hand hervor und manches Taschentuch für uns Kinder. Jeder konnte mit seinem Anliegen zu ihr kommen und wurde freundlich aufgenommen. Als Mutter des ganzen Hauses half sie, wo es fehlte und hatte für alles einen stets guten Rat. Wenn sie Feste feierte, so waren diese meistens für unser Vergnügen bestimmt. Sie machte fast alles selbst zurecht und dann war es nochmal so schön. Besonders die Geburtstage wurden tüchtig gefeiert. Jeder von uns bekam an diesen Tagen eine sehr große Geburtstagbretzel. Diese wurde dann entweder auf der großen Terrasse oder in dem kleinen, eigens für uns Kinder erbauten Häuschen, gegessen. Jedes Mal, wenn man eine schöne Arbeit gemacht hatte, dann wurde das ein Grund zum gemeinsamen Abendessen im trauten Eßzimmer der Privatwohnung oder im Sommer im Freien. Das verlief immer sehr schön. Wenn vor Weihnachten die Quitten ausgestochen wurden, so halfen wir alle tüchtig mit. Zur Belohnung wurde dann ein Abendessen in der Privatwohnung angesetzt und es gab immer sehr gutes Essen und es war sehr gemütlich. Im Mai feierten wir immer das Maifest. Da gab es Maibowle und belegte Brote (was sehr gut schmeckte). Wenn die Mirabellenernte war, dann kamen viele Leute, sahen zu oder halfen mit. So verging die Zeit, bis die gute Großmama im Sommer 1936 schwer krank wurde. Bernhard, Diether und ich waren in Borkum, als wir davon Nachricht erhielten. Die liebe Großmama schickte uns noch vom Krankenbett Briefe und Pakete. Als wir zurückkamen, sah sie ihren letzten Wunsch erfüllt und ging friedlich am 8. August von uns. Das aber, was sie uns geschenkt hat, wird nie vergessen werden und immer bei uns bleiben.«

Mein Vater war nicht nur ein stets neu planender Landwirt, sondern auch das Bauen, klug überlegend, sparsam aber doch großzügig, war seine besondere Freude. Diether hat diese Gabe in besonderem Maße von seinem Großvater geerbt, während ich zwar notwendige Projekte schnell und entschlossen betrieben habe, aber für die so wichtigen Einzelheiten oft leichtsinnig nicht viel Interesse hatte; ich hatte aber zum Glück die streng achtende, auch mit Zollstock messende Ehefrau. Der Vater hatte 1935 im Norden der Villa einen großen Kartoffelkeller bauen lassen. Bald kam der Gedanke, durch einen Anbau über diesem Keller die Villa um etwa acht Patientenzimmer zu erweitern und gleichzeitig diese »Dependence« (ein heute nicht mehr gebräuchliches Wort) zu verschönern. Unser Hausarchitekt »Hofarchitekt Studer aus Kronberg«, ein kluges, praktisch begabtes und treues Faktotum, machte Pläne und überwachte den Bau, der im Sommer 1936, kurz vor Mamas Tod, fertig wurde. Das Prädikat »Hofarchitekt-Photograph« usw. verliehen auch die ehemaligen Fürsten für Königstein Nassau, für

Kronberg die Hessen. Onkel Erichs künstlerischer und architektonischer Rat stand uns dabei sehr nützlich zur Verfügung.

Dr. Ing. Erich Kabel (1891–1948), Baudirektor in Frankfurt, war mit Elses Base Hilde, geborene Grote (geb. 1901 als Pfarrerstochter) verheiratet. Hilde war 26 Jahre alt, als sie, in Frankfurt als Diakoniekrankenschwester tätig, so recht in unseren Gesichtskreis kam. In der Kindheit hatten sich Else und Hilde kaum gekannt. Dieses sehr kluge, gut anpassungsfähige, hilfsbereite und freundliche Wesen war nie langweilig. Sie kann gut erzählen, dichten und Briefe schreiben, die echte Familientante und -chronistin. In meiner manchmal peinlich hastigen Art jugendlicher Jahre, wurde ich bisweilen, zu meiner Schande muß ich es gestehen, ihr gegenüber ungeduldig, das trübte aber Verständnis und Freundschaft nicht. Die Ehe Kabel war zwar kinderlos, aber sehr glücklich. Wir waren oft zusammen. Durch die Entnazifizierung mußte Erich 1945 Frankfurt verlassen, fand aber in Münster einen großen Wirkungskreis und starb an einem Herzleiden viel zu früh. Er hinterließ ein wertvolles Werk »Baufreiheit und Bauordnung«, O. Maier, 1949, Ravensburg.

Durch den Neubau wurde auch unsere Wohnung schöner und größer. Wir erhielten einen Balkon, ein wundervolles Schlafzimmer mit Blick auf die »Luftbadwiese« mit den milden Fallwinden vom Feldberg, und genügende Kinderzimmer. Der jüngste Sohn *Martin* wurde am 20. August 1937 – im Diakonissenhaus Frankfurt – geboren und am 3. 0ktober getauft in der Kirche in Königstein. Unter den Auswirkungen der Besinnung durch die »Bekennende Kirche« wurde immer mehr mit den Haustaufen gebrochen und die Taufe, wie in alten Zeiten, wieder in den kirchlichen Raum, in den Gottesdienst gelegt, bei Martin erstmalig hier in der evangelischen Gemeinde. Martins Pate war Onkel Alex Pelissier; bei der Namensgebung spielte mit das treue Gedenken für Pastor Martin Niemöller.

Die Belegung der Klinik war in diesen Jahren gut, mit dem Personal waren wir zufrieden, und vom ärztlichen Standpunkt waren die Erfolge befriedigend. Unsere Einrichtung entsprach etwa der der inneren Abteilung eines Kreiskrankenhauses und das gilt auch für die neurologisch-psychiatrische Abteilung. Dazu kamen die sehr ausgebauten Einrichtungen der Hydrotherapie (Kneipp Güsse, Duschen, Stanger-, Unterwasserbäder, CO_2-Bäder, Inhalationen usw.) und die klimatische Therapie (Freiluftgymnastik, Freiluftliegekur im Bett, auf Hausbalkon und Hausterrasse, Gartenliegehallen und im Luftbad, dosierte, ärztlich kontrollierte Spaziergänge, Wanderungen usw.). In den Jahren 1938 und 1939 hatten wir erstmalig einen jungen Hausarzt, so daß wir nicht mehr durch den durchgehenden Dienst so angebunden waren. Dr. Detlev Kampmann war bis Kriegsausbruch bei uns; er ist später in die im Besitz seines Halbbruders Werner Kampmann befindliche Klinik in Bad Nauheim eingetreten, die dieser mit Prof. Volhard leitete. Dr. K. war ein in jeder Weise erfreulicher Mitarbeiter. Ohne Übertreibung kann man sagen, daß unsere Klinik einen internationalen Namen hatte und die Patienten nicht nur wie früher nur aus Frankfurt und aus dem Rheinland-Westfalen kamen. Insbesondere die guten Berliner Beziehungen begrüßten wir sehr. Durch den regelmäßigen Besuch der Kongresse für Verdauungskrankheiten hatte ich die besten Beziehungen zu Professor Reinhard von den Velden bekommen, der Krankenhausdirektor in Berlin, ein hochgeschätzter Consilarius und Schriftleiter der Deutschen Medizinischen Wochenschrift, der damals führenden allgemein-medizinischen Zeitschrift, und »der Fortschritte der Therapie« war. Es kamen auch weiter jüdische Patienten. Allerdings mußten wir bisweilen auch ausgesprochene Parteifunktionäre aufnehmen, die größtenteils schwerkrank waren. Im ersten Kriegsjahr lag in der Klinik ein höherer älterer Parteifunktionär, ehemaliger Dorfschullehrer, der ausersehen war, das Schulwesen des besetzten Polens zu organisieren (!), hoffnungslos erkrankt. Er konnte nur durch eine Magenfistel flüssig ernährt werden. Eines Tages besuchte ihn in der Mittagsruhe der allmächtige Gauleiter von Hessen, sein

Freund Jakob Sprenger. Nach dem Besuch suchte mich Sprenger auf. Lachend erzählte er mir, ehe wir eingehend über den Patienten sprachen, Emmi, das zuständige Hausmädchen habe er zufällig nach dem Zimmer des Kranken gefragt. Diese, ein Original aus Oberhessen: »Ei, was wolle Sie hier in der Mittagsruhe. Das muß ich erst erlauben«. Sp. stellte sich vor und Emmi: »Vor mir sein alle Menschen gleich; aber meinetwegen gehe se zu dem armen Kerl; er tut mir so leid«. – Sprenger zeigte sich von seiner menschlichen Seite. Er war mittlerer Postbeamter gewesen, Kriegsoffizier, galt als intelligent, hart, bisweilen brutal. Die Gauleiter waren die allmächtigen Vertreter Hitlers. Sp. hat kurz vor Einrücken der Amerikaner 1945 Selbstmord begangen. Erstaunlicherweise gab es unter den Patienten nie ernstliche Differenzen. Die meisten waren wohl angetan von dem beruhigenden Milieu, das das Haus ausstrahlte, auch daß kein zackiges »Heil Hitler« erklang wie sonst fast überall. Wir legten größten Wert darauf, daß nur wirklich Kranke kamen. Im Krieg bestanden später strenge Vorschriften hinsichtlich der Aufnahmen, besonders wegen der bevorzugten Belieferung der Krankenanstalten mit Lebensmitteln. Auch mit Angestellten gab es keine wesentlichen politischen Differenzen. Meine Hauptsekretärin und technische Assistentin war seit Kriegsausbruch die in Königstein beheimatete Tochter des Kassenleiters der Stadt Königstein, Hilde Hamm, die mit großer Treue und Sorgfalt, besonderer Begabung für ihre vielen Aufgaben und nie erlahmendem Interesse in der Klinik bis 31. Dezember 1980 arbeitete.

Das dritte Kind von Maria und Armin, Klaus, geb. 1926, war leider 10jährig an einer schweren Tuberkulose erkrankt; langjährige beste Heilstättenbehandlung zuletzt auch in der deutschen Heilstätte in Davos versagte. Im Krieg, 1940, ist er im Zimmer 43 unserer Klinik, in dem er auch geboren wurde, verstorben. Klaus war ein aufgeweckter, lieber Junge, künstlerisch recht begabt.

Else und ich hatten seit unserer Heirat immer nur kurze

Urlaube, gewöhnlich mit Kongressen verbunden, machen können, aus Zeitmangel, aber auch aus finanziellen Gründen. 1935 im September faßten wir den Plan, der schon lange durchdacht war, nach Kampen auf Sylt, 4 Wochen zu reisen. Wir wußten, als wir nach einer Besichtigung von Hamburg und stürmischer Nordseefahrt an Helgoland vorbei in Hörnum auf Sylt landeten und auf Kampen eine gute Pension fanden, noch nicht, wie diese Insel mit manchem ihrer Bewohner für uns und unsere Kinder eine zweite Heimat werden sollte. Sylt hatte mich 1904, so nahm ich an, von dem schweren kindlichen Asthma befreit und wohl so die Möglichkeit überhaupt eine höhere Schule zu besuchen, geschaffen. Der September ist für die Nordsee – vielleicht neben dem Juni – wettermäßig der günstigste Monat, und die vom Golfstrom zugeführte Wärme ermöglicht Baden im Meer und unbekleideten Freiluftgenuß bis in den Oktober. So waren wir täglich vormittags am Strand und auch nachmittags, außer bei kleinen Ausflügen. Immer wieder lockte Keitum (zu Fuß 1½ Stunden), der Alterssitz am Wattenmeer seit Jahrhunderten der pensionierten Seefahrer und Kapitäne, mit seinem streng eingehaltenen Friesenstil aller Häuser, im Gegensatz zu Westerland, das baulich entstellt und durch Menschengewühl und Autoabgase weniger anziehend ist. Meine Mutter, die 1904 mit auf Sylt war, meinte noch im Alter, der schönste Fleck auf Erden sei für sie Keitum. List, das nördlichste Dorf auf Sylt, zählte damals nur 80 Einwohner; die Halbinsel Ellenbogen war unberührt mit seltener Flora und Fauna. Freilich auch nach List war gerade damals der militante Nationalsozialismus vorgedrungen, der hier das Dorf den Baumaschinen zum Fraß hingab und einen großen Luftwaffenstützpunkt mit Wohnblocks und Kasernen schuf, wobei man allerdings versuchte, die Gebäude der Landschaft anzupassen. List wurde nicht so häßlich wie Westerland. Nach 1945 wurde dann aus List ein großes Ferienparadies. Es ist heute zwar für die alten Besucher der Insel eine niederdrückende Beobachtung, daß die Dörfer auf der Insel immer mehr ineinander wachsen und die Heide in vor dem Krieg nie geahnter Weise bebaut wird. Aber heute, da alle Deutschen im Urlaub in die Ferne drängen, ist es nicht angängig, einen Strand von vielen Kilometern Länge praktisch nicht der Erholung zur Verfügung zu stellen. Auf Veranlassung unserer Freundin Anneliese Thiemann besuchten wir bald das »Weiße Haus«, eine Fremdenpension von besonderer Prägung in einem rund 300 Jahre alten Kapitänshaus nordfriesischen Stils, geleitet von den Damen Irmgard Jäger und Anita Warnke. Sie waren von dem Nationalsozialismus als Regierungsrätinnen im Sozialdienst abgesetzt worden und verkörperten ihre freiheitliche bürgerliche Gesinnung und Kultur in diesen anheimelnden gepflegten Räumen, die die Landschaft und Geschichte der Insel wiedergaben. Die Gäste waren fast durchweg dem Haus und seinem Geist angepaßt, wie z.B. die berühmte Bildhauerin Renée Sintenis, Matthias Wiemann, der große Schauspieler sowie zahlreiche berühmte Gelehrte. 1936, wieder im September, waren wir erneut auf der Insel, diesmal im Weißen Haus. 1937 mußte ich allein kommen; Martin brauchte noch seine Mama, die all ihre Kinder gestillt hat. Diesmal langweilte ich mich, zumal es manchmal stark regnete und ich nicht immer an einem Vortrag im Oktober auf einem internationalen Kongreß arbeiten wollte. Auf einmal packte mich der Plan, in Kampen ein Grundstück zu erwerben und für die jetzt 8köpfige Familie zu bauen, fand aber nichts Passendes. Da lernte ich Herrn Frank, Inhaber von Ladage und Oehlke, Hamburg, kennen. Er hatte soeben zwei familiengerechte Friesenhäuser, 10 Minuten vom Strand, durch die Dünenkette getrennt, bauen lassen. Sie waren sehr preiswert und von seinem Geschäft bis aufs elektrische Bügeleisen eingerichtet. Er hoffte durch schnellen Verkauf weitere Käufer zu finden, eine ganze Straße zu bebauen. Besichtigungen, Besprechungen dauerten kaum zwei Tage. Der Notar kam und ich war Hausbesitzer; Else staunte und war nach dem ersten Erschrecken einverstanden. Ostern 1938 richtete Else das Haus ein. Mit den großen Buben und in den Sommerferien fuhr sie mit allen Kindern und in späteren Jahren auch mit den Brandts-Kindern in unser Häuschen, das auch Armin und Familie zur Verfügung stehen sollte.

Das Dritte Reich

Das Jahr 1938 sollte politisch die Macht Hitlers sichern und erweitern. Man weiß durch Enthüllungen nach dem Krieg (sog. Hossbach-Protokoll), daß Hitler am 5. November 1937 vor den Spitzen der Generalität und der politischen Führung seinen festen Willen bekundete, Österreich und die Tschechei mit Waffengewalt dem deutschen Reich einzuverleiben; für die 85 Millionen Deutsche müsse außerdem weiterer Siedlungsraum geschaffen werden. Als hohe Generäle, wie Freiherr von Fritsch und der Kriegsminister von Blomberg, sowie Außenminister von Neurath eindeutig gegen die Kriegspläne sprachen, wurde jeder der beiden Generäle in den nächsten Monaten nach einem abscheulichen Intrigenspiel entlassen, Neurath auf einen anderen, bedeutungslosen Posten versetzt. An seine Stelle trat Joachim von Ribbentrop, in der späteren Geschichte vielfach ungünstig beurteilt und 1946 hingerichtet, (seine Schwester, eine bescheidene vornehme Frau, sowie seine junge Tochter habe ich während des Krieges behandelt; R. hatte in die Sektfirma Henkell eingeheiratet). Hitler wartete nicht lange. Der österreichische Staat, unter dem später ermordeten Dollfuß zum Ständestaat umfunktioniert, wurde am 12. März 1937 von der deutschen Wehrmacht unter dem gewaltigen Jubel und nicht Ende nehmender Begeisterung der ganzen österreichischen Bevölkerung ohne Widerstand besetzt. Viele Juden, darunter auch Egon Friedell (1878–1938), dessen 4 Bände Kulturgeschichte ich seinerzeit sorgfältig studierte, und manche Intellektuellen wurden umgebracht oder in den Selbstmord getrieben. Der Bundeskanzler Schuschnigg war zurückgetreten, nachdem er einen Monat vorher von dem Gastgeber Hitler in Berchtesgaden gedemütigt und abscheulich erpreßt worden war. Rein äußerlich betrachtet war das Vorgehen Hitlers ohne Zweifel ein »Überfall«. Moralisch war der »Anschluß« aber meines Erachtens nicht unberechtigt, ohne damit irgendwelche Gewalttaten gutzuheißen. Schon 1919 hatte der österreichische Bundeskanzler Renner, der Führer der Sozialdemokraten, sicher im Namen der ganzen Bevölkerung den Zusammenschluß mit dem deutschen Reich gefordert, zu dem auch die Sudetendeutschen kommen sollten. Die Alliierten lehnten ab, ebenso wie sie später die von dem Nachfolger von Stresemann Julius Curtius geplante Zollunion verhinderten. Noch viele Jahre nach dem letzten Krieg war die Stimmung der Österreicher »Heim ins Reich«; heute empfinden viele von ihnen nicht mehr die Enge des Kleinstaates, fühlen sich als wenn sie »freie Schweizer« wären.

Die Vorbereitungen Hitlers gegen die Tschechei gingen alsbald weiter. Die Sudetendeutschen verlangten den deutschen Staat in der Tschechoslowakei, und Hitler verlangte deren Zerschlagung, bzw. das Sudetengebiet. Wir selbst, Else und ich, waren Ende August nach Kampen gefahren und hofften auf einen ruhigen Urlaub, zum ersten Mal im Häuschen zusammen. Bald aber saßen wir fast jeden Abend im »Weißen Haus« in politischen Gesprächen, hörten Radio, das wir selbst noch nicht hatten, und sahen voll Angst den kommenden Ereignissen entgegen. Es war ein strahlend schöner September. In der Gesprächsrunde saß fast immer Ernst von Salomon (1902–1972) Kadett, Freikorpskämpfer, beteiligt an der Ermordung von Walther Rathenau (5 Jahre Zuchthaus), gewandter, vielgelesener nationalistischer-satirischer Schriftsteller; er war nach Teilnahme an Bauernunruhen in Holstein auf Sylt gelandet und hatte hier das Mitleid der Damen im »Weißen Haus« erregt, wo er anscheinend freie Kost und Logis erhielt. Er entzückte immer wieder mit seinem geistreichen Geplauder, auch wenn man ihn aus vielerlei Gründen ablehnen mußte. War im Radio die Forderung der Rückgabe der sudetendeutschen Gebiete verklungen, tönte Salomon: »Röm! Röm!«; er meinte die Insel nördlich von Sylt, die 1919 dänisch geworden war. In seinem selbstbiographischen Roman »Die Geächteten« hat Salomon eine grandiose, erschütternde Schilderung des Treibens rechtsradikaler Terroristen nach dem ersten Weltkrieg gebracht, die zeigt wie auch aus nationaler Gesinnung verbrecherischbe Handlungen geschehen können.

Nachdem am 24. September eine Zusammenkunft des britischen Premiers Chamberlain mit Hitler in Godesberg gescheitert war, fürchtete man ernstlich den Krieg. Wir reisten sofort ab. Mein Vater hatte mir inzwischen geschrieben: »Nun hat Hitler gesprochen. Gebe Gott, daß der Krieg vermieden wird! Mich haben die letzten Tage sehr mitgenommen. Ich schlief keine Nacht mehr und war bei Tage müde und erregt. Euch wird es auch wohl so sein. Ich muß immer an Euch denken und an Eure große Sorge.« In den nächsten Tagen wurde die Kriegsgefahr gebannt. Der englische und der französische Ministerpräsident, Chamberlain und Daladier, reisten nach München, und am 29. 9. hatte Hitler alles erreicht, was er wollte. Die Alliierten hatten nachgegeben und die Tschechoslowakei war Hitler ausgeliefert. General Beck hatte schon vorher resigniert und auch andere hohe Generäle traten zurück, um ihrer Mißbilligung zur Hitler'schen Kriegspolitik Ausdruck zu geben. Der beabsichtigte Putsch mit dem Sturz Hitlers war durch das Verhalten der Westmächte vereitelt. Die Bevölkerung und auch wir glaubten, zunächst ruhige Zeiten zu haben. Um so erstaunter war ich, als ich von dem Wehrbezirkskommando benachrichtigt wurde, ich sei als Reservist einberufen und müsse mich sofort zum ärztlichen Dienst in der Kaserne melden. Als ich den zuständigen Offizier beim Wehrbezirkskommando anrief, ob es ein Irrtum mit dieser Einberufung sei, denn es sei inzwischen doch jede Kriegsgefahr gebannt, wurde ich beschimpft. Eine Uniform wurde nicht gestellt und ich machte in Zivil Dienst, täglich 1 bis 2 Stunden, musterte die älteren Herren Reservisten und behandelte Bagatellbeschwerden. Nach etwa 10 Tagen wurde die Stelle aufgelöst. Die Vorbereitungen für den Kriegsfall erschienen mir damals sehr mangelhaft.

Nach langen Verhandlungen mit der zuständigen Dienststelle, auf der mit mir ein stets sehr höflicher, älterer reaktivierter Hauptmann verhandelte, meldete ich mich am 1. November 1938 in der Gutleutstraße in Frankfurt beim Standortarzt, um die sogenannte Übernahmeübung zu der neuen Wehrmacht zu machen. Ich blieb einen Monat in Frankfurt und wohnte in dem Hotel Monopol-Metropole. Der Dienst war in keiner Weise anstrengend, ich bekam eine gute Übersicht über den Aufbau des Sanitätswesens der neuen Wehrmacht. Alles schien bestens organisiert, ein Eindruck, den ich bis Kriegsende behielt. Die hohen Sanitätsoffiziere, von denen ich im Laufe der Jahre mehrere näher kennenlernte und die größtenteils noch aus dem 100000-Mann-Heer stammten, waren hervorragend ärztlich und menschlich. Neben dem Frankfurter Generalarzt Blum lernte ich den Generalstabsarzt Dr. Remus in Kassel (vor dem Krieg Chefarzt des Wenckenbach-Krankenhauses in Berlin) kennen. Inzwischen waren zahlreiche praktische Ärzte, zum Teil noch Kriegsteilnehmer von 1914–18, aber auch viele jüngere Ärzte aktive Sanitätsoffiziere geworden. Die Beweggründe, eine ärztliche Praxis aufzugeben, waren die verschiedensten: Körperliche Überlastung und Unbefriedigtsein in der Kassenpraxis, aber auch manigfaches Versagen im Beruf, das bei der Einstellung häufig nicht bekannt war. Die aktiven Offiziere machten durchweg einen gebildeten und menschlich hochstehenden Eindruck. Die jüngeren fühlten sich in Frankfurt nicht wohl, da sie keinerlei Beziehungen zur Bevölkerung fanden. Frankfurt war immer eine ausgesprochen unmilitärische Stadt. In meinen jungen Jahren herrschte noch seit dem Ende der Freien Reichsstadt 1866 ein ausgesprochener Preußenhaß. Als ich am 8. 11. 1938 bei der Artillerie in Bonames mit den Herren beim Essen saß, kam plötzlich die Nachricht, daß Parteileute, SA an der Spitze, jüdische Geschäfte und Wohnungen plünderten und zerstörten und die Synagogen in Brand gesteckt wurden. Es handelte sich um den Vorgang, der in die Geschichte als die »Kristallnacht« eingegangen ist, um einen Generalangriff auf die noch in Deutschland gebliebenen Juden.

Einer der Anwesenden, der Hauptmann Karl Heinz Engelhorn (1905–1944), sprang auf und sagte, ich fahre jetzt sofort mit meiner Batterie in die Stadt und schieße die ganze SA nieder. Mit Mühe gelang es seinen Kameraden, ihn von diesem sicher sehr ehrenwerten aber nicht durchführbaren Vorhaben abzubringen. Als Oberstleutnant im Generalstab ist er nach dem 20. Juli wegen der Beteiligung am Attentat verhaftet und hingerichtet worden. Er war mit einer Frankfurterin verheiratet, deren Familienmitglieder ich behandelte und so erfuhr ich Einzelheiten.

Und wie verlief die »Reichskristallnacht« in Königstein? Am 9. November 1938 wurde wie überall auch in Königstein die Synagoge im Seilerbahnweg von unbekannten Tätern angezündet und niedergebrannt. Nach der allgemeinen örtlichen Meinung waren keine Königsteiner an der Brandstiftung beteiligt. Die gesamten Aktionen waren von auswärts organisiert. Das Eingreifen der Feuerwehr wurde von SA-Leuten und ihren Helfern vereitelt, so daß die Synagoge restlos niederbrannte. Als sicher kann angenommen werden, daß der Ortsgruppenleiter an diesem Tage nicht in Königstein war. Die Synagoge war aus Stiftungsmitteln erbaut und im Jahre 1906 feierlich unter Beflaggung der ganzen Stadt eingeweiht worden; sie ersetzte eine kleine Synagoge in Falkenstein, einen baufälligen, wohl etwa 200 Jahre alten Holzbau. In Falkenstein besteht auch seit Jahrhunderten am »Kocherfels« ein heute noch belegter jüdischer Friedhof. Am Seilerbahnweg wurde 40 Jahre später feierlich eine Bronzeplatte zum Gedächtnis der verfolgten jüdischen Mitbürger angebracht, gestiftet von Christen beider Konfessionen. Die meisten ehemaligen Jüdischen Einwohner Königsteins waren an diesem 9. November 1938 schon ausgewandert, darunter meine beiden Schulfreundinnen und Alterskameradinnen Hilda und Martha Cahn; M. C. ist früh verstorben. Hilda hat uns nach dem Krieg mehrmals besucht und stand bis kurz vor ihrem Tod mit uns im Briefwechsel. Bedroht wurde die Wohnung von Familie Sally Cahn. Nach Aussage der Tochter,

Frau Wilma Cahn (†) mir gegenüber, wurde Sally Cahn geschlagen und die Wohnung zerstört. Die nichtjüdische Mutter C. war auswärts beruflich tätig. Die Familie Hess (heute Haus Feldberg) sollte auch angegriffen werden, hatte sich aber rechtzeitig verbarrikadiert und es entstand nur geringer Sachschaden. Familie Hess kam später in Auschwitz um; obwohl ihre Möbel schon längst in England waren, verzögerte sich die Abreise. Die ebenfalls jüdische Frau Klemm aber, mit einem Nichtjuden verheiratet, blieb bis Januar 1945 in Königstein und zog dann zu ihrer Tochter nach Frankfurt/M. Sie mußte zeitweise Fabrikarbeitsdienst machen, kam mit dem Leben davon. Die große Rothschild'sche Besitzung in Königstein war, soweit ich es in Erfahrung bringen konnte, durch Angehörige des in Königstein stationierten Arbeitsdienstes auf Anweisung des Landrates (?) geschützt worden; wertvolle Bilder nahm der Bürgermeister in Verwahrung. Die Aktion Königstein wurde anscheinend von dem Parteilokal aus geleitet. Ein in diesen Stunden des 9. November im Parteilokal anwesender höherer Parteifunktionär gab, als er von einem angetrunkenen Mitarbeiter der Klinik Dr. Amelung erfuhr, daß dort noch zwei volljüdische Patientinnen (Frau Flora Fuld, Frau des Gründers und Hauptleiters der Firma Telefon- und Normalzeit, gelähmt, sowie Frau M. Liebmann) lagen, die Anweisung, die Klinik sofort von den Juden zu räumen. Die Aktion unterblieb, nachdem der ebenfalls angetrunkene Funktionär einen Sturz von der Treppe erlitt. Er stellte aber sehr schnell einen Antrag an den Regierungspräsidenten (Dienstweg über Bürgermeister und Landrat) auf Einleitung eines Strafverfahrens gegen mich: Schließung der Klinik, Approbationsentzug? Der Bürgermeister, obwohl alter Pg. und kaum mit mir bekannt, hatte den Mut, den Brief meiner Frau zu geben. Nach telefonischer Rücksprache mit mir fuhr sie am nächsten Tag zum Landrat mit dem Brief. Dieser erklärte, ich sei als Offizier im Dienst; die Partei sei keineswegs zu einer Aktion gegen mich berechtigt; er würde den Brief bis Kriegsende einschließen, nichts gegen mich unternehmen und jedenfalls den Brief nicht weiterleiten.

Unabhängig davon suchte meine Frau nach der »Kristallnacht« Dr. Friedemann, Oberarzt Sanatorium Kohnstamm, auf, um ihm und damit den Juden allgemein unser Mitgefühl auszusprechen.

Das Sanatorium Kohnstamm war während des Zweiten Weltkrieges heil geblieben bis auf Wandmalereien im Brunnenhaus des Sanatoriums. Sie stammten von Carl Ludwig Kirchner (1880–1938), entstanden 1916 und wurden wahrscheinlich auf Anordnung des Kreisleiters 1938 zerstört, vielleicht auch von deutscher Seite vernichtet durch Überstreichen, um dem Vorwurf der Duldung »entarteter Kunst zu entgehen«. Kirchner, der aus einem preußischen evangelischen Pfarrhaus stammte, gilt als der führende deutsche expressionistische Maler, häufiger Patient von O. Kohnstamm und M. Friedemann. Bei der militärischen Ausbildung erkrankte er an einer schweren Psychose (Schizophrenie) und starb durch Suicid 1938 in Davos. Das Sanatorium Kohnstamm war bis in den Herbst 1938 geführt worden und voll in Betrieb. Ende Oktober waren nach einer Verfügung der Reichsregierung, wie die FAZ (4. 11. 1978) berichtete, 17000 noch in Deutschland lebende polnische Juden in einem Sammeltransport an die polnische Staatsgrenze gebracht und dort auf freiem Feld ihrem Schicksal überlassen worden. Spinak, in Königstein allgemein geachtet und beliebt, dürfte zu diesen Gruppen gehört haben. In diesen Tagen hatte er seine Ausweisung erhalten; er besuchte uns noch kurz. In Warschau lebten noch Verwandte von ihm, so der hochbetagte Vater, der noch vor den dortigen Pogromen starb. Sp. flüchtete unmittelbar nach Kriegsausbruch abenteuerlich über die Oststaaten, Marokko usw. nach den USA. Dort schlug er sich als Krankenpfleger, besonders durch Insulinspritzen durch. Er war lange Zeit bis zu dessen Tod der ständige Betreuer des berühmten Schriftstellers Franz Werfel (1890–1945); Alma Mahler-Werfel spricht in ihrer Biographie (1960) mit dankbarer Herzlichkeit von Spinak. Im Winter 1938/39 stand das Sanatorium Kohnstamm zum Verkauf, nachdem es mehr als 5 Jahre ein Eldorado für jüdische Kranke gewesen war; erstaunlicherweise war es so viele Jahre hindurch im wesentlichen unbehelligt gelassen worden. Der finanziell gut abgesicherte Kneipp-Bund interessierte sich für das Anwesen, und der Königsteiner Bürgermeister unterstützte den Verkauf nach Kräften. Aber die Verhandlungen scheiterten leider meines Wissens dadurch, daß ein Königsteiner Einwohner die Verhandlungen hintertrieb durch den Hinweis, Königstein sei zu laut; für Königstein ein großer Verlust. Im Februar 1939 kaufte es für 250 000 Mark ein norddeutscher Nervenarzt, der es kaum betrieb, da das Haus den ganzen Krieg über Lazarett war und dann an die rechtmäßigen Besitzer zurückgegeben werden mußte. Der gealterte Spinak kam bald nach dem Krieg nach Deutschland und konnte jetzt durch die deutschen Entschädigungen frei leben. Er war glücklich, das Grab seiner in Königstein verstorbenen Gattin unversehrt vorzufinden, war ohne Ressentiment und wir sahen uns nicht selten. Der schwer Herz- und Zuckerkranke ist 1963 akut in Luzern in einem Konzert verstorben; er sah aus, wie man sich Ostjuden vorstellte und »mauschelte«, hatte aber ein großes menschliches Format, lebensklug, gebildet, treu und freigebig. Erst Jahrzehnte später, als ich mich mit den Schriften von Martin Buber (1878–1965) und mit dem Chassidissmus länger eingehend beschäftigte, ist mir Bedeutung und Größe des Ostjudentums bewußt geworden.

Deutschland ging unter Hitler immer schneller dem Zweiten Weltkrieg mit allen seinen Zerstörungen und chaotischen Zuständen entgegen. Das Sudetenland war bald besetzt und die Sudetendeutschen waren glücklich, von dem tschechischen brutalen und dummen Druck befreit zu sein. Die alte Tschechoslowakei war keine Schweiz, in der seit Jahrhunderten friedlich drei, bzw. vier (rechnet man die Ladiner mit) Nationen, bzw. Sprachgruppen zusammenleben. Schon den Habsburgern hatten die Tschechen die größten Schwierigkeiten gemacht, und häufig sind diese im Ersten Weltkrieg zu den Russen desertiert. Leider folgte dem deutschen Militär unverzüglich die SS des allgewaltigen Heinrich Himmler (1900–1945) zusammen mit Reinhard Heydrich (1904–1942), die man nach Hitler zu den größten Massenmördern aller Zeiten zählen darf, und verfolgte mißliebige Deutsche, besonders Sozialdemokraten und Juden. Die tschechischen Juden haben sich immer als Deutsche gefühlt. Die deutschen Sozialdemokraten suchten nach England zu flüchten unter ihrem Führer Wenzel Jaksch (1896–1966) und fanden dort nur sehr geringes Entgegenkommen. Jaksch habe ich in den 50er Jahren kurz kennengelernt, er spielte in der Bundesrepublik Deutschland eine bedeutende Rolle. – Einer der besten Deutschen, die ich kennen und hochverehren lernte, war mein Patient, der aus Brünn stammende Sozialdemokrat Friedrich Stampfer (1874–1957). Er wuchs im Habsburger Reich in Brünn in einer kultivierten liberalen Familie jüdischer Abstammung als Sohn eines Advokaten auf, für die die schwarz-rot-goldene Tradition von 1848 ausschlaggebend war. »Die Familientradition ließ mir den Kampf für die Freiheit, wenn nötig mit der Waffe in der Hand, als höchsten Sinn des Lebens erscheinen.« Er fand den Weg zur Arbeiterbewegung und in die Redaktionen großer SPD-Zeitungen im deutschen Reich, zuletzt war er am Vorwärts und hatte großen Einfluß auf die Politik. Gegen den Willen der SPD-Leitung, insbesondere von Scheidemann, rückte der 41jährige 1915 ein an die Isonzofront. Von 1920 bis 1933 im Reichstag, emigrierte er abenteuerlich. In New York leitete er eine deutschsprachige Zeitung, mutig für die echten deutschen Interessen eintretend. Im Sommer 1957 war er 10 Wochen wegen seiner schweren Herzerkrankung in meiner klinischen Behandlung. Auch im Bett schrieb er weiter seine Leitartikel, so auch einmal nach Überstehen eines lebensgefährdenden Angina-pectoris-Anfalls. Wir verstanden uns gut. Kurz vor seinem Tod (1. 12. 1957) schickte er mir seine Biographie »von seinem dankbaren Patienten F. St.«.

Nachdem die Slowakei ihre Unabhängigkeit von Prag erklärt hatte, unterwarf sich der tschechische Staatspräsident Hacha Hitler, und deutsche Truppen besetzten die Tschechoslowakei (Errichtung des Protektorats Böhmen am 16. 3. 1939). Nachdem Litauen auf Memel verzichtet hatte, bedrängte Hitler Polen. Er wurde immer ungeduldiger. Während er bisher eiskalt, logisch gehandelt hatte, auch bis zum richtigen Augenblick warten konnte, agierte er, wie viele Beobachter feststellten, allzu überstürzend, nicht selten voreilig; ihn quälten, so nimmt man heute an, Vorstellungen eines baldigen Todes. Durch den Versailler Vertrag war die deutsche Ostgrenze nach Polen für Deutschland unerträglich. Stresemanns Ziel war, hier über den Weg friedlicher Verhandlungen die Wiedereingemeindung Danzigs, einer rein deutschen Stadt, und des Korridors, der Ostpreußen mit dem Reich, ohne in deutschem Besitz zu sein, verband. Der polnische Staat war 1918 neu entstanden und bedurfte der Konsolidierung; sein großer Staatsmann Pilsudski war schon 1935 nach einem siegreichen Krieg mit Rußland gestorben. Der alte polnische Staat, nach seiner Geschichte, Gesinnung, der Kultur und dem strengen katholischen Glauben seiner Bevölkerung war mehr dem Westen zugeneigt, war ursprünglich (etwa um das Jahr 1000) noch slawisch, aber dann von Deutschen kultiviert und von ausgesprochener deutscher Stadtkultur. Er drohte am Ende des 18. Jahrhunderts zu zerfallen und eine Beute Rußlands zu werden, zumal dieses damals von einer sehr klugen und tatkräftigen Kaiserin, Katharina II., deutschen Geblüts, nicht nur berühmt durch ihre Amouren, sondern auch durch ihren harten Willen, beherrscht wurde. Preußen und Österreich willigten in die Teilung nicht ganz freiwillig ein, sondern auch um zu verhindern, daß Rußland ganz Polen schluckte (Maria-Theresia mit vielen Tränen!). Polen unterstand von 1795–1918 diesen drei Ländern. Bei einer großen jüdischen Bevölkerung waren die Polen ausgesprochen antisemitisch. In einem Gespräch Januar 1939 zwischen Hitler und dem polnischen Außenminister Oberst J. Beck hatte ersterer Danzig und den Korridor gefordert. Die Zeichen standen auf Krieg; die »Reichskristallnacht«, die sehr gespannte Lage mit Polen, die brutale Besetzung der Tschechei, alles sprach für Krieg. Schon im Herbst 1938 konnte ich z.B. in Frankfurt erst im 4. Geschäft eine Tafel Schokolade kaufen und bei unserem Anbau an die Villa setzte 1937 plötzlich die Lieferung von Pitchpineholz aus. Die Kriegslebensmittelkarten waren schon Herbst 1938 geheim gelagert.

Unsere Kinder machten uns viel Freude. Diether und Siegfried konnten schon nach 3 Jahren Vorschule (= Volksschule) die Königsteiner Realschule i. E. besuchen. Diether lernte sehr schnell; man wußte schon frühzeitig, daß er überdurchschnittlich begabt war. Diether kam anschließend auf das humanistische Gymnasium in Höchst, wo der Unterricht so schlecht war, daß wir ihn auf das Goethe-Gymnasium nach Frankfurt umschulen lassen mußten. Der uns so früh entrissene Siegfried hatte gewisse Schwierigkeiten durch längeres Stottern, das er aber im Arbeitsdienst verlor. Er kam von der Königsteiner Schule auf die Oberrealschule Oberursel und fuhr den Weg mit dem Rad. Eberhard war auch sehr aufgeweckt. Als Kleinkind hatte er jahrelang mit exsudativer Diathese zu tun, einem häufig die Lokalisation wechselndem Hautausschlag, der viel Sorgfalt der Mutter erforderte, aber vor der Schulzeit endgültig abgeklungen war. Die drei großen Buben fingen noch mit Französisch als der ersten modernen Fremdsprache in der Schule an, später war Englisch die erste. – Die Königsteiner höhere Schule ging bis Obertertia (= der heutigen 9. Klasse). Aus dem heutigen Haus Oettel in der Limburger Straße war sie kurz vor dem ersten Weltkrieg in die ehemalige Mädchenschule am Klärchenweg im Falkensteiner Hain verlegt worden. Die Klassen waren klein und der Unterricht sehr individuell. Wir ließen Eberhard 4 Jahre in der Volksschule. In der Königsteiner höheren Schule hatte er einen außergewöhnlichen Lehrer, der ihn sehr förderte, nicht nur das Lernen beibrachte, sondern auch die so seltene Gabe der freien Rede. (Der damalige Dr. phil. Richard

Schwarz, geb. 1910, ursprünglich Volksschullehrer, dann Mittelschullehrer, studierte neben seinem Lehrerberuf. Im zweiten Weltkrieg war er zuletzt Oberstudienrat in Oberstdorf, 1948 Privatdozent und 4 Jahre später Professor in Bamberg. 1958 Universität Wien ordentl. Professor für Pädagogik und Kulturphilosophie und 1962 in gleicher Eigenschaft in München. Neben seiner vielfachen Lehrtätigkeit war er wissenschaftlich sehr produktiv.)

Über Ingrid hatte ich schon berichtet. Sie war ein Jahr (1938/39) in Göttingen bei den Großeltern Rolffs, um durch einen Schulwechsel etwas von der Landwirtschaft abgelenkt zu werden. Uta kam nach der Volksschule in das Königsteiner Mädchengymnasium St. Angela, wo sie sich sehr wohl fühlte. Die Kinder machten, außer Scharlach, die üblichen Kinderkrankheiten durch; die älteren waren in der Zeit unserer ersten engen Wohnung in Königstein (bis 1937) ziemlich viel erkältet. Siegfrieds Bericht über die Großmama schildert eindrucksvoll, welche sonnige Jugend unsere Kinder hatten. Sie wuchsen auch zusammen mit ihren Vettern und der Base Roswitha Brandt auf. Wir hatten auch das Glück, immer bis in den Krieg hinein tüchtige Kindermädchen zu haben. Die Schwierigkeiten für eine kinderreiche Familie sind heute viel größer; der Wille der heutigen entweder materialistisch oder introvertierten Gesellschaft hier zu helfen, ist trotz vieler Worte und Programme noch sehr gering. Pfingsten 1939 verlebten wir mit allen Kindern (außer Martin) noch besonders schöne Tage in Kampen. Else war in den Sommerferien, in denen ich nicht mit konnte, mehrmals mit 8 Kindern (Amelung und Brandt) auf der Insel im Häuschen.

Gelesen habe ich in fast allen Zeiten meines Leben sehr viel. Durch mannigfache Krankheiten fand ich auch die Zeit, größere Werke durchzuarbeiten, lernte im Liegen zu lesen und zu arbeiten. Für Philosophie hatte ich wenig Interesse. In Kant las ich etwas, besonders in Schopenhauer und Nietzsche, ohne daß diese großen Geister mich wesentlich beeinflußten. Geschichtsphilosophen wie Oswald Spengler studierte ich zeitweise sorgfältig. Nach dem ersten Weltkrieg bedingte die große Erschütterung über den Tod so vieler nahestehender Menschen und das Schicksal von Deutschland, daß ich nur zögernd an geschichtliche Werke heranging. Ich kann nur kurz berichten: Von Don Quijotte bis zu den großen russischen Autoren wie Dostojewski, dessen Werke ich wohl fast alle las, Tolstoi (Krieg und Frieden), Gogol, die Franzosen Balzac, Stendhal, Merimée, Daudet; von den Engländern Dickens, von dem ich am meisten schätze Oliver Twist und die herrlichen Pickwickier, B. Shaw, daneben immer wieder Shakespeare, auch Josef Conrad sowie aus dem Norden Ibsen (vollständig), Strindberg sowie Hamsun. Zeitlebens las ich sehr viel von Goethe (bis heute), frühzeitig und immer wieder Wilhelm Meisters Lehrjahre, die meisten deutschen Klassiker, hier vor allem die Romantiker. Nur mit Jean Paul habe ich mich nie recht befreunden können (trotz Hofmiller). Auch Storm, Fontane, C. F. Meyer, W. Raabe und Gottfried Keller, Liliencron, Löns (zeitweise) und andere wurden immer wieder gelesen. Von Thomas Mann habe ich fast alles gelesen, den »Zauberberg« schätze ich besonders. Th. M. hatte das Heilstättenmilieu sehr richtig erfaßt. Die Angriffe von Ärzten waren unberechtigt. Der Autor hat sich sehr klug 1925 in der Deutsch. Med. Wochenschr. verteidigt; Hans Castorp kommt durch seinen Aufenthalt in Davos »in die Höhe«, versackt nicht. Hermann Hesses dichterisches Werk habe ich 1913 schon in Tübingen kennengelernt (frühzeitig »Peter Camenzind« und »Unterm Rad«) und bis zum letzten großen Werk, das »Glasperlenspiel« (1943) gelesen und lieben gelernt. Ich weiß nicht, was ich mehr bewundere: den »Steppenwolf« (1927) oder »Narziss und Goldmund« (1930). Hesses politische Betrachtungen haben auch den einmaligen Stil des Meisters, sind mir aber fremd geblieben. Sein »Kurgast« (1925) ist die beste Schilderung des Lebens im Heilbad, der Atmosphäre des Kurgastes. Hesse war viele Jahre Patient des schon erwähnten berühmten Schweizer Psychotherapeuten C. G. Jung. In den 20er Jahren war unter den jüngeren Menschen großes Interesse für literarische Probleme, am meisten für H. Hesse. Ich erinnere mich z.B. an nächtliche Diskussionen über den »Demian« und den »Steppenwolf«. In meiner Bibliothek stehen rund 25 Bände von und über H. Hesse. Auch Hermann Burtes (Pseudonym für H. Strübe) seinerzeit eindrucksvoller »Wiltfeber« wurde von mir mit Reserve gelesen. Er hat hervorragende Gedichte in Hochdeutsch »Ursula« und alemanisch »Madlee« verfaßt. Weiter las ich u. a. interessiert Franz Werfel, H. Stehr, J. Wassermann, A. Schäffer, R. Schickele (»Das Erbe am Rhein«), Hugo von Hofmannsthal und begeistert Carl Zuckmayer, Albrecht Goes, Arthur Schnitzler. 1928 las ich zuerst von Frank Thieß »Der Tod von Falern« (S. 268). Vor dem Krieg hatte ich an bedeutenden Schriftstellern nur Stefan George persönlich kennengelernt. Er war häufig in Königstein zu Besuch seiner dort lebenden Schwester und alter Patient meines Vaters. Er sprach ein unverfälschtes Rheinhessisch, nicht gerade der am edelsten klingende Dialekt unserer Muttersprache. Der Adel seiner Strophen stand in auffallendem Kontrast zur Vernachlässigung in Kleidung und Körperpflege. Ich habe erst im Alter die Größe seines Werkes erfaßt. Über meine Lektüre in den letzten Kriegsjahren und in den folgenden Jahrzehnten auch später.

Nach der Besetzung von Prag und der Herrschaft über die ganze Tschechei wurde in den nächsten Monaten die Stimmung gegen Hitler immer ablehnender im Westen. Den Frühling, besonders aber den Sommer empfanden wir alle als unheilvoll. Meine polnische Cousine Edmée le Clercq (genannt Edda), deren Vater der Bruder meiner Mutter war und deren Mutter aus einer alten polnischen Grafenfamilie stammte, war in den ersten Monaten des Jahres 1939 bei uns in Königstein zu Besuch. Gleichzeitig waren wir durch E.'s häufigen Aufenthalt bei uns bis zum ersten Weltkrieg fast zusammen aufgewachsen. Sie war intelligent und temperamentvoll, zäh von hartem Willen und hat ihr schweres Leben gemeistert. Sie war nach dem ersten Krieg Sekretärin im polnischen Außenministerium, zeitweise auch im Büro des Außenministers Strasburger (evangelisch, alte polnische Familie) und 1939 in der polnischen Botschaft in Berlin tätig unter Botschafter Lipski (1894–1958). Obwohl sie verständlicherweise nie politische Gespräche mit uns führte, machte sie bei diesem Aufenthalt einen gedrückten Eindruck und ließ sich schnell wieder nach Polen versetzen, wohl auch um wegen ihrer deutschen Verwandtschaft nicht in eine schwierige Situation zu kommen. Hatte sie schon im ersten Weltkrieg Schweres durchmachen müssen (das großväterliche Gut wurde durch den Krieg ganz vernichtet), so begann jetzt für sie und ihre Mutter eine schwere Leidenszeit. Solange Warschau von den deutschen Truppen besetzt war, konnten wir ihr etwas helfen. Armin und einige befreundete Offiziere konnten nach ihr sehen, und wir diskutierten, ob sie nicht deutsche Papiere erhalten könnte. (Unser gemeinsamer französischer Großvater war durch seinen Beruf als Pfarrer in Hanau preußischer Untertan geworden). Nach dem Krieg erhielten wir erst 1960 einen Brief von ihr; sie ist dann jedes zweite Jahr bei uns in Königstein länger zu Besuch und zur Behandlung ihrer schweren Gelenkstörungen gewesen. Als nach dem zweiten Weltkrieg die Kommunisten in Polen an die Macht kamen, mußte sie lange Zeit untertauchen, hatte jahrelang kein eigenes Bett usw. Nach einem guten Aufenthalt in Königstein 1981 starb sie an Krebs in Warschau, von Nachbarinnen rührend gepflegt.

Die Verhandlungen mit Polen waren seit Jahresbeginn 1939 kaum weiter gediehen. Der polnische Außenminister Beck (1894–1944) war wohl zunächst bestrebt, Konflikten mit Hitler aus dem Weg zu gehen, zumal er in den Oststaaten Mitteleuropas die Führung anstrebte. Er galt als eitel, hoheitsvoll, war allgemein unbeliebt (von Weizsäcker). Die Polen schienen indolent und kontaktlos. Lipski war an sich zugänglicher. Seit 1933 Botschafter in Berlin hatte er, wie ich nicht nur von Edda, sondern auch von anderer Seite hörte, viele persönliche Beziehungen in der Reichshauptstadt, besonders durch seine Empfänge usw. angeknüpft. C. J. Burckhardt, ein Berichterstatter von vornehmer Objektivität, bezeichnete Lipski als »einen der ausgezeichnetsten Männer innerhalb der damaligen Konstellation«. Hitlers Forderungen auf Rückgabe von Danzig kamen kaum zur Sprache, und England wurde von Polen nicht orientiert. Danzig, als »Freie Stadt« war rein deutsches Gebiet, was die Polen bestritten, war aber erheblich von Polen abhängig, obwohl die Stadt dem Völkerbund unterstand. Der letzte hohe Kommissar der Genfer Organisation war der bedeutende Diplomat und Historiker Professor Carl J. Burckhardt (1891–1974), Neffe von Jakob Burckhardt. Bis zuletzt versuchte er zu vermitteln. England zog sich immer mehr von seiner in München 1938 praktizierten Appeasement – Beschwichtigungspolitik zurück, gab Polen ein Beistandsversprechen und Frankreich schien am Bündnis mit Polen festzuhalten. Als am 24. August in Moskau der deutsch-sowjetische Pakt geschlossen war, mit der Geheimklausel der gemeinsamen Aufteilung Polens und der Preisgabe der baltischen Staaten an die Russen, versuchte die englische Diplomatie auf verschiedenen Wegen den Frieden zu sichern, wobei sie noch mit der Neutralität Rußlands rechnete. Die Polen in naiver Siegesgewißheit und in »polnischer Hybris« (Talleyrand cit. nach Weizsäcker) ließen die entscheidenden Stunden des Ultimatums von Hitler verstreichen, ohne daß Beck zu Verhandlungen in Berlin erschien. Am 1. September marschierten die deutschen Armeen auf den Befehl von Hitler in Polen ein. Aus dem siegreichen Kurzkrieg entstand der große Weltenbrand.

In meiner langen kommunalpolitischen Tätigkeit arbeitete ich nicht nur an bestimmten Vorlagen, an Fragen, bedingt aus akuten Situationen usw. intensiv mit, sondern ich hatte immer mehr mir wichtig erscheinende Pläne im Kopf, die ich bald sehr vorsichtig, bald mit rücksichtslosem, aber nie blindem Eifer betrieb. So hielt ich es seit den 20er Jahren für dringend notwendig, daß die hiesige höhere Schule nicht nur am Leben bliebe, sondern auch stabilisiert und weiter ausgebaut würde.

Schon Ende des 18. Jahrhunderts gab es in Königstein »höhere Schüler«, die sogar bunte Mützen trugen (nach W. Poths). Den Unterricht zur Vorbereitung des Besuchs höherer Schulen gab der Rektor Kretzer in der Falkensteiner Straße 3. Unter dem Nachfolger Rektor Freytag wurde die »Rektoratsschule« in die Gerichtsstraße 27 verlegt, um mehr Platz zu haben. Unter dem sehr tüchtigen Rektor Schumacher wurde der Sitz der Schule Limburger Straße 36. Durch die Zusammenlegung der Rektoratsschule mit dem 1899 gegründeten evangelischen Töchterpensionat mit zehnklassiger höherer Mädchenschule 1916, entstand eine höhere Schule mit Oberrealschullehrplan, wobei die Schule ihren Sitz in dem Haus am Klärchenweg hatte und »Taunusrealschule« genannt wurde. Aus den Erfahrungen in meiner Familie ergaben sich vielfache Hinweise. Die Lehrer der Königsteiner Schule waren m. E. in der ganzen Zeit des Staates von Weimar hervorragend, interessiert an der Schule und an den Schülern. Dr. R. Schwarz erwähnte ich schon und hier muß ich noch besonders hervorheben neben Hugo Stitz (1983 †), Studienrat Dr. Herzberg, der mich in allen kommunalpolitischen Schulnöten sehr unterstützte. Bei Kriegsausbruch ging er mit seiner prächtigen Frau nach Berlin; sie fühlten sich in ihrer großstädtischen Heimat als engagierte Antinazis sicherer als in der Kleinstadt. Die in Königstein tonangebenden Handwerker und Gewerbetreibenden, schickten über das 14. Lebensjahr hinaus ihre Kinder ungern auf höhere Schulen, schon damit die Jungen dem väterlichen Beruf treu blieben (was vielleicht gar nicht so dumm war). Mein Frankfurter Schneider z.B., Inhaber einer großen Herrenschneiderei, die seit 1790 mit großer Kundschaft bestand, ließ zwar seinen Sohn das Handwerk der Ahnen lernen, aber auch das Abitur machen, mit dem Ergebnis, daß der junge Mann Direktor einer Kleiderfabrik wurde. Die in Königstein wohnenden Beamten usw. ließen sich, wenn sie kinderreich waren, in größere Städte versetzen; Königstein war das Eldorado der wohlhabenden Junggesellen.

Meine Beobachtungen über die Verschiebungen in der

Sozialstruktur des Ortes durch den seit den achtziger Jahren des vorigen Jahrhunderts einsetzenden Zuzug wohlhabender Frankfurter nach Königstein, schilderte ich seinerzeit einem jungen Geographen mit großer soziologischen Begabung, der diese Fragen gründlich bearbeitete und u. a. auch darüber in seiner Monographie berichtete (Josef Kaltenhäuser, Taunusrandstädte im Frankfurter Raum. W. Kramer 1955, Frankfurt/M.). Es gab in Königstein bis in die erste Zeit nach dem letzten Weltkrieg Latifundien von 15 Hektar, vereinzelt noch erheblich größer. Ihre schloßartigen Gebäude waren wie ehemalige Fürstenschlösser, nur daß sie neben vielen anderen fehlenden Vorzügen keine dieser Jahrhundertalten Archive und Bibliotheken hatten, wie ich sie z. B. aus Lich und Ortenberg kenne, aus denen die stadtgeschichtliche Forschung reichen Gewinn schöpfen konnte (vgl. auch Marion Gräfin Dönhoff: Namen, die keiner mehr nennt, Ostpreußen – Menschen und Geschichte). Es floß viel Geld in den Ort aus diesen Verkäufen, aus denen manches Bürgerhaus entstand, das vielleicht auch Kurgäste aufnahm. Aber die Grundstückspreise stiegen gewaltig. Eine höhere Schule konnte bei dem geringen Schuletat sich nicht entwickeln; die Schule blieb durchweg bei 50–80 Schülern. Ich hatte viele Besprechungen mit den Körperschaften und den Schulmännern, versuchte vor allem schwächliche Kinder zum Schulbesuch in Königstein unterzubringen usw. Einige vernichtende Abstimmungen im Parlament konnte ich nur gerade verhindern. Eine akute Gefahr drohte: In dem Königstein benachbarten Kronberg war dieselbe Situation. Der an sich gute Vorschlag, eine Schule zwischen den Orten zu bauen, scheiterte, und es war nur eine Frage, welche der Schulen der anderen geopfert werden sollte. In Kronberg wohnte die Landgräfin von Hessen, die Kronberg versprach zu helfen, denn ihr Sohn Philipp war Oberpräsident in Kassel. Das ihm direkt unterstellte Provinzialschulkollegium hatte die Entscheidung über alle höheren Schulen in Hessen. Was aber kaum jemand wußte: Der entscheidende Ministerialrat im Preußischen Kulturministerium in Berlin, die vorgesetzte Behörde, war ein »Königsteiner Bub«. Er schrieb mir nach Erhalt der Vorgänge: »Wir wollen sehen, wer sich durchsetzt: Seine Hoheit der Prinz oder der einstmals kleine Schulmeister heute im Ministerium.« Einige Wochen vorher waren wir mutig nach Kassel gefahren: Der kommissarische Bürgermeister sowie der 1. Beigeordnete R. A. Heineck (kein Nazi; er war gegen seine Überzeugung spät in die Partei eingetreten, um die Stadtverwaltung zu »überwachen«; Jahrzehnte der Anwalt der Familie und des Hauses Amelung, ein hervorragender Mann) und als Elternvertreter ich. Der Präsident des Schulkollegiums, Dr. Julius Werner, empfing uns persönlich durchaus höflich. Er war Schulprofessor in Butzbach und ein alter Reichstagsabgeordneter aus der Kaiserzeit, zu der mit Liebermann von Sonnenberg, Dr. Lattmann u. a. berüchtigten oberhessischen Antisemitengruppe gehörend, jetzt Beamtennazigarnitur. Die jüngeren herrschenden Nazis lehnten instinktiv (warum?) die alten Antisemiten aus der Zeit der Jahrhundertwende ab. Dr. Werner sagte, er habe Anweisung, nach Berlin die Auflösung der Schule von Königstein vorzuschlagen; er werde unsere Gesichtspunkte dem Schreiben beilegen. Bald brach der Krieg aus. Es geschah weder in Kronberg noch in Königstein eine Auflösung der Schule. Unser geheimer Freund (E. Strack), der auch im Krieg in Berlin war, ließ wohl alles ruhen. (Die glänzende Entwicklung unseres »Schülchen« nach dem Kriege durch besonders günstige Voraussetzung, wird noch geschildert.)

Es ist bemerkt worden, daß die Herren im 3. Reich, die durchgreifend in der Diplomatie, im Aufbau der Rüstung, der Wirtschaft (darunter einer sehr eindrucksvollen Wirtschaftsautarkie) und der Wehrmacht sowie in ihren infamen Rassenverfolgungen gewaltige Ergebnisse erzielten, dagegen auf dem Gebiet des Schulwesens, auf den vielfachen Möglichkeiten des Sozialwesens z. B. im Verhältnis Ärzte-Krankenhaus-Krankenkassen usw. ohne wesentliche Initiative oder Neuerungen waren.

Der Kurort Königstein hatte es schwer, sich vom ersten Weltkrieg und vor allem von den Besatzungsschäden zu erholen, wobei die jahrelange beengende Abschnürung von dem übrigen Deutschland besonders eingreifend war. Die beiden Privatkliniken, zu denen noch das Kurheim Dr. Geißler (früher nervenärztlicher Mitarbeiter meines Vaters) mit seiner behaglichen menschlichen Wärme kam, arbeiteten sich verhältnismäßig schnell nach oben. Das gilt auch für die wenigen guten Pensionen; aber das Grand Hotel (seit Kriegsausbruch »Königsteiner Hof«) konnte sich nicht halten, besonders nachdem der Gründer Herr Eduard Stern verstorben war; 1929 wurde es von der Reichsbahnversicherungskrankenkasse aufgekauft. Und leider entstanden kaum gute neue Hotels oder Pensionen. Es gab allerdings noch Einzelvermieter, die in den Saisonzeiten zusammenrückten und Zimmer vermieteten. Diese gute Sitte ist in den meisten deutschen Kurorten leider fast ganz ausgestorben. Man mußte die Werbung für den Kurort betreiben, auch durch Einladungen an Ärzte. Es war eine große Ehrung, daß die weltberühmte Gesellschaft für innere Medizin, die seit 1882 in Wiesbaden tagt, im Frühjahr 1925 einen Ausflug von mehreren hundert Personen nach Königstein machte mit eingehender Besichtigung des Ortes, auch unserer Kliniken.

Auf Betreiben von Professor Linke, der, wie erwähnt, die lokalklimatischen Verhältnisse von Königstein gut kannte und durch seine Assistenten Dr. Leo Schulz und Dr. Helmut Landsberg ergänzende eingehende Untersuchungen in ärztlicher Zusammenarbeit mit mir durchführen ließ, erfolgte die Verleihung des Prädikates »Heilklimatischer Kurort« an Königstein (1935). Die amtliche Anerkennung fand statt in einer Sitzung des Landesverkehrsverbandes Rhein-Main durch den Vorsitzenden der Spitzenverbände Freiherrn von Wechmar, Kurdirektor in Bad Nauheim. Landsberg hat seinerzeit in der Tauunuszeitung eine eigene große wissenschaftliche Untersuchung über Königstein veröffentlicht, die als Monographie aus zeitbedingten Gründen nicht mehr erscheinen konnte. In einer weiteren Sitzung wurde durch den ärztlichen Beirat des Landesverkehrsverbandes festgestellt, daß das Klima Königsteins günstige Wirkungen habe für manche Formen von Nervenkrankheiten, Herz- und Gefäßkrankheiten und Bronchialasthma. Es eigne sich ferner besonders für Nachkuren nach schweren Erkrankungen wie für alle Rekonvaleszenten.

In den ersten Jahren meiner Königsteiner Tätigkeit war ich kaum zu wissenschaftlicher Arbeit gekommen durch die Aufarbeitung der Kriegs- und Besatzungsfolgen und die noch fehlenden Möglichkeiten und Anregungen zu umfassenden wissenschaftlichen Planungen und Auswertungen vieler Unterlagen. Die Mittelrheinische Studiengesellschaft (vgl. S. 131 und S. 132) sollte für mich Ausgangspunkt werden für planmäßige wissenschaftliche Arbeiten, ebenso wie etwa seit 1932 die Deutsche Balneologische Gesellschaft – ab 1933 Deutsche Gesellschaft für Bäder- und Klimaheilkunde. Das Verhältnis zwischen der Mittelrheinischen und der Deutschen Gesellschaft war bis zur Übernahme des Vorstandes durch Vogt bisweilen gespannt; die erstere sah mit Recht manche Verlautbarungen und Publikationen der letzten als zu belletristisch, nicht exakt genug an. Auf der Tagung der Balneologischen Gesellschaft April 1933 in Baden-Baden, auf der ich seit 1926 in Aachen wieder an den Sitzungen teilnehmen konnte, wurde die Gesellschaft »gleichgeschaltet« (wie man so schön sagte). Ein Kollege, der erst vor wenigen Monaten vom »aufrechten linken Demokraten« zum wilden Nazi sich gemausert hatte, organisierte alles im Stil der Zeit. Bisher war Präsident der Leiter der Medizinalabteilung im Preußischen Innenministerium, der Wirkl. Geheime Obermedizinalrat Prof. Dr. Eduard Dietrich (1860–1947), der souverän weite Gebiete der Balneologie überschaute, der typische vornehme, liebenswürdige und kluge hohe preußische Beamte. Er war auch der Herausgeber des Handbuches der Balneologie und medizinischen Klimatologie, 5 Bände (1916–1924). Generalsekretär Dr. Max Hirsch (* 1875 – † unbekannt) litt sehr unter dem Verlust seiner Stellung, beklagte sich mit Recht über den schnöden Undank; er emigrierte nach Rußland und machte sich um das russische Bäderwesen verdient. Zur Leitung des deutschen Bäderwesens wurde später Prof. Dr. Heinrich Vogt (1875–1957), Bad Pyrmont berufen, der nicht in Baden-Baden war. Vogt war zunächst in unseren Kreisen persönlich wenig bekannt; verhältnismäßig schnell gelang es ihm durch seine große humane Kultur und Bildung, sein vornehmes, wenn auch zuerst zurückhaltendes Wesen, seine großen organisatorischen Fähigkeiten und seinen Fleiß allgemeine Anerkennung zu finden. Hier war ausnahmsweise ein besonderer Mann zu einer großen ärztlich-wissenschaftlichen Aufgabe berufen worden, der innerlich dem Nationalsozialismus fernstand. Den ganzen Fremdenverkehr sollte der Staatssekretär Hermann Esser übernehmen, der, ursprünglich radikaler »alter Kämpfer«, in den letzten 12 Jahren des Nationalsozialismus sich ganz im Hintergrund hielt und vor allem Vogt keine Schwierigkeiten machte. Vogt war habilitierter Neurologe und Psychiater, u. a. Schüler des großen Ludwig Edinger, hatte 1911–1925 ein bekanntes Sanatorium in Wiesbaden geleitet und wohnte seit 1925 in Pyrmont; er war auch in der Balneologie durch grundlegende Arbeiten bekannt geworden. Zu dem 1. Kongreß der Gesellschaft unter Vogt 1934 in Berlin hatte ich einige meiner ersten Untersuchungen zur praktischen klimatischen Behandlung im Mittelgebirge als Vortrag angemeldet. Ich war mit der letzte Redner und Vogt ließ mich nur auf meinen Protest zu Ende reden, brachte aber das später eingesandte gar nicht kurze Manuskript in seiner neuen Zeitschrift »Der Balneologe«, Verlag Julius Springer, ungekürzt zum Druck. Bei einer späteren Tagung der Fremdenverkehrsorganisation in Baden-Baden kamen wir in ein langes Einzelgespräch, bei dem ich ihm unter anderem auch offen sagte, ich ginge nicht in die Partei. Ich glaube, seit diesem Treffen war ich bei ihm »persona grata«; er besuchte mich in Königstein, seine bis Kriegsende erschienene hervorragende Zeitschrift stand mir immer offen, ich bekam 1937 und 1939 große Referate auf den von ihm geleiteten großen Kongressen und schrieb von ihm aufgefordert »Künstliches Klima« für sein bedeutendes »Lehrbuch der Bäder- und Klimaheilkunde«, Berlin, Springer 1940. Nach dem Kriege fanden wir uns wieder als alte Freunde zur gemeinsamen neuen erfolgreichen Arbeit.

Unsere Mittelrheinische Studiengesellschaft mußte leider mehrmals das Ausscheiden wertvoller Mitglieder beklagen. Der erste Vorsitzende unserer Gesellschaft, einer der berühmtesten Stoffwechselärzte der Welt um die Jahrhundertwende, Carl von Noorden, war zunächst ab 1894 Leiter der inneren Abteilung am städtischen Krankenhaus Frankfurt, wo schon seine Arbeiten durch bedeutende neue Ergebnisse zum Energieumsatz, intermediären Stoffwechsel auffielen (Monographien über »Fettsucht«, »Chlorose« und die erste Auflage der »Zuckerkrankheit und ihre Behandlung«, 20 Jahre das führende Werk bei Diabetes). 1906 war er als Nachfolger Nothnagels nach Wien berufen als Leiter der 1. Med. Univ.-Klinik. 1913 legte der erst 55jährige auf der Höhe seines wissenschaftlichen und ärztlichen Ruhmes stehende Gelehrte das Wiener Ordinariat und die Leitung der Klinik nieder, um wieder nach Frankfurt/M. überzusiedeln, wo er die Leitung einer Privatklinik für Zuckerkranke und Diätkuren übernahm. Die entscheidende Veranlassung dürfte der Drang gewesen sein, frei von allen amtlichen Verpflichtungen nur seiner ärztlichen und schriftstellerischen Tätigkeit zu leben. In diese Zeit fällt die Gründung der Mittelrheinischen. In Frankfurt entstand jetzt seine berühmte »Allgemeine Diätetik« (1920), sein »Handbuch der Ernährungslehre«, noch heute lesenswert. 70jährig kehrte er nach Wien zurück und übernahm die Leitung der Sonderabteilung für Stoffwechsel- und Ernährungsstörungen im Krankenhaus der Stadt Wien. C. v. Noorden ist am 25. Oktober 1944 verstorben. Er besuchte uns nicht selten in Königstein und stand in mannigfachem Gedanken- und Patientenaustausch, zuerst mit meinem Vater, dann mit mir.

Julius Strasburger (1871–1934), mein hochverehrter akademischer Lehrer und langjähriger Chef verstarb unerwartet innerhalb weniger Minuten in meinem Beisein in einem schweren Anfall von Angina pectoris am 26. Oktober. Er war der Sohn des berühmten Botanikers und Biologen Eduard Strasburger (1844–1912), des Begründers der modernen pflanzlichen Cytologie, zuletzt in Bonn; das heute noch führende Botaniklehrbuch trägt seinen Namen. Ed. Strasburger war in Warschau geboren als Sohn eines angesehenen Kaufmanns und seiner Frau, einer geborenen von Schütz. Die Vorfahren beider Eltern waren mit den sächsischen Königen nach Polen gekommen. Sie waren zwar nach Geburtsort und Erziehung Polen, nicht aber nach Abstammung und Sinnesart. Die Mutter von J. Strasburger stammte aus der berühmten Pianistenfamilie Tausig, aus einem angesehenen, zum Teil ursprünglich jüdischen Kulturkreis. Er und seine Gattin, Tochter des bedeutenden Internisten Nothnagel waren überzeugte praktizierende evangelische Christen. Plötzlich setzte nach der Machtübernahme 1933 in Frankfurt eine böse politische Hetze gegen Prof. J. Strasburger ein, und er mußte im Sommer 1934 aus seinem Amt ausscheiden. Die beiden größeren Söhne mußten aber später in den Krieg. Hermann kam als Schwerkriegsbeschädigter in die Heimat zurück, durfte sich aber vor 1945 nicht habilitieren und ist heute Professor em. für alte Geschichte in Freiburg. Eduard, ein hoffnungsvoller Biologe, ist im Krieg verschollen. – Julius Strasburger, in Jena geboren, war Schüler von C. Gerhardt in Berlin und vor allem des großen Internisten Friedrich Schultze, Bonn. 1911 zur Leitung der Med. Univ.-Poliklinik in Breslau berufen, wurde er nach der Gründung der Frankfurter Universität dort Ordntl. Professor für innere Medizin und Direktor der Med. Univ.-Poliklinik. Über die Bedeutung dieser Klinik, in der ich Assistent war, habe ich schon berichtet. St. war als beratender Internist den ganzen Krieg über an der Front in der Bekämpfung von Seuchen eingesetzt. Von ihm stammen heute noch bedeutungsvolle Arbeiten aus fast allen Gebieten der inneren Medizin, insbesondere über die Darmkrankheiten, das Herz- und Kreislaufsystem und die physikalische Therapie. Er und Adolf Schmidt untersuchten jahrzehntelang sorgfältig die gesamte Darmfunktion, beschrieben das therapeutisch wichtige Krankheitsbild der intestinalen Gärungsdyspepsie und schufen eine Probekost zum Nachweis von Darmstörungen. Die Blutdruckstörungen wurden diagnostisch und therapeutisch von St. sorgfältig studiert; er wies u. a. auf die Bedeutung des diastolischen Blutdrucks hin. Auch die Luminalbehandlung der Migräne stammt von ihm. Für die Mittelrheinische Studiengesellschaft war er durch seine hervorragenden Kenntnisse der Balneologie, die er auch durch eigene wissenschaftliche Untersuchungen gefördert hatte, sehr bedeutungsvoll.

Persönlich war Strasburger von zurückhaltender Bescheidenheit; seinen Mitarbeitern brachte er großes Vertrauen entgegen, förderte sie, ließ sie selbständig arbeiten und stand stets den ratsuchenden Assistenten zur Verfügung. Sein Kolleg war sachlich und überzeugend. Seine menschliche Güte verließ ihn nie. Wir bewunderten unseren Chef auch wegen seiner überragenden Allgemeinbildung. In schweren Stunden tröstete ihn seine große Musikalität, das Erbgut seiner mütterlichen Familie.

Bei meiner gesamten Tätigkeit in Königstein stand im Vordergrund jederzeit die Arbeit in und für unsere Familien-Klinik. Auch manche Ehrenämter, die kommunalpolitische Tätigkeit wurden mit im Interesse der Klinik von mir übernommen. Allerdings habe ich nie Ehrenämter usw. betrieben aus persönlichen Interessen; ich glaube, das vielfache persönliche Vertrauen, das mir Jahrzehnte allenthalben entgegengebracht wurde, beruhte auf der Erkenntnis meiner persönlichen Uneigennützigkeit und Integrität. Und mein ständiges Bemühen mich fortzubilden sollte natürlich hauptsächlich der ärztlichen Tätigkeit zugute kommen, die sich ja im Wesentlichen in der Klinik abspielte. Die wissenschaftliche Tätigkeit des Arztes, die schriftliche Wiedergabe seiner Beobachtungen am Krankenbett, der Einflüsse der sozialen, kulturellen und klimatischen Umwelt auf Kranke und Gesunde fesselten mich sehr. Die

Arbeiten in den Frankfurter (1918–1925) und den ersten Königsteiner Jahren schilderten unter anderem entweder bestimmte Ausfälle oder Störungen bei einzelnen Krankheiten, wie z. B. traumabedingte epileptische Störungen bei Hirnverletzungen (Inaug.-Diss. – Doktorarbeit unter K. Goldstein) oder akute Herzstörungen bei Frühsyphilis (unter J. Strasburger und K. Herxheimer), interessante röntgenologische Beobachtungen oder auch außergewöhnliche kasuistische Fälle. An Hand der Röntgenbilder eigener Kranken suchte ich z. B. die Frage zu klären, ob durch das Röntgenbild der sichere Nachweis einer Gicht zu erbringen sei (Vortrag und Publikation 1923), Untersuchungen, die damals großes Interesse im Klinikum fanden. Die angeschnittene Frage wird heute noch diskutiert. Trotz der regelmäßigen Mitarbeit in der Mittelrheinischen Studiengesellschaft für Klimatologie und Balneologie hielt ich mich mit Publikationen auf diesem Gebiet länger zurück, da ich zunächst gründliche Kenntnisse in Meteorologie (Medizin-Meteorologie) und der auch Wissen in Geologie und Chemie erfordernden Balneologie erlangen mußte. Eine ausführliche Darstellung »Die Abhängigkeit des Gesundheitszustandes von atmosphärisch-klimatischen Einflüssen« wurde in der Festschrift für Prof. Strasburger 1931 veröffentlicht.

Die geringen Fortschritte in der wissenschaftlichen Bäder- und Klimaheilkunde besonders in den letzten Jahren beruhen meines Erachtens mit darauf, daß bis heute die Lehrstühle für physikalische Therapie, die, wie bekannt sein sollte, nur an wenigen Universitäten vorhanden sind, nicht alle bereit sind, Kurortfragen zu bearbeiten.

Verschiedene Ereignisse bedingten etwa seit 1932 auf dem Gebiet der Bäder- und Klimaheilkunde größere Aktivität. Im Rahmen der schon mehrfach erwähnten »Mittelrheinischen« hatte F. Linke die bioklimatische (vielfach auch als »medizin-meteorologische« bezeichnete) Forschung vorbildlich zu organisieren versucht. Sein Schüler Leo Schulz (1908–1970) arbeitete zunächst am Kerckhoff-Institut in Bad Nauheim, in Bad

Kreuznach und in Königstein (Klinik Amelung). Schulz war beauftragt, das Problem der Luftionen experimentell anzugehen. In Königstein maß Schulz das Ionenspektrum.

Noch in den 30er Jahren glaubte man vielfach, daß die Wetter- und Klimareaktionen durch bestimmte singuläre Klimafaktoren ausgelöst würden, und schrieb elektrischen Vorgängen in der Atmosphäre besondere Bedeutung zu, während heute mehr die komplexe Bedeutung des Klimas im Vordergrund medizin-meteorologischer Überlegungen steht. Die elektrische Beschaffenheit des Aerosols erschien besonders interessant, wobei Hans Israel, auch ein bedeutender Linke-Schüler und bis zu seinem Ableben 1970 der beste Kenner der Luftelektrizität, schon 1934 mit Recht betonte, daß die Ionisationsverhältnisse der Luft, insbesondere die Ionengröße, nicht zu überschätzen seien, daß neben der elektrischen Ladung auch die chemisch-stoffliche Natur der Suspensionen besonders zu beachten seien. Mit L. Schulz hatte ich seit diesen Jahren eine rege fruchtbare wissenschaftliche und menschliche Freundschaft bis zu seinem viel zu frühen Tod nach qualvollem langen Leiden. Als der Leiter der bioklimatischen Forschungsstelle Braunlage (1933), zuletzt als Oberregierungsrat im Deutschen Wetterdienst, hat er in mehr als 100 exakten Arbeiten die Mittelgebirgsklimatologie erheblich gefördert (Erholungswert auch des Sommers im Mittelgebirge, Durchführung der Winterkuren, Waldklima, Unterschiede der einzelnen deutschen Mittelgebirge u. a.).

Zu den weltweit berühmten Schülern von Linke gehört vor allem auch Professor Dr. phil. nat. Helmut E. Landsberg (Institute for Physical Science and Technology University of Maryland), mit dem ich seit 50 Jahren befreundet bin. Landsberg, 1906 in Frankfurt/Main geboren, Arztsohn, studierte in Frankfurt Geophysik und Meteorologie und ist heute noch auch international aktiv und führend. Ich wurde mit ihm Anfang der 30er Jahre, als er Assistent bei Linke in Frankfurt war und anschließend der Observator des Taunusobservatoriums mit

Erdbebenwarte auf dem Kleinen Feldberg (Taunus, 800 m ü. N.N.), das zum Frankfurter Institut gehört, bekannt.

Wir gingen damals von der Annahme aus, daß den stofflichen Beimengungen der Luft (atmosphärisches Aerosol genannt) biologische Wirkungen im Organismus beizumessen seien und daß auch die Zahl der in der Luft vorhandenen Kerne ein wichtiges Maß für die Luftgüte sein könne. Die Meteorologen hatten eine gerade jetzt sehr brauchbare Apparatur entwikkelt (Kernzähler nach Scholz). Wir standen in ständigem Gedankenaustausch. Landsberg war häufig in Königstein, auch bald zum experimentellen Messen. So wurden im Winter 1933/34 von Landsberg und mir die ersten lufthygienischen Untersuchungen im Schnitt durchs Gebirge (Südhang des Taunus) bis Mainebene – Höchst abgeschlossen. Ich erinnere mich noch lebhaft an einen strahlenden Wintertag in den ersten Januartagen 1934 – die kleine Uta war erst einige Tage alt, aber die bescheidene Mutter hatte immer Interesse für meine Arbeit –, an dem ich nachmittags auf den Kleinen Feldberg wanderte, L. und ich am Manuskript arbeiteten und ich sehr zufrieden durch den Taunus in der hellen Nacht mit der neuen Arbeit, die wohl bleibenden Wert haben sollte, nach Hause ging.

Ähnliche regionale Profilmessungen wurden später in Sachsen von E. Flach und im Harz von L. Schulz durchgeführt. Unser Bestreben war, durch Messungen in den Krankenzimmern, gelüftet und ungelüftet, in den Liegehallen, im Wald, an den Stellen der Therapie usw. überhaupt das Luftkolloid zu überprüfen. Ein wichtiger neuer Weg der Umweltforschung war eingeschlagen (W. Amelung und H. Landsberg – Kernzählungen in Freiluft und Zimmerluft. Bioklimatische Beiblätter 1, Heft 2, S.49, 1934). Landsberg mußte aus dringenden persönlichen Gründen Ende Mai 1934 Deutschland verlassen, für mich ein großer menschlicher und wissenschaftlicher Verlust. Die Nürnberger Gesetze kündigten sich an; der fähige Mann hatte Neider. Er fand in den USA eine neue Heimat; er arbeitete zunächst in der Universität von Pennsylvanien, richtete neue

Laboratorien ein, war an der Erdbebenwarte tätig, hatte Studenten und später auch Assistenten. Die Erforschung des Aerosols wurde intensiv fortgesetzt. Die erste Monographie erschien 1938. L. wurde 1941 Honorarprofessor in Chigaco. Wie erwähnt wurden seit 1927 in Königstein in unserer Klinik meteorologische Beobachtungen durchgeführt unter Kontrolle des Univ. Meteorol. Institutes Frankfurt. Unter Überwachung von Landsberg wurde im Meteorologischen Institut das Material von 5 vollen Jahren ausgewertet, und L. konnte es noch vor seiner Auswanderung in einer Studie mit zahlreichen Abbildungen gutachtlich zusammenfassen (Königstein, Verlag Ph. Kleinböhl, Taunuszeitung 1933). Bis kurz vor Kriegsausbruch blieben wir in ständiger schriftlicher Verbindung. Da ich das Glück hatte, meine lokal- und raumklimatischen Untersuchungen weiter fortzusetzen im Rahmen meines Planes, einen Querschnitt durch die Gesamtheit der verschiedenen lokalklimatischen Einflüsse zu gewinnen, denen der Patient im Kurort unterliegt, sandte ich noch lange Zeit die neuen Messungen an Landsberg mit meinen Auswertungen, die er kritisch überprüfte. Während des 2. Weltkrieges war L. meteorologischer Berater und Analytiker der amerikanischen Luftwaffe. 1946 erhielt ich bereits das erste Lebenszeichen und einen ausführlichen Bericht. Er war führendes Mitglied des amerikanischen Wetterdienstes geworden. 1954 wurde er Direktor des Klimadienstes des Wetterdienstes. 1969 nahm er seine wissenschaftliche Tätigkeit, diesmal an der Universität Maryland, wieder auf. 1976 zwar emeritiert, ist er heute noch auf allen Gebieten der Meteorologie weltweit wissenschaftlich tätig. Auch die Umweltforschung, die Untersuchung des Stadtklimas wurden gefördert. Er ist seit langem einer der führenden Männer der amerikanischen meteorologischen Gesellschaft (Präsident 1968–1970) und der Weltorganisation. 1979 erhielt er die Goldmedaille der Internationalen Meteorologischen Gesellschaft (in Genf). 1980 verlieh die Deutsche Meteorologische Gesellschaft H. L. die Alfred-Wegener-Medaille in Berlin (Laudatio: Prof.

Dr. H. W.Georgii, Frankfurt/M. – Mitteilungen 1/80 der Deutschen Meteorologischen Gesellschaft) »für seine Verdienste um die meteorologische Wissenschaft, besonders für seine richtungsweisenden Arbeiten auf den Gebieten des atmosphärischen Aerosols, der physikalischen und angewandten Klimatologie sowie der Bioklimatologie, gleichzeitig dem Mahner für die Reinhaltung der Luft als einer wichtigen Ressource des Menschen«.

In den anregenden medizin-meteorologischen Arbeitskreis um Franz Linke eingebunden, hat sich H. Landsberg mit dem Königsteiner Mediziner Walther Amelung des Problems der bioklimatischen Wirkung und Bedeutung der Kondensationskerne angenommen. Diese damals bereits mit Engagement und Begeisterung von L. aufgenommene Arbeitsrichtung ist ein Schwerpunkt seiner Lebensarbeit geworden und bis heute geblieben. Eine an sich kleine Veröffentlichung ehrt den Menschen H. L. ganz besonders. In einer Zeit, in der dies durchaus nicht selbstverständlich war, nämlich im November 1944, widmet H. L., ein Mann, der unter widrigen Verhältnissen Deutschland verlassen mußte, einen Gedenkartikel seinem an den Folgen des Bombenkrieges verstorbenen Lehrer Franz Linke im Bulletin of the American Meteorological Society. 1963 warnte Landsberg auf dem 3. Internationalen Bioklimatischen Kongreß in Pau/Südfrankreich mit scharfen und anklagenden Worten vor den besorgniserregenden Folgen einer weiter um sich greifenden Luftverunreinigung in unseren Städten.

Wir sahen uns mit unseren Damen wiederholt nach dem Krieg auf Kongressen und bei erfreulichen Besuchen in Königstein (zuletzt Okt. 83). Er war wie in seiner Jugend immer von Anregungen und neuen Gedanken sprühend, alles beobachtend und durchdenkend, scharf im Formulieren. Wie so mancher große Gelehrte ist er bescheiden und rührend hilfsbereit (wie ich von in Not gewesenen deutschen Kollegen hörte), ohne Ressentiment gegen Deutschland. Dürfen wir Deutsche heute nicht stolz sein, daß so mancher Flüchtling der dreißiger Jahre es in Amerika zur höchsten Anerkennung brachte, auch wenn wir uns unserer deutschen Vergangenheit manchmal schämen müssen. Spricht die Beobachtung, daß viele der aus Deutschland Emigrierten es zu großem Ansehen in den USA brachten (vgl. auch Kissinger!) nicht für die Güte der Schulbildung in Deutschland im vorigen und in den ersten Dezennien dieses Jahrhunderts?

Ein weiterer Schüler von Linke, Dr. phil. nat. Wolfgang Kuhnke, arbeitete in den letzten Vorkriegsjahren im Bereich der Klinik in Königstein bioklimatisch. Durch die Arbeiten von U. Hentschel und Rudolf Schulze wurde die bioklimatische Bedeutung des langwelligen Ultravioletts (Ultraviolett A) bekannt, wenn auch leider kaum beachtet. Dieser Teil des Ultraviolettspektrums erzeugt keinen Sonnenbrand, spielt aber bei der Bräunung und Pigmentierung der Haut eine nicht unwesentliche Rolle, eine kaum beachtete revolutionierende Entdeckung beider deutscher Autoren. Man kann also auch im Sonnenschatten allein durch die Himmelsstrahlung bräunen, wobei allerdings die Wärmewirkung der Sonnenstrahlung entfällt. Das kurzwellige UVB ist nur teilweise in der natürlichen Sonnenstrahlung enthalten, das UVC, das z. B. in der künstlichen Höhensonne sehr stark enthalten ist, fehlt im natürlichen Sonnenlicht ganz. Kuhnke und ich haben sich in diesen Jahren eingehend, auch experimentell, mit dem Problem der natürlichen und künstlichen Bestrahlung beschäftigt. Aus unseren Untersuchungen ergaben sich wichtige Forderungen: Das Entscheidende ist nicht das Sonnenbad, sondern das Luftbad, d. h. durch die Exposition des Körpers den klimatischen Einflüssen wird die Haut besser durchblutet und sie erhält weiter auch lebenswichtige Strahlung vermittelt. Im Schatten muß die Kleidung der Außenwelt angepaßt sein. (Im Winter gut eingepackt in Liegehallen usw. Bei entsprechender Außentemperatur in wärmeren Jahreszeiten möglichst geringe Bekleidung). Von Anfang März bis tief in den Herbst hinein enthält das Sonnenlicht und auch das Himmelslicht (= Schattenlicht) genügend lebenswichtige Ultraviolettstrahlen. Unzweifelhaft setzen sich heute viele Menschen durch das Verbringen des Urlaubs hauptsächlich südlich der Alpen im Sommer viel zu stark der direkten Sonne aus. Während noch vor dem letzten Krieg in Deutschland Fälle von Hautkrebs unbekannt waren, wird dieser immer mehr in Deutschland beobachtet nach übermäßiger Strahlenexposition. Nach meinem Dafürhalten ist eine gebräunte (nicht überbräunte!) Haut ein Zeichen von Gesundheit. Frischluft mit entsprechend dosierter Sonne ist immer besser als die Verordnung von den heute so häufig, fast kritiklos angewandten Solarien. Selbstverständlich ist ein gebräunter Mensch nicht unbedingt gegen Krankheiten gefeit.

1932 war ich in Verbindung getreten mit der Schriftleitung der Deutschen Medizinischen Wochenschrift. Damals war neben Geheimrat Schwalbe, Professor Dr. Reinhard von den Velden der entscheidende Mann, den ich bat, mehr Aufsätze über Bäder- und Klimaheilkunde zu bringen. V. d. V. forderte bei mir bald regelmäßig Beiträge an, nicht nur aus der physikalischen Therapie, sondern auch über diätetische Fragen. In einer weiteren, auch von ihm herausgegebenen Zeitschrift »Fortschritte der Therapie« erschienen ab 1934 von mir bis in den Krieg hinein regelmäßig – im ganzen 9 – klimatologische Übersichten. V. d. V., der ein überragender Arzt und Forscher, Krankenhausdirektor mit großer Konsilarpraxis und von großem Charme und hoher Kultur war, ist leider auf einer Reise nach Südamerika dort vom Krieg überrascht worden und 1940 verstorben.

Meine Publikationen wurden damals erleichtert durch das große Entgegenkommen der Verlage Thieme und J. Springer (damals Berlin, heute auch Heidelberg) und das Erscheinen neuer Zeitschriften. So konnten 1934, unabhängig voneinander, Vogt und Linke wichtige Zeitschriften auf dem Gebiet der Bioklimatik und Balneologie starten. Ab 1. 1. 1934 erschien unter der Redaktion von Vogt im Verlag Julius Springer »Der Balneologe«, regelmäßig 12 Hefte im Jahr, und ebenfalls ab

1934 im Verlag Friedrich Vieweg, Braunschweig , die »Bioklimatischen Beiblätter« mit ausgedehnten Referaten unter der Redaktion von Linke. Es ist verständlich, daß beide Zeitschriften im letzten Kriegsjahr ihr Erscheinen einstellen mußten. Für beide vorzüglich redigierte Zeitschriften konnte ich auch regelmäßig referieren und Beiträge einreichen.

Habilitation

Schon vor Ausbruch des 2. Weltkrieges fragte mich Linke bei einer Tagung der Mittelrheinischen Studiengesellschaft, wie es mit meiner Habilitation stände, ich hätte so viele wertvolle Arbeiten auf diesem Grenzgebiet veröffentlicht und habilitiert hätte ich einen viel größeren Wirkungskreis. Linke hatte anscheinend bei der Fakultät und dem Rektor der Universität schon mit positivem Erfolg vorgefragt. Der Rektor, Prof. Walter Platzhoff, ein hochangesehener Historiker, war kein überzeugter Nationalsozialist, ein vorsichtiger und vornehm denkender Mann, der in sein Amt geraten war wie so viele »gute Patrioten«, weil sie den verbrecherischen Wahn des Systems nicht rechtzeitig erkannt hatten und glaubten, »Schlimmeres« verhüten zu können. Pl. ist leider nach dem Krieg nicht mehr zugelassen worden; seine letzten Lebensjahre waren verbittert. In Frankfurt hatte nach dem Ausscheiden Strasburgers ein junger, kurz (1931) habilitierter Assistent das Therapeutikum der Universitäts-Kliniken als ordentlicher Professor für Physikalische Therapie übernommen; er war 1933 ein sehr aktiver Nationalsozialist geworden. Für meine beabsichtigte Habilitation in innerer Medizin waren entscheidend Prof. F. Volhard (über diesen überragenden Mann später mehr) und sein Nachfolger als Direktor der medizinischen Klinik 1938 Prof. Wilhelm Nonnenbruch (1887–1955). Linke hatte Prof. de Rudder (1894–1962) als einen an der Bioklimatik interessierten Forscher und einflußreiches Mitglied der Fakultät um Rat gefragt. De R. war mit meiner Habilitation sehr einverstanden. Er riet, da meine Arbeit auch sehr in das Gebiet der physikalischen Therapie reiche, den Fachvertreter zu fragen, der mir sofort erklärte, im Interesse seiner Assistenten sei er gegen meine Habilitation. Er gab aber ein wohl positives Referat ab und hielt sich dann zurück. Volhard, der mich gut kannte, und auch Nonnenbruch, waren einverstanden. Zunächst dachte ich an das Thema »Unterschiede zwischen natürlichem und künstlichem Klima«, worüber ich eingehende Untersuchungen angestellt hatte, kam dann aber doch zu dem Ergebnis, die Arbeit klinischer zu gestalten. Marinus van Oordt (1870–1932) war kürzlich gestorben; er war Fachinternist, langjähriger Sanatoriumsarzt, darunter auch in St. Blasien, Rippoldsau und der berühmten »Bühlerhöhe«. Er besaß profunde Kenntnisse der Meteorologie und Klimatologie und versuchte die Behandlung innerer Krankheiten durch Klima und Freiluft 1920 näher auszuarbeiten. Seine Untersuchungen hatten nicht den erwarteten praktischen Wert, weil das damals v. O. zur Verfügung stehende Material noch zu sehr auf Terminbeobachtungen und statistisch ermittelten Mittelwerten aufgebaut war, als auf den Schwankungen der einzelnen meteorologischen Größen. Mir schwebte vor, die meteorologischen und gesamtklimatischen Umwelteinflüsse auf den einzelnen Patienten, besonders auf meine eigenen, darzustellen und meine Arbeit zu ergänzen durch sorgfältige Messungen klimaphysiologischer Einflüsse auf meine Patienten, insbesondere der ultravioletten Strahlung, des Luftkolloids, der Abkühlungsgröße und der Hauttemperaturen. Die experimentellen Untersuchungen waren möglich durch die Mitarbeit von drei von Prof. Vogt mir in »Patenstelle« überwiesenen Breslauer Medizinstudenten und die sorgfältige Ausmessung des Materials durch Irmgard Nippoldt (spätere Frau Schüddekopf). Die Gutachten über die Habilitationsschrift »Klimatische Behandlung innerer Krankheiten. Klinische Erfahrungen und experimentelle Untersuchungen zur Physio-, Patho- und Therapoklimatik im Mittelgebirge« erstellten der

Lehrstuhlinhaber für physikalische Medizin und Prof. de Rudder. Zu der wissenschaftlichen Aussprache hatte ich als Themen vorgeschlagen: 1) Die Bioklimatik des Schattens. 2) Die Bedeutung der streng salzarmen Kost in der Behandlung des hohen Blutdrucks. 3) Das Krankheitsbild der hypophysären Kachexie.

Gewählt wurde das Schattenklima. Wie noch zu schildern ist, war ich bei Kriegsausbruch eingezogen an das Königsteiner Reservelazarett gekommen und hatte nach der Beendigung des französischen Feldzugs einen längeren Urlaub, den ich zum Abschluß der Habilitationsarbeit benutzte. In 20 Minuten trug ich in der wissenschaftlichen Aussprache am 13. März 1941 etliches über das »Schattenklima« vor der versammelten, sehr interessierten Fakultät vor. Es gab eine lebhafte, längere wohlwollende Aussprache. Ich erhielt den Grad eines Dr. med. habil. »nachdem er in ordnungsmäßigem Habilitationsverfahren durch die Habilitationsschrift ›Erfahrungen und Erwägungen bei der klimatischen Behandlung im Rahmen der inneren Medizin‹ sowie die wissenschaftliche Aussprache die Fähigkeit zu selbständiger wissenschaftlicher Arbeit erworben hat.« Im dritten Reich war eine neue Reichshabilitationsordnung erlassen worden, die den »Privatdozenten« aufspaltete in: 1) den Dr. habil., den Erweis der Fähigkeiten selbständiger wissenschaftlicher Arbeit, die wissenschaftliche Voraussetzung für einen Lehrstuhl und 2) den Dozenten (die Erlaubnis, Vorlesungen zu halten), zu dem mehrere Lehrproben gehalten und ein Schulungslager(!) belegt werden mußte. Die Dozentur kam aus weltanschaulichen Gründen, meiner Ablehnung des Nationalsozialismus 1941 nicht infrage, abgesehen davon, daß einige Leute, so auch der Dozentenführer, ein einflußreicher und unangenehm gewordener Mann, die größten Schwierigkeiten gemacht hätte. Dieser, ordentlicher Professor, hochbegabt und fleißig, dem auch ohne Partei seiner Fähigkeiten wegen alle Wege offengestanden hätten, spielte den wilden Nazi, war fast stets in brauner Uniform zu sehen. Mit der Drucklegung der Arbeit hatte ich viel Glück. Bei Springer gab H. Vogt und K. Knoch

»Abhandlungen aus dem Gebiet der Bäder- und Klimaheilkunde« heraus. Vogt nahm die Arbeit an (Heft 4 der Reihe), und die Drucklegung als »Klimatische Behandlung innerer Krankheiten« erfolgte in kurzer Zeit. Schon im Herbst erhielt ich viele zustimmende Zuschriften, und die zahlreichen Besprechungen befriedigten mich sehr. Linke freute sich sehr über die Widmung. Er schrieb u. a.: »Womit habe ich das verdient? Es war doch lediglich Ihr Verdienst, daß Sie heute als Autorität auf diesem Gebiet gelten. Es war nur meine Pflicht, Ihnen mit Anregungen und Ratschlägen zur Seite zu stehen.« In seiner Besprechung (Schweiz. med. Wschr. 1943, S. 114) schreibt Professor Böni, Zürich, Ordinarius für physikalische Medizin: »Die Arbeit von Amelung ist eine hocherfreuliche Erscheinung. Der Verfasser hat den Mut gehabt, auf dem außerordentlich schwierigen Gebiet der Bioklimatologie klinische Forschungsarbeit am Krankenbett zu leisten.« Auch manches wertvolle kritische Wort hörte ich. Erfreut war ich über ein langes Schreiben von Professor Paul Martini, einem führenden deutschen Internisten (1889-1964), er ist später auch als Arzt Adenauers bekannt geworden. Martini hat u. a. die Bedeutung statistischer Untersuchungen in der Therapie herausgearbeitet, eine große wissenschaftliche Tat. Für die Kurortmedizin sind einige Hinweise von Martini wichtig. »Es tritt einem bei den Erfahrungen des Kurortes die Konkurrenz des einzelnen Erlebnisses und des statistischen Belegs besonders klar vor Augen. Daß die Statistik gerade bei klimatischen und balneologischen Beobachtungen unmöglich konsequent durchgeführt werden kann, ist selbstverständlich. Offenbar ist sie nur auf Teilgebiete hier anwendbar, wie Sie sie in einem Teil Ihrer Untersuchungen ja auch durchgeführt haben. Vielleicht ist es aber so, daß gerade von diesen Teilgebieten sich aufbauend allmählich die letzten Beweise werden durchgeführt werden können.« Martini hat auch später mich gefördert; unser Sohn Diether hat in seiner Klinik seine interne Ausbildung begonnen. Abschließend glaube ich heute am Ende meiner wissenschaftlichen Tätigkeit, daß auf dem Gebiet der Bioklimatologie die Habilitationsschrift meine beste Leistung war. Leider verbrannte der Rest der Auflage in Berlin bei Kriegsende. Knoch (1883 bis 1972, vgl. Nachruf) besorgte die Drucklegung der Arbeit mit großer Sorgfalt. Da ich Jahrzehnte lang gut mit ihm zusammenarbeitete, hier eine dankbare Erinnerung: Knoch studierte Meteorologie und begann seine Laufbahn 1903 als Mitglied des hochangesehenen kgl.-preußischen meteorologischen Institutes Berlin. Nach erfolgter Habilitation Honorarprofessor. 1935 wurde er zum Direktor im neugeschaffenen Reichsamt des Deutschen Wetterdienstes ernannt, in dem die meteorologischen Organisationen der einzelnen Länder aufgegangen waren. Hier konnte Knoch neben der Veröffentlichung hervorragender wissenschaftlicher Arbeiten sein außergewöhnliches Organisationstalent entfalten. In den 20er Jahren entstanden in vielen Kurorten klimatische Forschungsstellen und Organisationen sowie regionale Forschungsverbände. Im Reichswetterdienst faßte K. in wenigen Jahren die bisherigen reichsdeutschen Forschungsstellen zusammen, eröffnete neue und schuf einen einheitlichen deutschen Kurortklimadienst. Dieser war organisatorisch und wissenschaftlich dem Reichswetterdienst unterstellt, arbeitete dabei eng zusammen mit der Deutschen Gesellschaft für Bäder- und Klimaheilkunde und unterhielt auch Verbindung mit dem Reichsfremdenverkehrsverband, der wirtschaftlich viel für die Forschung tat. Bei der Auswahl der Leiter dieser Forschungsstellen hatte Knoch eine besonders glückliche Hand. Durch den verlorenen Krieg wurde der Reichswetterdienst aufgelöst und diese hervorragende Organisation wurde vernichtet (einige Stationen konnten weiter arbeiten, so auch die in Königstein/Taunus, St. Blasien, Friedrichroda, Oberstdorf). Knoch, um das hier vorwegzunehmen, vollbrachte kurz nach Kriegsende unter persönlichem Einsatz das Wunder, das wertvolle Klimaarchiv und die gesamte Bibliothek des Reichsamtes für den Wetterdienst zu retten und nach Wiesbaden zu verbringen. Er schuf dadurch die Möglichkeit für einen raschen Wiederaufbau des Kurortklimadienstes und der Kurortforschung.

K. wurde Leiter der Klimaabteilung des Deutschen Wetterdienstes in Kissingen im Zentralamt des Wetterdienstes (später Offenbach). Auch nach seiner Pensionierung ging K. regelmäßig ins Amt und arbeitete weiter an wertvollen Arbeiten auf unserem Forschungsgebiet. Die Zentralstelle des Kurortklimakreises Rhein-Main-Gebiet wurde im Rahmen der Organisation von Knoch 1941 nach Königstein verlegt (Haus Hardtberg). Erster Leiter: Dr. Carl A. Pfeiffer, der wertvolle Arbeiten über das Taunusklima schrieb und auch mit mir publizierte.

Schon als Student vor dem 1. Weltkrieg hatte ich kleinere Aufsätze gesundheitspolitischer Art und von lokalhistorischer Bedeutung publiziert (so über die Antialkoholbewegung, die Aussichten des ärztlichen Berufs). Durch einen Aufsatz in einem Standesblatt des Landarztes Dr. Allmann-Tenne (1806 bis 1866), erfuhr ich, daß im Herzogtum Nassau eine Verbeamtung des Arztes bestand. Nassau war sehr arm; als gute Einnahmequellen erschienen seine weltberühmten Heilbäder (Wiesbaden, Schwalbach, Schlangenbad, Weilbach, Soden/Taunus, Ems), in die die besten Ärzte versetzt wurden. Der Medizinalrat Georg Pingler gilt als Gründer des heilklimatischen Kurortes Königstein. Seit frühester Jugend war Pingler mir ein Begriff. Wissenschaftlich war nichts über ihn bekannt. Im nassauischen (heute hessischen) Staatsarchiv Wiesbaden studierte ich sorgfältig die Akten und konnte in meiner ersten medizinhistorischen Arbeit an Hand der Berichte Pinglers an die vorgesetzte Behörde und seiner Bücher, die ich in der Bibliothek meines Vaters entdeckte, mir ein gutes Bild der damaligen Wasserheilkunde im Rahmen eines kleinen Kurortes in der Hand eines erfahrenen praktizierenden Arztes machen (vgl. Balneologe *4,* 1937, S. 288). Professor Diepgen (1878–1966), der berühmte deutsche Medizinhistoriker, dem ich 1937 die Arbeit sandte, äußerte sich anerkennend und machte mir Mut, dieses Grenzgebiet auch etwas zu bearbeiten. Nach dem letzten

Kriege, seines Berliner Lehrstuhls beraubt, brachte Diepgen krank den Winter 1947/48 in Königstein zu. Die Gespräche mit ihm waren für mich bedeutend. Frau Prof. Dr. Dr. E. Heischkel-Artelt, hochangesehene Medizinhistorikerin, Schülerin von Diepgen in Berlin und seine Nachfolgerin auf dem Mainzer Lehrstuhl, hat mit Doktoranden seit den 50er Jahren sich eingehend mit dem Badearztproblem beschäftigt (vgl. auch S. 68, 495, 498). Ich bin ihr, die ich erstmalig 1934 im Berliner Institut traf, für vielseitige Förderung und zahlreiche Hinweise sehr dankbar.

Wenn man so alt wie ich wird und so viele Menschen kennen lernte, wird man häufig zu Laudationen und Nekrologen aufgefordert. Ich habe vielfach solche zu allgemein-medizinischen und historischen Aufsätzen ausgearbeitet. Auch hatte ich Gelegenheit, rund 225 Buchbesprechungen in den verschiedensten Zeitschriften und Zeitungen zu veröffentlichen, eine Arbeit, die oft große Freude machte. Von früh an habe ich die Buchbesprechungen vieler Autoren in Zeitschriften und Zeitungen verfolgt. Vielen Besprechungen anderer Autoren merkte ich die Oberflächlichkeit und mangelnde Stellungnahme des Referenten an. Erste Voraussetzung des guten Referates: Man muß das Buch gelesen haben; so unterbleiben reine Lobhudeleien. Andererseits darf auch bei großen Bedenken die Kritik nicht verletzend sein und man muß auch das Neue und Wertvolle herauszustellen versuchen; man sollte aber auch den Mut haben, Irrwege klar zu betonen (z. B. habe ich wiederholt gegen die Überschätzung elektromagnetischer, parabiologischer Kräfte mich eingesetzt).

Ein Krankheitsbild, das leider zuzunehmen scheint, hatte mich seit Jahrzehnten beschäftigt. Unmittelbar nach der Habilitation – es drängte mich wieder einmal, mehr auf rein internem Gebiet zu publizieren – schrieb ich meine Wahrnehmungen bei der inkretorischen Magersucht (hyperphysäre Kachexie) nieder. Die ausführliche Arbeit (47 Seiten) erschien in »Ergebnisse der physikalischen und diätetischen Therapie«, *2*, 1943, Steinkopff. Schwager Armin Brandt schrieb dazu eine Psychotherapie. Durch die damals sehr beängstigenden Kriegsereignisse fand sie nicht die gebührende Beachtung. Ich glaube, abgesehen von den großen Fortschritten der Infusionstherapie sind meine Ausführungen heute noch modern und richtig. Die medizinische Psychotherapie hat sich seit langem theoretisch und praktisch mit inkretorischer Magersucht beschäftigt. Die reinen psychologischen Behandlungserfolge bei dieser Erkrankung sind nicht überzeugend.

Der furchtbare Krieg

Dem kriegerischen Einmarsch der deutschen Armeen in Polen ohne Kriegserklärung am 1. September 1939 folgten unmittelbar die Kriegserklärungen von Großbritannien und Frankreich an Hitler, ohne daß es seitens der Westmächte zu kriegerischen Handlungen kam. In Polen hatte man nie mit dem Sieg der deutschen Truppen gerechnet und hatte sich politisch und militärisch ungeschickt verhalten; den deutschen Panzern wollte man mit Kavallerie entgegentreten. Schon Ende August hatten Rußland und Deutschland einen »Freundschaftspakt« geschlossen und im Geheimvertrag Polen restlos aufgeteilt. Nach dem deutschen Sieg über Polen, der Kapitulation von Warschau am 27. September und nach Einrücken auch der Sowjetunion in Ostpolen am 17. September wurden Litauen und die baltischen Staaten den Russen überlassen und ebenso der Ostteil Polens, das aufhörte zu existieren. Das deutsche Reich grenzte jetzt unter Hitler an Rußland; der Einmarsch nach Rußland, längst eingeplant, war künftig erleichtert. Die Westmächte haben keinen Schuß für Polen getan. Durch Hitlers Schuld mußten die Deutschen in den Baltenländern ihre jahrhundertlang beherrschte Heimat verlassen, um endlich überall in Deutschland zerstreut seßhaft zu werden. Diese »Oberschichtmenschen« (die Balten) hatten erheblich Rußland beeinfluß, kultiviert und regiert bis zum traurigen Ende. Wie viele Träger deutscher Namen waren in dem zaristischen Rußland führend. Freilich bestand vor der letzten Jahrhundertwende (1900) im Baltikum eine starke Tendenz zur Russifizierung. Viele heutige junge Deutsche sind wohl nur noch selten »Balten« begegnet, deren Ahnen mit dem deutschen Orden im Mittelalter aus Westfalen und Niedersachsen etwa ab 1300 in die Ostseestaaten mit der Hansa usw. gekommen waren, großgewachsene, elegante Menschen mit höflichen Umgangsfor-

Der Großvater
Jean Baptist Leclercq

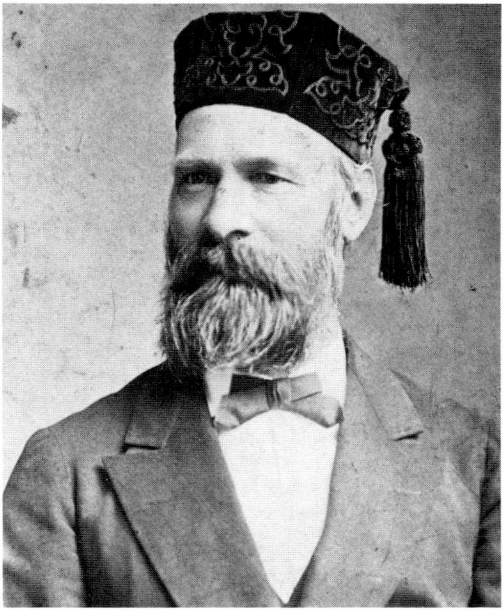

Französisch-reformierte Kirche in Hanau

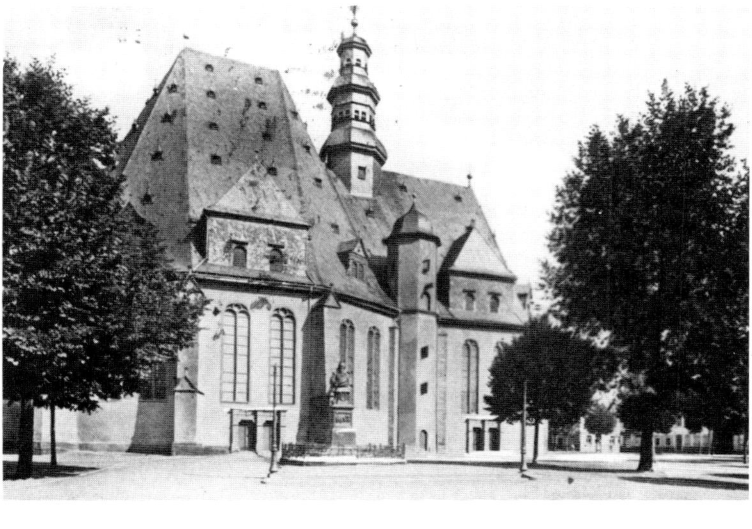

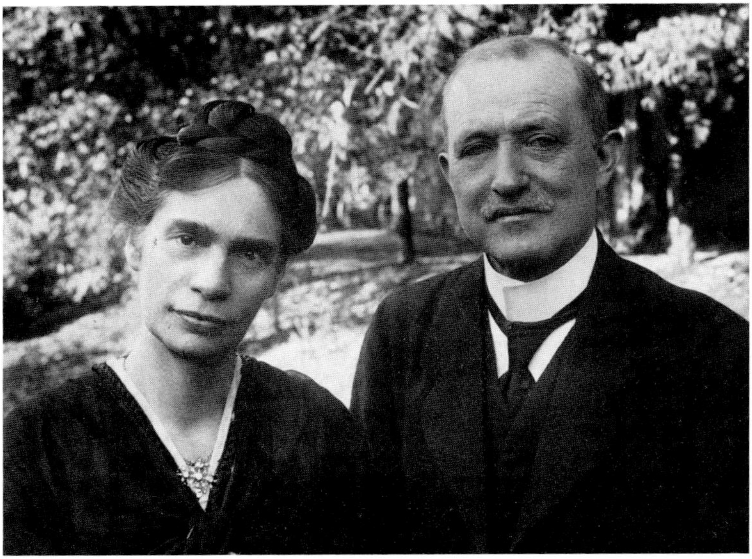

Die Gründer der Klinik, Hugo und Emmi Amelung (oben)
Dr. Amelung's Kuranstalt in Königstein um die Jahrhundertwende (unten)

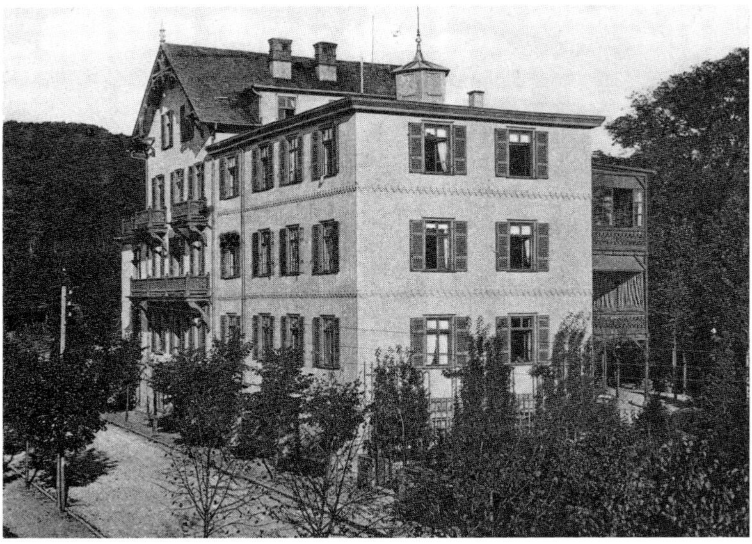

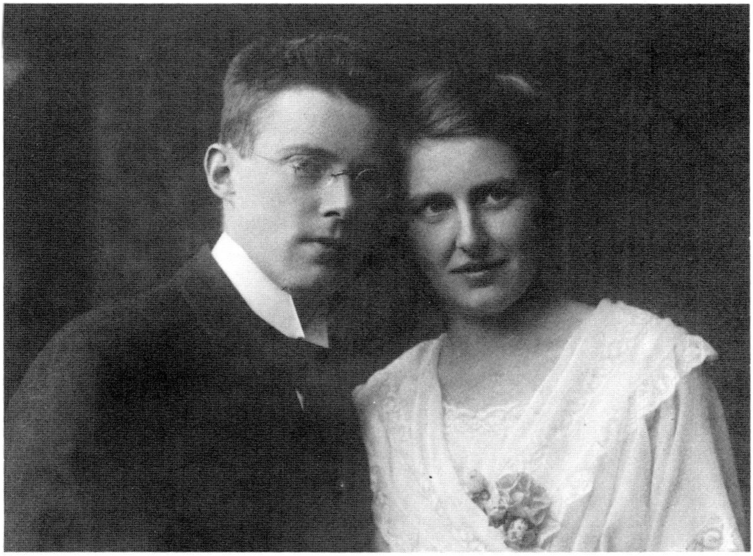

Walther Amelung und Else Rolffs 1919 (oben)
Die heutige Privatklinik Dr. Amelung (unten)

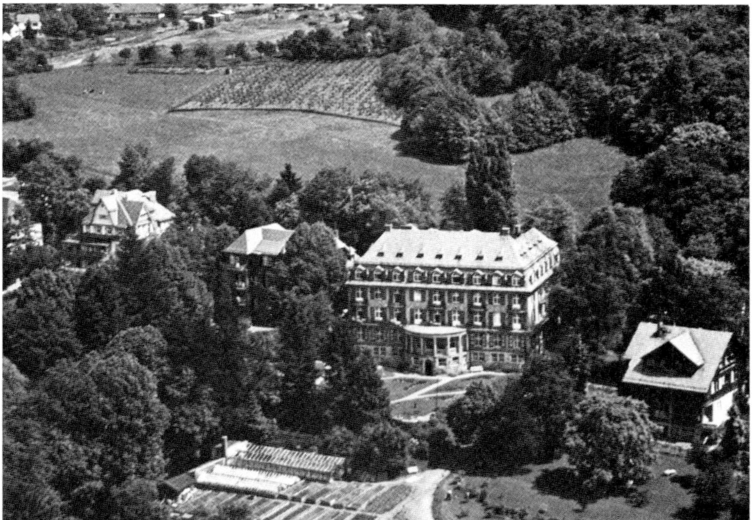

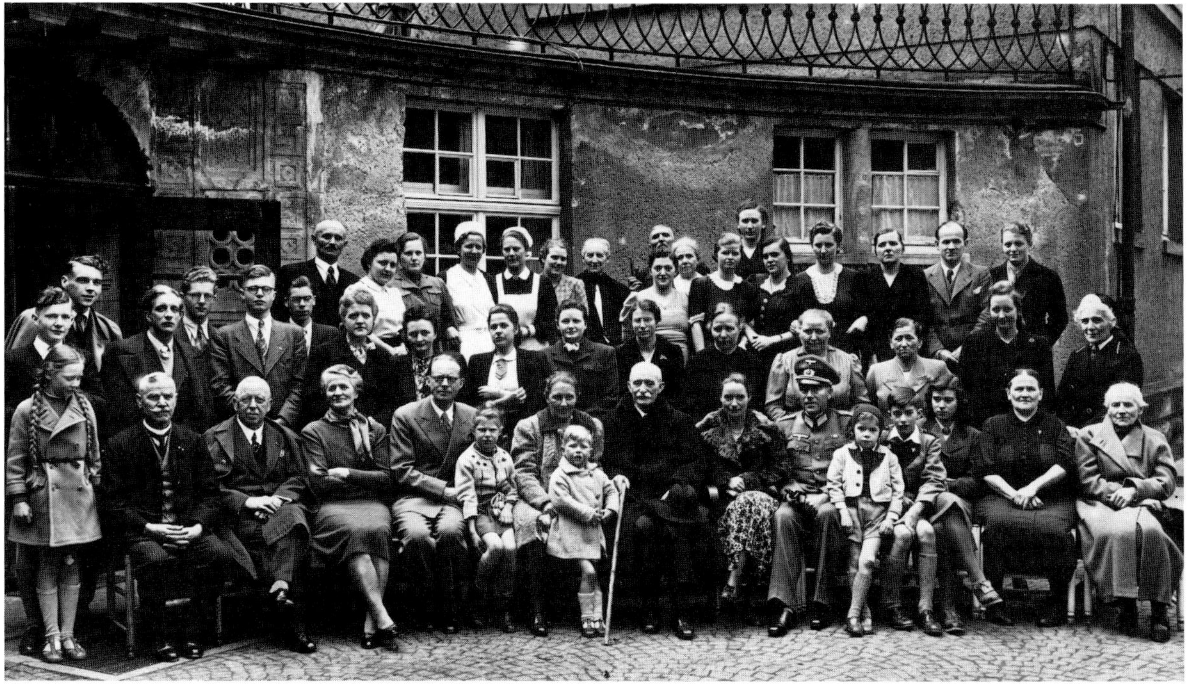

Fünfzigjähriges Bestehen der Klinik im Jahre 1941

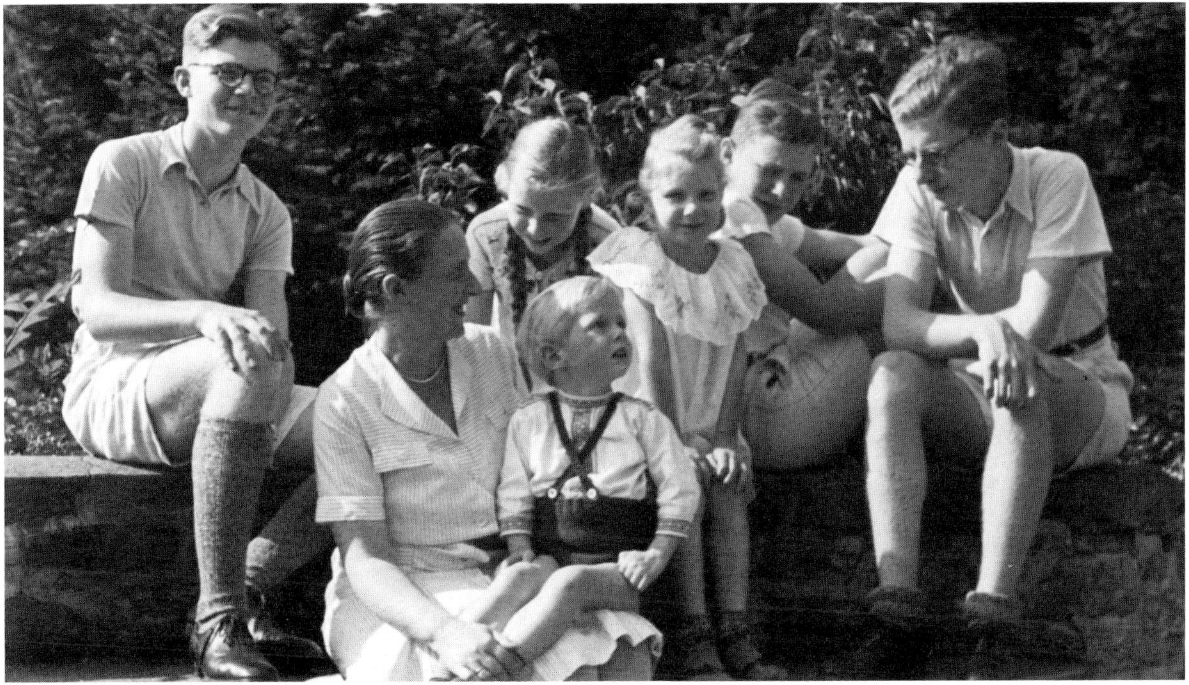

Else Amelung mit ihren sechs Kindern 1941

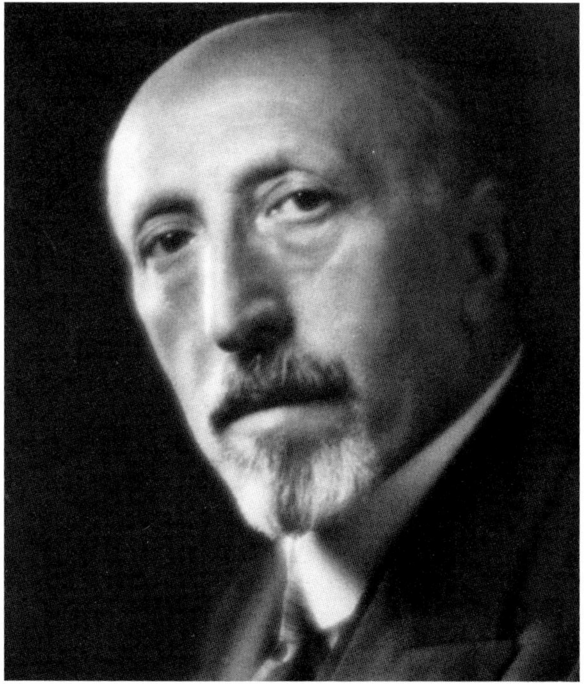

Professor Dr. Julius Strasburger

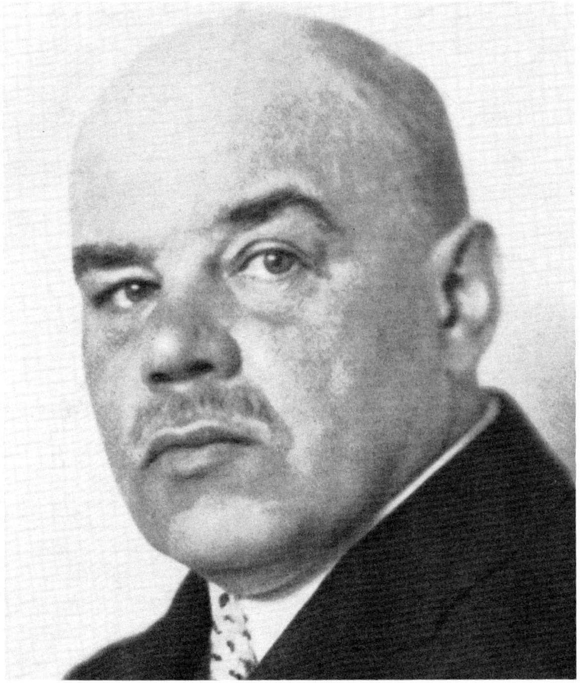

Professor Dr. Franz Emke

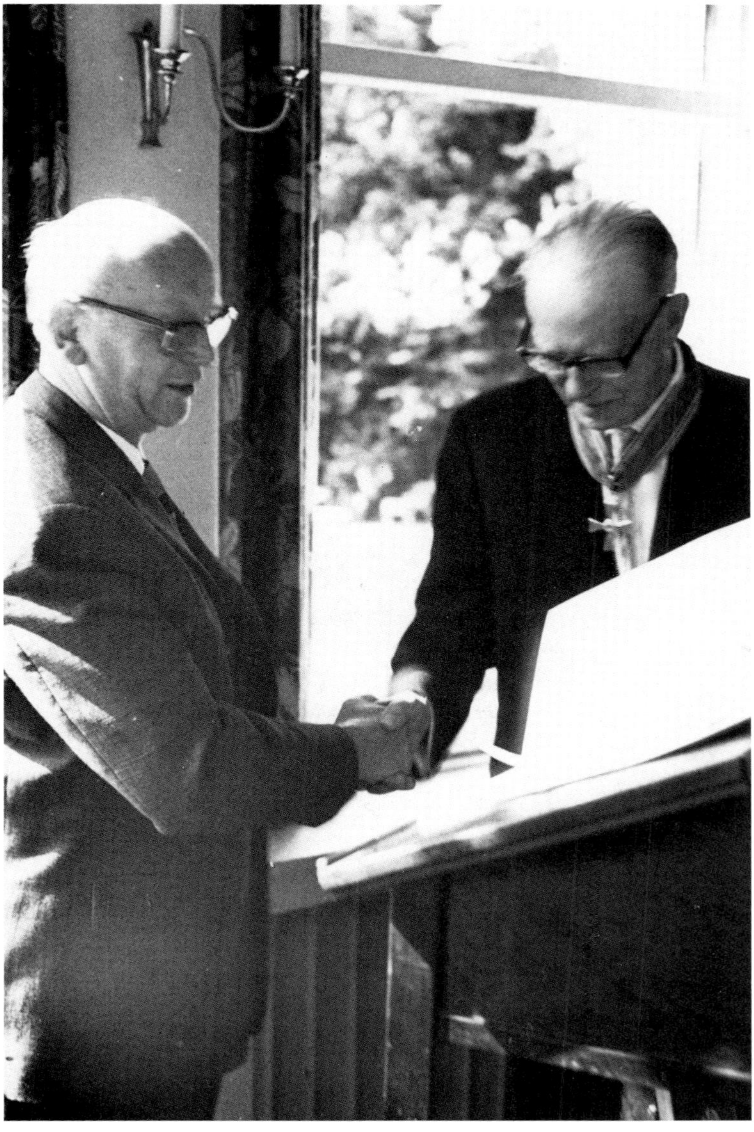

Staatsminister Hemsath überreicht Walther Amelung das Große Bundesverdienstkreuz (1964)

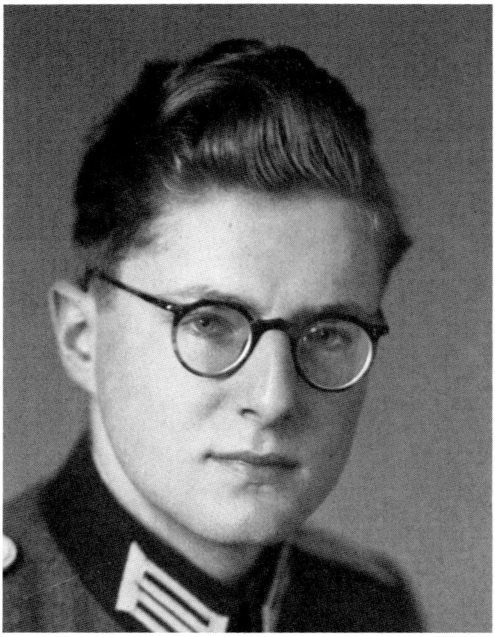

Siegfried Amelung,
† 25. 5. 1945
(oben)
Armin Brandt,
† 10. 11. 1944
(unten links)
Max Rolffs,
† 1. 7. 1941
(unten rechts)

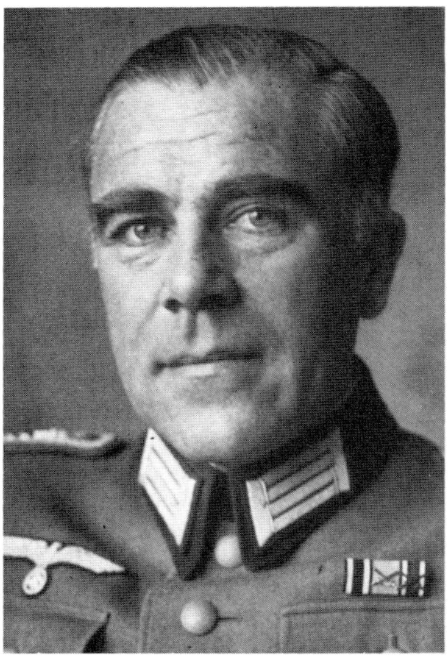

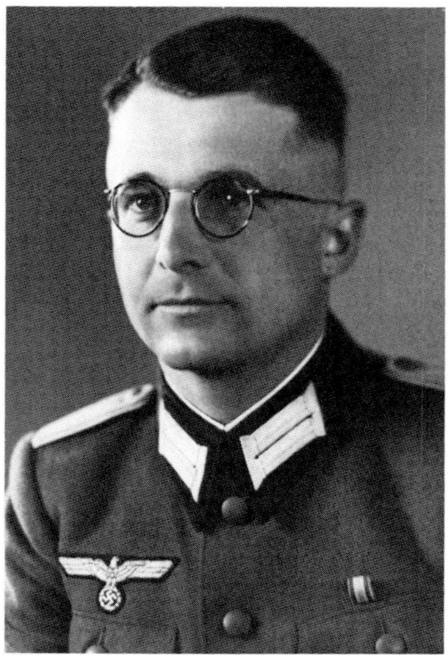

men, mit Durchsetzungsvermögen und großem Leistungswillen, die Reste eines durch die Geschichte geprägten Herrenvolkes mit einer unverkennbaren charakteristischen hochdeutschen Aussprache. Die Balten haben hervorragende Ärzte wie Ernst von Bergmann, Theologen wie Adolf von Harnack, und Schriftsteller wie Werner Bergengruen, E. und H. Graf Keyserling, Otto Freiherr von Taube, Frank Thieß, Siegfried von Vegesack u. a. gestellt. Die Polen, ein nach dem Westen neigendes, in weiten Schichten hochkultiviertes Volk mit fundierter römisch-katholischer Religiosität, wurde von Hitler als »minderwertige Rasse« angesehen, deren Oberschicht auszurotten sei; die Unterschichten seien billige Arbeitskräfte. Himmler, der keine Scheu vor verwerflichen Mitteln kannte, wurde mit seinen Banden eingesetzt und startete jetzt den organisierten Massenmord zunächst der gesamten jüdischen Bevölkerung, der nach anfänglichen Massenerschießungen zu den Massenvergasungen der gesamten jüdischen Einwohner, soweit noch erreichbar in Deutschland und in den besetzten Ländern in den östlichen Konzentrationslagern sich erstreckte. Blaskowitsch (1883–1948), der siegreiche General in Polen, der Himmler entgegentrat, wurde sofort brüsk abgelöst. Das besetzte Polen wurde zum zivilverwalteten, vollkommen von der Partei (SS usw.) beherrschten »Generalgouvernement« organisiert und jeglicher Einfluß der Militärs, die die Morde ablehnten und verabscheuten, vereitelt.

Es ist wenig bekannt, daß die Zivilbevölkerung in den ersten Jahren des 2. Weltkrieges bis zum Einrücken der deutschen Truppen in Rußland (22. Juni 1941) im täglichen Leben wenig vom Krieg merkte, abgesehen von dem zunehmenden Einfliegen feindlicher Flieger seit Frühjahr 1940 in den deutschen Westen. Schon im letzten Vorkriegsjahr waren viele Gegenstände des Alltags und Lebensmittel nur schwer zu beschaffen. Der größte Teil der deutschen Bevölkerung fürchtete sich sehr vor dem Ausbruch des Krieges; ir- gendwelche Begeisterung im Vergleich zu dem Jubel 1914 war schon nicht bei der drohenden

Sudetenkrise im Herbst 1938, geschweige denn im August 1939 und auch nicht nach dem Sieg über Polen zu spüren. Es bestand eine längere monatelange kriegerische Pause sowohl nach dem Abschluß des Polenfeldzuges als auch nach der Besetzung Frankreichs. Im Winter 1939/40 beobachteten wir mehrmals in Königstein, daß starke Truppenverbände auf der Bundesstraße Richtung Limburg über Königstein kamen. Da regelmäßig Schlechtwettereinflüsse alsbald auftraten glaubten wir, daß durch meteorologische Geschehen zunächst der Krieg im Westen verhindert werde. Jetzt finde ich unsere Vermutungen als richtig durch das Schrifttum bestätigt (J. Fest, 1973, S. 855). Hitler drängte gegen den Willen der Generäle zum Angriff gegen Frankreich und bestimmte den 12. November 1939 zum Angriffstag. Aus bis heute wohl noch nicht geklärten Gründen brach Halder, der Nachfolger Becks als Chef des Generalstabs, die Vorbereitungen zu einem Sturz Hitlers durch Staatsstreich ab. Die frondierenden Generale, unter ihnen auch der Chef des Rüstungsamtes General Thomas (dem 20. Juli entkommen und bald nach dem Kriege in Falkenstein/Taunus verstorben und dort beerdigt) waren durch Halder gelähmt; die Schwäche und die Entschlußunfähigkeit dieser Generale wurde auch durch die infolge der Wetterlage notwendigen Terminverschiebungen, die angeblich neunundzwanzig Mal notwendig waren, unterstützt. Ursprünglich wollten die Akteure des schon seit mindestens 1938 geplanten Komplotts, Hitler zu beseitigen, handeln, sobald dieser den Krieg gegen Frankreich eröffnete; außerdem wußten die Militärs, daß die deutsche Armee im Herbst 1939 noch nicht Frankreich gewachsen war.

Ich selbst war nach Kriegsausbruch eingezogen worden zum Reservelazarett Köppern, konnte aber die Versetzung in das Reservelazarett Königstein alsbald erreichen. Die Uniform hatte ich mir beim Herrn Stein, meinem alten Militärschneider aus dem 1. Weltkrieg schon zur Übernahmeübung fertigen lassen. Das ehemalige Hotel »Königsteiner Hof«, heute Bundesbahnklinik, war als Reservelazarett beschlagnahmt worden, und es sollte ein Zentrallazarett für Kampfgasverletzte werden. Es konnte diese Aufgabe niemals erfüllen, da der Giftkrieg nicht ausbrach. Zunächst waren etwa 20–30 Ärzte als Sanitätsoffiziere eingezogen, die mit Zahlmeistern, Sanitätspersonal, Schwestern usw. im Zentrallazarett herumsaßen. Im ganzen Krieg hat die Wehrmacht anscheinend nie ernsthaft Mangel an Ärzten gehabt, während die Zivilbevölkerung so schlecht versorgt war, daß es wiederholt zu Protesten der Ärzte gekommen ist. Ich konnte erreichen, daß die beiden Nebenhäuser unserer Klinik als Lazarett eingerichtet wurden, während das Haupthaus bis Kriegsende zivil blieb und immer belegt war. Ich war zunächst in der Klinik monatelang ärztlich allein, da auch unser Assistent Soldat wurde, bekam aber durch die Vermittlung von Volhard eine sehr tüchtige und menschlich vorbildliche Ärztin, Dr. Edith Piper, Frankfurterin, zuletzt in Danzig, die bis Sommer 1946 bei uns war und praktisch nach außen die Behandlung der Patienten in der Klinik hatte. Auch wurde im Frühjahr 1940 ein Unterarzt, schon approbierter Arzt, mir zugewiesen, der für mich eine große Stütze war. Ein prachtvoller Mann, der nicht Sanitätsoffizier wegen eines Verstoßes gegen § 218 vor dem Krieg wurde und später Suicid beging. Das Reservelazarett Königstein wurde 1941 aufgeteilt in Reservelazarett I [die Bundesbahnklinik und später die Arbeitsdienstkasernen] und Res. Laz. II [Klinik Dr. Amelung, Sanatorium Dr. Kohnstamm, Klinik Dr. Knippen – Augenstation – und ab Sommer 1943 Hotel Bender zu Villa Andreae und Haus Oranien.] Die beiden Reservelazarette unterstanden als Heeressanitätsstaffel einem Standortarzt, einem wohlmeinenden, kultivierten, älteren aktiven Oberfeldarzt Dr. Müller, der gleichzeitig Chefarzt I war und mir in meine Tätigkeit nicht hineinredete. Praktisch war ich die ganzen Kriegsjahre ärztlich selbständig. Königstein gehörte zum Reservelazarettdirektor Bad Nauheim und zum Wehrkreis IX in Kassel. In Nauheim regierte ein älterer praktischer Arzt, der wohl genügende Übungen gemacht hatte oder aus parteipolitischen Gründen diese Position erreichte (die NSDAP mischte sich, gewöhnlich unsichtbar, auch in die Berufung höherer Stellen ein, die mit Reservisten besetzt waren). Wehrkreisarzt war ein imponierender aktiver Generalarzt Dr. Remus, von dem ich nur den besten Eindruck hatte. In Personalangelegenheiten mußte zunächst Nauheim entscheiden.

Meine innere Abteilung im hiesigen Reserve-Lazarett füllte sich sehr schnell mit chronisch Kranken, die aus dem Feld zurückkamen und mit Soldaten, die akut in der Ausbildung usw. erkrankt waren. Wegen der Fliegerangriffe konnten die großstädtischen Lazarette weniger belegt werden. Die Universitätskliniken und andere Frankfurter Krankenhäuser wurden schon frühzeitig für die Aufnahme von Soldaten geschlossen und dienten dann nur noch für ambulante Behandlung von Spezialfällen in den letzten Jahren des Krieges. Auf meine Abteilung kamen schon frühzeitig nicht selten Soldaten, die einen Lungenschuß überstanden hatten, bisweilen schon mit verheilten Narben aber mit noch vielen glaubhaften Beschwerden. Die Untersuchungen ergaben häufig noch einen bestehenden, bisweilen blutigen Rippenfellerguß (Hämatothorax), die eine Operation notwendig machten. Einige der Lungenschußverletzten hatten auf der Seite der Verletzung eine Schultergelenkversteifung oder eine sehr deutliche Schrumpfung des Brustkorbes, die sofort nach Abklingen der akuten Symptome hätten behandelt werden müssen. Mir erschien es deshalb erforderlich, Lungenschußverletzte nach Abheilung der akuten Verwundung, ehe man sie zurück zur Truppe schickte, sorgfältig zu untersuchen, um bleibende Schäden zu vermeiden. Diese interessante Frage besprach ich alsbald mit meinem väterlichen Freund und Berater Prof. Alwens und mit dem Oberarzt der chirurgischen Univers.-Klinik Frankfurt, Prof. Dr. Herbert Junghanns, der wegen einer inneren Erkrankung lange Zeit bei uns im Lazarett gelegen hatte und dem ich seit Jahrzehnten freundschaftlich verbunden bin. Anschließend wurde Prof. Victor Schmieden (1874–1945), der Frankfurter Ordinarius für Chirurgie, der 1922 meinem Vater das Leben gerettet hatte, um

Unterstützung gebeten. Neben F. Sauerbruch, Berlin, war Schmieden wohl der bedeutendste Chirurg Deutschlands nach dem Ersten Weltkrieg, wegen seiner besonderen Operationstechnik, »seinen goldenen Händen«, seiner großen wissenschaftlichen Leistungen und seiner einnehmenden, zugleich gebieterischen und freundlichen Arztpersönlichkeit berühmt geworden. Nach Kriegsende wurde der stets korrekte große Mann sofort auf Befehl der siegreichen amerikanischen Besatzungsmacht entlassen und ist bald darauf gestorben. Unser Antrag wurde, von Schmieden unterstützt, beim Wehrkreisarzt eingereicht und genehmigt. – Wie vorgesehen, wurde das Lazarett in Königstein als Wehrkreisstation zur Nachbehandlung für Lungenschußverletzte unter meiner Leitung errichtet und untergebracht in der Villa Andreae (Mai 1942).

Ende der 80er Jahre des vorigen Jahrhunderts hatte der Frankfurter Bankier Albert Andreae, aus einer alten Hugenottenfamilie stammend, sich durch Ankauf von Wiesen und Wäldchen zwischen der Theresenstraße, nach dem Namen seiner Frau so benannt, und dem Friedhof ein Gelände von 60 Morgen = 15 ha erworben und sich hier für 2 Millionen Goldmark eine Sommervilla gebaut. Damals war die Zeit, daß man Villen errichtete im Stile der mittelalterlichen Ritterburgen (Hohenkönigsburg im Elsaß), und entsprechend pompös wirkte auch dieses Haus. Andreae, der kein Krupp war, war aber doch so reich, daß er auf die Zinsen eines Vermögens von 3 Millionen (Kaufpreis, Einrichtungskosten, Unterhaltungskosten, Personal) für den Sommersitz verzichten konnte. Nach dem Ersten Weltkrieg hatte A., zumal er seinen einzigen Sohn verloren hatte, das Grundstück und die große Villa zum Verkauf angeboten. Hätte die Stadt Königstein es erworben (für 250000.–), der es zuerst angeboten wurde, hätte sie später viel Geld damit verdienen können. Ein Kaufmann aus der Pfalz erwarb es, wohnte niemals darin, stellte nur Möbel ab, ließ es sonst leer und unbewohnt stehen und zahlte auf diese Weise an die Stadt nie Grundsteuer. Kurz vor Ausbruch des Zweiten Weltkrieges verkaufte er für 300000 Mark, unter Druck (wie man sagte), das Anwesen an die NSDAP, die dort ein Schulungslager errichten wollte. Im Krieg stellte der neue Besitzer, die NSDAP das Gebäude für Lzarettzwecke zur Verfügung. Wir errichteten hier das Lungenschußlazarett, das mit seinen 120 Betten immer belegt war. Lazarettfeldwebel wurde der eingezogene Verwalter und Gärtner der Villa Andreae, Feile, der für diesen Posten sehr geeignet war. Mit entsprechendem Sanitätspersonal und Heilgymnasiastinnen konnte ich eine fruchtbare Rehabilitations-Abteilung aufbauen, die viel Beachtung fand. Zwischenzeitlich beriet ich mich häufig mit Alwens und Junghanns, auch Schmieden selbst kam bisweilen nach Königstein. Die »Villa Andreae« ging nach dem Krieg durch einen »Federstrich« an den Vorbesitzer, der sie seinerzeit von Andreae erworben hatte, über. Die »Villa« dient heute einem Jugendheim der Inneren Mission, die großen Grundstücke wurden zu hohen Preisen parzelliert und bebaut. Zu größeren Operationen wurden allerdings meine Patienten in die chirurgische Universitäts-Klinik Gießen verlegt, die sehr spät den ersten großen Fliegerangriff Anfang November 1944 erlebte. Der dortige Ordinarius Prof. Dr. F. Bernhard (1898–1949) war ein jüngerer, aufstrebender Chirurg. Er war wiederholt in Königstein und ich in Gießen, und wir waren freundschaftlich verbunden. Er starb innerhalb weniger Tage 1949 kurz nach der Berufung nach Freiburg, nachdem er im Krieg Breslau abgelehnt hatte. Bernhard wäre neben Derra, Düsseldorf (1901–1970) und K. Frey, München (1888–1977) der kommende deutsche Herz- und Lungenchirurg geworden. Im Laufe des Jahres 1943 reichten die Betten im Hause Andreae nicht mehr aus, ich bekam weitere 20 bis 30 Betten für leichtere Fälle im Lazarett-Hotel Bender, sowie im Res-.Lazarett Falkenstein. In Falkenstein stand einst die Dettweilersche Lungenheilstätte. Kaiser Wilhelm II. hatte diese niederreißen lassen (1905), und ein großzügiges Erholungsheim aus mehreren Häusern für aktive Offiziere entstand an dieser Stelle in einem besonderen günstigen Klima. Das Geld dazu hatte der Kaiser sich im wahrsten Sinne des Wortes zusammengebettelt. Dem entsprechend regnete es an Orden und Titel. S. M. besuchte sogar persönlich die Baronin Rothschild und bekam wohl eine entsprechend hohe Summe. Bei Kriegsausbruch wurde dieses Haus sofort Lazarett, unterstand aber nicht Königstein.

Ein durchschnittlicher Arbeitstag (etwa im Sommer 1944) verlief für mich etwa so: Von 8-9 Uhr (wobei wir fast jede 2. oder 3. Nacht in den Luftschutzkeller mußten) Visite in der Privatklinik und anschließend Besprechung mit Dr. Piper. Dann Visite im Lazarett Andreae, dort Untersuchungen und Diktate bis etwa 1 Uhr. Nach dem Mittagessen etwa 2 Stunden lang in der Klinik Röntgenuntersuchung der Lungenschußverletzten mit ausgedehnten Durchleuchtungen auch zur Splittersuche. (An etwaige Strahlenschäden dachte ich nicht; es sind auch in fast 40 Jahren keine aufgetreten.). Dann wieder nach Haus Andreae. Im weiteren Verlauf des Nachmittags Untersuchung der Neuangekommenen in der Klinik und Verwaltungsgeschäfte. Abends, wenn nichts anderes vorlag, Arbeit am Schreibtisch (die wissenschaftliche Arbeit, auch die bioklimatische und allgemeininterne ruhte nicht). Während des Krieges konnte ich rd. 4000 Lungenschußverletzte und etwa rd. 150 Herzschußverletzte behandeln und begutachten. Prof. Ludolf Brauer (1865–1951), berühmter Internist, der erhebliche Verdienste um die Einführung lungenoperativer Eingriffe (Pneumothorax, Thorakoplastik) hatte, schuf nach seiner Hamburger Emeritierung in Frankfurt ein Institut für Arbeitsgestaltung, für Aufbrauch und Altern und zeigte sich sehr aufgeschlossen für unsere Arbeiten in Königstein. Sein Mitarbeiter Dr. Dr. A. Mayer konnte 247 Brustkorbverletzte in unserem Lazarett ergometrisch-spirographisch nach dem System Brauer-Knipping untersuchen und weitere Wege zeigen für den Einsatz im Erwerbsleben von Lungenschwerverletzten. 1943 konnte ich über die ersten Beobachtungen in ¾ Jahren an 800 Lungenschußverletzten im berühmten »Archiv für klinische Chirurgie«

eingehend berichten (*206*, 1944, S. 144–170). Weitere 8 Arbeiten von mir und 7 Doktorarbeiten ergänzend (1947–1950) erschienen auf Grund des Königsteiner Krankengutes. Über »Die Interne Klinik der Herzsteckschüsse« von mir (mit H. Luther) wurde in den »Ergebnissen der inneren Medizin« berichtet (1952, Bd. 3, Springer). 1944 wurde mir das Kriegsverdienstkreuz 2. Klasse mit Schwertern verliehen; wie mir bei der Verleihung gesagt wurde, wegen meiner Verdienste bei Lungenschußverletzten. Es war ein Kriegsorden, für humanes Verhalten erworben. Ich habe nach dem Krieg noch viele Jahre Gutachten über Lungenschußverletzte für die Berentung usw. erstatten können. Leider ist heute meiner Erfahrung nach das Interesse für die Lungen- und Herzschußverletzten viel geringer geworden. Es wirkt sich aus, daß jetzt viele Ärzte keine Kriegserfahrungen und damit auch wenig Interesse am kriegsbeschädigten Menschen haben. Bis heute noch kommen viele ehemalige Lungenschußverletzte zu mir, um mich um Rat zu fragen.

Um die Habilitation und dann meine praktische und wissenschaftliche Tätigkeit an Lungen-Herzschußverletzten zusammengefaßt darzustellen, bin ich den Kriegs- und leidvollen politischen Ereignissen vorausgeeilt . Und jedes Zeitgeschehen war verbunden mit großen persönlichen Sorgen jedes einzelnen Deutschen und der tiefempfundenen Trauer um liebe Angehörige, Freunde und Weggenossen.

Nach dem Sieg über Polen, bei dem Hitler freilich die garstige Pille der Mitbeteiligung und Mitbesetzung Ostpolens durch den russischen Diktator Stalin schlucken mußte, rüsteten fast gleichzeitig England und Hitler zu einer Aktion gegen Norwegen. Für die deutsche Versorgung mit Erzen war die Besetzung von Norwegen dringend notwendig und die Alliierten beschlossen die Verminung der norwegischen Gewässer, aber Deutschland kam zuvor, die englischen Truppen mußten durch den am 10. Mai 1940 eröffneten Offensivkrieg gegen Frankreich aus Norwegen zurückgezogen werden und Dänemark und Norwegen blieben deutsch besetztes Land.

Während des Krieges in Polen und danach kam es seitens der Franzosen nur zu schwächlichen Vorstößen in den Westwall, die bald zum Stehen kamen mit Zurückgehen auf französisches Gebiet im Schutze der Maginot-Linie. Den Ausführungen des Generalfeldmarschalls Erich von Manstein genannt von Lewinski (1887–1973) (»Verlorene Siege«. 1958, Athenäum Verlag, Bonn und »Soldat im 20. Jahrhundert«, Bernard und Graefe Verlag, München 1981) ist zu entnehmen, daß die deutsche militärische Führung (OKH) auch nach der Eroberung von Polen zunächst eine defensive Haltung für die deutsche Armee wollte. Hitler schuf aber im Oktober ein fait accompli, indem er ein Losschlagen im Westen alsbald verlangte. Die Wetterlage half den Generälen, und der Angriff wurde den Winter über immer wieder vertagt. Die große Offensive begann am 10. Mai 1940, ohne Kriegserklärung, unter Mißachtung der Neutralität von Holland und Belgien. Nachdem die Holländer nach drei Tagen und die Belgier nach 3 Wochen kapituliert hatten, sowie Paris nach 5 Wochen kampflos besetzt war, wurde der deutsch-französische Waffenstillstand am 22. Juni abgeschlossen. (»Das Verblüffendste, wovon die moderne Kriegsgeschichte weiß«, G. Mann, Deutsche Geschichte, 1958). Den ursprünglich deutschen Offensivplan, die starken französischen Stellungen durch einen Blitzangriff durch Belgien zu umgehen, hatte Hitler abgelehnt. General von Manstein hatte dagegen den Plan entworfen, durch die Ardennen einen großangelegten Angriff zu starten in der kühnen Annahme, das Gebirge hier könne den Angriff der modernen deutschen Panzer nicht aufhalten. Der Plan war von den entscheidenden Generälen im OKH abgelehnt, und von Manstein wurde dann zeitweise seines Postens enthoben. Hitler erfuhr aber den Plan Mansteins und ordnete seine Durchführung an; er entschied dadurch den schnellen Sieg über Frankreich. – Gegen mein Vorhaben, »keine Kriegsgeschichte zu bringen«, mußte ich hier gedrängt die Ursachen der damaligen gewaltigen deutschen Erfolge bringen. – Die rasche Eroberung Polens und vor allem die Frankreichs, letztere mit einem zunächst von der hohen Generalität abgelehnten Plan, erweckten nicht nur im Heer, sondern auch in weiten Kreisen der deutschen Bevölkerung die Vorstellung von dem großen »genialen« Feldherrn Adolf Hitler. Der Gesamtsieg schien gewiß. Welche grauenhaften Verbrechen inzwischen von der Bestie Himmler auf Befehl Hitlers gegen die Bevölkerung im Osten begangen wurden, wußte niemand, auch nicht, daß an demselben 10. Mai 1940 eine geheime Verordnung erlassen wurde, unheilbare Geisteskranke zu töten(!). Anfang Januar 1941 wurden die Juden gezwungen, den Judenstern zu tragen. Auch uns Skeptikern, die nie an Hitler glauben wollten und konnten, war vieles noch reichlich unklar: Daß England hart blieb (jetzt unter Churchill) und bei den Feldzügen nach Osten im Rücken ein unbesiegter Feind saß. Anscheinend war es den britischen Truppen gelungen, der Einkesselung zu entgehen durch einen Befehl Hitlers, diesmal wieder gegen die Generalität (auch gegen Manstein), der zweimal die vorstürmenden deutschen Panzerverbände anhalten ließ. Man hoffte zunächst auf Grund der Angaben Görings von der deutschen Luftüberlegenheit, die es Deutschland ermöglichen sollte, England im eigenen Land zu besiegen. Die deutschen Luftangriffe auf England im Juli, August und September 1940 (»Die Schlacht von Großbritannien«) blieben aber erfolglos; die hohen Verluste an Flugzeugen zwangen Hitler zum Abbruch. Die politischen Erwägungen und Planungen gingen auf deutscher wie auf Seiten der Alliierten, ohne daß die Völker etwas ahnten, mit unverminderter Intensität fort. Am 10. Juni erklärte Mussolini für Italien den Krieg an Frankreich, er fürchtete bei weiterem Warten zu kurz zu kommen. Hitler ließ seit Juli 1940 im Geheimen die Vorbereitungen des Krieges gegen Rußland treffen. Das immer deutschfreundliche Rumänien, das durch die von Hitler diplomatisch erzwungene Rückgabe des von Deutschen besiedelten Siebenbürgen an Ungarn getroffen war, konnte sich nicht dagegen widersetzen, daß es ebenso wie Bulgarien deutsches Besatzungsgebiet wurde (mit der Begründung, die »Ölfelder« müßten geschützt werden).

Innenpolitisch festigte der Nationalsozialismus seine Macht, still und geräuschlos, aber hinterlistig und brutal. Die kirchlichen Kreise in beiden Konfessionen waren zum Teil wie andere Bevölkerungskreise berauscht vom »deutschen Geist« (wir sagten »Ungeist«), andere in innerlich geschlossener Abwehr (vgl. später zusammenfassenden Abschnitt »Kirchenkampf«). Der ahnungslose, gutgläubige, der obrigkeitsgetreue Bürger, der immer noch in Hitler den »guten« alten deutschen Kaiser sah, mußte manches schätzen: Im Arbeitsdienst, zu dem auch die jungen Mädchen eingezogen wurden, lernten schon vor dem Militär junge Menschen Ordnung und Gehorsam, auch viel Brauchbares fürs Leben. Auch durch besondere Steuergesetze und vielfache Begünstigungen, so Bevorzugung der Kinderreichen auf der Eisenbahn, bei der beruflichen Förderung des Familienoberhauptes wurde die Familie begünstigt: (Es war manchmal grotesk das Auswirken der Kinderzahl! Wie sagte die Verwandte: »Ich muß schleunigst mein 4. Kind bekommen, sonst wird mein Mann nicht ordentlicher Professor!«). Auch die Arbeitsfront mit ihrer dem Geschmack der Mitglieder entsprechenden, oft dabei nicht unebenen preiswerten Geselligkeit, Ausflügen und großen Reisen gefielen vielen hart arbeitenden Menschen; es war vergessen, daß die Gewerkschaften (unter Hergabe ihrer großen Vermögen) zerschlagen waren und die Arbeitgeber (= Betriebsführer) unter dem Diktat von Parteifunktionären standen. Der 1. Mai wurde lange Zeit als Volksfest gefeiert. Das Abschaffen der Wochenfeiertage (z. B. Himmelfahrt) wurde m. W. ohne Kritik vertragen.

In Königstein verlief, wie an manchen Orten des an sich immer zur Toleranz neigenden nassauischen Landes, manches milder als in anderen Gegenden. Das Verbringen der Juden in die KZ war wie überall zentral geordnet. Die örtliche Parteileitung wirkte indolent. Die Kirchen, insbesondere die evangelische wurden kaum beachtet. Die Stadt war nicht geneigt, jüdischen Besitz zu erwerben. Die Parteispitze durchschaute ihre Pg's. Anrede: Liebe Parteigenießer. Aus der Parteifrauenschaft kamen dagegen viele unsympathische, immer übler werdende Denunziationen und Verfolgungen einzelner Mitbürger. Im ersten Kriegsjahr erfolgte eine anonyme Anzeige gegen meine Frau und Polizeibeamte, sie hätten Kälber und Schweine ohne Freigabe geschlachtet, was streng verboten und mit hohen Strafen bedroht war. Die Sache wurde untersucht und verlief im Sande. Der Denunziant, ein landwirtschaftlicher Arbeiter, spielte sich sehr auf, kontrollierte heimlich die Gäste, sah im Lesezimmer nach, welche Zeitungen (Parteizeitungen) auslagen; er wurde bald eingezogen und fiel.

Im Jahre 1941 feierte unsere Klinik ihr 50jähriges Bestehen. Mein Vater, damals im 84. Lebensjahr stehend, war sehr interessiert, eine Feier zu veranstalten, zu der auch alte Mitarbeiter und Freunde des Hauses trotz der Kriegszeit eingeladen waren (3. Mai). Ein sehr großer Kreis und auch zahlreiche Personen des öffentlichen Lebens beteiligten sich daran. Der Regierungspräsident schickte folgenden persönlichen Brief: »Zum 3. Mai 1941, dem Tage, an dem Ihr Sanatorium auf ein 50jähriges Bestehen zurückblicken kann, übermittle ich Ihnen meine besten Glückwünsche und hoffe, daß es Ihnen auch weiterhin gelingen möge, Ihr Sanatorium in Zukunft zum Wohle der Ihnen anvertrauten Kranken in Betrieb zu erhalten. Gleichzeitig gedenke ich anerkennend der wissenschaftlichen Beiträge, die durch Ihre und Ihrer Berufskameraden Arbeit aus Ihrem Hause der medizinischen Forschung beschert worden sind. Die innige Verbindung von Wissenschaft und Praxis, die Ihrem Sanatorium sein eigenes Gepräge gab, hat ganz besonders mit dazu beigetragen, Ihr ärztliches Wirken erfolgreich zu gestalten.«

Der Regierungspräsident Fritz Pfeffer von Salomon (1892 bis 1961), im Ersten Weltkrieg schwerverwundeter aktiver Offizier, war nach einer Parteikarriere Polizeipräsident in Kassel, und zuletzt Reg.-Präsident (1936-1939) in Wiesbaden. Trotz seiner

Parteizugehörigkeit blieb er ein liberaldenkender, persönlich wohlwollender Mann, der, wie die höheren Beamten zu dieser Zeit, wenig politischen Einfluß hatte; er versuchte, sein Amt so menschlich wie möglich auszuüben. Er verbat sich jedes Einreden der Partei in seine Dienstgeschäfte; Byzantinismus war ihm unerwünscht, er verbot Beamten seiner Regierung bei Eingaben ihre Partei-Grade anzugeben usw. Er soll nach dem 20. Juli 1944 lange Zeit in Haft gewesen sein. Er konnte sich unter dem Gauleiter nicht halten und wurde nach vorübergehender Verwendung in Frankreich 1943 in den Wartestand versetzt. Mein persönliches Urteil über ihn entsprach dem allgemeinen Urteil in unseren Kreisen, so dem unseres persönlichen Freundes Heinrich Noelle (1891–1964) und des sozialdemokratischen Regierungs-Vizepräsidenten in Wiesbaden Dr. Karl Heinz Müller (1914–1966), seit 1960 in Wiesbaden, dem Herausgeber der »100 Jahre Wiesbadener Regierung (1866–1966), Preußischer Adler und Hessischer Löwe« (Wiesbaden 1966). Noelle war vor der »Machtübernahme« Landrat in Melsungen, dann als Regierungsrat strafversetzt an die Regierung Wiesbaden (1933 bis 1943), weil er sich weigerte, Parteigenosse zu werden; er wurde 1948 Regierungsvizepräsident und 1956 Regierungspräsident, der letzte CDU-Regierungspräsident in Hessen.

Unmittelbar nach dem Jubiläum brach für uns mit sehr großer Deutlichkeit die sorgenreichste Phase des Krieges an. Diether wurde, 17½ Jahre alt, zum Arbeitsdienst eingezogen. Wir brachten ihn nach Frankfurt. Er verbrachte die Arbeitsdienstzeit in Wollstein bei Posen, ein Gebiet, das 1918 an die Polen abgetreten werden mußte, aber 1940 wieder vorübergehend dem deutschen Reich angegliedert worden war. Wollstein ist in der Geschichte der Medizin bekannt geworden, weil hier der bahnbrechende Hygieniker und Vater der wissenschaftlichen Bakteriologie (Entdecker des Milzbrand- und 1882 des Tuberkel-Bazillus) Robert Koch als Kreisphysikus (= Kreisarzt) seine ersten grundlegenden Forschungen vollbrachte. Auch in Königstein wurden die nächtlichen Fliegeralarme immer mehr wahrnehmbar. Die großen Luftangriffe von England hatten sich entwickelt zu Großangriffen auf deutsches Gebiet. Zuerst waren es nur nächtliche Fliegerangriffe, dann setzten sie auch tagsüber ein, besonders seit Frühjahr 1943. Die Lazarette in Königstein waren von Februar bis Juli 1941 geschlossen, wurden dann aber wieder eröffnet. Ich erhielt aber trotz der Eröffnung des Lungenschuß-Lazarettes im September einen 14tägigen Urlaub nach Mallnitz/Kärnten, zusammen mit meiner Frau und der noch nicht 7 Jahre alten Uta, die mit uns große Bergtouren unternahm. Wir genossen die herrliche Landschaft, das schöne Wetter und das Fernsein von dem traurigen Alltag. In den Urlaub fiel allerdings ein schwerer Fliegerangriff auf Bielefeld und die Bethelschen Anstalten. Am 23. 8. 1940 fielen erstmals Bomben in unserer Nähe auf den Fuchstanz. Zuhause am 26. 10. 1940 erkrankte Else plötzlich lebensgefährlich. Sie war vor ihrer Erkrankung in Frankfurt, um noch einmal nach unserer alten Freundin Mathilde Friedberg, die Volljüdin war und stets deutsch fühlte, zu sehen. Aber kurz vorher war sie von der Gestapo abgeholt worden, um nach Theresienstadt verschleppt zu werden, wie die Nachbarn erzählten. Trotz aller unserer Warnungen und der vermögenden Verwandten in den USA hatte die Verhaftete immer erklärt »Ich bin deutsch und bleibe in Deutschland«. Else erlitt nach dieser Aufregung eine schwere Blutung, und eine Fehlgeburt konnte trotz des sofortigen Eingreifens des Direktors der Frauenklinik Frankfurt (Prof. Dr. Seitz – 1872–1961), der mit uns befreundet war, nicht verhindert werden. Bei mehrere Tage anhaltendem hohen, anscheinend septischem Fieber erhielt sie Prontosil, das erste Antibiotikum, ein Sulfonamidpräparat. Es war von Gerhard Domagk (1895 bis 1964), dem großen chemotherapeutischem Erfinder bei Bayer, Leverkusen, als erstes Sulfonamid 1935 entdeckt worden (Nobelpreis, Pour le mérite). Später zeigte sich, daß das Prontosil, mit dem die erfolgreiche medikamentöse Behandlung der Gonorrhoe einsetzte, hohes »septisches« Fieber machen konnte. – Else gesundete bei ihrer guten Konstitution schnell.

Im Gegensatz zum Ersten Weltkrieg, in den man geschlittert war, ohne die geringste Vorsorge für Rohstoffe und Lebensmittel, waren jetzt schon ein Jahr vor Ausbruch des Zweiten Weltkrieges die Lebensmittelkarten gedruckt, wobei u.a. auch an Sonderrationen für Zuckerkranke usw. gedacht war. Bei mäßiger Einschränkung der Ernährung, wobei Schwerarbeiter, werdende Mütter, Kinder usw. bevorzugt wurden, war die Verpflegung bis in die Zeit des allgemeinen Zusammenbruchs 1944/45 ausreichend. Bei der Brennstoffversorgung gab es z.B. hier mehrere Pannen, aber die Versorgung war im großen und ganzen gut. Damals wurde der Koks am kleinen Bahnhof Königstein ausgeladen, zur Klinik mit Pferdewagen gefahren und vor der Heizung gelagert. (Die Umstellung auf Ölheizung erfolgte 1957.)

Sehr belastend für die Bevölkerung war die radikale Verdunklung aller Gebäude. Ein heißer Tag, an dem man nachts keine Fenster öffnen konnte, war besonders anstrengend. Durch die Einführung der Sommerzeit, in Zeiten der kurzen Nächte sogar doppelte Sommerzeit, war ein gewisser Ausgleich geschaffen. Diebstähle bei Verdunklung wurden sehr hart, in den späteren Kriegsjahren sogar mit Todesstrafe bestraft.

Durch meinen Aufenthalt in Kampen angeregt hatte ich ziemlich regelmäßig in der Mittagspause unser Luftbad aufgesucht und mit einer von der Witterung abhängigen Dauer »luftgebadet«. Ich glaube, daß ich dadurch mit meiner Leistungsfähigkeit so erstaunlich gut durchhalten konnte. Erst als im Herbst 1944 mit ständigen Luftangriffen zu rechnen war, gab ich das Luftbad auf. Allerdings war ich in den Kriegsjahren nicht selten von Migräneanfällen gequält, auch einige Male von fieberhaften Bronchitiden, aber nie ernsthaft krank.

Im Mai und in den Juniwochen 1941 wurde die militärische Besetzung Jugoslawiens und der Insel Kreta durchgeführt. Zunächst herrschte jetzt eine gedrückte Stille allenthalben; man wußte, daß starke Truppenverbände im deutschen Osten und im besetzten Polen aufgestellt wurden. Rußland war gerüstet, aber nach allem, was man weiß, glaubte Stalin noch nicht an einen Überfall Hitlers. Am Morgen des 22. Juni 1941 überschritt ein starkes deutsches Heer mit 153 Divisionen, 3580 Panzern und 7184 Geschützen unter dem heftigsten Einsatz der Luftwaffe die russischen Grenzen, auch diesmal ohne Kriegserklärung. Die deutschen Armeen drangen stürmisch vor, erreichten in zwei Wochen den Dnjepr und eine Woche später Smolensk. In einer großen Kesselschlacht kam es im September bei Kiew anscheinend zu einer vernichtenden Niederlage der russischen Truppen. Der deutsche Generalstabschef Halder glaubte schon am 3. Juli, der Krieg gegen Rußland sei in zwei Wochen gewonnen. Am 11. Juli berichtete man von 600 000 Gefangenen.

Von vornherein stand der Krieg gegen Rußland unter dem schon erwähnten Dualismus der deutschen Führung und den divergenten Absichten Hitlers. Er sah als die wichtigsten strategischen Ziele sowohl die Besetzung (oder Zerstörung) von Leningrad (dem Petersburg der Zaren), von ihm als »Wiege des Bolschewismus« bezeichnet, als auch die Eroberung des Südens Rußlands mit der Kornkammer Ukraine, den Rüstungsgebieten am Donez und den Erdölfeldern im Kaukasus aus kriegswirtschaftlichen Gründen. Das OKW betrachtete den Besitz von Moskau als Zentralpunkt der Sowjetmacht dagegen für das kriegerische Handeln als das Entscheidende (Manstein). Was sich schon im Polenfeldzug angedeutet hatte, die andere, humanere Auffassung in der Behandlung der Kriegsgefangenen und besonders der Zivilbevölkerung seitens der Generalität gegenüber der Brutalität, Menschen verachtenden und vernichtenden Methoden Hitlers persönlich und seines Anhangs, wurde schon kurz vor der Offensive deutlich: Nach dem »Kommissarbefehl« sollten alle gefangen genommenen Kommissare der Roten Armee als Träger der bolschewistischen Ideologie sofort erschossen werden. Die Auffassung, daß der »Kommissarbefehl« unsoldatisch und nicht durchzuführen sei, durfte nach Mitteilung von Manstein innerhalb des Heeres durchweg geteilt worden sein (vgl. auch Heusinger, Befehl im Widerstand, 1950, S. 124). Sicher sind von russischer Seite in Einzelfällen gegen die Vorschriften der Genfer Konvention verstoßen worden. Aber erst viel später vor und besonders nach Kriegsende wurde bei den Russen das systematische, kollektive Morden der Gefangenen und der Zivilbevölkerung praktiziert (darüber später). Das deutsche aktive Offizierskorps – die älteren Offiziere stammten fast alle aus dem 100000-Mann-Heer – hielt fest an seinem Ehrbegriff. Mit Schrecken nahmen sie wahr, daß der »Kommissarbefehl« nur ein früh erkannter Beweis der fanatischen Grausamkeit und Mordlust Hitlers war: Schon im Polenfeldzug, besonders aber in Rußland folgten im rückwärtigen Kriegsgebiet die deutschen Mordbanden Himmlers und Heydrichs. Der Wehrmacht war die Verwaltung des Hinterlandes entzogen. Der ebenso hochbegabte wie sadistisch grausame Reinhard Heydrich (1904–1942) war ein Teufel in Menschengestalt, der schon am 30. Juni 1934 bei den Mordaktionen beteiligt war und später als Schöpfer der »Einsatztruppen« (SD) in den besetzten Gebieten und der Massenvernichtungslager bekannt geworden ist. Er erlag als »Reichsprotektor von Böhmen und Mähren« einem abenteuerlichen Attentat aus England durch Flugzeuge abgesetzter Exiltschechen. Biographien über ihn sind lesenswert; seine verbrecherischen Neigungen kaschierte er lange durch einen gewissen Charme und hohe Musikalität (seine Frau hat einmal gesagt: »Ich hätte diesen Mann nie geheiratet, hätte er nicht so hervorragend Geige gespielt«). Während der Vormarsch in Rußland weiter ging, vernichteten die Mordbanden der SS systematisch alle Juden in den Konzentrationslagern sowie die führenden Schichten der polnischen und russischen Bevölkerung, mit Vorliebe Geistliche in Polen. Hitler wollte in erheblichem Umfang die Bevölkerung des Ostens ausrotten, da er sie als minderwertig, »minderrassig« ansah, oder sie nur als Helotenvölker, Arbeitstiere ihr Dasein fristen lassen. Die Wehrmacht, die deutschen Armeen, denen zunächst die von den Sowjets unterjochten Völker entgegenjubelten und die auf die Aufstellung eigener Regimenter aus den besetzten Völkern gegen die Sowjets drängten, waren entsetzt, als sie die Vernichtungspläne Hitlers erahnten und dann genauer kennen lernten. Wie gesagt, die Vernichtungspläne gingen nicht nur gegen die Juden, sondern auch gegen andere Volksteile in den eroberten Ländern, wobei man nach außenhin nur von der Vernichtung Lungen- und Geschlechtskranker, dann auch von den Alten und Kranken allgemein sprach. Alle diese tödlichen Aktionen wurden sehr geheim durchgeführt. Die Sonderkommandos waren verhältnismäßig sehr klein, bestanden aus ehemaligen Polizeitruppen, selbst terrorisiert von der Angst, auch ermordet zu werden, und aus gedungenen einheimischen Mördern (man sprach besonders von dem »litauischen Gesindel«). Die deutsche Durchschnittsbevölkerung ahnte lange Zeit nichts von diesen Verbrechen, auch das Ausland nicht. Else und ich hörten nach Möglichkeit den ganzen Krieg hindurch ausländische Sender, obwohl darauf KZ bzw. Todesstrafe stand; wir konnten uns gut abschirmen und taten es nie vor anderen Personen. Manches erfuhr ich etwa Herbst 1941 von einem Mitglied eines solchen Sonderkommandos (SD). Im Urlaub wollte dieser Mann sich krank melden. Zufällig vertrat ich den Standortarzt, der die im Urlaub erkrankten Soldaten (die Polizeitruppen kamen erkrankt auch in die Heereslazarette) untersuchen mußte. Der diensttuende Unterarzt bat mich, selber den Mann anzusehen. Ich wußte, wie mein junger, gläubiger katholischer Mitarbeiter dachte und holte mir den Polizisten allein ins Zimmer: Ein vorgealterter Mann; er sagte, er sei aus dem Hintertaunus und wisse, wer ich sei. Er sei gegen seinen Willen von der Polizei in den SD gekommen, er könne einfach nicht mehr wehrlose Menschen erschießen, die wie man ihm gesagt hatte, ja keine Verbrecher wären. Käme er zu seiner Truppe zurück, müsse er Selbstmord verüben. Ich nahm ihn wegen »schwerer Herzschwäche bei frühzeitiger Arterienverkalkung« im Lazarett auf und sorgte, daß er so lange dort bleiben konnte, bis die Frist der Rückkehr zur Feldformation verstrichen war. – Inzwischen waren im Oktober 1941 langsam die Vergasungen in den KZ, vor allem in denen des Ostens, eingeführt worden. In dieser Zeit hatte ich auf der inneren Abteilung meines Lazaretts einen sehr sympathischen Obersten i.G. Als wir uns etwas kannten, sprach er mich an: Er habe auch persönlich volles Vertrauen zu mir. Er wisse aus seiner Kenntnis der Kriegslage, daß der Krieg verloren sei, auch höre er jetzt im geheimen immer mehr von den Verbrechen der SS-Einsatzkommandos und von den KZ's. Ich merkte, wie wenig auch höhere und kluge Generalstabsoffiziere von dem Terror wußten und sagte ihm alles, was mir bekannt war. Er wurde als General in Paris nach dem 20. Juli hingerichtet. (Vgl. 278)

Wenn unsereins auch damals mancherlei Beziehungen hatte und von militärisch-politischen Ereignissen sonst Unbekanntes hörte (die Offiziere der Lazarette, die Freunde der Bekennenden Kirche, Freund Noelle und auch gewisse Parteibeziehungen, denn es gab unter den höheren Parteigenossen auch solche, die frühzeitig die Schmach durchschauten, aber den Absprung nicht wagten, auch wenn sie kein Blut an den Händen hatten und Trost bei uns Ketzern suchten), so konnte ich doch die Zukunft schwer deuten. Dem äußeren Anschein nach war Hitler bisher der Sieger und wie viele glaubten, er würde es nach Kriegsende auch bleiben. Ein schrecklicher Gedanke: Ein Kulturbolschewismus, ein Zwangsstaat, die Vernichtung des Christentums und jeder freien Meinung, die Herrschaft zwar der Deutschen (aber welcher Deutschen?, oder doch der »Boches«) oder die Niederlage, eine viel größere als 1918 (Finis Germaniae?). Es gab in dieser so witzlosen Zeit grausige Witze: »Genießen Sie den Krieg, der Friede wird fürchterlich«, oder der Pessimist: »So wird es werden, wir verlieren den Krieg und müssen den Hitler behalten«.

Siegfried, noch Schüler der Oberrealschule in Oberursel, wohin er jeden Morgen per Rad fuhr, würde 1942 einrücken müssen. So wollten wir noch einige Tage in den Herbstferien mit ihm verbringen und zwar in Baden-Baden, einmal ganz vornehm. Siegfried berichtete über das Hotel an seine kleine Schulfreundin, dann bis zuletzt seine große Liebe: »Durch die Verdunklung landeten wir am Hotelnebeneingang und konnten in die Küche blicken; die Köche alle tadellos weißgekleidet und fabelhaft sauber. Meine Eltern haben ein ganzes Appartement für sich, bestehend aus einem Schlafzimmer mit Bad und einem Wohnzimmer mit Balkon und Terrasse. So etwas von Eleganz von vornehmen Luxus! Es schien mir das Fürstenzimmer zu sein.« Bei Siegfried folgt eine weitere Schilderung eines friedlichen feudalen Lebens mit Ausflug über den »Merkur« nach Gernsbach, einer ersten Praxis seines Großvaters, des Besuchs des alten Schlosses und von Ebersteinburg und der Bühlerhöhe. Er erwähnt nicht in seiner Bescheidenheit die armseligen Menus der Hungerzeit. Else und Siegfried besuchten auch ein Hoelscherkonzert, wohl für Else das erste mit Ludwig Hoelscher, der später seit 1946 häufig bei uns in Königstein spielte. Der noch nicht 17jährige Siegfried urteilt: »Mutti und ich waren gestern im Konzert im Kurhaus. Zunächst die hypermoderne Musik von Wolfgang Rotter liegt mir nicht, denn ganz ohne Melodie und nur geniale Orchestrierung, das ist nicht mein Geschmack. Dann spielte Professor Hoelscher (geb. 1907) das Cellokonzert von Trapp. Einfach fabelhaft. In diesem Fall kann man wirklich nicht mehr von dem Künstler und seinem Instrument sprechen, denn Beides bildete eine harmonische Einheit«. Nach dem Anhören von dem Solopart aus R. Strauß »Don Quichotte« war Siegfried erstmalig von R. Strauß sehr angetan. Ich habe Baden-Baden seit meinen jungen Jahren sehr geliebt; kurze Besuche zum Studium der Sanatorien mit den Eltern und Erholung nach schweren Infekten, mehrere gute und für mich wertvolle Tagungen. Im Oktober 1962 auf einem groß aufgezogenen Balneologenkongreß lernte ich erstmals Professor Fritz Verzár persönlich kennen, mit dem ich bisher nur korrespondiert hatte, eine nur kurze, aber wertvolle wissenschaftliche Freundschaft. Beim Prominenten-Abendempfang und Essen saß ich dem Innenminister Dr. Hans Filbinger (geb. 1913), gegenüber. F. wurde 1967 badisch-württembergischer Ministerpräsident, ein Mann von höchstem Ansehen, der die beiden oft rivalisierenden Bundesländer zu einem einheitlichen Ganzen zusammengeschlossen hatte (1970) und der dann nach unberechtigter Literatenhetze bei Bekanntwerden eines Todesurteils aus dem letzten Kriegsjahr 1978 sein Amt zur Verfügung stellen mußte.

Nur durch den bis zuletzt funktionierenden Einsatz der intakten Marine, der es gelang, hunderttausende Deutsche, ostpreußische Einwohner und Verwundete oder noch bis zuletzt kämpfende Soldaten (darunter auch unsere schwerverwundeten Söhne Diethard und Siegfried) nach Schleswig-Holstein zu bringen, konnten diese ständig unter Beschuß liegenden Rettungsunternehmen durchgeführt werden. Auf dem Baden-Badener-Abend machte Filbinger uns einen imponierenden Eindruck; seine mehrsprachige Begrüßungsansprache, auch in einem eleganten Französisch, verrieten eine gute Kenntnis des Kurortwesens. Baden-Baden gefiel mir trotz des glanzvollen Kongresses weniger als früher durch den Abbruch alter und Errichtung neuer Bauten, besonders in mir vertrauten Gegenden, wie Lichtentaler Allee, Sofienstraße und Seufzerallee. Auch durch die elegant geschriebenen, zugleich spannenden und hohe Kultur vermittelnden Romane von Otto Flake (1880–1963), die ich gern las, war vielen Menschen ein Bild von Baden-Baden vermittelt worden, das sie lieben mußten.

Als wir in den Oktobertagen 1941 durch die Anlagen von Baden-Baden mit Siegfried gingen, verkündeten die Lautsprecher durch den Reichspressechef weithin, Rußland sei jetzt vollständig besiegt. Das bittere Ende sollte aber noch kommen. Der gewaltige Sieg in der Schlacht von Kiew schien Hitler wieder recht zu geben und sein militärisches Genie zu beweisen. Die von den Generälen stets gefürchtete Flankenbedrohung, die vor der Schlacht Halder so bedrohsam erschien, daß er den Oberbefehlshaber von Brauchitsch zum Rücktritt bewegen wollte, schien beseitigt und der Weg nach Moskau frei. Auf Befehl Hitlers wurden die Truppen immer weiter auseinandergezogen und mit verminderten Kräften der Angriff auf Moskau begonnen. Obwohl Hitler militärisch wiederholt gegen den Rat und die Pläne der Generalität andere Befehle gab, war sein zentrales Interesse, sein ganzes grausames und perverses Denken der ihn seit seiner Jugend beherrschende Judenhaß, der auch die Vernichtung der Oberschicht der Ostvölker in sich einschloß. Sicher hat J. Fest recht, den *Doppelcharakter des Krieges im Osten* zu betonen: Einmal Eroberungskrieg gegen Rußland, um den Siedlungsraum des deutschen Volkes für alle Zeiten erheblich zu vergrößern und »Mongolenstürme«, die Bolschewistenherrschaft endgültig zu verhindern. Weiter der weltanschauliche Wahn, alle Untermenschen, vor allem die »Juden als Geißel der Menschen«, aber auch andere minderwertige Völker, u.a. auch die Zigeuner zu vernichten. Diese Haß- und Wahngedanken wurden von den Militärs, bis auf seltene Ausnahmen, nicht gebilligt; ihre Durchführung, die die kriegerischen Erfolge sehr negativ beeinflussen sollten, war von vornherein in andere Hände gelegt. Die militärischen Siege zogen die deutschen Truppen immer mehr in den weiten russischen Raum mit erheblichen, auch Materialverlusten deutscherseits. Die Russen konnten aus Sibirien jetzt starke Truppenmassen heranziehen, und Deutschland mußte stark auf seine Reserven zurückgreifen. Wir fürchteten in diesen Wochen sehr, daß Diether mit seiner Arbeitsdiensttruppe schon jetzt zum Kriegseinsatz in Rußland käme. Er konnte aber nach Abschluß des Arbeitsdienstes noch in Frankfurt studieren. Als der Angriff gegen Moskau anlief, meldete sich der ärgste Feind für die Deutschen, der »König Winter«. Durch den stark einsetzenden Regen lähmte der schon vorher störende Morast (»General Schlamm«) immer stärker alle Operationen. Zwar gingen die militärischen Operationen an der Südfront unter Befehl des zum Armeeführer ernannten Generals von Manstein weiter: Mitte November konnten die deutschen Truppen sich bis auf 30 bzw. 50 km Moskau nähern. Aber unerwartet brach ein harter russischer Winter, man sagte der kälteste seit 100 Jahren ein, die Temperatur soll bis auf minus 30 bzw. minus 50 Grad gesunken sein. Es ist bekannt, daß die deutschen Truppen nicht auf einen kalten Winterfeldzug vorbereitet waren. Hitler hatte in seiner arroganten Unkenntnis der russischen Gegebenheiten jede Vorsorge gegen den Winter verboten, Rußland sollte im Sommer endgültig besiegt sein. Der deutschen Front drohte in diesem Winter 1941/42 eine gewaltige Katastrophe, dem Verhängnis Napoleons 1812 ähnlich. Tausende deutsche Soldaten starben, auch in den Lazaretten, am Kältetod; die Panzer, alle automatischen Waffen der deutschen Armee versagten. Die Front schien zu wanken. Hitler verbot taktische Absetzbewegungen, die die Generäle für richtig hielten, zumal die russischen Angriffe immer stärker wurden. Der General Walter von Reichenau, Befehlshaber der 6. Armee (1884–1942) war einer der wenigen überzeugten und sturen Nationalsozialisten unter den höheren Generälen; er starb allerdings schon Januar 1942. Eine nahe Blutsverwandte von ihm hatte ich Anfang des Krieges behandelt. Diese, eine hochbegabte Spitzenakademikerin, war hochgradig fanatisiert, einsichtslos und wohl auch gefährlich. – An der Südfront, an der sich auch die Grausamkeit des Winters weniger auswirkte, konnte durch die geographische Lage die Armee von Manstein selbständig operieren, »von den Eingriffen der obersten Führung verschont«, wie M. schreibt. Hier trafen die deutschen Truppen noch Spuren von ehemaliger Wohlhabenheit, es gab Dörfer mit rein deutsch sprechender Bevölkerung, Greise, Frauen und Kinder; die Männer waren bereits verschleppt. Ende September begann der Angriff auf die Krim; die Enge von Perckop wurde zunächst besetzt und in anschließenden schweren Kämpfen in stürmischer Verfolgung die Krim bis auf die Festung Sewastopol erobert. Die landschaftlich herrliche Lage des Südteils der Krim war durch ein südlich warmes Klima ausgezeichnet, das die Fortsetzung der Kämpfe hier ermöglichte. Die einsetzende russische Offensive zwang endlich den Kommandanten der Halbinsel Kertsch, General Graf Spontek entgegen einem Befehl Hitlers, der für alle Truppen galt, keine Stellung aufzugeben, zur Räumung. Um die heimtückische Grausamkeit Hitlers und Himmlers zu zeigen, folgt hier kurz die Schilderung dieses tragischen Falls (nach v. Manstein), eines Konfliktes des Gehorsams, eines törichten Befehls und der Auffassung operativen Handelns. Das Kriegsgericht im Führerhauptquartier sprach das Todesurteil aus, das freilich von Hitler in Festungshaft umgewandelt wurde; Manstein, Feldmarschall von Bock und andere hohe Offiziere hatten sich – gegen Keitel – für Spontek eingesetzt. Himmler ließ »schamloserweise« (v. M.) den Grafen in der Festung Germersheim erschießen, nach dem 20. Juli 44. – Deutschland beherrschte in diesem Winter 1941/42 zwar anscheinend alle eroberten Länder, aber der Gedanke an die Sicherheit des durch die Blitzkriege geschaffenen Besitzes zerrann.

Die Zahl der Menschen, die wußten, daß ein Zusammenbruch, ein furchtbares Erwachen kommen würde, wurde immer größer und immer offener sprachen wir im Freundeskreis von unseren Sorgen.

Kurz nach Kriegsausbruch in Rußland fiel als erster aus der Familie der eine der Zwillingsbrüder meiner Frau, Max Rolffs (geb. 11. 5. 1906) am 1. Juli 1941 vor Riga. Am 14. 7. erhielten wir die traurige Nachricht, die besonders den Vater Rolffs erschütterte. Max war vielseitig begabt, lebensfroh, kontaktfreudig, Stahlhelmmann, der nationalsozialistischen Lehre skeptisch gegenüber stehend. Als Volljurist war er zuletzt Staatsanwalt in Memel. Nach längerem Suchen hatte er sich im Osten mit der Tochter des Superintendenten von Marienburg Christel Gayk verlobt. Christel suchte auf der Flucht 1944/45 meine Schwiegereltern in Göttingen auf. Sie heiratete dann den älteren Bruder von Max, Ulrich Rolffs (geb.11. 2. 1903, gest. 11. 12. 1981). Sie ist ein lebenssprühendes, begabtes und zielstrebiges Wesen und hat in dieser guten Ehe Uli viel gegeben, der in jungen Jahren schwer am Leben trug, mit ihr sicher und glücklich wurde und auch eine gute äußere Existenz fand. Ihre Tochter Sibylle ist eine echte norddeutsche strahlende, blonde Schönheit, zutraulich und lebenstüchtig, verheiratet mit dem Augenarzt Dr. Eckhart Damaske, ein kluger und vielseitig befähigter Mann, der als Augenchirurg schon großes Ansehen fand; bis jetzt haben sie 2 Kinder (Christoph und Katharina).

Und was konnten wir unseren Söhnen sagen, die einrücken mußten! Diether kam am 25. 3. 1942 zur Wehrmacht (Luftwaffe) über Eger nach Rochefort und Siegfried am 14. 4. 1942 nach bestandenem Abitur zum Arbeitsdienst nach Vechelde (bei Braunschweig), wo er durch seine Musik es einigermaßen traf und Mutti ihn auch besuchen konnte. Im September konnte Siegfried einige Tage mit uns auf Sylt sein. Er hatte sich zur Artillerie gemeldet und wurde im Oktober 1942 nach Siegen eingezogen; glücklicherweise konnte er reiten, sonst wäre er zur Infanterie gekommen. Seine spätere Ausbildung erhielt er in Clermont-Ferrand (Frankreich).

Für Hitler war der große schwere Rückschlag nach 2 Jahrzehnten nur glänzender Erfolge verheerend. Waren doch seine nächsten Pläne, nach Niederwerfen Rußlands, den vorderen Orient und auch Indien zu erobern und so England entscheidend zu treffen. Er traute niemandem mehr. Generalfeldmarschall von Brauchitsch wurde entlassen, und Hitler übernahm selbst den Oberbefehl; auch die Generäle von Leeb, Gudrian, von Kleist wurden abberufen; dem Volke wurde es wohl kaum bewußt, daß diese Entlassungen von Generälen Zeichen der Schwäche, des verpaßten großen Sieges waren. Inzwischen eröffneten die Japaner den Krieg gegen die USA; mit einem Überraschungsschlag konnten sie in Pearl Habor die amerikanische Pazifikflotte am 7. 12. 1941 fast vollständig vernichten. Die bisher schon sehr stark deutschfeindliche Stimmung in Amerika, wollte zunächst nicht den offiziellen Krieg mit Deutschland. Nachdem aber die USA (Roosevelt) eine Wirtschaftssperre, insbesondere eine Öl- und Schrottsperre über Japan verhängt hatte, mußte Japan handeln; konsequenterweise erklärte Hitler am 11. 12. 1941 Amerika den Krieg. – Im Jahre 1942 brachten zunächst kleinere deutsche Offensiven Teilerfolge, ebenso wie die Japaner Singapore, das als uneinnehmbar galt, erobern konnten.

Bei Beginn des Frühjahrs 1942, als die Folgen des grausigen Winters 1941/42 abzuklingen schienen ohne neue Gefährdung der deutschen Truppen in Rußland und der deutsche Vormarsch wieder begann, gewann auch Hitler wieder seine optimistische Auffassung der Lage. Offensichtlich hatte Hitler monatelang an wohl situationsbedingten depressiven Phasen gelitten, die jetzt bald abklangen und von einer erschreckenden, arroganten, kritiklosen Zuversicht gefolgt waren. Die Tagebucheintragungen des Generalstabschefs Halder deuten in dieser Zeit eine ausgesprochen hypomane Gemütslage bei Hitler an: »Die immer schon vorhandene Unterschätzung der feindlichen Möglichkeiten nimmt allmählich groteske Formen an, von ernster Arbeit kann nicht mehr die Rede sein (›typisches manisches Verhalten‹ Am.). »Krankhaftes Reagieren auf Augenblickseindrücke und völliger Mangel in den Beurteilungen des Führungsapparates und seiner Möglichkeiten, geben dieser sog. Führung das Gerippe« (zit. nach Fest S. 902/3). Zunächst kam es noch zu Siegen der deutschen Truppen. Man sah jetzt als wesentliches deutsches Ziel, die Russen entscheidend zu schlagen durch Zerstörung der wirtschaftlichen Kraftquellen, dazu die Eroberung der Ölfelder im Kaukasus. So eroberte die Armee des Generals von Manstein in schweren Kämpfen die Krim mit der Halbinsel Kertsch und der Festung Sewastopol am Schwarzen Meer (Juni/Juli 1942). Die Eroberung von Sewastopol, die zur Beherrschung der ganzen Krim führte, war erschwert durch die komplizierten, den Verteidigern besonderen Schutz gebenden Kasematten, durch die vielen Höhlen im Festungsbereich und den Einsatz von tapferen Partisanen. Manstein hat in glänzender fesselnder Darstellung ein wahres Heldenlied dieser Kämpfe um Sewastopol gegeben, das auch in seiner vornehmen und menschlichen Art den Leser anspricht. Infolge der gesamten militärischen und politischen Lage konnten sich auch diese hervorragenden militärischen Erfolge nicht auswirken. Die Zusammenarbeit, das Bündnis von England (Churchill) und USA (Roosevelt) festigten sich. Hitler standen jetzt harte Gegner gegenüber. Die Amerikaner rüsteten mit ihren gewaltigen Möglichkeiten beschleunigt auf. Die Erfolge des deutschen U-Bootkrieges ließen deutlich nach, und die Westmächte hatten zu vernichtenden Luftangriffen, »Terrorangriffen« bei Tag und Nacht auf die deutschen Städte eingesetzt. Die Bevölkerung der großen Städte und der Industriegegenden mußten nachts oft stundenlang in den keineswegs sicheren Luftschutzbunkern sitzen; wir erlebten unter Sirenengeheul das Überfliegen. Auch die Tagesangriffe wurden zahlreicher, da die deutsche Abwehr immer mehr dem prahlerischen Göring zum Trotz versagte. Im Juli kam es zu einem Bündnis zwischen Großbritannien und Rußland. Deutsche Truppen unter General Rommel (1891–1944), das in Libyen aufgestellte deutsche Afrikakorps, hatten in 12 Tagen die gesamte Cyrenaika erobert und dann mit schwächeren Kräften in Nordafrika die Engländer besiegt und über die ägyptische Grenze zurückgeworfen. Erst bei El Alamein durchbrach der britische General B. L. Montgomery (1887–1976) die deutschen Stellungen, und die kühne Offensive des volkstümlichen Generals Rommel scheiterte endgültig; Afrika war für die Deutschen verloren. Die unsichere Lage in dem stets unzuverlässigen Italien zwang die Aufstellung starker deutscher Truppen in Italien unter dem Oberkommando von Rommel. Churchill wollte möglichst rasch in Europa Truppen landen lassen, um es nicht den Russen zu überlassen. Aber weder 1942 noch 1943 landeten anglo-amerikanische Truppen im Balkan oder in Westeuropa. Mit unerhörter Grausamkeit auf beiden Seiten führten die Japaner ihren Eroberungskrieg in Südostasien durch. Aber durch die Seeschlacht im Stillen Ozean bei Midway

Juni 1942, bei dem die Japaner der USA-Marine unterlagen, wurde die japanische Offensive gestoppt. In Rußland war zwar die Eroberung von Sewastopol und der Krim, auch zur Sicherung der Ölvorräte durch den kaukasischen Raum gelungen, aber der Gegenangriff Richtung Wolga über den Don gen Stalingrad scheiterte und führte zur Vernichtung großer Teile des deutschen Heeres und der Ostpläne Hitlers. E. von Manstein, sicher neben Rommel und Guderian der bedeutenste deutsche Heerführer dieses Krieges, hat die bekannte Tragödie von Stalingrad in seinen »Verlorenen Siege« ausführlich geschildert. Die Verantwortung für die Katastrophe liegt in mehreren Befehlen Hitlers, besonders an seinem Starrsinn, an der Stadt festzuhalten und nie zu kapitulieren. Es waren schwere Fehler dadurch entstanden, daß er ständig die Vorschläge seiner Generäle, auch diejenigen von Manstein, ablehnte. Manstein unterstand als Oberbefehlshaber der Heeresgruppe Don, auch die später vernichtete 6. Armee unter General Paulus (1890–1957). Im August 1942 stieß die deutsche Heeresgruppe B. über den Don, über die Wolga, um das »russische Ruhrgebiet« Stalingrad zu erobern. Unter Kämpfen von Haus zu Haus waren Ende Oktober die Ruinen der Stadt von Paulus besetzt, aber Ende Oktober wurde Stalingrad von starken russischen Verbänden eingekesselt. Hitler verbot alle Ausbruchversuche, die Paulus vorschlug. Den Nachschub von Waffen, Lebensmitteln usw. konnte die Luftwaffe nicht mehr leisten. Die Armee mußte Anfang Februar 1943 gegen den Befehl Hitlers kapitulieren. Nach der Kapitulation wurden bei 284000 Eingeschlossenen 146000 Gefallene und 14000 Verschollene festgestellt. Von 90000 Gefangenen kehrten nur 6000 (sechstausend) deutsche Soldaten in die Heimat zurück. 34000 konnten ausgeflogen und gerettet werden. Anscheinend haben mutige Flieger persönliche Freunde noch aus Stalingrad herausgeflogen. So rettete der Krankenhausinternist Generalarzt Prof. Heinz Kalk (Mitassistent von mir in den 20er Jahren) persönlich im eigenen Flugzeug Prof. Westphal, Hannover. Die

Wochen von Stalingrad und der Untergang der 6. deutschen Armee sind immer wieder erschütternd; die deutsche Kriegsgeschichte hat nichts Ergreifenderes.

Warum scheiterte die Opposition gegen Hitler? Immer wieder wurde und wird die Frage an uns gestellt, die wir in den Hitlerzeiten auf der Höhe unseres Lebens standen. Konnte das Unglück verhindert werden, das Hitler über uns brachte? Gab es denn keine mutigen und entschlossenen Männer, die ihn in seiner Machtstellung beseitigen konnten? Auch meine Enkelin Ilona, die mit ihren Fragen: »Opa, die Memoiren?« viel zu diesem Bericht beitrug, wollte das wissen. Zunächst hatte der Friede von Versailles (1920), der ein Vernichtungsfriede war, viel zum Entstehen der Hitlermacht beigetragen (»Hitler ist in Versailles geboren«). Schon im frühen Jahr 1937 hörte ich von Verwandten des Chefs des Generalstabs Ludwig Beck, der General sammle einen Kreis, der Hitler verhaften und richten würde. Wäre nicht Herbst 1938 durch Chamberlain und Daladier die Tschechei preisgegeben worden, so hätte Hitler den Krieg eröffnet und die Generäle hätten Hitler sofort beseitigt. Später verhinderten die unerwarteten glänzenden Siege ein Eingreifen. Es gab aber auch viele Einzelaktionen, die zufällig scheiterten, ein merkwürdiges Phänomen: Attentate, denen Hitler plötzlich entging.

Die Opposition der Kirchen sollte Hitler vielfach bremsen. Im ersten Weltkrieg hatte deutscherseits der Staat, die kriegführende Macht, im wesentlichen keine Schwierigkeiten mit den Kirchen. Der Zusammenbruch des Kaiserreichs bedeutete für die beiden christlichen Kirchen eine tiefe Krise. Beide waren national, monarchisch und kaisertreu gewesen. Die Abdankung der Hohenzollern, der Sturz der alten Fürstentümer und die Ausrufung der Republik, trafen die organisierten Christen, die Gläubigen wie ein Schock. Auch in der Republik wurden in den nächsten Jahrzehnten die kirchlichen Kreise, katholische und protestantische, nicht staatsfeindlich. Ein großer Teil der organisierten sozialdemokratischen Arbeiter hatte freilich, im Gegensatz zu heute, viel häufiger die Verbindung zu den Kirchen verloren und waren aus ihnen ausgetreten, vor allem in evangelischen Gegenden. Von dem Zentrumsführer Matthias Erzberger ausgehend, setzte eine katholische Aufbruchstimmung ein, man erwartete eine große katholische Renaissance, weite Kreise der Katholiken sammelten sich erneut in der Zentrumspartei, denen im ehemaligen Königreich Hannover viele Protestanten (die Welfen, Anhänger des alten Königshauses) nahe standen. In Bayern gab es anstatt eines Zentrums die Bayerische Volkspartei, stärker das Konservative betonend. Im Protestantismus standen sich gegenüber, besonders in der Geistlichkeit, die Konservativen, die orthodoxen Kreise, auch als »Positive« bezeichnet im Gegensatz zu den Liberalen. Diese scharten sich um die »Christliche Welt«, die Gründung des bedeutenden Marburger Theologen Rade. Unter den liberalen Theologen gab es allerdings auch immer wieder Kirchenmänner, deren politische Gesinnung konservativ oder nationalliberal war.

Unzweifelhaft waren in den 20er und den beginnenden 30er Jahren weite Schichten unseres Volkes verzweifelt wegen der Folgen des Vertrages von Versailles mit zunehmender Ratlosigkeit der jeweiligen Regierungen, mit den wirtschaftlichen Rückschlägen und einem zunehmendem Mißbrauch der persönlichen Freiheit, die als Sittenlosigkeit bezeichnet wurde. Zahlreiche Geistliche, besonders evangelische, waren zunächst fasziniert von Hitler. Viele dieser Theologen, die später die schärfsten Gegner wurden, haben nie einen Hehl daraus gemacht, daß sie am 30. Januar 1933 für Hitler gestimmt haben und ihm so zur Macht verhalfen. Auch manche von ihnen haben sich kurz nach der Machtübernahme bei den bekannten abscheulichen, von der NSDAP organisierten Bücherverbrennungen beteiligt. Wer Hitlers »Mein Kampf« gelesen hatte mußte wissen, was Hitler mit den Kirchen vorhatte. Auch der geplante Judenmord und die Kriegspläne waren nicht zu übersehen.

Aber wer hatte denn diesen Riesenwälzer wirklich studiert, phrasenhaft, schwülstig, ichbezogen, dilettantisch, langweilig und doch so gefährlich? Hitler stand frühzeitig literarisch unter dem Einfluß ausgesprochener Feinde des Christentums (wie H. J. Chamberlain), während die »Völkischen«, wie Albrecht von Graefe und die antisemitischen Propagandisten Nordhessens aus der Jahrhundertwende auf ihn ohne Einfluß blieben. Er selbst getaufter katholischer Christ, der erstaunlicherweise bis zuletzt die katholische Kirchensteuer zahlte, haßte die christliche Lehre. Im alten Testament sah er nur den Beweis für das verrottete Judentum, und das neue Testament, besonders auch die Bergpredigt, war für ihn ein Zeichen törichter und gefährlicher Humanduselei. Durch Hitlers Festungshaft war Ludendorff vorübergehend von größten Einwirkungsmöglichkeiten in der NSDAP. Dieser wollte unter dem Einfluß einer religiös-völkischen Prophetin, der Nervenärztin Mathilde von Kemnitz, seiner späteren zweiten Frau, das »verjudete« Christentum durch eine neue »deutsche Gottesschau« ersetzen. Hitler, der häufig bewies, daß er politisch (nicht militärisch) warten konnte, versuchte in der Behandlung der Kirchen vorsichtig zu taktieren. Er schrieb dem General, obwohl er grundsätzlich ihm beipflichte, könne er es sich noch nicht leisten, um eine große politische Bewegung aufzubauen, auf Katholiken und Protestanten zu verzichten. Anhänger des von Ludendorff gegründeten Tannenbergbundes haben jahrelang in ihrem Fanatismus unsere evangelische Gemeinde in Königstein beunruhigt. Eine Tochter von Frau Ludendorff aus der ersten Ehe, war nach dem letzten Weltkrieg längere Zeit in meiner Behandlung; sie war nicht fanatisch und nicht störend; ein erfreulicher Mensch. Schlechte Eigenschaften brauchen sich nicht zu vererben. Schon im Jahr 1933 fielen die grundsätzlichen Entscheidungen zwischen Staat bzw. Partei und den Kirchen. Bereits in den Jahren vor der Machtübernahme gab es die Pfarrergestalten, besonders unter den Evangelischen, die ihren verlorenen christlichen Glauben durch Nazigeschrei verhüllten. Die Katholiken schienen gefestigter dem nationalsozialistischen Wahn gegenüber. Wer wie ich in einem damals noch vorwiegend katholischen Städtchen groß geworden ist und später jahrzehntelang viele katholische Patienten behandelte, auch »Sterbehilfe« leistete, der kann nur den größten Respekt vor diesen durch göttliche Gnade in sich ruhenden Menschen haben. Daß es hinter den Kulissen auch menschelte, manches uns »Modernen« »muffig« erschien, ist nicht ausschlaggebend. Jahrelang sorgfältig vorbereitet hatte die katholische Kirche, der Vatikan, am 8. Juli 1933 ein Konkordat mit Hitler geschlossen, das die Beziehungen zwischen Staat und Kirche regeln sollte. Der spätere Papst Pius XII. (1876–1958, seit 1939 Papst) Eugenio Pacelli, vornehmer römischer Abstammung, langjähriger Nuntius des Vatikans in München und Berlin, hatte sorgfältig daran gearbeitet unter der Mithilfe des Zentrumsführers Prälat Ludwig Kaas (1881–1952). Pacelli liebte die Deutschen. Sein vornehmer Charakter entsprach seiner äußeren Erscheinung; hochgebildet, sehr kultiviert und intelligent, war er von gewinnendem Charme. Meinem Patienten Clemens Lammers (geb. 1882), langjährigem Mitglied des Reichstages und Präsidenten des Reichsverbandes der Industrie, verdanke ich wichtige Hinweise auf den mit ihm befreundeten Nuntius. Das Konkordat gewährte dem Staat große Vorteile; die katholischen Partner konnten es damals noch nicht wissen, daß Hitler jederzeit vertrags- und eidbrüchig werden konnte. Am 27. 3. 1933 hatte der Reichstag gegen die Stimmen der Sozialdemokraten ein Ermächtigungsgesetz angenommen, das Hitler freie Hand gab, auch zu Verfassungsänderungen. Es wird immer wieder behauptet, die Zustimmung des Zentrums zu diesem Hitler volle Vollmacht gebenden Gesetz sei durch das Konkordat erkauft worden. Dieser besonders von dem Tübinger Kirchenhistoriker Klaus Scholder vertretene Ansicht ist u. a. von dem Bonner Historiker Konrad Repgen und auch von Eugen Gerstenmaier (geb. 1906) entgegen getreten worden. Jedenfalls verhielten sich auch nach meiner Beobachtung die katholischen

Mitbürger der NSDAP gegenüber viel reservierter als weite Kreise unserer evangelischen. »Alte Formen der Kirche müssen verschwinden; die Kirche muß sich in ihrer Form ganz eingliedern in das Dritte Reich. Dafür werde ich sorgen.« (Frankfurter Allgemeine Zeitung, 30. 5. 1978, S. 31) Die Sätze, die unmittelbar nach der Machtübernahme ein junger evangelischer Geistlicher in Mainz sprach, sind typisch für die Mentalität manche evangelischer Pfarrer damals. Bei seiner Einführung war er begleitet von seinen SA-Kameraden in Uniform mit Parade und Spielmännern.

Ein direktes Eingreifen des Staates in die hierarchische katholische Kirche fand zunächst nicht statt, jedenfalls verhielt sich die NSDAP der Organisation dieser Kirche gegenüber zunächst viel zurückhaltender als gegenüber den evangelischen Gemeinden und Kirchen. Der Kampf gegen die evangelische Kirche setzte schon etwa 6 Wochen nach dem Staatsakt von Potsdam ein. Die führenden katholischen Kardinäle und Bischöfe um 1933 waren zunächst recht unsicher in ihrer Beurteilung Hitlers; allgemein nahmen viele Gutgläubige an, der Hitlerspuk sei bald vorbei. Bald aber setzten vielerorts Schikanen und Denunziationen gegen katholische Geistliche ein, wohl in der Absicht, den Katholizismus in Mißkredit zu bringen. Man verhaftete Ordensleute; unter Drohungen und Folterungen erpreßte man unwahre Geständnisse über homosexuelle Delikte, und man wollte so das Klosterleben sprengen. Aber die katholische Kirche fühlte sich scheinbar noch sicher im Schutze des Konkordats, das Hitler anscheinend so wohlwollend ausgestattet hatte. Aber schon 1933 erfolgten seitens der Politischen Polizei in Bayern erhebliche Eingriffe in das katholische Vereinsleben und die katholische Presse (Himmler!). Die Kurie in Rom mußte den Beschwerdeweg beschreiten. Aber parallel änderten sich sehr schnell auch die Probleme für den evangelischen Bereich. Die deutschen Protestanten zerfielen nicht nur in Lutheraner, Reformierte und Uniierte (z. B. meine Mutter stammte aus einer französisch-reformierten, mein Vater aus einer reformierten Gemeinde, gehörten aber in Königstein einer uniierten Gemeinde an), sondern es bestanden zahlreiche Kirchen mit eigner Verwaltung. In der preußischen Provinz Hessen-Nassau z. B. hatte das ehemalige Nassau, die Stadt Frankfurt und das ehemalige Kurhessen ihre eigene Landeskirche, ebenso wie der Freistaat Hessen-Darmstadt. Im Sommer 1933 betrieben evangelische kirchliche Kreise und anscheinend damit übereinstimmend auch Hitler, die Errichtung einer zentralen Reichskirche. Seitens der Kirchenführer, wobei man sich aber doch nicht so ganz einig war, war die Wahl des Leiters der weltberühmten Anstalt Bethel (bei Bielefeld) Friedrich von Bodelschwingh (1877–1946) beabsichtigt, Bodelschwingh wurde am 21. Mai gewählt, aber von Hitler energisch abgelehnt. Man täuschte bewußt die gläubigen protestantischen Kreise, indem der Nationalsozialismus weit und breit für ein »positives Christentum« eintrat, damit aber nur soziale Einrichtungen meinte, während der Gläubige darunter das Bekenntnis zu Jesus Christus, dem Gekreuzigten und Auferstandenen verstand. Von Tag zu Tag wuchs die Zahl der nationalsozialistischen Pfarrer; die »Deutschen Christen« (D.C.), geführt zunächst von Geistlichen »mittelmäßigen Niveaus«; wollten wie die Partei im Staat, in der Kirche an die Macht. Die Kirche sollte »zum geistlichen Schwert des Führers werden« (nach O. Dibelius). Der Kirchenvorstand der evangelischen Gemeinde Königstein faßte in seiner Sitzung vom 4. Juli 1933 mit fünf anwesenden Mitgliedern einstimmig folgenden Beschluß: »Der K.V. nimmt Kenntnis von der Verfügung des Bevollmächtigten des Reichskommissars für den Bereich der Evangelischen Kirche in Nassau SA.K.4 vom 2. Juli 1933. Die anwesenden Herren vom Kirchenvorstand erklären, daß sie der nationalsozialistischen Bewegung und der in ihr wurzelnden kirchlichen Bewegung ›Deutsche Christen‹ nicht ablehnend gegenüberstehen. Sie sind zu fördernder Mitarbeit stets bereit«. Es folgen 5 Namen; die beiden fehlenden Mitglieder gaben ihre Zustimmung am nächsten Tag zu Protokoll, so daß also alle Kirchenvorstandsmitglieder unterschrieben. Diese Herren kannte ich persönlich. Sie standen innerlich nicht der NSDAP nahe (Deutsche Volkspartei oder Demokratische Partei). Die Gemeindevertretung, zu der ich gehörte, wurde nicht informiert. Man sieht auch hier die erschreckende Verwirrung, von den K.V.-Mitgliedern war keiner unter 50, die meisten über 60 Jahre. Alles brave, wohl auch gläubige Christen. In der im Sommer 1933 auch in Königstein neugewählten Kirchengemeindevertretung waren auch einige ausgesprochene Nazi. Die Haltung der Kirchenvertretung wurde im Gegensatz zu dem Beschluß vom Juli 1933 sicherer; so lehnte sie die Verwendung von Kirche und Gemeindehaus für kirchen*politische* Zwecke ab, insbesondere für den Bund für deutsches Christentum. Am 3. März 1938 rückte ich aus der Gemeindevertretung in den Kirchenvorstand ein und blieb auch in Uniform aktives Mitglied des K.V. Auch Else war aktiv weiter in der Frauenhilfe. 1936 legte ein Mitglied des K.V. sein Amt »auf Anordnung des Gauleiters« nieder. Die Deutschen Christen verlangten die Absetzung von Bodelschwingh. Der Königsberger Wehrmachtpfarrer Ludwig Müller (1883–31. 7. 1945), der Mann der D.C. wurde von Hitler als Reichsbischof gefordert und nach einer entsprechenden Rede Hitlers erhielten die D.C. auf den befohlenen Kirchenwahlen unter deutlichen Fälschungen und Gewaltanwendungen der D.C. eine große Stimmenmehrheit; nur in Bayern setzten sich die Nationalsozialisten nicht durch. Der Führer der D.C. Pfarrer Hossenfelder zeigte großes taktisches Ungeschick, bekämpfte sogar zunächst den an sich unfähigen, kleinkarierten L. Müller, der aber der Günstling Hitlers blieb. Die Gegner der D.C. und der Wahl Müllers, die Vertreter einer wahrhaft christlich eingestellten Erneuerungsbewegung hatten sich unter der Führung von Walter Künneth (geb. 1901), später Professor in Erlangen, und Hans Lilje (1899–1977), damals Generalsekretar der DCSV (Deutsche Christliche Studenten-Vereinigung) gesammelt. Zu diesem Kreis gehörten führend u. a. Prof. W. Stählin und K. B. Ritter ausMarburg (1890–1968, in Königstein verstorben und beigesetzt). Die führende Gestalt der »Bekennenden« Kirche sollte der ehemalige U-Boot-Kommandant und damalige Pfarrer von Berlin-Dahlem Martin Niemöller (geb. 1892) werden, der Gründer des Pfarrernotbundes.

Den Namen Niemöller kannten Else und ich schon seit langem. Bei der Trauung des ältesten Bruders von Else, Pfarrer Heinz Rolffs mit Grete Grimm durch Superintendent Löhr 1926 in Wuppertal sprach am Abend ein stattlicher, Würde ausstrahlender Geistlicher, der Superintendent Niemöller die junge Frau mit herzhaften Worten an und zum Großvater Grimm gerichtet: »Und Du lieber Alter, Du warst stets ein treues Glied meiner Gemeinde und so Gott will, werde ich Dich einst ins Grab einsegnen. Aber vielleicht darf ich Dir vorangehen. Das weiß Gott allein«. Wir waren Gäste im Haus Löhr; die Pfarrersleute beeindruckten uns sehr. Sie erzählten von ihren hochbegabten Söhnen, die alle drei bedeutende Ärzte wurden. Der eine wurde bei sehr großen Fähigkeiten frühzeitig Ordinarius für Innere Medizin, war aber verhaßt und gefürchtet wegen seiner Nazigesinnung; demonstrativ trug er die Parteiuniform auf allen Kongressen. Die Söhne des Vaters N. wurden beide große Kirchenmänner. Martin Niemöller gehört zu den großen Gestalten unserer Zeit; er wird uns in unserer Darstellung oft begegnen.

Der Widerstand gegen die Macht Hitlers und seiner Gefolgsleute mußte jetzt mit aller Macht einsetzen. Am 27. Sept. 1933 war Ludwig Müller in der Lutherstadt Wittenberg zum Reichsbischof durch geschickte Manipulationen einstimmig gewählt worden. Vertreter des Pfarrernotbundes u. a. auch Niemöller selbst drückten beim Einmarsch zur Wahl in der Nationalsynode ihren Protest im Namen von 2000 Pfarrern schriftlich den Anwesenden in die Hand; die Opposition zeigte dem In- und Ausland deutlich ihren Widerstand. Der kirchenpolitische Kampf begann. Vorher hatte sich schon Schlimmes gegen die Kirchen ereignet. Mit allen Mitteln war versucht worden, die Kirchen gleichzuschalten, das Führerprinzip in ihnen einzuführen und sie in die Bekämpfung der jüdischen Mitbürger, zu denen auch getaufte Christen jüdischer Abstammung und Halb- bzw. Vierteljuden (= Halbarier) zählten, einzuschalten. Dazu kamen die geplanten Tötungen chronisch Kranker und andere Verstöße gegen die christlichen Sittengesetze. Zu dem brutalen Vorgehen gegen die Juden, wobei auch treue Christen getroffen wurden, konnten die Kirchen nicht schweigen. Zunächst war ihr Kampf gerichtet nur zur Verteidigung des Glaubens und der Grundsätze des Evangeliums; es war nicht Schuld der Kirchen, daß sie auch politisch werden mußten. Ende Januar 1933 trat in den Kampf gegen die Kirchen eine der brutalsten Gestalten dieser Jahre, der Jurist August Jäger, Sohn eines Konsistorialrates aus Wiesbaden, ehrgeizig und gewissenlos, voll Haß wegen einer Scheidungsaffäre und von besonderem persönlichen Haß gegen den nassauischen Landesbischof Kortheuer. Der Kultusminister Rust beauftragte Jäger mit der Leitung der Kirchenabteilung des Ministeriums. Ende Juni wurden die preußischen Generalsuperintendenten beurlaubt (= abgesetzt) und damit auch Otto Dibelius (1880–1967), Bischof der Kurmark, die gewaltige Vaterfigur für Jahrzehnte des deutschen Protestantismus, der bald darauf den Weg zur bekennenden Kirche fand. Neben seiner außergewöhnlichen Fähigkeit als Theologe und Organisator wurde er allerseits bewundert wegen seines persönlichen Mutes. Nachdem Jäger sich scheinbar in Berlin durchgesetzt hatte, sollte die nassauische Kirche gleichgeschaltet werden. Jäger drang in Parteiuniform in das Dienstzimmer des Landesbischofes Kortheuer ein, beschimpfte diesen, bezeichnete Dibelius als Schwein und erklärte den Bischof für abgesetzt; letzterer schrieb in einer scheinbar ausweglosen Lage sein Abschiedsgesuch. Die Behandlung Kortheuers wurde alsbald in Berlin bekannt. K. wurde zur Berichterstattung zur einstweiligen Kirchenleitung nach Berlin berufen. Jäger wurde dann auf Drängen L. Müllers und sogar Hossenfelders, die ihn wohl loswerden wollten, aus der Leitung der Kirche abberufen. Jäger hat später hohe politische Ämter im Warthegau verwaltet, fiel bei Kriegsende den Polen in die Hände und wurde hingerichtet. Mit Kortheuer wurde ich nach dem Krieg durch die Planung eines Schülerheims der Inneren Mission näher bekannt und lernte ihn sehr schätzen; ich verdanke ihm viele Informationen. In Frankfurt versuchten die D.C. den angesehenen, aber spektakulären Pfarrer Probst anstelle von Pfarrer Dr. Johannes Kübel (1873–1953) zum geistlichen Präsidenten des Frankfurter Landeskirchenrats zu wählen, der seit 1925 Mitglied des Landeskirchenrates war. Unter dem Trommelfeuer der D.C., die auch persönlich gehässig wurden, erklärte K. seinen Rücktritt aus der Landeskirchenleitung und blieb bis zu seiner Pensionierung am 1. 10. 1938 als Gemeindepfarrer tätig. Kübel, der seit Jahrzehnten mit uns befreundet war, orientierte uns schon Sommer 1933 über alle Vorgänge. Auf den Kirchentagen in Frankfurt und Darmstadt setzte sich Jäger durch mit Unterstützung des Gauleiters. Sicher rechtswidrig und formal ungültig wurden die drei Landeskirchen zusammengeschlossen unter Leitung des jungen Pfarrers E. L. Dietrich als Landesbischof, der ein hochgebildeter Mann war, aber in den ersten Jahren seines Bischofsamtes mit seinem Kirchenpräsidenten Kipper versuchte, sich rückhaltlos durchzusetzen. Nach Kriegsende ging man gnädig mit ihm um; er bekam ein Pfarramt und wurde an der Frankfurter Universität Lektor für Hebräisch. Die alten Kirchenleitungen wurden bis auf Hannover, Württemberg und Bayern zunächst von D.C.-Leitungen beherrscht. Unerwartet bald kam es zu einem Zusammenbruch der deutschen Christen, der durch ihre innere Uneinigkeit und ihre Illusionen bedingt war. Auf einer großen Versammlung im Berliner Sportpalast sollte am 19. November die neue Kirchenverfassung des Reichskirchenkabinetts unter Ludwig Müller bekanntgegeben werden: Ausschaltung der Laienelemente in der Kirche (Führerprinzip), Einführung der Arierparagraphen auch in der Kirche. »Heldische Frömmigkeit« und »artgemäßes Christentum« waren die Parolen der Tagung, dazu Ablehnung der »Pastorenkirche«. In der neuen Kirche solle die völkische Religion Alfred Rosenbergs dominieren und die Minderwertigkeitstheologie des »Rabbiners Paulus« müsse verschwinden. Der Sprecher der D.C. Krause erreichte, daß die Versammlung von 20000 Menschen eine entsprechende Resolution billigte. Sofort meldete sich der Pfarrernotbund, und Niemöller verlangte kategorisch die Entlassung der Verfasser der Resolution. Es kam nach Kanzelabkündigungen des Pfarrernotbundes zu starken Protestkundgebungen der kirchlich Gesinnten. Nach starken Zwistigkeiten in den D.C. trat Alfred Rosenberg aus der Kirche aus und Hossenfelder wurde ausgeschaltet. Der Versuch einer »Gleichschaltung« der Kirchen, zumal der protestantischen gelang nicht. »Die Vereinigung ›Deutsche Christen‹, welche sich bemühten, die Quadratur des Kreises zu finden und ›Nazi‹-Weltanschauung mit Christentum zu verbinden, war eine Totgeburt. Ausführliche Darstellung der ersten Zeit des Kirchenkampfs bis 1934 bei Scholder, K. »Die Kirchen und das Dritte Reich I.« 1977. Propyläen. Die ›protestantische‹ Reichskirche konnte nur eine kleine Minderheit der Pfarrer und Gemeinden sich unterwerfen. Die Rebellen, nicht gegen den Staat, aber gegen die Staatskirche, zu einer ›Bekennenden Kirche‹ vereinigt, erwiesen sich als stärker« (Golo Mann, S. 827). Derselbe Golo Mann schreibt über die katholische Kirche: »Sie, die Festung des Glaubens, stand inmitten des deutschen Reiches, vom jubelndem Anfang bis zum bitteren Ende, unerobert und nahezu unangreifbar.« Vielleicht sieht der hochverehrte Autor, der diese Jahre größtenteils im Exil leben mußte, die Lage der Katholiken zu rosig. Nach dem Scheitern der D.C. und der kalten Schulter der katholischen Kirche (trotz anfänglichen Entgegenkommens unter Pacelli) wurden in der Folgezeit auch ihre Gottesdienste überwacht, ihre Judenchristen verfolgt und vernichtet und zahlreiche Priester und gläubige Laien kamen ins KZ. Trotz starker Proteste kirchlicher Kreise, die Müller die Schuld gaben, wurde das evangelische Jugendwerk in die Hitler-Jugend (HJ) überführt. Der Reichsjugendführer Baldur von Schirach hatte schon frühzeitig die katholischen Jugendverbände verfolgt. Kardinal M. Faulhaber (1869–1952) eröffnete in seinen Advents- und Weihnachtspredigten 1933 in aller Schärfe Angriffe gegen die völkische Ideologie der NSDAP. Die NSDAP, und Hitler besonders, sahen wohl ein, daß die Kirchen nicht über den Weg der »Gleichschaltung« zu vernichten seien. Man ließ auch den Reichsbischof immer mehr unbeachtet und dann ganz fallen.

Ab 1935 setzte eine starke Kirchenaustrittsbewegung, von der Partei gesteuert, ein, Beamte, insbesondere Lehrer zum Austritt zu bewegen unter starker Bedrohung jedes einzelnen. In den Schulen wurden die Kruzifixe entfernt; hier in Königstein weigerte sich der Rektor Willi Urban, unser Freund, diese herauszugeben; und der Ortsgruppenleiter gab nach. Das Jahr 1937 sollte den Kirchenkampf auf seine Höhe bringen. Hitler ernannte seinen alten Mitkämpfer H. Kerrl zum Reichsminister für kirchliche Angelegenheiten, einen ehemaligen Justizsekretär. Versuche Kerrls, die B.K. in die Hände zu bekommen, scheiterten restlos. Die B.K. hatte inzwischen im stillen eine glänzende Organisation geschaffen. Else und ich waren 1934 in die B.K. offiziell eingetreten, erhielten die später sehr berühmte »rote Karte« (Lilje sagte von ihr: »Diese Verpflichtungskarte gewann im Laufe der Zeit immer mehr Bedeutung, bis sie nach dem Zusammenbruch sogar als Dokument des Widerstandes von den alliierten Stellen anerkannt wurde.«) In der von W. Künneth und H. Lilje geleiteten »Jungen Kirche« wurden einem wertvolle theologische Unterlagen vermittelt. Wir in Königstein konnten Gleichgesinnte um uns scharen und trafen uns in Abständen von 3-4 Wochen in einem Pensionshaus, deren Besitzerin eine gläubige Christin war. Zu diesen Abenden der B.K. kamen abwechselnd Pfarrer Klein aus Frankfurt/Griesheim und sein Vikar, der spätere Eppsteiner Pfarrer Jakobi; beide kluge und mutige Geistliche. Nach der »Bibelstunde« wurde die akute Kirchenlage in Deutschland besprochen. Nach einiger Zeit wurde ich in die Synode des Bruderrates für die hessische Kirche, die jetzt aus der Provinz Hessen-Nassau (außer Kurhessen = Reg.-Bezirk Kassel) und dem Freistaat Hessen (= ehemaliges Großherzogtum Hessen-Darmstadt) bestand, berufen (Tagung: Französisch-Reformierte Kirche Frankfurt). Häufig besuchten wir auch große Veranstaltungen in Frankfurt, entweder in den Kirchen oder im Saalbau; wir hörten u. a. den großen Kirchenmann Hans Asmussen (1898 bis 1968). Aus unserer Tätigkeit in der B.K. durften wir auch reichen inneren Gewinn schöpfen. Wenn ich auch, wie früher dargestellt, mich mein ganzes Leben mit der Kirche verbunden fühlte, so waren diese Zeiten mit ihren internen Gesprächen immer ein besonderer Anlaß, Fragen des Glaubens mit großer Gewissenhaftigkeit durchzudenken. Natürlich stand die Bibellektüre im Vordergrund, dazu kam das Studium der »Jungen Kirche« und von Schriften großer Theologen. Freilich war ich nicht imstande, mich in die Theologie des großen Schweizer Reformierten Karl Barth (1886–1968) einzulesen, der in diesen Jahren von größtem Einfluß auf die protestantische Geistlichkeit war. Seinen berühmten Römerbrief legte ich nach wiederholten Versuchen aus der Hand. Die Ökumene, das Finden der beiden großen Konfessionen bahnte sich an, aus der Not der Zeit, dem gemeinsamen Fürchten, den Schrecknissen der KZ. Kardinal Faulhaber hatte in seinen schon erwähnten Predigten, die wir auch lasen, 1934 diesen Weg angedeutet. Und die Bücher von Karl Adam, Tübingen (Jesus Christus), Josef Bernhart, München (De Profundis) und Romano Guardini, München, bedeuteten mir viel. In unserer Dachwohnung sammelten auch Else und ich zunehmend in den Kriegsjahren Gleichgesinnte zu einem oft sehr vertieftem Gedankenaustausch. Zu ihnen gehörten in stetem Wechsel und vorsichtiger Auswahl auch Patienten, wie u. a. der hochangesehene Theologieprofessor in Halle Julius Schniewind (1893–1948) »Eine edle Gestalt wie Schniewind« (H. Lilje S. 134); der katholische Pfarrer aus Frankfurt Wilhelm Kempf (1906–1982) 1949–1981 hochangesehener Limburger Bischof, der Industrielle Dr. h. C. Walter

Casper, der Frankfurter Paulskirchenpfarrer Karl Veidt und andere B.K. Pfarrer, wie Otto Fricke und der Journalist Hollbach (später als Bürgermeister von den USA in Frankfurt eingesetzt). Erstaunlicherweise wurden unsere verschiedenen Zusammenkünfte nie polizeilich oder parteilich erfaßt.

Am 16. 3. 1934 fand in Wuppertal-Barmen die Synode der Bekennenden Kirche (B.K.) mit den Bruderräten aus den sogenannten intakten Kirchen (Hannover: Landesbischof Marahrens, Württemberg: Landesbischof Wurm und Bayern: Landesbischof Meiser) und aus den verfolgten Kirchen, z.B. Nassau, Frankfurt, Hessen-Darmstadt, statt. Es kam zu dem berühmten Barmer Bekenntnis, dessen Text von Karl Barth und Hans Asmussen vorbereitet war. Der wissenschaftliche Streit über die Bedeutung von Karl Barth für die Entwicklung der B.K. ist noch nicht beendet. Eugen Gerstenmaier wies darauf hin, daß Barth sehr gezögert habe; durch den Trubel des Machtwechsels (1933) in Deutschland sei er zunächst nicht beeindruckt gewesen. Er hätte weiter *seine* Theologie betrieben, als wenn nichts passiert wäre, und auch Judenverfolgungen, die schmählichen Arier-Paragraphen und die rabiaten Deutschen Christen hätten ihn zunächst nicht aufgebracht; auch Barths »Theologische Existenz«, seine berühmt gewordene scharfe Kampfansage erschien erst, als der Kirchenkampf voll im Gange war. Jedenfalls fanden sich die lutherischen Bischöfe Marahrens, Wurm und Meiser, die Jungreformatoren und die künftige Bekennende Kirche noch 1933 zusammen. Als aber Barth den Eid auf Hitler verweigerte, wurde er als Bonner Professor zur Dienstentlassung verurteilt; er bekam aber schon bald einen Ruf nach Basel. Bedauerlicherweise bestanden bis in die Kriegszeit wiederholt Differenzen zwischen den führenden Leuten der B.K., die aber, soviel ich weiß, Arbeit, Mut und Kampf nicht lähmten. 1937 war ein Jahr besonderer Spannungen. Wir Königsteiner B.K.-Leute hatten noch Niemöller in einer großen Versammlung in Frankfurt am 21. April gehört (Predigttext: 2. Buch Chronik Kap. 32) und anschließend trafen wir uns im kleinen

Kreis im Basler Hof. Überlegen und charmant sprach er lange mit uns persönlich, erwähnte auch Goebbels und erklärte, er würde jederzeit mit ihm verhandeln, sein Kampf gelte nicht dem Staat, sondern der Unterdrückung der Kirche. Unerwartet wurde Niemöller am 1. 7. verhaftet. Die letzte Predigt in Dahlem am 27. 6. 1937: Israel hat *dennoch* Gott zum Trost (Ap.-Geschichte 5,33-42). Erst am 2. 3. 1938 wurde er von einem ordentlichen Gericht zu 7 Monaten Festungshaft verurteilt. Hitler ließ ihn sofort als seinen »persönlichen Gefangenen« in das Konzentrationslager Sachsenhausen (später Buchenwald) überführen, wie bald bekannt und später von Häftlingen aus Buchenwald bestätigt wurde. Wie aus dem Buch von E. Kogon »Der SS-Staat« – der frühzeitigen klassischen Darstellung der »Hölle auf Erden« – hervorgeht, waren Niemöller sowie andere prominente Personen abgetrennt von dem KZ selbst, in einer besonderen Baracke und die Insassen hatten mancherlei Bevorzugungen gegenüber den gewöhnlichen KZ-Häftlingen. Dr. Werner Hilpert, mein langjähriger Patient, Vorsitzender der CDU Hessens, 5 Jahre KZ-Häftling, teilte uns später mit, die Sonderbehandlung von Niemöller und anderen Prominenten habe bei den Durchschnittshäftlingen Ärger hervorgerufen. Als unser vierter Sohn Martin am 20. August 1937 geboren wurde, teilte ich Niemöller die Geburt mit. Wir hatten den Neugeborenen nach Niemöller Martin taufen lassen. Er dankte uns freudig überrascht aus dem KZ mit klugen Worten. Über Niemöller, den wir nach Kriegsende, nach seiner Freilassung durch die Alliierten nicht selten trafen, zuletzt im Februar 1980, wird noch eingehend berichtet werden, ebenso über den Nachfolger von Marahrens, Hanns Lilje, mit dem wir mancherlei menschliche Beziehungen bekamen, und über Bischof Otto Dibelius, der in der Nachkriegszeit wiederholt mein Patient in Königstein war. Eine stets mit Verehrung genannte Persönlichkeit war Pastor Paul Humburg (1878–1945) aus Barmen-Gemarke, der die Gemarker Kirche zu einem Mittelpunkt der B.K. machte. Auch er war wiederholt mein Patient und erlebte mit uns den Kriegsausbruch; bei der Nachricht davon erlitt er einen plötzlichen lebensbedrohenden Anfall von Herzjagen (Flimmerarhythmie). Er war ein bedächtiger, abgeklärter Mann, aber im Kirchenkampf vorwärtsdrängend und mutig; auch durch seine Andachtbücher ist er nicht vergessen. In den von der NSDAP beherrschten Landeskirchen versuchten die Landesbruderräte der B.K. die Kirchenleitungen der sogenannten zerstörten Landeskirchen an die Wand zu drücken. Durch Gerichtsurteile wurden vielfach Versetzungen und Strafen der bekennenden Pastoren verhindert; ein Ruhmesblatt der deutschen Justiz! Dibelius wurde mehrmals verhaftet. Wenige Tage nach Niemöller erneut inhaftiert, wurde er aber trotz aller Anweisungen von Minister Kerrl freigesprochen und erstaunlicherweise im Gegensatz zu Niemöller nicht in ein KZ verbracht. Auch Asmussen ist wiederholt verhaftet worden. Die B.K. prüfte in diesen »zerstörten« Landeskirchen die Examenskandidaten und sicherte sich den Nachwuchs an Theologiestudenten; so versuchte die B.K. Landeskirchen aufzubauen. Durch den Ausbruch des Krieges und das Einziehen von vielen Pfarrern wurde die Arbeit in der B.K. sehr behindert. So konnte u. a., da die Geistlichen fehlten, unsere Arbeit in Königstein nur begrenzt fortgesetzt werden. Unser Ortsgeistlicher Pfarrer Arthur Rühl, Schwerkriegsbeschädigter des 1. Weltkrieges, war ein treuer Diener seiner Gemeinde. Scheu und innerlich vornehm, konnte er sich nicht entschließen, Mitglied der B.K. zu werden. Von einem anderen nassauischen Pfarrer, der trotz innerer Zustimmung nicht Mitglied der B.K. werden wollte, ging das Gerücht, seine Frau habe den Entschluß vereitelt mit folgenden Worten: »Aber Schorsch, mer wolle doch net in so e Gickelnest (= Hühnernest) komme.« Die Verhaftungswelle ging weiter. Mein 70jähriger Schwiegervater Superintendent D. Lic. E. Rolffs, wurde auch einige Tage nach einer Predigt inhaftiert und mit Verweis entlassen. Nicht nur zahlreiche katholische, auch viele evangelische Geistliche landeten im KZ und kamen dort um. Ich möchte hier nur an den Hunsrücker

Pfarrer Paul Schneider erinnern, ein Freund meines Schwagers H. Rolffs, der mutig bei Morden im KZ Buchenwald hinausschrie »Das ist Mord« und als »der Prediger von Buchenwald« hoch geschätzt war, auch unter atheistischen Lagerinsassen. Er war einer der ersten Blutzeugen. Schneider hatte schon in den ersten Jahren der Naziherrschaft in Predigten und bei Beerdigungen gegen NS-Verbrechen und gegen eine politisch-heidnische Mythologisierung des Jenseits Verwahrung eingelegt. Verhaftet und dann aus der Rheinprovinz ausgewiesen, predigte er trotzdem in seiner Gemeinde am Erntedankfest 1937 und wurde anschließend in das KZ verbracht. Er hat Unsägliches erlitten. Seine Peiniger haben ihn fast zu Tode gequält, bis ihn der Lagerarzt mit einer überhöhten Strophantindosis ermordete (Juli 1938) (nach H. Gollwitzer u. a.). Die Leiche wurde zur Beerdigung freigegeben, der Sarg durfte aber nicht mehr geöffnet werden. Etwa um dieselbe Zeit starb der pensionierte Richter Friedrich Weissler, der sehr bekannte Justitiar der B.K. infolge Mißhandlungen im KZ Sachsenhausen. Und der spätere Justitiar der B.K. F. J. Perels wurde noch am 23. April 1945 ermordet. Das Sterben meines Marburger Bundesbruders und Freundes Werner Sylten ist auch ein zu Herzen gehendes Beispiel der Vernichtung eines wertvollen Judenchristen. Der Berliner Pfarrer (später Propst) Heinrich Grüber (geb. 1891) übernahm nach seiner ersten Verhaftung wegen seiner B.K.-Tätigkeit die Leitung einer Hilfsstelle (»Büro Pfarrer Grüber«), die für jüdische Organisationen mit Behörden verhandelte, insbesondere die Ausreise von Juden und Judenchristen zu ermöglichen und zu erleichtern. Während die auswanderwilligen Glaubensjuden von weltweiten Organisationen unterstützt wurden, fehlte für die getauften Juden jede Organisation. Grüber schuf in Berlin mit Nebenstellen durch die B.K. und Innere Mission solche Auswanderungsstellen. Sein Stellvertreter war Werner Sylten (1891–1942). (Vgl. S. 89) Durch den ersten Weltkrieg hatte ich die Verbindung zu ihm verloren und erst jetzt durch die »Erinnerungen« von H. Grüber von seinem schweren Schicksal gehört. Er war Halbjude, aber beide Eltern waren überzeugte Christen. Als seine Frau gestorben war, konnte er seinen zwei Söhnen keine zweite Mutter wegen der Rassengesetze geben. Als Seelsorger der Hilfsstelle für evangelische Rassenverfolgte entfaltete er »den ganzen Reichtum seiner seelsorgerischen Güte«. Bald nach Grüber, der nach dem KZ Dachau kam, wurde auch Sylten dahin verbracht und erkrankt vom Sanitätsrevier unter gemeinen Beschimpfungen (Pfaffen-Jude) und Schlägen auf einem sogenannten »Invalidentransport« mit 700 anderen Kranken umgebracht.

Die heute vorliegenden Darstellungen der profanen Historie werden dem gewaltigen Aufbäumen der Christen beider Konfessionen im dritten Reich so gut wie nicht gerecht (eine Ausnahme Golo Mann!) So wurde der Darstellung hier mehr Platz gewidmet. Es darf auch daran erinnert werden, daß die Kirchen durch ihre führenden Männer (z. B. der katholische Bischof von Galen, Münster, Bischof Wurm, Stuttgart) der Tötung der Geisteskranken »Vernichtung unwerten Lebens« mit Erfolg entgegentraten; F. von Bodelschwingh verweigerte die Euthanasie in Bethel und seinen Kranken geschah nichts. Erstaunlicherweise wurde die Tötung der Geisteskranken alsbald abgeblasen. Nach dem Kriege versuchte die B. K. sich zu sammeln und die Kirchen neu aufzubauen. Ich versuchte, in meinem bescheidenen Rahmen mitzuhelfen.

Trotz vielfacher gegenteiliger Behauptungen sind, neben vielen anderen Deutschen, hervorragende deutsche Dichter nicht in die äußere Emigration gegangen. Bestimmt mußten viele flüchten, aus rassischen Gründen, wegen ihrer sehr bekannten Vorliebe für den Kommunismus u. a. Aus den Kreisen der B. K. sind meines Wissens keine führenden Leute emigriert, trotz äußerer Bedrängnis und Schreib- und Redeverbot. Von den »Inneren Emigranten« nichtjüdischer Abstammung erwähnte ich schon ausführlich Erich Kästner bei der Schilderung meiner persönlichen Begegnung mit ihm. Der deutsche Schriftsteller

Robert Neumann, jüdischer Abstammung, hat viel später ausdrücklich den Mut Kästners anerkannt. Wenn ich jetzt kurz von Autoren spreche, die daheim blieben, so habe ich deren Schriften schon in den Jahren des Unheils ausgiebig gelesen; manche Gedichte, manche Sonette, gingen zuerst ungedruckt (W. Bergengruen, G. von Le Fort, R. Schneider u. a.) von Hand zu Hand. Bald nach dem Krieg sagte mir der bekannte Theaterintendant K. H. Stroux (geb. 1908, mein Patient) einmal: »Wo sind die großen geistigen Werke, die angeblich diese inneren Emigranten damals geschrieben haben? Jetzt können sie ihre Verstecke öffnen und nichts ist in ihnen«. Und ähnlich äußerte sich 1980 in der Frankfurter Allgemeinen Zeitung Hilde Spiel. Tatsächlich ist damals Wertvolles erschienen und wurde weit verbreitet.

Gertrud Freiin von Le Fort (1876–1971), aus altem hugenottischem Adel, auf einem Mecklenburger Gut groß geworden, hatte erst im 5. Lebensjahrzehnt zu schreiben begonnen und war katholisch konvertiert, Schülerin und Freundin von Ernst Troeltsch (1865–1923). In ihren zahlreichen Novellen und Romanen, von denen mir seit langem »Die Letzte am Schafott« die eindrucksvollste in glänzender Darstellung ist, steht die Überwindung von Angst, Not und innerer Verlassenheit des Menschen durch die Kraft christlichen Glaubens im Vordergrund.

Rudolf Alexander Schröder (1878–1962), aus Bremen stammender angesehener Architekt, dann freier Schriftsteller, der in der Jugend mit die »Insel« gründete, wurde ein hochangesehener Lyriker und Übersetzer voll Maß und Feingefühl. Zunächst Skeptiker und Ästhet, hatte er in seiner zweiten Lebenshälfte den Weg zum christlichen Glauben und zu seiner aktiven Verkündigung des christlichen Glaubens gefunden. Als Mitglied der B. K. richtete er in seinem Wohnsitz, dem oberbayerischen Bergen (Chiemsee), im zweiten Weltkrieg evangelische Gottesdienste – von der Kirche als Lektor betrachtet – mit selbstgeschriebenen Predigten ein, die eine große Verbreitung fanden. Er wollte nur das Evangelium, die reine Offenbarung verkünden. Es entstanden neben den »Weltlichen Gedichten« die »Geistlichen Gedichte«. Viele seiner Lieder finden sich in den evangelischen Gesangbüchern. Nachdem die evangelische theologische Fakultät der Universität München ihm 1946 den theologischen Doktorgrad verliehen hatte, erhielt er in Frankfurt in einer würdigen Feier den philosophischen Doktorhut. Ich sehe ihn heute noch, voll Würde und Bescheidenheit nach der Laudatio von Professor Schwietering (1884 bis 1962) bei der Verleihung und anschließend von unserem Wagen aus die Straße entlang gehen. Schröder war in seinen Essays und Gedichten bahnbrechend nach den Sängern des Barocks für das evangelische Kirchenlied.

Reinhold Schneider (1903–1958), ein freier Schriftsteller, der frühzeitig zum katholischen Glauben seiner Jugend zurückgefunden hatte und beflissen der Geschichte zu dienen, die er unter dem Gericht Gottes sieht, das über das »Heil« oder das »Unheil« der Menschen richtet. Der stets kränkliche Autor, von depressiven Phasen gequält, entfaltete eine überaus wertvolle Produktion, besonders im Dritten Reich. Neben seiner »Macht und Gnade« ist sein »Las Casas vor Karl V.« die Auseinandersetzung zwischen Staatsraison und christlicher Humanität. Mit der historischen Darstellung »Die Hohenzollern«wurde er weitblikkend der Bedeutung Preußens gerecht, das jetzt nach neueren geschichtlichen Untersuchungen von meinem Patienten Carl Hinrichs (1900–1962) und Joachim Schoeps (1909–1980) auch durch Schriftsteller wie Sebastian Haffner (Pseudonym für Raimund Pretzel, geb.1907) rehabilitiert ist nach langen böswilligen Verfolgungen. Die Gedichtsammlung von R. Schneider »Jetzt ist der Heiligen Zeit« fand weite Verbreitung und gab neuen Mut (1943). Die Worte an einen Gefallenen »Laß uns zur Stimme Deiner Liebe werden« spendeten vielen Trauernden echten Trost. Wie Schneiders Wiener Tagebuch erkennen läßt, war er in den letzten Lebensjahren in einer schweren inneren Krise. Er sollte in unsere Klinik verbracht werden, was durch die

Schwierigkeiten der ersten Nachkriegszeiten nicht mehr möglich war.

Werner Bergengruen (1892–1964), der Freund, hielt die Grabrede für den am Ostersonntag Vollendeten. In seiner dichterischen Offenbarung, dem Glauben an die »heile Welt« als Verheißung, in der Sorge um die Bedrohung des Menschen als eines Geschöpfes aus Elend und Größe war Bergengruen trotz Herkunft und Lebensweg R. Schneider sehr ähnlich. Aus baltischer Oberschicht stammender konvertierter Arztsohn war er früh bewußt Deutscher geworden. Sein gewaltiger Roman (1935) »Der Großtyrann und das Gericht«, den ich mehrmals erfüllt gelesen habe, wurde sofort in seiner unheimlichen Aktualität erkannt, vielfach als Schlüsselroman betrachtet und fand weiteste Verbreitung. Der Ausschluß aus der Reichsschrifttumskammer folgte. Weitere Schriften Bergengruens erschienen zunächst anonym unter der Hand. Der bedeutende Roman. »Am Himmel wie auf Erden« durfte erscheinen (1940), (hatte der Dichter einen Schutzengel?); trotz aller Schrecknisse der Zeit ruft Bergengruen »Fürchtet Euch nicht«. Die erst nach dem Krieg erschienene Gedichtsammlung »Dies Irae« (1944 verfaßt) fordert die Buße »Völker der Welt, der Ruf des Gerichts gilt uns allen. Alle verklagt das gemeinsam Verrat'ne, gemeinsam Entweihte. Völker, vernehmt mit uns allen das göttliche: Metanoeite!«

Das erschütternde Geschick von Jochen Klepper (1903–1942) als Folge der Grausamkeit des 3. Reiches erfuhren wir damals alsbald auf den geheimen Wegen der Nachrichtenübermittlung. Es ist auch ein Beispiel für das schwere Los gemischter jüdischer Ehen. Noch vor den berüchtigten Nürnberger Gesetzen hatte der begnadete Schriftsteller und gläubige Christ eine 13 Jahre ältere jüdische Frau geheiratet, die zwei volljüdische Töchter aus der ersten Ehe mitbrachte. Durch zahlreiche Schriften, Gedichte und besonders den Roman »Der Vater«, den Roman von Preußens Gloria, der Pflichterfüllung und des Gehorsams den ehernen Geboten des Staates bis zuletzt, gezeigt an der Person des Königs Friedrich Wilhelm I., war Klepper als Dichter hochgeachtet. Zunächst deckten ihn Hanns Johst, Präsident der Reichsschrifttumskammer, und hohe Bürokraten bis zum Minister Frick. Seine Grundsätze verboten ihm Auswanderung und Scheidung von der jüdischen Frau. Er wurde zunächst noch Soldat und dann aus dem Heer und der Reichsschrifttumskammer ausgeschlossen, als die Ehe bekannt wurde. Eine der beiden Stieftöchter, denen er ein wahrer Vater geworden war, konnte rechtzeitig nach England auswandern. Die andere erhielt zwar eine Einladung nach Schweden, doch der berüchtigte Eichmann verhinderte persönlich die Ausreise, was den sicheren Tod der jungen Renate Stein bedeutete. In der Nacht nach der Absage suchten das Ehepaar gemeinsam mit ihrer Tochter den Tod durch Gas (11. 12. 1942).

Ernst Wiechert, 1887–1950, zunächst Studienrat, später freier Schriftsteller. Ein tief innerlicher, in sich versunkener Mensch, zeitlos festverbunden mit seiner ostpreußischen Heimat mit ihren dunklen einsamen Wäldern und stillen Menschen. Er wurde bekannt neben mehreren Novellen durch den Roman »Die Majorin« (1934), der mich seinerzeit sehr fesselte und ergriff. Nachdem Wiechert öffentlich auf das Geschehen in den Konzentrationslagern hingewiesen hatte, wurde er für mehrere Monate in das KZ Buchenwald »wegen betont staatsfeindlicher Gesinnung« eingewiesen. Die dortigen Erfahrungen hat er erst viel später (1945) in zurückhaltender Weise geschildert. Der Roman »Das einfache Leben« (1939) geht auf die unmittelbar vorausgegangene Haft im KZ nicht ein, sondern schildert das Leben eines verwitweten Offiziers aus dem Ersten Weltkrieg, der der Welt entflieht und sich in der Einsamkeit Ostpreußens wiederfindet, ein tiefergreifendes, grüblerisches Werk, das trotz aller Parteihemmungen eine ungeheure Verbreitung fand. »Es sagt über die Problematik der sogenannten inneren Emigration der Intellektuellen unter Hitler Exemplarisches aus« (Horst Krüger, 1980). Wiechert, der sich von jeder Vereinigung gegen den Nationalsozialismus fern hielt, hat durch die Größe seiner Werke, die zum Teil noch im Kriege erscheinen durften, eine beglückende, vielleicht tröstende Wirkung auf viele Menschen gehabt. Es lohnt sich ihn auch heute noch zu lesen.

Hans Carossa (1878–1956), Arztsohn aus Tölz und selbst viele Jahre in München und in Passau ärztliche Praxis ausübend, war ein zurückhaltender, in seiner bayerischen Heimat verwurzelter Mensch. Eine gelassene, klare, eindrucksvolle Sprache, an antiken Mustern geschult und von echter katholischer Frömmigkeit geprägt, beherrscht seine traditionsreichen Werke. In diesen werden Jugend, Heimat und das Erleben der Praxis des Arztes geschildert. Sein »Rumänisches Tagebuch« stellt nicht den Ablauf großer heroischer Schlachten, nicht die Spannung der Politik dar, sondern berichtet von den Erlebnissen des Bataillonarztes Carossa. Zahlreiche stimmungsvolle Schilderungen, wie der Tod eines Kätzchens und das Mitleid der kampferprobten Soldaten um das Sterben des kleinen Tieres geben den Trost des Arztes und des Dichters zugleich. In dem »Arzt Gion« erleben wir Krankheit, Heilung oder Sterben des einfachen Menschen. Wie eindrucksvoll ist das Schicksal der Magd Emerenz, schwer erkrankt an Leukämie. Aus echter ärztlicher Indikation soll sie ihr werdendes uneheliches Kind weggeben; mit Erfolg sträubt sie sich und wird lieber in ihrer Frömmigkeit vorzeitig sterben, als das Kind opfern. »›Ich glaube, mein Kind kommt‹, ächzte sie lächelnd. Eine Stunde später lag neben der schönen Riesin ein zartes Kind, ein Mädchen, das wie jeder andere Säugling sein Leben mit leisem Jammer begann.«

Im Oktober 1971, nachdem mein Sohn Diethard die Klinik übernommen hatte, lernte ich in ihr Dr. Frank Thiess (1890 bis 1977) persönlich kennen und wir kamen bald in einen steten, uns beide anregenden freundschaftlichen Gedankenaustausch bis zu seinem Tode. Schon in jungen Jahren nach dem Ersten Weltkrieg hatte ich mich für den Dichter F. Thiess begeistert. Bei der persönlichen Begegnung im Alter lernte ich in ihm einen vornehmen und eleganten, sehr liebenswerten, eindrucksvollen und geistesfrischen Mann kennen. F. Th. war Balte, geboren bei Uxküll (Livland). Sein Vater hatte ihn frühzeitig nach Deutschland zur Ausbildung geschickt, die Russifizierung der Balten ahnend. Thiess, promovierter Germanist, war zunächst Theaterjournalist und Regisseur, bis er als freier Schriftsteller arbeiten konnte (1923). Durch Kasimir Edschmid (1890–1966), den bekannten expressionistischen und die Welt erforschenden Schriftsteller (auch mit unserem Hause verbunden), führendes Mitglied des Pen-Zentrums und der Deutschen Akademie für Sprache und Dichtung, kam Th. 1952 nach Darmstadt, wo er bis zu seinem Tode lebte. Als Mitglied der neuen Künstler-Akademie auf der Rosenhöhe wohnte er dort in einer ihm von der Stadt Darmstadt zur Verfügung gestellten ansprechenden Wohnung. Der damalige Oberbürgermeister Heinz Wilfried Sabais (1920–1981), ein hochkultivierter bedeutender Mann, wurde von F. Th. und seinen Werken sehr beeindruckt und unterstützte ihn nach Kräften. Der erste große Roman von F. Th. war 1919 geschrieben und 1925 erschienen. Der »Tod von Falern«, zufällig von mir bald nach Erscheinen gelesen, ist weit mehr als die sehr fesselnde Schilderung des Untergangs einer Stadt. Er ist die sichtbare und gewaltige Verwandlung einer scheinbar gefestigten Welt durch eine Zerstörung der innersten und äußeren Werte, eine erschütternde, fast gespenstische Vorahnung des deutschen Schicksals in und nach dem letzten Weltkrieg. Die folgenden Romane »Die Verdammten« und mehrere Jugendromane zeigen die schwerwiegenden Grenzsituationen des Menschen im Seelenleben, die besonders auch in der Sexualität unter modernen Verhältnissen sich einstellen können. Das Nachdenken über den Menschen führte F. Th. zu Äußerungen über kulturkritische Probleme. F. Th. hatte sich schon anfangs als *der* Schriftsteller gefühlt, der dem Menschen sein Ebenbild im Spiegel entgegenhält, so im »Gesicht des Jahrhunderts« und »Erziehung zur Freiheit«. Er war in den 30er Jahren einer der gefeiertesten und am meisten gelesenen deutschen Schriftsteller (mit Auflagen in Millionenhöhe). – F. Th. hatte inzwischen neben den Romanen, die den Nerv der Zeit berührten, kulturkritische Zusammenfassungen, wie »Das Reich der Dämonen«(1941) geschrieben. Dieses wiederholt überarbeitete Werk, verstanden auch als Warnung vor den Gewaltideen des Dritten Reiches, gilt als Meisterwerk der Geschichtsschreibung. Durch seine in 18 Sprachen übersetzte Darstellung des russisch-japanischen Krieges »Tsushima« erreichte er einen weltweiten Erfolg. Mehrere seiner Bücher wurden ähnlich wie »Auf den Marmorklippen« von Ernst Jünger als Opposition gegen Hitler empfunden und verboten. Wie auch aus dem Nekrolog (F. A. Z. 1977) des hochangesehenen Journalisten Ernst Johann (1909–1980) zu ersehen ist, mußte F. Th. frühzeitig emigrieren, zunächst nach Wien und dann nach Italien. E. Johann rechnet F. Th. zu den Wortführern der inneren Emigration (ebenso wie Sabais). In Italien vollendete er seine bedeutenden Caruso-Romane. Nach dem Krieg schrieb er drei autobiographische Bände sowie eine feinsinnige Darstellung Dostojewskis, diese letztere im Auftrage der Akademie für Literatur und Wissenschaft in Mainz, deren literarischer Vizepräsident er war. In Mainz traf er sich mit Freunden von mir, wie W. Artelt, Frau E. Heischkel-Artelt, B. de Rudder und O. v. Verschuer. In Königstein unterhielten wir uns eingehend über sein Werk und ich war stolz, daß ich ihm rd. 20 seiner Bücher in meinem Besitz zum Signieren bringen konnte. In den »Tod von Falern« schrieb er z.B. »In der Jugend wagt man sich an die höchsten Berge, aber die Berge wachsen mit dem Alter und die Gipfel erreicht man nie«. Auch als der schwer herzkranke F. Th. kaum noch Darmstadt verlassen konnte, blieben wir in ständiger Verbindung und ich besuchte ihn in Darmstadt.

Auch schwere persönliche Sorgen drückten ihn; seine wirtschaftliche Lage verschlechterte sich sehr. Er hatte einen neuen großen Roman begonnen und nach harter Arbeit konnte er den »Zauberlehrling« abschließen. Unter dem Einfluß der Mainzer Akademie hat er sich mit den Naturwissenschaften beschäftigt.

1975 legte er sein »schwerstes« und »abgründigstes« Werk, den Roman »Der Zauberlehrling« vor. Er zeigt uns, wie unter den Irrungen der immer mächtig werdenden Wissenschaften Menschen zu grundlosen Verbrechern werden können mit all den Vieldeutigkeiten der menschlichen Natur. In mein Exemplar schrieb er mir »Hinter der irdischen Grenze gibt es weder Pfade noch Wege«. Telefonisch erkundigte ich mich fast regelmäßig bei ihm und seiner Sekretärin nach seinem Befinden und auch der Briefwechsel ruhte nicht. Sehr persönliche Briefe von ihm, mit der Hand leserlich geschrieben, sind fast immer mehrere Seiten lang. Er war enttäuscht, daß der »Zauberlehrling«, der im Sommer 1975 erschien, nach anfänglich guten Besprechungen keinen größeren Widerhall fand. Der Roman setzt trotz seiner gedrängten Handlung nicht nur Geduld und naturwissenschaftliche Kenntnisse voraus, sondern er liegt jenseits der Ereignisse, die heute den Durchschnittsmenschen interessieren. Mir schrieb er darüber (März 1976): »Entschuldigen Sie meine wenigen Zeilen als Dank für Ihren gütigen Brief, der mir viel, *sehr viel* in Ihrer Stellung zu meinem Zauberlehrling gab. Es sind nur sehr wenige Leser, die den Roman verstanden haben. Daß *Sie* zu den wenigen gehören, ist mir mehr als nur Freude und Dank, es ist die Hoffnung, daß meine Lebensarbeit (und nicht nur diese) nicht vergeblich gewesen ist.« Er arbeitete aber weiter, gab die Briefe seines Freundes Furtwängler heraus, schrieb über Friedrich Hebbel und auch über den großen Archäologen J. J. Winckelmann (1717–1768). 45 Gedichte aus den Jahren 1909 bis 1968, jetzt als Privatdruck herausgegeben, vom Verfasser noch signiert, sind mir bekannt. Sie sind ein ergreifendes Bekenntnis des Ernstes, der Ergriffenheit, der Tiefe von Frank Thiess, mit denen er seinem Auftrag als Dichter und Schriftsteller gegenüber trat. F. Th. erlag am 22. 12. 1977 seinem Herzleiden, bestens betreut von seiner prachtvollen Mitarbeiterin Sigrid Mielke, die den Nachlaß ordnete. Else und ich nahmen an der eindrucksvollen Beisetzung bei kaltem Winterwetter in Darmstadt teil. Die Einsegnung nahm

Pfarrer Theodor Schleiermacher vor, ein Freund des Verstorbenen; er stellte heraus, daß F. Th. zeitlebens sich die Antwort auf die Frage nach dem Sinn des Lebens sehr schwer machte. Oberbürgermeister Sabais hielt eine Ansprache, die weit über das Niveau der üblichen Nachrufe hinaus ging. Ich bin überzeugt, daß die großen Werke von Frank Thiess eine echte Renaissance erleben werden (S. 120).

Ernst Jünger (geb. 1895) ist wohl der bedeutendste gegenwärtige Schriftsteller, dabei ein Polyhistor, Zoologe und Philosoph. Als Held und »Abenteurer« zugleich fast einmalig; angefangen hat er als Fremdenlegionär, dann wurde er im ersten Weltkrieg dreizehnmal, meist schwer verwundet, Stoßtruppführer, Träger des Ordens pour le mérite und im Zweiten Weltkrieg lange in Paris beim Stabe des Militärbefehlshaber. Viele seiner Werke habe ich gelesen und dann immer wieder in die Hände genommen. Schon diese zauberhafte köstliche Beherrschung der deutschen Sprache! Für mich sind die »Marmorklippen« nach der Bibel in der lutherischen Übersetzung (die Neubearbeitungen halten an Tiefe und Schönheit keinen Vergleich mit Luther aus) und nach Goethe eine Dichtung in bestem Deutsch, lieblich und gewaltig zugleich. Dieser ganze Mensch und Künstler (auch »Künstler seines Lebens«), fast gleichaltrig mit mir, hat mich immer wieder von neuem interessiert, ja erregt. Als die »Marmorklippen« erschienen (1939, von mir im zweiten Kriegsjahr gelesen) glaubten wir alle, in ihnen einen Schlüsselroman zu sehen, der Hitler entlarven sollte und trotz mancher Bedenken muß man auch heute noch das Werk entsprechend betrachten. Die »Marmorklippen« sind m. E. ein Beispiel des Kampfes aus der inneren Emigration gegen Hitler. »Das abenteuerliche Herz« in zwei Fassungen erschienen, habe ich zuerst auch im Kriege gelesen; hier erhellen sich auch Jüngers Beziehungen zu dem »Übersinnlichen«, dem »Unwägbarem«, dem »Dämonischen«, die viel mehr als wir zugeben, den Menschen leiten. Die Kriegstagebücher »Gärten und Straßen« und »Strahlungen«

sind im Tatsächlichen wie in ihren Reflexionen faszinierend. Mich interessieren auch seine häufigen Begegnungen mit Ernst Weniger (vgl. S. 86).

Die vielen Journalisten und Essayisten, die Jünger bei den großen Geburtstagen und bei Buchbesprechungen zu analysieren versuchten, hatten es nicht leicht. Daß Heinrich Böll nichts mit Jünger anzufangen wußte, war zu erwarten. Der kluge Karl Korn und der große alte Mann der FAZ Dolf Sternberger haben Wesentliches zur Erkenntnis Jüngers beigetragen. Vorstehende Ausführungen schrieb ich im Herbst 1980. Zu der Verleihung des Goethepreises 1982 der Stadt Frankfurt schlug Oberbürgermeister Wallmann Jünger vor, der ihn auch erhielt. Die Begründung entsprach im wesentlichen den Aufsätzen der erwähnten Frankfurter Autoren und wurde vertieft durch Wallmanns gründliche Studien.

Der 20. Juli und seine Folgen

Am Spätnachmittag des 20. Juli 1944 rief mir ein Bekannter aus dem offenen Fenster mit lauter Stimme zu: »Die Revolution gegen Hitler ist ausgebrochen, aber er lebt noch. Ach, wenn der Kerl nur verreckt wäre.« Er erzählte Einzelheiten. Der Täter und die Anstifter, vorwiegend hohe Offiziere, seien bereits verhaftet. Zum Glück hörte niemand diese Äußerungen, die bestimmt zu einem Todesurteil geführt hätten. Aber es gab auch menschliche, mutige Parteifunktionäre. Nach dem Krieg wurde der Schreibtisch des stellvertretenden NSDAP-Parteivorsitzenden in Königstein, im Lager verstorben, behördlich geöffnet. Hier fand sich unter anderem eine namentliche Anzeige eines Angestellten, der seinen Chef bei der Partei anzeigte, weil er mit ähnlichen Worten wie oben das fehlgeschlagene Attentat dargestellt hatte. Der Parteifunktionär hatte zahlreiche Anzeigen nicht weiter gegeben und so manches Leben gerettet. Erstmals hatte ich 1937 bei einem Berliner Kollegen, der Beziehungen zu Generaloberst Beck hatte, Hinweise auf eine Verschwörung gehört, Beck sammele in aller Heimlichkeit Offiziere um sich. Er ließ prüfen, wie Hitler, anscheinend nicht mehr normal, zu beseitigen sei. Zu dieser Verschwörung stießen aus verschiedenen Gesellschaftskreisen zahlreiche prominente Personen, insbesondere nach Kriegsausbruch, nachdem die Judenmorde in Polen bekannt geworden waren, keineswegs nur hohe Offiziere, sondern auch Akademiker, Juristen, Diplomaten, auch Geistliche wie Eugen Gerstenmaier und der Jesuiten-Pater Alfred Delp (1907–1945), Arbeiterführer wie Julius Leber, Carlo Mierendorf. Der sogenannte Kreisauer Kreis unter Führung des bedeutenden Grafen James Helmut von Moltke (1907–1945) lehnte zwar jeden Mord ab. Aber nachdem Graf von Moltke schon vor dem 20. Juli verhaftet war, hielt auch der zu diesem Kreis gehörende Eugen Gerstenmaier (E. Gerstenmaier. Streit und Friede hat seine Zeit. 1981. Propyläen) und andere die Tötung Hitlers für erforderlich. Der frühere Leipziger Oberbürgermeister Goerdeler (1884–1945) dachte zunächst wie von Moltke, im Gegensatz zu jüngeren Offizieren, deren Devise folgerichtig »Töten, Töten« lautete. Die Pläne, Hitler zu verhaften, waren schon festgelegt, als im September 1938 der Krieg wegen der Tschechoslowakei drohte. Nachdem aber England (Chamberlain) und Frankreich (Daladier) vor Hitler in München kapitulierten, schien bei dem großen außenpolitischen Erfolg Hitlers eine Aktion zur Zeit nicht durchführbar; Beck resignierte und legte sein Amt nieder. Auch sein Nachfolger Halder versuchte mehrmals den Umsturz, scheiterte aber am Widerstand hoher Generäle, die sich einmal an ihren Fahneneid gebunden erklärten und auch die Kriegslage für noch nicht geeignet hielten.

In den ersten Kriegsjahren hörte ich immer wieder durch einen prominenten Frankfurter Bekannten und später auch durch einen Patienten Dr. Savelkous von der Verschwörung. Dr. S. war orientiert durch Schacht, der ursprünglich anscheinend treuer Gefolgsmann von Hitler war, sich innerlich aber ganz von ihm absetzte. Auch der hochbegabte Handelskammersyndikus Dr. S. war zunächst überzeugter Nationalsozialist. Als Wirtschaftsführer bald nach Kriegsausbruch gegen Rußland im Baltikum tätig, wurde er mit dem dort waltenden SS-Führer bekannt, nach S.'s Eindruck einem gebildeten und liebenswürdigen Mann. Um so entsetzter war S., als dieser hohe SS-Führer die Aktion der Ermordung der Juden in Polen und Litauen leitete (reihenweise wurden sie am selbstgeschaufelten Grab erschossen). Dr. S. brach zusammen und landete zuletzt mit einer hoffnungslosen schweren Herzmuskelschwäche bei uns in der Klinik. Nach der Niederlage und der sinnlosen Opferung der 6. Armee bei Stalingrad waren sich zahlreiche Prominente, vor allem jüngere Generalstabsoffiziere darüber einig, daß gehandelt werden müsse. Der Kreis um zwei hochbegabte Offiziere, Henning von Tresckow (1901–1944) und Claus Graf

Schenk von Stauffenberg (19071944) drängte unbedingt auf die Ermordung Hitlers. Stauffenberg galt als einer der hochbegabtesten Offiziere der deutschen Armee. Er war zuletzt nach schwerer Frontverletzung in Afrika 1943 (Verlust eines Auges, Verlust der rechten Hand, 2 Finger der linken Hand) Chef des Stabes beim Ersatzheer. Seit 1943 waren wiederholt Attentate auf Hitler gescheitert, weil unter anderem die Bomben nicht explodierten oder Hitler früher wegging. Ein nicht deutbares Ereignis! Andere Verschwörer, insbesondere der Theologe Dietrich Bonhoeffer (1906–1945), sein Bruder Klaus (1902 bis 1945), der Diplomat Adam Trott zu Solz (1909–1944) waren durch Mittelsmänner oder selbst vielfach im Ausland tätig. Als die Alliierten in Frankreich (6. 6. 1944) gelandet waren und siegreich vordrangen, lief die generalstabsmäßig ausgebaute Organisation zur Tötung Hitlers und Eroberung der militärischen Macht an. Fast alle Verschwörer waren von christlichem Geist geprägt, viele bis in den Tod überzeugte Christen. Auch viele ehemals führende Sozialdemokraten wie E. von Harnack, Sohn des großen Theologen, Theodor Haubach, Dr. Julius Leber, Wilhelm Leuschner, Adolf Reichwein u. a.wurden Opfer des 20. Juli. Ein Grund des Mißlingens war vielleicht die Tatsache, daß viele Personen irgendwie informiert waren (selbst Himmler soll manches gewußt haben). Viele Stabsoffiziere hatten schon ihre Befehle, hohe SS-Führer usw. festzunehmen. Ein mit mir befreundeter Stabsoffizier berichtete, daß er den Auftrag habe, den SS-Führer in Hessen festzunehmen und bei Widerstand sofort zu erschießen. Frau Erika von Tresckow, geborene von Falkenhayn (1904–1974) war nach dem letzten Krieg wiederholt langfristig in unserer Klinik (von 1958 bis August 1963) als Begleiterin ihrer Mutter, Ida, Witwe des Generalfeldmarschalls von Falkenhayn (zeitweise Kriegsminister und Eroberer von Rumänien). Die betagte Greisin (1866 bis Februar 1964) war bis zuletzt geistig rege. Frau von Tresckow schrieb vor dem Attentat mit Schreibmaschine persönlich die Befehle zur Ergreifung der Parteileute und leitete die dazu nötigen großen bürokratischen Aufgaben. Sie wurde nach dem mißlungenen Attentat mehrere Monate in Haft genommen. Aber sie war so geschickt getarnt, daß man ihr nichts nachweisen konnte, so daß sie freigelassen wurde, ihre Kinder wieder bekam und noch den Verlust des ältesten Sohnes, der kurz vor Kriegsende fiel, erleben mußte. Sie war eine sehr kluge und trotz ihrer hohen Herkunft und ihrer Leistungen bescheidene Frau. Von Tresckow selbst war mütterlicherseits ein Enkel des preußischen Kultusministers Graf von Zedlitz-Trützschler (großer Schulreformer und Förderer eines modernen Schulwesens, später Oberpräsident von Posen, Hessen-Nassau und Schlesien). Von weiteren Bekannten, die Opfer des 20. Juli wurden, ist schon berichtet (Oberstleutnant i.G. K. H. Engelhorn, 1905bis 1944, und General Hans-Otfried von Linstow). Die Witwe von Klaus Bonhoeffer war lange Zeit nach dem Krieg in unserer Klinik in Behandlung.

Am 20. Juli 1944 war eine Lagebesprechung mit Hitler in Ostpreußen, zu der Stauffenberg Zutritt hatte. Er konnte eine Bombe neben den Stuhl Hitlers stellen, er selbst saß neben Hitler. Nach seinem Vortrag konnte Stauffenberg wieder den Raum verlassen. Vom Flugzeug aus sah er noch, daß die Bombe explodierte und die Baracke, in der sich Hitler aufhielt, in die Luft ging. Er informierte sofort in Berlin Beck und weitere Freunde über das anscheinend gelungene Attentat. Nur durch ein Wunder überlebte Hitler die große Explosion, die auch Todesopfer forderte. Stauffenberg, fest überzeugt, daß Hitler tot sei, ließ durch General Olbricht dem Befehlshaber des Ersatzheeres Generaloberst Fromm, der eingeweiht war, in Berlin den Tod Hitlers mitteilen. Als Fromm telefonisch im großen Hauptquartier von Keitel von dem mißglückten Attentat gehört hatte, verbot er Olbricht, Stauffenberg, Beck und anderen Offizieren, weitere Schritte zur Durchführung des Staatsstreiches anzuordnen, worauf Stauffenberg u. a. Fromm fesselte. Als aber SS-Truppen und das Wachbataillon, dessen

Führer Major Remer, überzeugter Nationalsozialist, von Goebbels informiert war und Hitler selbst gesprochen hatte, das Kriegsministerium besetzt und Fromm befreit hatten, ließ Fromm durch ein Standgericht sofort Stauffenberg, Olbricht und 2 weitere Offiziere verurteilen und erschießen. Am 8. August wurden weitere Opfer nach Verurteilung durch den Volksgerichtshof, u. a. auch Feldmarschall von Witzleben und Hauptmann Klausing. »Nicht fliehen, durchstehen« begründete Hauptmann Friedrich Karl Klausing, einer der führenden Akteure aus der Bendlerstraße, seinen Entschluß, sich zu stellen. Die Familie Klausing kannte ich gut, den Vater, ordentl. Professor der juristischen Fakultät der Universität Frankfurt/M., zuletzt Rektor der Universität Prag, aus der Deutschen Volkspartei und die Mutter als unsere Königsteiner Patientin; Vater Klausing erschoß sich sofort. Nach dem Fehlschlag des Attentats verübte Tresckow am 21. Juli Selbstmord an der Front. »Ich bin nach wie vor der felsenfesten Überzeugung, daß wir recht gehandelt haben... Wenn ich in wenigen Stunden vor den Richterstuhl Gottes treten werde, um Rechenschaft abzulegen über mein Tun und Unterlassen, so glaube ich mit gutem Gewissen das vertreten zu können, was ich im Kampf gegen Hitler getan habe... Der sittliche Wert eines Menschen beginnt erst dort, wo er bereit ist, für seine Überzeugung sein Leben hinzugeben.« Zunächst meldete noch der Heeresbericht, Tresckow habe in vorderster Linie den Heldentod gefunden. Freunde brachten den Sarg auf das Familiengut Wartenberg. Im August aber ließ die Gestapo den Sarg exhumieren und die Leiche verbrennen. Auch an der Westfront, in der Normandie, wo die deutschen Truppen die Allierten nach der gelungenen Invasion vergeblich aufzuhalten versuchten, überstürzten sich die Ereignisse. Generalfeldmarschall Rommel war am 17. Juli durch feindliche Jagdbomber lebensgefährlich verletzt worden, nachdem er durch Rücksprache mit hohen Offizieren, auch den SS-Führern, Hitler die Lage in einem Ultimatum als trostlos dargestellt hatte. Kaum genesen, stellten ihn Beauftragte Hitlers vor die Wahl: Selbstmord oder Anklage mit Sippenhaft der Familie. Rommel nahm das mitgebrachte Gift (am 14. Oktober). Am 20. Juli versuchten der Militärbefehlshaber in Frankreich, General von Stülpnagel im Einverständnis mit den Oberbefehlshabern einen sofortigen Waffenstillstand mit den Alliierten zu schließen. Diese Pläne scheiterten an dem Widerstand des Feldmarschalls von Kluge, der seinen Kameraden gegenüber wortbrüchig wurde. Von Stülpnagel versuchte sich zu erschießen, erblindete und wurde nach einem Monat gehängt, ebenso mußte Linstow sterben; nach der Verhaftung hat er geschwiegen (vgl. S. 235).

General von Kluge zog, nachdem er die Pläne von Stülpnagel usw. vereitelt hatte, sofort den Waffenstillstand in Frankreich zu schließen, wodurch sehr viele Menschen, nicht zuletzt auch unter den Alliierten gerettet worden wären, die Konsequenz und erschoß sich auf dem Schlachtfeld von Verdun.

Die Zahl der direkten Opfer des 20. Juli wird auf 5000 geschätzt. Die Prozeßführung des Volksgerichtshofes in Berlin war dem berüchtigten Freisler unterstellt; Else und ich hatten ihn 1934 genau beobachten können. Bei einem schweren Fliegerangriff am 3. 2. 1945 wurde Freisler durch einen herabstürzenden Balken tödlich getroffen und auch Akten vernichtet. Einige Angeklagte wurden anschließend durch verspätete Gerichtsverhandlungen, so der Freund von Tresckow, Rechtsanwalt Fabian von Schlabrendorff (1907–1980) gerettet. Andererseits wurden in den letzten Kriegsmonaten ohne Urteil zahlreiche prominente Gefangene von der Gestapo umgebracht, so u. a. der Theologe Dietrich Bonhoeffer, der Chef des Abwehrdienstes Admiral Canaris und Professor Haushofer. Die Russen konnten noch einen Teil der Gefangenen befreien, die in elendem Zustand aneinander gefesselt waren, so Dr. Helmuth Rhenius (1893–1979), der uns befreundete Mann der Freundin von Else Margot geb. Rollai du Rosey (gest. 1955), der Bankdirektor Dr. Friedrich Ernst, der spätere Bischof Dr. Lilje (führender Mann der B.K.) und Dr. Theodor Steltzer (1880–1967), den ich nach dem Krieg näher kennen lernte , ebenso wie die späteren Bundesminister Dr. Robert Lehr (1883–1965), der christliche Arbeiterführer Jakob Kaiser (1888–1961) und Dr. Hans Lukascheck (1885–1960). L. war nach seiner Flucht aus dem Osten zunächst Richter in Königstein; ich kannte ihn gut.

Es dauerte lange, bis das Geschehen am 20. Juli besser bekannt wurde; die Nachrichten über das Attentat und seine Folgen kamen nur langsam unter der Zensur ins Volk und schon die leiseste Kritik war lebensgefährlich. Die verstörte, unter Hunger und ständigem Schlafentzug und Angst durch die Fliegerangriffe bei Tag und Nacht lebende Bevölkerung war apathisch geworden. Die Reaktion der Truppe an der Front war scheinbar ähnlich, als in Appellen das gescheiterte »Verbrechen« vorgelesen wurde. In den Briefen an unsere Söhne im Feld erwähnten wir das Geschehen nicht. Abgesehen von der Briefzensur wollten wir bei ihnen möglichst keine Skrupel erwecken.

Der 20. Juli brachte eine erhebliche Stärkung der Macht Himmlers, der als Nachfolger von Fromm als Chef des Ersatzheeres den Deutschen Gruß und eine starke NS-Propaganda bei der Truppe einführte. Es erfolgte Ende August eine allgemeine große Verhaftungswelle, die »Gewitteraktion«, bei der etwa 5000 Personen vorübergehend verhaftet wurden, vor allem Angehörige der politischen Parteien von Weimar, so auch Konrad Adenauer. In Königstein wurden nur die 1933 als Stadtverordnete des Zentrums gewählten Personen verhaftet, keine Leute der Deutschen Volkspartei, keine Sozialdemokraten. Die Letzteren waren bei der Wahl als »Werktätige Bevölkerung«, bzw. als »Bürgerliste« angetreten.

Es dauerte jahrelang, bis das Ausland die Bedeutung des 20. Juli verstand. Der englische Staatsmann Anthony Eden fand kein Verhältnis dazu und hatte sich bei den frühen Verhandlungen mit deutschen Mittelsmännern in England ohne Verständnis gezeigt. Es nützte auch nichts, daß der führende Mann in England, Winston Churchill, von dem Heldenmut des 20. Juli sprach. Nach dem Krieg verhinderte die Zensur der Alliierten eine Verbreitung der Kenntnis über die Ereignisse und die Folgeerscheinungen des 20. Juli. Langsam wurde Weiteres bekannt. Der jüdische Journalist C. Royce, wiederholt mein Patient, konnte unter dem 20. Juli 1952 eine Sonderausgabe der Zeitschrift »Das Parlament« mit 32 Seiten über die versuchte Machtübernahme zusammenstellen. Langsam erschienen dann im Laufe der Jahre zahlreiche Monographien, und auch bedeutende deutsche Historiker wie Percy E. Schramm, Gerhard Ritter, Hans Rothfels sowie der nach Deutschland zurückgekehrte Carl Zuckmayer und 1981 E. Gerstenmaier in seinen vorzüglichen Erinnerungen schilderten das Geschehen. In dem Festvortrag in der Universität Frankfurt anläßlich des Rektoratswechsels 1963 nahm die Universität erstmals orientierend Stellung zu dem 20. Juli 1944. Die neue Wehrmacht hielt sich nach dem Krieg zunächst sehr zurück in ihrem Urteil über den 20. Juli. Ich hatte darüber ein längeres positives Gespräch mit dem damaligen Generalinspekteur der Bundeswehr General Ulrich de Maizière (geb. 1912), der mehrmals Patient unserer Klinik war. Inzwischen wird von allen Parteien immer wieder das Heldentum der Männer des 20. Juli betont. Die Erziehung in der deutschen Bundeswehr wird auch in diesem Geist durchgeführt, und auch zahlreiche Kasernen usw. tragen Namen der Verschwörer. Auch in den Schulen wird jetzt endlich, manchmal sehr bescheiden, auf dieses große geschichtliche Ereignis hingewiesen. Es gibt allerdings auch, vor allem ganz linksstehende Kreise, die den 20. Juli verschweigen möchten. Richard von Weizsäcker hat kürzlich das heutige allgemeine Urteil über den 20. Juli zusammengefaßt: Die Verschwörer wollten gegen alle Bedenken ein Zeichen unter Einsatz ihres Lebens setzen. Diejenigen Männer Deutschlands, die nach 1945 den geistigen und materiellen Aufbau begonnen haben, wiesen auf das Bild des Menschen hin, wie es unter den Ermordeten James H. von Moltke als Ziel gezeigt und Dietrich Bonhoeffer verwirklicht haben. Sie setzten bewußt ihr Leben ein, oft fühlend, daß sie äußerlich nichts mehr erreichen konnten, aber die deutsche Ehre sollte auch durch ihren Opfertod gerettet werden.Bei vielen der Verschworenen war nicht nur die vaterländische, sondern vor allem die religiöse Bindung entscheidend. Auch die Angehörigen der Ermordeten und die Überlebenden haben vorbildlich das Schwere getragen. Im Gegensatz zu vielen aus dem Exil in fremden Ländern Heimkehrende erhoben sie keine Forderungen und stellten sich schweigend und bescheiden dem Wiederaufbau zur Verfügung; bisweilen konvertierten sie zur katholischen Kirche.

Nach monatelangem erneuten Studium des Schrifttums über den 20. Juli, der einschlägigen Monographien und meiner persönlichen Aufzeichnungen und Briefe mit Opfern und Angehörigen kann ich nur von neuem erschüttert und bewundernd vor diesen deutschen Männern und Frauen meine Ausführung schließen mit den vielleicht zu pessimistischen Worten des großen Historikers Golo Mann (geb. 1906, Sohn von Thomas Mann): »Ob Land und Volk, denen sie sich opferten, diese Opfer noch verdienen, könnte man im Rückblick fragen. Sie nahmen noch den Begriff des Vaterlandes ernst, und einer ihrer Stärksten, Graf Stauffenberg, starb mit dem Ruf ›Es lebe das heilige Deutschland‹. Die Gleichgültigkeit der Nation vergaß die Toten. Indem sie den Versuch machten, den Sinn, die Kontinuität und die Ehre der deutschen Geschichte zu retten, was alles nicht mehr gerettet werden konnte, gehören auch sie einer abgeschlossenen Vergangenheit an und ist ihr Ruhm vor Gott viel höher als jener, den eine wohlmeinende Obrigkeit ihnen vor der Nachwelt zu fristen sich müht.« Meine Leser, insbesondere meine jugendlichen werden verstehen, warum ich in diesem Kapitel so ausführlich werden mußte.

Nach der Katastrophe von Stalingrad sahen alle Einsichtigen den Krieg als verloren an. Vorstehend wurde geschildert, wie durch sie immer wieder die Versuche verstärkt und beschleunigt wurden, leider vergebens, Hitler auszuschalten, der damals schon als geisteskranker Verbrecher entlarvt war, welcher das deutsche Volk mit sich in den Abgrund reißen wollte. Der ganze Südflügel der deutschen Ostfront und damit die ganze Ostfront erschien aufs schwerste bedrängt und damit die Vernichtung der deutschen Armeen bevorstehend. Noch ragte die deutsche Ostfront weit nach Osten in das Kaukasusgebiet und zur Ostukraine. Es gab aber offene oder durch deutsche Truppen kaum gedeckte Flanken. Die feindliche Überlegenheit war erdrückend.

Unser ältester Sohn Diether konnte inzwischen, da er zur Luftwaffe, zu der er sich gemeldet hatte, noch nicht eingezogen war, im Wintersemester 1941/42 in Frankfurt das Medizinstudium beginnen, wobei 3 Trimester Naturwissenschaften als ein Semester Medizin angerechnet wurden. Zum Wehrdienst am 25. März 1942 eingerückt, wurde er zunächst in Eger (Sudetenland) eingekleidet und 3 Tage später nach Rochefort (Südfrankreich) verlegt. Dort folgte die Rekrutenausbildung. Anfang Juli 1942 zur Sanitätstruppe gekommen, war er ebenfalls bei der Luftwaffe, südlich von Paris. Ab August 1942 bis Ende November folgte der Einsatz auf dem Flughafen Le Bourget bei Paris (überwiegend in der Schreibstube). Er hatte Schreibmaschinenschreiben gelernt, jedoch auch Injektionen, Blutabnahmen). Im Dezember 1942 wurde Diether nach dem östlichen Kriegsschauplatz versetzt und zwar nach dem damals heftig umkämpften Südabschnitt (Heeresgruppe A, Feldmarschall von Manstein). Er verbrachte die Fahrt im Güterzug bis Ende Januar 1943 bis in die Steppe südwestlich von Stalingrad. Auf dem Flugplatz von Salsk erlebte er, wie die Verwundeten von Stalingrad angeflogen wurden. Sie mußten in andere Maschinen umgeladen werden bei minus 20°. Die ersten schrecklichen Eindrücke von diesem Krieg! Da eine große Lücke an der südlichen Ostfront klaffte, mußte die Heeresgruppe A. schleunigst die Kaukasusfront räumen. Die Truppe Diethers wurde in Lastkraftwagen ab 18. Januar 1943 beschleunigt über Rostow nach Taganrok am Asowschen Meer verbracht. Im April 1943 kam er zu einem Luftwaffenfeldlazarett als Sanitätsgefreiter, dort zu Dr. Ulrich Ströder, Oberarzt der Medizinischen Universitätsklinik Frankfurt (Prof. Franz Volhard), der Diether in das Labor einarbeitete (Handzentrifuge für Urin, Blutbilder, Malariaausstriche usw.). Im April 1943 nach 5 Monaten erhielt er erstmals wieder Post von zuhause. Im Sommer Urlaub in Königstein. In den folgenden Monaten 1943 wieder im Südabschnitt (Nikolajew, Odessa, Uman). Der Kaukasus wurde bis Frühjahr 1944 gehalten. Deutsche Gegenoffensiven, die sogenannte »Sommeroffensive«, hatten 1943 nur vorübergehenden Erfolg. Der Kubanbrückenkopf mußte Oktober 1943 geräumt werden, und im November 1943 mußte Kiew aufgegeben werden. Die deutsche Mittelfront brach zusammen nach der Einnahme von Minsk (Juli 1944), nachdem durch die russische Eroberung von Stalino das wegen der Erze so wichtige Donezgebiet schon verloren war. Die Frühjahrsoffensive 1944 der Russen führte zur Einnahme von Odessa. Die Luftwaffensanitätstruppe, zu der Diether gehörte, führte 1943/44 einen »teils langsamen, teils schnellen« Rückzug bis in die Gegend von Lemberg durch. Dort im April 1944 Einsatz zur Versorgung von Verwundeten und Kranken, die aus einem freigekämpften Kessel herauskamen (zusammen mit Dr. Ströder und 3 weiteren Sanitätsdiensthabenden). Im Juni/Juli 1944 ruhigere Zeit in Krakau, nachdem Lemberg Ende Juli durch die Russen erobert worden war.

War schon seit dem Steckenbleiben der deutschen Offensive 1941 ein Rückzug der deutschen Truppen verständlicherweise zu erwarten, so erfolgte dieser mit durchaus vermeidbaren sehr großen Verlusten an Menschen und Material (Stalingrad u. a.), weil Hitler durch den Starrsinn und den Wahn, ein nie irrender großer Feldherr zu sein, alle Pläne der hohen Offiziere zu einem geordneten Rückzug vereitelte. Einmal weil er fixiert war an seinen Befehl, kein Stück Boden aufzugeben und zweitens durch sein bewußtes Stören jedes strategischen Geschehens. So entließ Hitler, allerdings unter Verleihung hoher Orden, um den Schein zu wahren, die hervorragenden Feldmarschälle von

Manstein und von Kleist ohne weitere Verwendung und ersetzte sie durch die wohl nicht unfähigen, aber stur-nationalsozialistischen Generäle Model und Schörner, die blind Hitlers Befehle zu erfüllen versuchten (Ende März 1944). Generalfeldmarschall Maximilian Reichsfreiherr von und zu Weichs a. d. Glon (1881–1954) war 1952, 1953 und 1954 mehrere Wochen in unserer klinischen Behandlung wegen eines schweren Herzleidens. Er war im letzten Weltkrieg einer der höchsten Führer im Osten. Er war ein hochangesehener militärischer Sachverständiger nicht nur wegen seiner Führungseigenschaften, sondern auch wegen seines charakterlichen und menschlichen Verhaltens Freund und Feind gegenüber hochgeschätzt. Bei Kriegsende kam v. W. aus russischer in amerikanische Gefangenschaft und wurde ohne Einleitung eines Strafverfahrens zu Professor Matthes, Medizinische Klinik Erlangen, verlegt. Im Krieg mit Rußland war v. W. zunächst Kommandeur des 13. Armeekorps, später Oberbefehlshaber der Gruppe B und im Winterfeldzug 1942/43 war er als Generalfeldmarschall lange Zeit Vertreter des Marschalls von Manstein. Mit v. W. und seiner Gattin habe ich mich wiederholt über wichtige politische Ereignisse unterhalten und wertvolle Eindrücke der Kriegsführung erhalten können. Der verehrungsvolle Feldmarschall ist einige Wochen nach seinem letzten Aufenthalt in unserer Klinik verstorben.

Weiter wurden durch den Rassenwahn, alle Juden und Angehörige »minderwertiger Völker« umzubringen, viele gesunde deutsche Männer der Truppe entzogen. Endlich wurde die Ostfront geschwächt durch die jetzt sich häufenden Niederlagen an allen anderen Fronten. Die in Nordafrika siegreiche Armee Rommels, die bis unweit Kairo vorgedrungen war, wurde im Oktober 1942 bei El Alamein schwer geschlagen; die deutschen Truppen in Tunesien mußten kapitulieren und britisch-amerikanische Verbände landeten in Nordafrika und im Juli 1943 auf Sizilien. Ebenso fanden seit Sommer 1943 fortlaufend feindliche Terrorluftangriffe auf deutsche Städte statt.

Nachts griffen vorwiegend Engländer, tagsüber Amerikaner an. Die meisten Großstädte waren schon Anfang 1944 in Schutt und Asche gelegt. Dresden wurde am 13./14. Februar 1945 durch amerikanische und britische Bomber in 3 Angriffen mit all seinen berühmten Kunstschätzen fast restlos zerstört (Opfer mindestens 60000 Menschen; viele davon schlesische Flüchtlinge). Noch 1945 wurden zum Teil auch baulich bedeutende Mittelstädte wie Paderborn, Hanau, Darmstadt, Pforzheim durch Luftangriffe zerstört und Menschen getötet.

Diether wurde Mitte Juli 1944 von Krakau aus versetzt nach Saalow bei Zossen (südlich Berlin). 6 Wochen Lehrgang, Ernennung zum Fahnenjunker-Unteroffizier. (Den 20. Juli 1944 dort im Lager mit erlebt, »Vereidigung auf den Führer« mit der Freiwilligen Feuerwehr!) Statt zum Studium wurde er Ende August 1944 nach Ostpreußen zu einem Fallschirmjägerregiment im Erdeinsatz versetzt. Dann 6 Wochen Grabenkampf bei relativ ruhiger Front in der Gegend von Ebenrode (östlich von Gumbinnen). Von dort Verlegung zum Einsatz in die Tilsiter Gegend. Dort wurden am 13. Oktober 1944 bei einem Einsatz 70% der Kompanie getötet oder verwundet. Der Rest, darunter Diether, wurden aus der Front herausgezogen. Im Oktober 1944 wurde bei einem Gegenstoß von den Russen zuvor besetztes Gebiet zurückerobert. Dabei Dutzende von Leichen deutscher Zivilisten aus Ostpreußen neben ihren Planwagen gesehen, die auf der Flucht von den Russen überrollt und dann erschossen und erschlagen worden waren. Im November/Dezember 1944 relativ ruhige Position in einem kleinen Lazarett. Weihnachten 1944 auf Urlaub in Königstein. Am 3. oder 4. Januar wieder Richtung Ostpreußen. Erneut Einsatz in der Gegend von Gumbinnen. Dort begann am 8. 1. 1945 die letzte Großoffensive 1945 der Russen. Flucht mit Pferd und Wagen, teils allein, teils mit Kameraden, immer wieder als Sanitätsdiensthabender kleinen Einheiten zugeteilt. Scharfschützen, Fliegerbomben, Granatwerfer heil überstanden. Am 20. März 1945 als Hilfsarzt zu den Resten der damaligen Einheit geschickt, die sich an der Autobahn Elbing-Königsberg in der Nähe von Groß-Hoppenbruch verschanzt hatten. Die Stellung befand sich in einem Wald, der etwas hügelig war. In Diethers Unterstand hatten etwa 4–5 Personen Platz. Jede Nacht kamen von hinten völlig unausgebildete Soldaten aller Dienstgrade (ehemalige aktive Flieger, Marine usw.), die oft am nächsten Tag schon fielen oder schwer verwundet wurden. Am 25. März 1945 erwischten Diether innerhalb von 10–15 Sekunden 2 Granatwerfereinschläge mit mehreren Splittern (rechte Hand, rechtes Knie, rechtes Fußgelenk, rechter Oberschenkel, Durchschuß durch die Zunge bis zur linken Karotis). Zu Fuß 3 km gelaufen. Dort bei einem inzwischen verlassenen Verbandsplatz völlig ausgeblutet von zwei Soldaten auf einen offenen Pkw. geworfen worden. Irgendwann im Laufe des Tages eine Infusion in einem Zelt bekommen. In der Nacht vom 25./26. mit einem Lastkahn nach Pillau tranportiert worden. Dort einige Tage ohne ärztliche Versorgung auf Stroh gelegen in einem Reihenhaus, alle Häuser waren voll mit Verwundeten. »Am 1. April dann soweit wiederhergestellt, daß ich zu Fuß auf ein Schiff gehen konnte (Handelsdampfer).« Auf diesem Schiff etwa 8000 Menschen, Zivilisten, verwundete Soldaten. Vor Hela einen Tag Halt. Von Danzig aus von den Russen beschossen worden. Die Reste des französischen SS-Bataillons fanden auf diesem Schiff Unterkunft. Fahrt durch die Ostsee. Am 8. 4. 1945 Ankunft in Kopenhagen. In einem normalen Personenzug sitzend Weiterfahrt über mehrere Tage. »In Eutin stieg ich aus, meldete mich bei dem Internisten im Lazarett, der mit Professor Pfleiderer bekannt war. Er nahm mich auf die Innere Abteilung auf. Wenige Tage später telefonierte er mit Pfleiderer, der mir ein Bett im Luftwaffenlazarett Westerland besorgte.« Fahrt nach Westerland am 18. oder 19. April 1945. Etwa 2 Wochen nach der Kapitulation waren die letzten Wunden verheilt. Dann in den Sanitätsdienst des Lazaretts übernommen (Schreibstube auf der Inneren). »Der

Stationsarzt war Oberarzt Dr. Große-Brockhoff, Med. Univers.-Klinik Bonn, mein späterer Chef.«

Die Alliierten drangen in Frankreich nach der Landung in der Normandie trotz verzweifelten Widerstandes der schwachen deutschen Kräfte rasch vorwärts. Am 15. August rückte de Gaulle mit französischen Truppen in Paris ein; der deutsche Stadtkommandant General D. von Choltitz (1894–1966) vereitelte Hitlers Befehl, die Stadt zu zerstören, indem er diese den Franzosen übergab, die das unversehrte Paris übernehmen konnten. Ende Oktober wurde das fast restlos zerstörte Aachen von den Amerikanern besetzt.

Durch die ungeheuren Kriegsverluste an Soldaten und in der Zivilbevölkerung konnte die kämpfende Truppe kaum noch von gesunden jungen Menschen ergänzt werden. Man zog überall Schwerkranke und Schwerbeschädigte ein, die größtenteils den militärischen Ausbildungsanforderungen nicht gewachsen waren. Die Ärzte der Ersatzbataillone wiesen auf Drängen der Ausbilder, die wußten, daß mit Kranken und Hilflosen kein Krieg zu führen ist, diese in die Lazarette ein und verstopften sie somit. Ich habe dieses Geschehen wiederholt im Winter 1944/45 erlebt. Das Oberkommando des Ersatzheeres schuf neue Musterungskommissionen, »Heldengreifkommandos«. Die Ärzte bestanden aus je einem Internisten und einem Chirurgen und mußten nicht zu ihrem Wehrkreis gehörende Lazarette kontrollieren. Die Königstein überprüfenden Herren fühlten sich fremd am Platz und wollten meine Lungen- und Herzschüsse nicht sehen (davon verstünden sie nichts). Mit den Nervenärzten bekamen sie bald Differenzen; dem plötzlich erscheinenden Wehrkreis-Generalstabsarzt Dr. Remus warfen sie vor, seine Nervenärzte seien überaltert und dadurch schlapp und unfähig. Darauf Remus nur: »Die jungen Ärzte meines Wehrkreises sind alle an der Front!« Und die Kommission zog ohne Erfolg ab.

Wir waren bekümmert, daß die Alliierten im Westen Ende Oktober wohl wegen des bevorstehenden Winters ihr siegreiches Vorgehen stoppten, zumal die Deutschen nur wenig Widerstand geleistet hätten. Aber als die große russische Januaroffensive (Beginn 12. Januar 1945) auf breiter Front von den Karpaten bis zur Memel ausbrach, ahnten wir nichts Gutes; wir waren restlos geschockt. Noch nie während des ganzen Krieges waren wir so besorgt um Deutschland, um die Deutschen allgemein, und immer stärker wurde die Furcht vor den Russen, die sich mehr als berechtigt erweisen sollte. Die drei Söhne wußten wir in größter Gefahr (auch Eberhard war jetzt seit Herbst 1944 im Osten). Ich erinnere mich noch lebhaft an den Geburtstag von Ingrid, den sie am 15. Januar 1945 mit uns Eltern und den beiden kleinen Geschwistern feiern wollte; wir waren wie gelähmt und verstört.

Die Russen setzten den Vormarsch fort. Ende Januar erreichten sie die Oder und im Februar 1945 war durch den russischen Vormarsch durch Hinterpommern Ostdeutschland vom Reich abgeschnitten.

Im Dezember hatte Hitler, wieder gegen den Willen seiner Generäle, den Befehl gegeben, durch eine große Offensive durch die Ardennen bis Antwerpen vorzudringen. Das Ergebnis war, daß im Westen die deutschen Truppen, bald geschlagen, sich nur mit Mühe der drohenden Umklammerung durch die Truppen der Generäle Montgomery und Patton entziehen konnten. Die Gesamtverluste der Deutschen dieses Unternehmens betrugen etwa 100 000 Mann. Hier fielen auch zwei Söhne meiner Base Emmi Alpers, geb. Braun-Leclercq. Im Februar 1944 fiel (oder suchte den Tod) bei Budapest Professor Dr. med. H. Holfelder, ein hochangesehener Röntgenologe. Er war seinerzeit mein Mitassistent an der Frankfurter Universität, ein bescheidener, stiller und verschlossener Mann von großer wissenschaftlicher und ärztlicher Begabung. Seine Frau hatte als Schwester etwa 2 Jahre mit mir im Hirnverletzten-Lazarett unter Goldstein klug und selbstlos mitgearbeitet. Uns allen war es unverständlich, daß H. 1933 sich restlos dem Nationalsozialismus verschrieb und sich nicht als Arzt, sondern als SS-Offizier zur Front meldete.

Über die Entwicklung unserer Kinder habe ich wiederholt berichtet. Siegfried mußte noch die ganze Schwere des Krieges durchmachen und wir mußten ihn in den letzten Tagen des Krieges hergeben. Die Todesnachricht erhielten wir nach langem Bangen erst am 1. September 1945. Geboren an einem sonnigen ersten Weihnachtstag (25. 12. 1925) in Königstein (Zimmer 43), wo wir einen kurzen Feiertagsurlaub verbrachten, durfte er eine schöne Jugend unter seinen Geschwistern verleben. Er litt allerdings wiederholt an schweren Anginen, die er erst im Rußlandkrieg bzw. nach einer Gaumenmandel-Operation in Frankfurt durch meinen verehrten ersten klinischen Chef Professor Otto Voss (vgl. S. 90) im Juli 1943 verlor. Das stärkere Stottern seiner Kinderjahre (vgl. S. 106) wurde im Laufe der Jahre immer schwächer. Meine Frau entdeckte frühzeitig seine überdurchschnittliche musikalische Begabung, und er erhielt schon mit 7 Jahren Geigenunterricht durch einen jungen begabten Sänger (Hans Heinrich Hagen, 1907–1978), der für Siegfried nicht nur ein hervorragender Lehrer, Freund und menschliches Vorbild wurde, sondern der auch der ganzen Familie bald nahe stand bis zu seinem Tode. Hagen, Sohn eines bekannten Frankfurter Tenors, war Humanist und verfügte über eine umfassende Allgemeinbildung, er war gewinnend und ausstrahlend. Er hatte trotz seiner hohen Gaben ein schweres Leben. Seine erste Ehe mit einer hochbegabten Koloratursängerin scheiterte, da diese immer introvertierter wurde und endlich konvertierte. Seine zweite Frau, Tochter des berühmten Pianisten Hoehn, starb frühzeitig an Leukämie. Hagen war zuletzt Lehrer mit Professorentitel am Freiburger Konservatorium. Siegfried selbst hat in seiner Schilderung der letzten Lebensjahre meiner Mutter (vgl. S. 168/69) seine Jugendzeit enthusiastisch festgehalten. In seinen vielen vorhandenen Briefen schildert er anschaulich seine freudigen und begeisternden

Erlebnisse wie auch das Grauen des Krieges, das Entsetzen und den Tod der Kameraden. Diese Briefe sind ein hohes Lied von dem Ethos des Frontsoldaten. Siegfried wurde sehr von seinem Elternhaus geprägt und gern ließ er sich prägen. Er hing sehr an seinen Eltern und seinen Geschwistern. Sein Verhältnis zu dem größeren Bruder Diethard war stets ein ungestörtes, sehr nahes. Beide litten sehr darunter, daß sie sich seit Siegfrieds Einrücken (17. X. 1942) nicht mehr sehen konnten, obwohl sie Winter 1942/43 in Frankreich nicht weit voneinander waren und wahrscheinlich beide schwerverwundet noch in Ostpreußen gleichzeitig im selben Ort lagen. Auch seinen kleinen Geschwistern schrieb er entzückende Briefe aus dem Felde, ebenso wie dem Opa Amelung, der ihm die Taunus-Zeitung sandte. Das Abitur machte er auf dem Realgymnasium in Oberursel, wohin er die letzten Jahre mit dem Fahrrad fuhr (leere Landstraßen durch den Krieg). Das aufgeschlossene, zutrauliche Wesen seiner Kindheit, bei manchmal vornehmer Zurückhaltung und kritischem Distanzhalten hat er bis zuletzt bewahrt. Sein starkes Pflichtgefühl beherrschte ihn auch bei der Truppe. Er kannte für sich in der Ausbildung keine Schonung. Dem Nationalsozialismus gegenüber behielt er seine kritische Einstellung; den Krieg betrachtete er als »grauenhaft«, »wahnwitzig«. Aber sein Pflichtgefühl, die Verbundenheit mit seinen Kameraden, sein Glaube führten ihn seinen Weg. Er hat nicht einfach den christlichen Glauben des Elternhauses übernommen, die Kunde von Gott und der Ewigkeit; er hat um die Gewißheit des Glaubens immer wieder gerungen, wie sein selbstgewählter Konfirmationsspruch sagte »Kämpfe den guten Kampf des Glaubens«. Bei aller Strenge der Lebensführung, die er von sich schon früh gefordert hatte und die dann von dem noch knabenhaften Jüngling durch den Krieg verlangt wurde, liebte er auch die schönen Seiten des Lebens. Immer wieder erfreute er sich auch als Soldat an den häufigen musikalischen Darbietungen, die ihm geboten wurden, die er auch aussuchte und organisierte. Er liebte gute deutsche Literatur; verschlang aber auch zur Erholung einen »Krimi« oder einen »Schmöker«. Von Frankreich aus schrieb er mir über die Lektüre des »Abenteuerliches Herz« von Ernst Jünger, eines metaphysischen, hintergründigen, bisweilen dämonischen Werkes, von großer Sprachgewalt, tief beeindruckt. Im letzten Urlaub las er K. Kluge »Der Herr Kortüm«. Das Buch ist weit mehr als ein heiterer Roman, ausgezeichnet von besonderer Innerlichkeit.

Das in den Ferien in Osnabrück (bei den Großeltern Rolffs) begonnene Reiten erfreute ihn im Kriege. Wie genoß er in der Erinnerung in den Briefen an uns aus dem Felde die Feiertage zu Hause mit den Familienkonzerten, dem gemütlichen Familientreffen und den Wanderungen im Taunus, bei Osnabrück und den Ferien, an der Nordsee. Bei aller Fröhlichkeit lehnte er das Rauchen und alkoholische Exzesse als Narkotikum ab. In seinem Tagebuch über das Jahr 1942 (Arbeitsdienst, militärische Ausbildung) schreibt er: »Es war ein schönes Jahr, wenn auch nicht immer leicht. Aber das Häßliche vergißt man schnell und das Schöne bleibt im Gedächtnis«. Doch schon im März 1943 macht er sich große Sorgen um das deutsche Schicksal und im Juni 1943 rechnete er mit der Invasion der Alliierten in Frankreich. Nachdem er den Offizierslehrgang beendet und Gefreiter war, kam er über Mühlhausen/Thüringen an die Ostfront (Mittelabschnitt). Er erhielt bald wegen eines Sturmangriffs bei Baranicha als V.B-Funker des A. R. 129 das Kampf-Sturmabzeichen.

Seine fast gleichaltrige Mitschülerin Helga Sternkopf aus Duisburg, die in Oberursel lebte, wurde seine Vertraute, mit der er in den letzten Schulferien und bis zu seinem Tode in ständiger naher Verbindung stand. Helga hat einige Jahre nach dem Kriege geheiratet und ist 1978 bei einem Autounfall gestorben. Ihre Familie hatte uns Siegfrieds Kriegsbriefe zur Einsicht überlassen. Er war stets ein guter Kamerad, feine, sensible, blonde Mädchen zogen ihn an; seine Schwestern liebten ihn zärtlich.

Auszüge aus Briefen: »Ich weiß wie schwer es ist, über den

Verlust eines lieben Menschen hinwegzukommen. Man überlegt sich stundenlang, warum gerade er es sein mußte, der das letzte Opfer bringen mußte. Aber diese Frage kann man nicht beantworten, denn die Wege des Allmächtigen sind unerforschlich. Es hat keinen Sinn, mit dem Schicksal zu hadern, wenn in jedes Menschen Seele die Neigung dazu auch besteht. Es wird heute viel von dem Soldatentode als der höchsten Erfüllung des männlichen Lebens gesprochen und geschrieben. Daran ist sehr viel Wahres. Das Opfer für den Kameraden, der neben uns kämpft und leidet, für die Verwandten und Freunde in der Heimat, letzten Endes für Heimat und Vaterland, ist unendlich groß und schwer. Ob dieser Tod schön ist, wie man heute oft sagt, ich weiß es nicht. Denn letzten Endes liebt doch jeder Mensch sein Leben, und es zu opfern wird nicht leicht sein. Wir müssen dieses Opfer hinnehmen, denn ein Wehren gegen das Schicksal gibt es nicht. Ernst ist der 3. Kamerad aus meiner Klasse, der sein Leben hergegeben hat. Es ist mir kaum möglich, mir vorzustellen, daß sie tot sein sollen, mit denen ich vor einem Jahr noch auf der Schulbank saß. Es werden wohl nicht die einzigen bleiben. 5. 11. 1943: Meine Gedanken gehen bestimmt nach Hause zu all dem, was einem in der Zeit der Abwesenheit von Zuhause noch viel lieber geworden ist als in der Zeit, da man sich noch dort tummelte. Erst jetzt hat man fühlen gelernt, wie gut man es die ganzen Jahre hindurch gehabt hat. Ich muß ehrlich sagen, meine Geschwister und ich haben eine so sorglose Jugend gehabt, wie man sie sich nur wünschen kann, ja, vielleicht haben wir es sogar zu gut gehabt, denn ich mußte mich sehr umstellen, als plötzlich niemand mehr da war, der mir alle Hindernisse aus dem Weg räumte. 23. 3. 1944: Während des Heimaturlaubes Schilderung des schwersten Fliegerangriffs auf Frankfurt am 22./23. 3. 1944: Ich habe übrigens gestern noch allerhand erlebt. Ich war schon 18.15 Uhr am Bahnhof in Ems und mußte dort, da der Zug Verspätung hatte, bis 19.15 Uhr warten. Der Frankfurter Zug war in Limburg bereits weg, und da keine andere Verbindung bestand, entschloß ich mich, die 45 km mit dem Rad zu fahren. Die ersten 25 km ging es sehr gut, dann kam ich in den Fliegerangriff hinein. Es war ein grausiges Schauspiel, was sich, immer weiterfahrend, mir bot. Der Himmel war bald glutrot von den Bränden in Frankfurt, der Horizont erhellt von den Abschüssen der Flak, den Markierungsleuchtkugeln der Angreifer und den Strahlenbündeln der Scheinwerfer. Die Leute, die auf den Dörfern auf der Straße standen, starrten mir immer nach wie einem Gespenst, wenn ich ohne Licht an ihnen vorbeifuhr. Die letzten 15 km waren sehr schwer, da ich viel schieben mußte und die Straßen völlig vereist waren. Punkt 24 Uhr war ich zu Hause, wo sich meine Eltern schon große Sorgen gemacht hatten. Frankfurt ist wieder schwer getroffen, Einzelheiten sind aber noch nicht bekannt. Bald wird wohl nicht mehr viel übrig sein. 11. 4. 1944: Ich persönlich kann die zwei Jahre, die ich jetzt eingezogen bin nur als Positivum betrachten. Ich habe ein ganz anderes Gefühl der Selbstsicherheit und Selbständigkeit gewonnen, als das bei einer ruhigen Studentenzeit möglich gewesen wäre. – Ich werde mich auch in keiner Hinsicht irgendwie schonen; ich denke nicht wie so viele: Was hat es für einen Sinn, jetzt 5 Min. vor Schluß noch den Kopf hinzuhalten! Ich genieße mein Leben hier noch tüchtig, aber mit dem Moment, wo ich wieder vorne bin, ist das zu Ende, tritt alles persönliche wieder vollkommen in den Hintergrund. 10. 8. 1944: Am Nachmittag mußte ich mit ansehen, wie einer unserer besten Fernsprecher starb, ohne ihm helfen zu können. Es war einer von den ganz Alten, seit Kriegsbeginn in Fronteinsatz und hatte bis jetzt nie etwas abbekommen. Gegen Abend haben wir ihn auf einem kleinen Heldenfriedhof aus dem Ersten Weltkrieg, der hier im Dorf ist, beigesetzt. Ich habe einige Worte gesprochen in Vertretung des Chefs. Ein solches Erlebnis, wenn es für uns auch nicht neu und eine sich immer wiederholende Tatsache ist, wühlt einen doch immer wieder auf. Aber es ist heilsam. Man lernt erkennen, wie wenig wir Menschen gegen unser Schicksal ankommen können, und daß unser Leben nur ein kleines Steinchen in dem großen

Mosaik ist, aus dem Gott die Welt baut. Weißt Du, früher habe ich von der Erziehung meiner Eltern nicht viel verstanden, weil ich sie nicht verstand. Heute bin ich dankbar dafür. So bin ich nicht haltlos wie die Vielen, die jeglichen Glauben verloren haben.«

Siegfried verbrachte seinen letzten Urlaub bei uns vom 15. November bis 9. Dezember. Ungetrübte Tage (voll Angst vor der Zukunft). Er hatte, wie er schrieb: »Montagnachmittag mit Frau Graef und Mutti noch einmal wunderschön musiziert«. Ihn beschäftigten Zukunftspläne. Man hatte ihm nahegelegt, aktiver Offizier zu werden. Er wollte aber Arzt werden.

21. 12. 1944: Morgen mittag werde ich nach vorne gehen, um den bisherigen Unteroffizier abzulösen. So wird Weihnachten, vorausgesetzt, daß der Russe ruhig bleibt, für mich wohl sehr still werden. Es ist natürlich nicht sehr schön, daß ich gerade jetzt ablösen muß, denn so kann ich am Heiligen Abend nicht einmal mein Weihnachtspäckchen aufmachen. Andererseits wird es in der Batterie natürlich einen großen Eindruck machen, wenn am Fest nicht irgendein Unteroffizier, sondern ich selbst V. B. mache. Da wir auch für die Weihnachtstage eine Überraschung unangenehmer Art vom Russen erwarten, ist es schon besser, wenn ich vorne bin. 28. 12. 44 (Gerade 20 Jahre geworden): Mir würde es sehr sehr leid tun, wenn ich für immer von der Batterie weg müßte, denn ich verstehe mich mit allen so gut, und vor allem liegt mir ein Krieg, der 20 km vom scharfen Schuß mehr oder weniger am grünen Tisch gemacht wird, überhaupt nicht. Dazu bin ich viel zu jung und zu gerne vorne.« (Vom Oberst erfuhr ich nach dem Krieg, daß er Siegfried wegen seiner Fähigkeiten beim zurückliegenden Regimentsstab einsetzen wollte).

Siegfrieds letzte Briefe waren, so weit sie uns erreichten, im Januar 1945 abgesandt. Spätere haben uns nicht erreicht oder sind durch die schweren Kämpfe nicht mehr geschrieben worden. Von Diether war der letzte Brief unter dem 31. 1. 1945 geschrieben.

»Gott hat mich bis jetzt gnädig behütet. Heute bin ich hier in Braunsberg angekommen. Zu Fuß und mit dem Pferdewagen habe ich mich bis hierher durchgeschlagen. Ein unbeschreibliches Bild des Elends, der Not und der Verzweiflung bietet sich auf den Landstraßen dar. Unendliche Flüchtlingstrecks, vor Kälte sterbende Kinder und Säuglinge, alte Leute zu Fuß in mangelhafter Kleidung, und immer wird noch kein Ende gemacht. Unser Battl. ist aufgerieben, der Oberarzt wird seit 3 Tagen vermißt, wahrscheinlich mit dem Krad auf eine Mine gelaufen. Auch mein Kollege, der Apothekerssohn aus Wörrishofen, ist bis jetzt noch verschollen. Wo wird Siegfried sein? Auf russischer Seite kämpfen sehr viele Deutsche. Uns, die wir bisher verschont blieben, wird wohl auch noch der Weg in die Gefangenschaft blühen. Was aus uns wird in den nächsten Tagen ist ungewiß. Hoffentlich finde ich einen Weg, den Brief zu Euch gelangen zu lassen.«

Eberhard besuchte nach Beendigung der Königsteiner Schulen das Goethe-Gymnasium in Frankfurt (ehemaliges Reform-Humanistisches Gymnasium, durch die Nazis ohne Griechisch). Februar 1943 wurde er (16½ Jahre alt) als Luftwaffenhelfer nach Frankfurt-Schwanheim eingezogen und bei der Flak eingesetzt; es gab viermal wöchentlich reduzierten Unterricht durch die Lehrer des Gymnasiums (Deutsch, Englisch, Geschichte, Mathematik, Physik). Die Zeit verlief anfangs ruhig, bis Anfang Oktober schwere Angriffe mit zunehmenden Zerstörungen einsetzten, die einen fast ständigen Dienst bedingten. (Am 22. 3. 1943 der schwerste Angriff – Terrorangriff auf Frankfurt mit Verlagerung von Lazaretten, Krankenanstalten nach außerhalb. Die Kinderklinik kam z. B. mit Professor de Rudder in das Krankenhaus Königstein). Durch die Einberufung der Luftwaffenhelfer am 17. 2. 1944 zum Arbeitsdienst (RAD) fand der Flakdienst ein Ende und Eberhard kam nach Schlesien, mit Notabitur. Ausbildung in Fürstenellgut an der polnischen Grenze nordöstlich von Breslau. Im April ins Erzgebirge verlegt. Entlassung Ende April nach Frankfurt. Die Fahrt dauerte 3 Tage. Bei häufigen Störungen durch Fliegerangriffe studierte Eberhard in Frankfurt Philosophie, Germanistik und Geschichte, darunter bei bedeutenden Gelehrten wie Matthias Gelzer und Walter Platzhoff. Die Universität war in diesem Sommersemester 1944 noch auffallend intakt. Es studierten Frauen, Verwundete und auf Einberufung wartende Soldaten. »Ich verdankte dieses Semester der Tatsache, daß ich mich freiwillig zur Luftwaffe gemeldet hatte, dort aber die Ausbildungsstätten alle überfüllt bzw. ausgebombt waren und die Personalpapiere verloren gingen. Nach letztem Abtestat kam der Einberufungsbefehl und am 11. 8. abends fuhr ich nach Oschatz in Sachsen, dann als Luftwaffensoldat nach Rahmel in Westpreußen. Eine unvergeßliche Fahrt durch Westpreußen, am frühen Morgen sahen wir von ferne die Silhouette von Danzig. Hier Ausbildung bis Dezember.« Vorübergehend war es fraglich, ob Eberhard wegen seiner Kurzsichtigkeit bei der Luftwaffe bliebe, aber im Januar Versetzung auf die Luftkriegesschule Fürstenwalde bis Januar 1945 und anschließend Dienst in Weiden-Oberpfalz. Ende Februar Versetzung nach Stendal, unterwegs hochakuter Infekt, über Lazarette Verlegung nach Königstein, zunächst Hauptlazarett. Nach Besetzung Königsteins durch amerikanische Truppen wurde Eberhard am 30. Mai 1945 zur Entlassung in amerikanische Lager in einer wahnwitzigen Fahrt gebracht und am 3. Juni wurde er endgültig, mit allen Papieren versehen, aus der Kriegsgefangenschaft entlassen. Die dringend notwendige Operation (Tonsillectomie) wurde am 12. September 1945 vorgenommen.

Inzwischen war Siegfried, ohne daß wir bis zum 1. September 1945 Nachricht hatten, am 25. 5. 1945, 16.20 Uhr (Sommerzeit) im Marinelazarett Eckernförde verstorben. Aus seinem geretteten, aber kaum lesbaren Tagebuch, das er bis zum 29. April geführt hat, ging hervor, daß er am 30. April oder am 1. Mai 1945 bei Kahlberg an der Nehrung bei den Rückzugsgefechten auf der Insel Hela durch Splitter einer geplatzten Granate verwundet wurde. Ärztlicher Bericht vom 23. 10. Eckernförde:

»Bei der Aufnahme im hiesigen Lazarett am 11. 5. 1945 war der Patient bei vollem Bewußtsein und den Umständen angemessen in gutem Allgemeinzustand. Multiple Verletzungen: Einen Stecksplitter im Schädel, der auf der seitlichen Aufnahme etwa 5 cm oberhalb der Sella turcica und auf der A.P.-Aufnahme in der Mitte des Schädels, 5 cm oberhalb der Stirnhöhlen gelegen war. Außerdem hatte er je einen Granatsplitter in der rechten Brust, linken Oberarm und Oberschenkel und einen Durchschuß der linken Hand. Am 19. 5. 1945 begann sich das Befinden des Patienten zu verschlechtern. Es traten Temperaturen auf, der Patient war zeitweilig nicht bei klarem Bewußtsein und zeigte Symptome von Hirndruck. Im Verein mit der Beobachtung, daß sich aus der Kopfwunde etwas Eiter entleerte, mußte angenommen werden, daß sich innerhalb des Hirnschußkanals ein Frühabszeß gebildet hatte. Die Operation ergab nach Freilegung des Knochens um die Schußwunde und der Dura eine Abszeßhöhle mit Stecksplitter. Nach der Operation klang das Fieber nicht ab, trotz intravenöser Sulfonamidbehandlung. Es traten epileptiforme Krampfanfälle auf und zeitweise Verwirrtheitszustände bis zu einer allgemeinen Hirnhautentzündung.« Die Beisetzung erfolgte im Einzelgrab (allerdings nicht in einem Sarg, sondern in Tüchern) auf dem alten Friedhof Eckernförde. Der Bettnachbar von Siegfried berichtete uns schriftlich und später mündlich: »Er hatte um den Kopf einen leichten Verband. Einem Leutnant, der aus Kurland ohne Rock gekommen war, hatte er von sich heraus mehrmals seinen Rock zum Anziehen angeboten. Er brachte zum Ausdruck, daß er froh war, dem Russen noch entwischt zu sein. Er erzählte mir dann auch, daß er auf der Nehrung verwundet wurde. Die russische Artillerie schoß vom Festland zur Nehrung hinüber. Mit einem Transport über die Ostsee kam er dann nach Kiel und von dort ging es weiter nach Eckernförde. Als man Siegfried zur Operation forttragen wollte, hatten die Träger die Brille im Bett liegen gelassen. Er ließ halten und erst seine Brille vom Bett aufnehmen. Von seinen persönlichen Verhältnissen hat er wenig gesprochen. Er sagte nur wie jung er noch sei, daß er Medizinstudent und sein Vater Arzt sei und im Taunus eine Klinik hätte.« Sein Regimentskommandeur Univers.-Professor Twele, Karlsruhe, berichtete uns (8. Dezember 1945): »Wie sehr ich Ihren Sohn geschätzt habe, mögen Sie daraus ersehen, daß ich ihn zu mir in den Stab geholt habe als einen der jüngsten meiner etwa 80 Herren. Seine stets gleichmäßig freundliche und doch bestimmte Art, sein großer Fleiß, seine stete Einsatzbereitschaft neben seinem großen Takt im Verkehr mit Vorgesetzten und Untergebenen, machte ihn mir zu einem lieben, hochgeschätzten Mitarbeiter. Wir haben sehr viel schwere Stunden miteinander erlebt und nie habe ich ihn anders gesehen als immer seiner selbst sicher, auch in den schwierigsten und aussichtslosesten Lagen. Als ich ihn abgeben mußte, habe ich sehr um ihn gekämpft, um ihn bei mir behalten zu können und für meine neue Verwendung mitzunehnen. Leider gelangen alle Bemühungen daneben, wegen seines so jugendlichen Alters. Er hat mir oft von zu Hause erzählt und sah in mir wohl nicht nur den Vorgesetzten, und so ist es für mich ein Trost, zu wissen, daß er sich bei mir und in enger Zusammenarbeit mit mir wohl gefühlt hat.«

Nach der Aufgabe von Paris durch die Deutschen, dem Durchbruch der deutschen Front durch amerikanische Truppen bei Avranches und der Eroberung von Aachen, erwarteten wir hier im Westen einen schnellen Vorstoß der Alliierten. Aber der weitere Winterfeldzug nach Deutschland kam grundlos, so schien uns, an der deutschen Reichsgrenze zum Stocken, nur für die alliierten Terrorluftangriffe gab es keine Pause. Auch nach Scheitern der deutschen Ardennenoffensive drangen Amerikaner und Engländer zunächst in ihrer Vorsicht nicht weiter vor. Im Osten rückten mit Beginn der Januaroffensive dagegen die Russen unaufhaltsam vor, erreichten die Oder und schlossen Königsberg ein. Die Verzweiflung der immer mehr die Wahrheit erkennenden deutschen Bevölkerung wurde immer größer. Die Naziparolen, die die Pläne der Alliierten vergröbert und entstellt unter der Bevölkerung verbreiten ließen, um in ihr noch Kampfwillen zu entzünden, erzeugten nur noch größere Unruhe. Die Beschlüsse auf den Konferenzen von Casablanca, Quebec, Teheran, Jalta erschienen zunächst die »Forderung nach bedingungsloser Kapitulation« zu enthalten, bargen aber in sich Pläne der Zurückstufung Deutschlands zum reinen Agrarstaat mit Vernichtung des Ruhrgebietes (sog. Morgenthau-Plan) und erhebliche deutsche Gebietsverluste im Osten. Polen sollte das bis 1918 russische Ostpolen abgeben, dafür deutsche Gebiete bis zur Oder-Neiße-Linie erhalten. Churchill zur polnischen Exilregierung, die diesen Plan ablehnte: »Für Sümpfe erhaltet ihr blühende deutsche Städte.« Hitler scheint bis in den März, auch im Vertrauen auf die »Wunderwaffe« noch an einen Erfolg geglaubt zu haben. Noch im Januar 1945 im Lazarett erhoffte ein an sich hochbegabter Insasse den alsbaldigen Sieg durch die V-Waffen. In Wirklichkeit waren die Experten, insbesondere A. Speer (geb. 1905, Erinnerungen 1969) der Günstling und geheime Gegner Hitlers überzeugt, daß auch ein wirkungsvollerer Ausbau der Pläne des damals 27jährigen Wernher von Braun, die von ihm konstruierte Rakete (V_2) niemals im Kriege entscheidend und ihr Ausbau noch viele Jahre dauern würde. Reichsminister Albert Speer war unter Lebensgefahr die letzten Monate des Krieges unterwegs durch Deutschland, um Hitlers »Nero-Befehl«: Vernichtung aller Versorgungsanlagen (Gas-Elektrizitätswerke und Produktionswerke) zu vereiteln. Bekanntlich wurde W. von Braun mit seiner Forschungsgruppe 1945 von den Amerikanern nach den USA verbracht; er war führend bei der Schöpfung der Weltraumfahrt. Ende Februar 1945 rückten die Amerikaner bei Köln weiter und alsbald überschritten sie bei Remagen den Rhein; Deutsche, die Brückensprengungen usw. vereitelten, wurden z. T. von SS-Standgerichten umgebracht. Die deutschen Truppen konnten nicht widerstehen, weil sie keine Reserven mehr hatten. In unsere Lazarette in Königstein brachten jetzt häufiger Lazarettzüge direkt Verwundete und Kranke von der Front. Die Alarme mit Voralarmen vermehrten sich fast täglich. (Meine Notizen für Königstein: März 1945: 15. 3. Fast ganztägig Alarm. 16. 3. desgleichen, 9.15 Tieffliegerbeschuß: Kleinbahn getroffen, 3 Personen verletzt. 17. 3.: Voralarm fast den ganzen Tag. 16 Uhr Seilerbahnweg beschossen. Bis zur Besetzung ähnliche Zahlen täglich.) Weitere Beschießungen des Königsteiner Bähnle, des Taunusheims mit schweren Schäden an Nachbarhäusern, und einzelner Straßen. Auch der Feldbergturm wurde zerstört. Am 2. Februar 1945 war auch bei einem Terrorangriff auf Wiesbaden, der dort in der Innenstadt erheblichen Schaden anrichtete und viele Menschen tötete, Königstein getroffen worden (Alarm von 23.30 bis 0.50 und Angriff von 23.45 bis 0.15); am Ölmühlweg die Pensionen Quisisana (im vorigen Jahrhundert von Frau Bertha von der Hagen gegründet und dann im Besitz der Familien Georg und Hees) und »Alleehaus« (Familien Strack und Thoma) wurden zerstört. Obwohl Königstein mit 2500 Lazarettbetten schon lange zur Lazarettstadt erklärt war, hatte sich hier ein Fliegerstab auf dem Rückzug niedergelassen; ein Offizier mit 11 Mann, sowie das Töchterchen des Hausbesitzers kamen um. Glücklicherweise lag in Königstein hoher Schnee; durch den Wind fielen mehrere Bomben nordöstlich von Königstein in die Wiesen. An unserer Klinik entstand mäßiger Sachschaden. Um diese Zeit hatte der stellvertretende Oberkommandierte des deutschen Sanitätswesens, Generaloberstabsarzt Haubenreiser, sein Quartier in Königstein aufgeschlagen; er erreichte alsbald, daß unsere Lazarettstadt von rein militärischen Einrichtungen nicht belegt wurde. Dem liebenswürdigen Herrn, der mir einen nachbarlichen Besuch abgestattet hatte, konnte ich später danken durch die Aufnahme seiner alten kranken Eltern in unserer Klinik. Am 23. März kam es unter uns Lazarettärzten zu einem heftigen Streitgespräch. Der Chefarzt hatte am Abend alle Ärzte (= Sanitätsoffiziere) der Lazarette des Standortes zu einer Besprechung befohlen. Er teilte mit, daß alle Lazarettkranke und -verwundete sofort nach Thüringen zu verlegen seien, die irgendwie transportfähig wären. Der mit mir seit Jahren befreundete Augenarzt Dr. E. Grafe, der seine Abteilung in Königstein hatte, und ich wiesen energisch darauf hin, daß die uns anvertrauten Soldaten, die größtenteils zu Fuß (!) in Marsch gesetzt werden sollten, bei Durchführung dieses sinnlosen Befehls in große Gefahr geraten könnten. Wir konnten erreichen, daß von den meisten Kollegen hier in Königstein der Befehl sabotiert wurde. Diese Verlegungen sollten sich noch zu einer Tragikomödie entwickeln. Daß wir zu offenem Ungehorsam aufforderten, war uns nicht klar. Die Ereignisse überstürzten sich jetzt. Am 19. März wurde im Terrorangriff zwischen 4.30 und 5.15 Uhr die französisch-wallonische Kirche meines Großpapas J. B. F. Leclercq zerstört; mit ihr sank fast ganz Hanau in Trümmer. Am 24. 3. überschritten die Amerikaner den Rhein bei Oppenheim. Der Gauleiter, der dann mit Frau Selbstmord verübte, gab am 24. 3. den Befehl, die Bevölkerung habe sofort Frankfurt und den Main-Taunuskreis zu verlassen. Die höheren Parteifunktionäre verließen Frankfurt am 26., die Königsteiner am 27. Der Volkssturm sollte auch an diesem Tage hier zum ersten Mal antreten; zum Appell erschien aber niemand. Unsere Ingrid (16 Jahre alt) sollte sich am nächsten Tag zum Abmarsch in Homburg melden, natürlich erschien sie nicht. Leider sind vielerorts Volkssturm und Jugendverbände angetreten und sind noch in Kämpfe verwickelt worden mit schweren Verlusten. Verständige, die diese Ausmärsche verhindern wollten, wurden noch aufgehängt. Selbst auf unserem Hof ereignete sich, daß einem Offizier, der einem verführten »Hitlerpimpf« eine Handgranate wegnehmen wollte, eine Hand von dem explodierendem Geschoß abgerissen wurde und er vor meinen Augen verblutete. Am 28. 3. war die Spannung aufs höchste gestiegen. Seit Tagen setzten längere Zeit Strom und Gas aus. Wie uns bekannt wurde, waren noch schwere Kämpfe bei Idstein. Zahlreiche Soldaten, wohl die andernorts entlassenen Lazarettinsassen, strömten durch Königstein. Die im Hintertaunus stehenden SS-Verbände hatten anscheinend noch nicht den Rückzug angetreten, sondern waren in Kämpfe verwickelt. Am Vormittag des 28. 3. kam der Lazarettfeldwebel angerast und flüsterte mir zu, ein SS-Offizier wolle mich sprechen. Ich ordnete geheim an, alle Lazarettinsassen müßten sich sofort ins Bett legen und ich empfing den »wilden Krieger«. Dieser SS-Offizier war, wie alle diese Herren, die etwas wollten, sehr höflich und gewandt, in bester Uniform und bat mich, meine Lazarettsoldaten für die Kämpfe im Hintertaunus auszuliefern. Nachdem ich ihm erklärt hatte, ich hätte nur schwer verwundete Lungenschüsse, verschwand er. Die Polizei in Königstein ersuchte ich sofort telefonisch, die durchströmenden Soldaten in Richtung Homburg, nicht Richtung Hintertaunus weiter zu schicken. Wir hörten, daß die Amerikaner bereits bei Hochheim und am 27. bei Sachsenhausen den Main ohne Widerstand überschritten.

Auch das rechte Mainufer in Frankfurt wurde am Vormittag unter großen Vorsichtsmaßregeln von amerikanischen Truppen besetzt. Ihr Hauptquartier wurde zunächst das Geschäftsgebäude der Metallgesellschaft. Der Befehlshaber der ersten amerikanischen Truppen in Frankfurt, Blachfield, kam in ein Gespräch mit dem Vorstandsmitglied Lumme der Metallgesellschaft und es wurde Lumme befohlen, sofort einen Bürgermeister für Frankfurt zu beschaffen, damit »die Geschäfte der Stadt unverändert weitergeführt würden.« Der bisherige Oberbürgermeister Dr. Krebs lehnte aus Bad Homburg ab. Die Amerikaner wollten dann zunächst Lumme zum Bürgermeister machen. Zufällig erschienen gleichzeitig bei Lumme 2 Redakteure der ehemaligen Frankfurter Zeitung, Dr. Hans Bütow (Patient in Königstein, November 1980, 80 Jahre alt geworden), und Wilhelm Hollbach, um die Amerikaner zu bitten, eine Zeitung drucken zu dürfen. Auf den Hinweis von Lumme, daß Hollbach besondere kommunale Erfahrungen habe und weitere Voraussetzungen für den Posten des Bürgermeisters mitbringe, wurde er sofort zum Bürgermeister ernannt. Am 30. 3.

fand erstmalig das neugeschaffene Konzil statt; es bestand aus Pfarrer Meyer, Pfarrer Fricke, Stadtpfarrer Prälat Herr, Adelsberger (jüdischer Patient von mir). Leider wechselten fast überall die Stadtkommandanten recht häufig. Man kann sagen, solange sie noch aus der kämpfenden Truppe kamen, waren sie entgegenkommend und verständnisvoll. Die Etappenleute waren den örtlichen Militärregierungen unterstellt und entwikkelten einen schärferen Ton als die Vorgänger. Am 7. Mai wurde LtColonel Griswell überraschend abberufen und sein Nachfolger Phelpe übernahm die Militärregierung. Er schlug in Gemeinschaft mit seinem Adjutanten eine bedeutend schärfere Tonart an und löste sofort das Konzil auf. »Die Bürokratie machte sich daran, die Wege in die Zukunft abzustecken und einzuengen; der Frieden begann.« (Bericht Frankf. Allg. Ztg. Nr.72, 1955. Die Stunde Null).

Der Krieg ist aus

Die amerikanischen Truppen rückten in Königstein am 29. 3., 15 Uhr ein. Ich hatte Glück, beinahe wäre ich in ihre Finger geraten und auch meine Rot-Kreuz-Binde auf der Uniform hätte mich nicht vor einer Verhaftung geschützt. Ich war gekommen zur Beerdigung eines alten Mädchens von uns, Käthe Blum, die meinen Vater jahrelang betreut hatte. Der Kaplan und ich waren allein und er mußte noch 2 Soldaten aus dem Taunusheim einsegnen. Damit er nicht mit dem Totengräber allein sei, blieb ich bei der weiteren Zeremonie auf dem Friedhof, bis ein Sanitätsoldat aus meinem Lazarett mir plötzlich zuflüsterte: »Kommen Sie sofort ins Lazarett, die Amerikaner sind in Königstein.« Unter Vermeidung der Straßen, durch Gärten und Wiesen kam ich gut zurück. Wie überall rückten die Amerikaner sehr vorsichtig, fast ängstlich ein. Eine frühere Angestellte von uns, Frau Metzinger, die bei der Ankunft der Truppen auf der Straße blieb, wurde durch eine nervöse Reaktion der Truppe sofort erschossen. Einige Tage später wurde erneut grundlos ein anderer Königsteiner Einwohner durch Lungenschuß verletzt. Wir wurden im Lazarett sofort benachrichtigt und wenige Minuten später lag er im Taunusheim auf dem Operationstisch. Dort war inzwischen einer der bedeutendsten Chirurgen Deutschlands, Prof. Dr. Herbert Peiper, gelandet (früher Ordinarius in Greifswald). Durch die sofortige Operation wurde der Verletzte gerettet. Für unsere Lazarettstadt war Peiper von großer Bedeutung; so konnten hier zur Zeit der amerikanischen Gefangenschaft große operative Eingriffe durchgeführt werden, die sonst hätten unterbleiben müssen. Peiper (Schüler von Schmieden) war Anfang der 20er Jahre gleichzeitig mit mir Assistent an der Universitätsklinik in Frankfurt. Wir trafen uns regelmäßig in der Straßenbahn. Nach der Entlassung aus der Gefangenschaft wurde P. Ordinarius für

Chirurgie in Mainz und Direktor der Chirurgischen Universitätsklinik. Er war ein hochbegabter, hilfsbereiter Arzt und ein hochachtbarer Mensch. Er hat wohl seelisch das Trauma des verlorenen Krieges nie überwunden und ist verhältnismäßig früh verstorben. Zunächst merkten wir in den Lazaretten nichts von der Besatzung. Lebensmittellieferungen usw. erfolgten durch das Hauptlazarett von den Amerikanern reibungslos, wie sie sich überhaupt streng an die Haager Konvention hielten. Die ersten Ärzte, die die Lazarette besichtigten, waren interessiert an den Kranken, wenn auch mehr an den Krankheitskurven, Laborbefunden, als an den kranken Menschen (wie es heute auch bei uns ist). Nicht nur sehr lästig, sondern auch zeitweise gefährlich wirkten sich die inzwischen in den leergemachten ehemaligen Königsteiner Arbeitsdienstkasernen (bisher Lazarett) versammelten Fremdarbeiter aus, die noch vor dem Waffenstillstand über den Rhein zum Teil hier gesammelt und mehrere Tausend Mann stark waren. Sie wurden Ende Juni 1945 in ihre östliche Heimat nach Beendigung der Kriegshandlungen abgeschoben und sollen dort teilweise umgekommen sein. Häufig gingen sie hier in kleinen Trupps auf Plünderungen aus und tätigten auch schwere Einbrüche. Im Ruppertshain (4 km von Königstein entfernt) wurde der prachtvolle Chefarzt und wissenschaftlich sehr begabte Dozent Dr. Wegemer, mit mir befreundet, grundlos in seinem Garten erschossen, ebenso wie Einwohner in Falkenstein und Mammolshain ermordet wurden. Der Königsteiner Fabrikant Messer wurde durch diese vagabundierenden Russen schwer verletzt in unsere Klinik eingeliefert, konnte aber gerettet werden. Örtliche amerikanische Kommandanten griffen im allgemeinen nur ein, wenn sie aus nach der Revolution aus Rußland geflüchteten noch zaristisch eingestellten Familien stammten. Einige Monate später erlebte ich in unserem Klinik-Gefangenenlazarett folgende drollige Geschichte: Ein Russe, noch von den deutschen Truppen als »Hiwi« eingezogen, eilte zu mir um Hilfe. Ein mit deutscher Montur elegant aufgebügelter russischer Offizier hatte, vom

Dolmetscher begleitet, bereits mehrere Russen, als deutsche Soldaten amerikanische Kriegsgefangene, aus einem Lazarett einfach mitgenommen. Ich rief unsere amerikanische Zentrale an, die den Russen bestellte, der nicht mehr sichtbar wurde. Später konnte ich dafür sorgen, daß diese armen in die deutsche Armee gepreßten Russen usw. aus unserem Lazarett aus der Gefangenschaft entlassen wurden und in Deutschland bleiben konnten.

Kurz vor dem Einrücken der amerikanischen Truppen hatte eine gespenstische Person unser Haus verlassen, die als interessantes Zeitbild ausführlich geschildert werden muß. Noch im Weimarer Staat (1931) brachte ein Kreisarzt Dr. X seinen Landrat, der an einer schweren Depression litt, zu uns. Die preußischen Landräte im Weimarer Staat rekrutierten sich zunächst nur zum geringeren Teil aus SPD-Funktionären, die sich meiner Beobachtung nach fast alle zu fleißigen, gutwilligen und klugen Staatsdienern entwickelt hatten, die auch ihre Grenzen kannten und den Rat von Sachverständigen, auch aus anderen Parteien suchten. Ein bekanntes geschichtliches Beispiel ist der langjährige preußische Innenminister Karl Severing (1875 bis 1952). Dieser Herkunft war auch ein preußischer Oberpräsident, den ich durch die Studiengesellschaft für Klimatologie und Balneologie kennen lernte, der obwohl anscheinend gelernter Dreher, für wissenschaftliche Fragen sehr interessiert war und unsere Arbeit sehr förderte. Zahlreiche andere Beispiele gab es. Die Mehrzahl der höheren Verwaltungsbeamten hatte die gründliche Schulung des (ehemaligen königlich-preußischen) Regierungsassessors. Ihre Staatstreue war nicht zu bezweifeln. Viele lehnten einen Parteieintritt ab, insbesondere nach 1933, auch den in die NSDAP (wie unser Freund Noelle). Wenn sie nicht im Dritten Reich verfolgt wurden, wurden sie bei unpolitischen Behörden verwendet; ab 1945 waren sie sehr gesucht. Der erwähnte »Weimarer« Kreisarzt war hoch interessant: Nervenarzt, schlagende Verbindung, liebenswürdig bei besten Manieren, eindrucksvolle Frau schwedischer

Abstammung. 1940 kam diese als Patientin auf meine Privatabteilung, von ihrem Mann sagte sie nur »er sei nicht mehr Beamter, sondern habe besondere Aufträge«. Er besuchte sie häufiger, niemand hielt ihn für einen Nazi. 1942: Telegramm aus einer Russischen Großstadt an mich. »Brauche Ihre Hilfe nach schwerem Unfall. Dr. X., General der Polizei und SS-Gruppenführer. Schwer verletzt; immer in Zivil, nie den Hitlergruß verwendet. Interessante, unpolitische Gespräche mit ihm. Daß er der »Judenschlächter« der Stadt, in der er verletzt wurde, war, erfuhr ich erst viel später. Anfang März 1945 erschien der erwähnte ehemalige Kreisarzt plötzlich in meinem Sprechzimmer, vergammelt, aber in Generalsuniform. »Bitte nehmen Sie mich im Lazarett auf, ich bin am Ende«. Ich legte ihn privat-stationär. Er zeigte einen vollkommenen körperlichen und seelischen Zusammenbruch, fast verhungert, Schlafmittelmißbrauch. Er sprach offen: »Ich konnte anfangs vieles verhindern, aber seit langem habe ich keinen Einfluß mehr auf den Führer; meine Warnungen wurden nicht mehr gehört.« Nach einer Nacht, in der aus der Mainebene regelmäßiges Geschützfeuer scheinbar Falkenstein, aber nur das südlich gelegene unbebaute Gelände traf, verließ er uns früh am Morgen. »Sie sollen nicht dadurch belastet sein, daß die Amerikaner mich hier finden«. Er erschoß sich in den Taunuswäldern wie wir später erfahren haben. Nach Jahren berichtete mir eine Patientin aus der Kleinstadt, aus der er stammte, daß er schon als junger Arzt Morphinist war. Morphinisten usw. gingen nicht selten zur Partei, um ihre Sucht so besser zu verschleiern (bekannt auch von Göring). – Die Kämpfe nördlich des Feldbergs bei Schmitten fanden am 31. März ihr Ende. Unter den Gefallenen (von der SS aus Lazarettinsassen in ihre Truppe gepreßt) war auch der Sohn Gerhard von unserem Freund Otto Raven, Pfarrer von Neuenhain, Nicaria 1914 und Höchster Mitschüler. Der zweite Sohn verhungerte in russischer Gefangenschaft nach dem Krieg. Die Amerikaner ließen ganze Straßenzüge für sich räumen, die Bewohner durften kaum etwas mitnehmen. In Königstein wurden allerdings zunächst wenige Häuser beschlagnahmt (die Lazarettstadt schreckte!). Bei ihrem Einrücken in Königstein beschlagnahmten die Amerikaner ein Haus in der Adelhaidstraße; Noelle, zufällig anwesend, berichtete: Der Offizier sagte höflich auf einen Einspruch: »Es ist nur für kurze Zeit. Sie wollen doch auch, daß wir vor den Russen in Berlin sind.« Die Amerikaner schienen uns zunächst sehr schnell vorzurücken. Engländer und Russen trafen sich am 3. Mai in Wismar. Wir verhielten uns ruhig in den Lazaretten. Die Abschwächung der deutschen Autorität erschwerte freilich unsere Arbeit, wenn auch ich persönlich nicht zu klagen hatte und mein Sanitätspersonal vorzüglich war. Einmal fand eine harmlose Haussuchung im Lazarett statt. Langsam lernten wir unsere amerikanischen Vorgesetzten kennen, die zunächst freundlich waren. Ich verließ nicht das Klinikgelände, überließ auch das fast leere Haus Andreae dem Jungarzt. Die Frankfurter Lazarette wurden bald geschlossen und innere Kranke u. a. in mein Lazarett gelegt. Unsere Soldaten klagten sehr über Diebstähle (Kameraden- oder Besucher-Diebstähle?); bei Kriegsende gab es kaum Kameradendiebstähle. Um Diebstähle zu verhindern, ließen sich unsere Soldaten zum Transport Gipsverbände anlegen, um Uhren und andere wertvolle Sachen in diesen zu verstecken. Mit einem Transport kam ein jüngerer westfälischer Kollege Dr. Helmut Beckmann mit nach Königstein, der mehrere Monate im Lazarett blieb und eine große Entlastung für mich war. Das Haupthaus, das bisher noch rein zivilen Zwecken diente und das ich nur dank der hervorragenden Mitarbeit seit Kriegsbeginn von Dr. Edith Piper sorgfätig versehen konnte, wurde Anfang Juni von den Amerikanern beschlagnahmt, konnte aber von uns als Lazarett weitergeführt werden. Ich wundere mich heute noch, daß es mir gelang, die beiden bisher Lazarettzwecken dienenden Nebenhäuser für meine privaten Kranken einrichten zu können. Die bisher etwa 50 zivilen Krankenbetten wurden auf 220 Lazarettbetten erhöht, z. B. in der Diele 20 Betten. Unsere ärztlichen Räume blieben unverändert.

In unsere theoretische Gefangenen-Abgeschlossenheit drangen bald Nachrichten über Deutschlands Schicksal grausig verändernde Ereignisse. Hitler, der während der russischen Belagerung von Berlin in sicherem Bunker vegetierte, aber nicht selbst in der Feldschlacht Berlin verteidigte, beging mit seiner ihm vorher angetrauten Frau, Selbstmord (30. April 1945). Er hatte wohl noch bis kurz vorher an eine Wendung zu seinen Gunsten gehofft, wie seinerzeit eine geniale und doch lasterhafte Frau, die Zarin Katharina II. von Rußland, eine Prinzessin Anhalt-Zerbst, Friedrich II. den Großen und damit Preußen durch einen plötzlichen Friedensschluß gerettet hatte, ein säkuläres Ereignis, das viele im 1. und auch im 2. Weltkrieg bis zuletzt erhofften. Wilhelm II. und erst recht Hitler, waren nie der alte Fritz! Der Haß Hitlers sehnte zuletzt die Vernichtung aller Deutschen mit sich herbei, die nicht mit ihm untergehen wollten. Göbbels tötet am selben Tag seine Frau, fünf Kinder und sich. Der letzte Generalstabschef Hans Krebs, der Nachfolger des von Hitler abgesetzten berühmten Panzergenerals Guderian, erschoß sich mit einem anderen General am nächsten Tag in Hitlers Bunker. Als ich 1920 bei meiner Hochzeit in Osnabrück den blutjungen Leutnant H. K. mit seiner Frau Ilse, geb. Wittkopp, Freundin von Else, kennen lernte, ahnte ich nicht, daß dieser freudige Offizier in diesem traurigsten Kapitel deutscher Geschichte scheinbar als Handelnder, aber doch nur als ein Hitler verfallener gläubiger Nationalsozialist enden sollte. Auch die Leute des 20. Juli, die Krebs wegen seiner Weltanschauung ablehnten, sprachen, wie z. B. Tresckow, mit einer gewissen Achtung von ihm. Krebs war ein hervorragend begabter Offizier und so honorig, daß er keinen der Verschwörer, die er wohl durchschaute, verriet. Welche unheimlichen Kräfte muß Hitler gehabt haben. Es ist nicht uninteressant, den ungewöhnlichen Aufstieg dieses jungen Offiziers Hans Krebs an Hand verschiedener Unterlagen zu schildern. In der von der

Frankfurter Allgemeinen Zeitung anerkannten Biographie: O. Zierer »Franz Josef Strauß« von 1978 findet sich die Schilderung des Zusammenstoßes des damaligen Oberleutnants F. J. St. mit dem Oberstleutnant Hans Krebs, Chef des Stabes eines Armeekorps. F. J. St. war unbeliebt bei den Nazis wegen seiner ketzerischen Reden und seiner schlechten Prognose für den Ausgang des Krieges. Während der Waffenruhe nach dem Polenfeldzug beantragte er einen kurzen Urlaub um den Studienreferendar zu machen. Krebs vermerkte auf dem Antrag von St.: »Abgelehnt! Jetzt wird Geschichte gemacht und nicht studiert.« Einige Wochen später erreichte St. die Genehmigung. Krebs war vor Kriegsausbruch Militärattachee bei der deutschen Botschaft in Moskau. Der Botschafter Graf von der Schulenburg und der Botschaftsrat Hilger baten Krebs, sich bei Hitler einzusetzen, den Kriegsausbruch mit Rußland zu verschieben. Krebs antwortete: »Hitler gegenüber kann ich leider nichts geltend machen, nachdem wir deutschen Generalstabsoffiziere ihn vor einem Feldzug gegen Frankreich gewarnt und die Maginotlinie als unüberwindliches Hindernis bezeichnet haben, haben wir bei ihm nichts mehr zu melden und müssen den Mund halten, wenn wir nicht Kopf und Kragen verlieren wollen.«

Am 1. Mai 1945 verschied auch ein lieber und hochbegabter Verwandter von mir durch die übliche Giftkapsel, die zuletzt die führenden Parteileute bei sich hatten, ein Stiefenkel einer Schwester meines Vaters, für seine Mutter ein schwerer Schlag. Mein Patensohn Walther (geb. 1921) studierte gleichzeitig Medizin (bestand das Physikum) und Geschichte und wurde merkwürdigerweise nie Soldat, sprach nie von Politik und kannte unseren Haß gegen Hitler. War er Agent im Geheimdienst?

Die große Politik beherrschte in diesen chaotischen Zeiten nach dem Zusammenbruch des Nationalsozialismus auch unser kleines privates Leben und Handeln mehr, als wir damals wußten und ahnten. Der Großadmiral Karl Dönitz (1891–1980) übernahm nach Hitlers Tod die »Reichsregierung«; er war ohne Einfluß, wurde mit seinen Ministern am 23. Mai 1945 verhaftet und erst 1958 aus der Haft in Spandau entlassen. Das deutsche Volk verdankt ihm und dem ihm unterstellten Admiral Theodor Buchardi (verst. 1983 91jährig) viel. Die bis zuletzt intakte Marine hat auf ihre Befehle hin vorbildlich die Evakuierung der deutschen Bevölkerung und von vielen Wehrmachtsangehörigen, darunter von unseren schwerverwundeten Söhnen Diethard und Siegfried (aus den Ostprovinzen) über die Ostsee nach Dänemark und Schleswig-Holstein durchgeführt und so wohl 2 Millionen Deutsche gerettet. Auch durch die geschickt durchgeführten Waffenstillstandsverhandlungen konnten sich auf dem Landwege Tausende von Soldaten vom Osten, also vor den Händen der Russen, nach dem Westen absetzen.

In den deutschen besetzten Gebieten herrschten zunächst die örtlichen Kommandanten, die erstmalig von der jeweils besetzenden Truppe eingesetzt wurde und häufig wechselte. Im Westen waren Amerikaner und Engländer anfänglich, so lange noch die Feldtruppen anwesend waren, menschlicher als in den späteren Monaten des Jahres 1945.

In Königstein wurde am 30. April 1945 Hubert Fassbender (1899–1981) als Bürgermeister eingesetzt. Rheinländer aus dem Kreis Grevenbroich, gelernter Verwaltungsbeamter, hat er überlegen und klug, tapfer und selbstlos, unbürokratisch, immer einsatzbereit, selbstbewußt, bisweilen auch schroff (was manchmal notwendig war) mit großer diplomatischer Begabung bis zu der unüberwindbaren Altersgrenze 1966 sein Amt nicht nur verwaltet, sondern geführt und Königstein wieder zu großem Ansehen gebracht. Gerade die ersten Monate der Besatzungszeit, für ihn hart und oft kränkend, bewiesen seinen Mut und seine Fähigkeiten. Schon am 1. Mai 1945 besuchte er mich. Mit Dankbarkeit denke ich an die langen Jahre guter Zusammenarbeit mit ihm. Ernsthafte Differenzen haben nie länger zwischen uns bestanden. Daß es auch im Einzelfall zu verschiedener Meinung kommen konnte, entspricht den Gesetzen des menschlichen Lebens. F. war so geschickt, daß er nie in Sitzungen ging ohne die einzelnen Fragen vorher mit entscheidenden Persönlichkeiten, auch aus anderen Parteien, durchgedacht zu haben. Seine liebenswürdige und charmante Gattin hat mit Klugheit, Takt und Geduld seine Arbeit stets gefördert; viele für Königstein wichtige Besprechungen fanden im Heim der Eheleute Fassbender entkrampft statt. Bürgermeister Fassbender ist am 7. Juni 1981 verstorben und am 12. Juni auf dem Königsteiner Friedhof unter großer Beteiligung der Bevölkerung beigesetzt worden. Auch Walter Leisler-Kiep, Mitglied des Bundestages, sprach in der Gedenkfeier. Fassbender war bis zuletzt noch kommunalpolitisch tätig als Mitglied des Kreistages. (Aus der Todesanzeige: »Er kämpfte bis zuletzt um die Würde des Menschen«.)

Nach erfolgter Kapitulation, nachdem die ganzen deutschen Gebiete in Händen der Siegermächte waren, übernahmen diese durch Proklamation die oberste Regierungsgewalt, die der Kontrollrat, Sitz in Berlin, bestehend aus den Oberbefehlshabern der Besatzungsmächte, ausübte. Die Lazarette hatten sich gerade gefüllt, auch mit Kranken aus den Gefangenenlagern, als plötzlich Befehl kam, soweit ich weiß, für den hessischen Raum, alle Lazarettkranke, die transportfähig wären, sollten Richtung Thüringen von amerikanischen LKW sofort transportiert werden. Wer gesundheitlich gefährdet war, den hielt ich zurück. Und als unsere Patienten gerade in Bernburg gelandet waren, wurden sie plötzlich wieder zurückbeordert, diesmal wohl nach Bad Schwalbach, während wir die Lazarettinsassen aus Braunlage usw. erhielten. Inzwischen wurde verkündet, was niemand von uns zunächst glauben wollte, daß die russische Armee alle Gebiete östlich der Oder-Neiße-Linie besetzen sollte. Die Amerikaner räumten Sachsen und Thüringen, und alliierte Truppen rückten durch die russische Zone in Berlin ein. Der Verlauf der Ereignisse hat zunächst unklare Zusammenhänge erklärt: Die amerikanische Armee wollte vor den Russen in

Berlin sein (Erklärung des besetzenden Offiziers in Königstein und die plötzliche Verlegung von Lazarettinsassen nach Thüringen!). Auf Befehl der amerikanischen Regierung, die zur Zeit des Waffenstillstandes noch ganz russophil war, durfte der amerikanische Oberkommandierende Dwigt Eisenhower (1890–1969) nur langsam vorrücken und an der Elbe »verhielt« er, so daß die Russen Berlin allein am 2. 5. besetzten. Der allmächtige amerikanische Präsident Franklin Roosevelt (1882–1945), ein hochbegabter Organisator, von starker suggestiver Gewalt, scheinbar das ganze amerikanische Volk hinter sich habend, war ein ausgesprochener Deutschenhasser und verkannte bis zu seinem plötzlichen Tod am 28. März vollkommen die russische Gefahr. Durch eigenmächtige Kontakte mit Stalin durch seinen Intimus Hopking geriet Roosevelt immer mehr in das Fahrwasser Stalins (nach M. Freund, G. Kennan u. a.), und die führende amerikanische Oberschicht wurde ausgesprochen blind dem Bolschewismus gegenüber. Dem russischen Wunsch entsprechend hatte Franklin Roosevelt die alliierte Landung in Frankreich anstatt wie Churchill wollte, vom Balkan aus Deutschland zu erobern, durchgedrückt und auch die Oder-Neiße-Linie als Grenze gegen Deutschland verlangt. Die polnische Exilregierung in London wollte Ostpolen nicht hergeben, Roosevelt hatte aber die Unterstützung Churchills. Die Polen mußten ihre Ostprovinzen gegen einst blühende deutsche Gebiete an Rußland abgeben, ebenso wie die Russen auch Königsberg mit Teilen von Ostpreußen erhielten. Die polnische Regierung in London wurde durch Druck der Russen rasch ersetzt durch eine kommunistische polnische Regierung, die »Lubliner«, ein willenloses Werkzeug der Russen. Die deutsche Ostgrenze wurde durch Diktat der Siegermächte 300 km nach Westen verschoben. Harry Truman (1884–1972), Roosevelts Nachfolger, vertrat zunächst ganz die Politik seines Vorgängers im Sinne einer »bedingungslosen Kapitulation«. Roosevelts Finanzminister Morgenthau jr. hatte gefordert, Deutschland müsse in einen Agrarstaat verwandelt werden mit »Ausradierung« des Ruhrgebietes. Offiziell hatte man zwar solche Pläne geleugnet. Aber die Potsdamer Konferenz im Juli 1945, auf der Truman, Stalin und Attlee (Nachfolger des abgewählten Churchill) die Pläne für die Zukunft machten, zeigte noch den Haß gegen die Deutschen, wohl auch geschürt von den Schreckensbildern der Konzentrationslager unter Hitler, die in ihren grauenhaften Ereignissen jetzt erst durch die einmarschierenden alliierten Truppen bekannt wurden. Die Spaltung Deutschlands in 4 Zonen wurde vollzogen. Ein gemäßigter Morgenthauplan sollte die deutsche Industrie durch Reparationen und sehr verlangsamten Wiederaufbau drosseln. Die Kriegsverbrecherprozesse (Nürnberger Tribunal) wurden eingeleitet, ebenso wie die Entnazifizierung zur Bestrafung der Beteiligten anlief. Das »Fraternisationsverbot« gestattete keinen menschlichen Austausch zwischen den Besetzern und der deutschen Bevölkerung. In den russisch besetzten Teilen Deutschlands wurde zusätzlich eine beschleunigte Bolschewisierung durchgeführt mit allgemeiner Verproletarisierung und Enteignung des Grundbesitzes. Die Konferenz ordnete auch die Massenaustreibung der Bevölkerung der deutschen Gebiete östlich der Oder-Neiße-Linie an. Die Besetzung von Berlin hatte sich schon im Mai mit Ermordung vieler Einwohner und laufenden Schändungen der Frauen, vom Kind bis zur Greisin, vollzogen und in gleicher Weise ereignete sich auch die Austreibung der Deutschen aus ihren Wohnsitzen seit fast einem Jahrtausend, wohin sie Wohlstand und Kultur gebracht hatten. Es ist ein großes Wunder, daß und wie das Restdeutschland, selber ausgebomt, ausgehungert und besetzt, von den Besatzungsmächten mit hohen Ansprüchen belegt, in verhältnismäßig kurzer Zeit diese etwa 12 Millionen Vertriebenen, zu denen auch die Deutschstämmigen aus den Oststaaten gehörten, ohne Habe, oft nach langen furchtbaren Entbehrungen aufgenommen hat, ihnen Arbeit und Wohnung, auch religiöses und kulturelles Gedeihen verschaffte. Das Bundesministerium für Vertriebene und Flüchtlinge in Bonn hat 1957 eine vielbändige Dokumentation von Professor Theodor Schieder, Köln, (geb. 1908, Pour le mérite-Träger) über diese Vertreibungen herausgebracht, Prof. Sch. war mein mehrmaliger Patient in Königstein. Leider sind die wertvollen, erschütternden Darstellungen weder im Buchhandel noch nach Zeitungsangaben in Bibliotheken zur Zeit erhältlich.

In Königstein wurde in den ehemaligen Kasernen (für die Besetzer nach dem Ersten Weltkrieg erbaut und dann dem Arbeitsdienst und Lazaretten dienend) ein großartiges segensreiches Werk der katholischen Kirche geschaffen, stark ökumenisch orientiert, eine theologische Hochschule, ein humanistisches Gymnasium, das Albert-Magnus Colleg, und das »Haus der Begegnung«. Hier fanden zunächst die Vertriebenen deutschen Priester der Diözesen Braunsberg (Ostpreußen), Breslau (Schlesien) und Olmütz (Böhmen) eine neue Heimat; zahlreiche junge Menschen aus den Oststaaten wurden hier für ihre Heimat ausgebildet. In Konferenzen und Tagungen werden hier wichtige Probleme weltweit durchgearbeitet. Königsteins Name wurde auch auf diesem Wege erneut weit verbreitet. Der langjährige Leiter der Anstalt, Professor Dr. theol. Adolf Kindermann (1899–1974) war klug, sympathisch und ein großer Organisator, der sich erfolgreich in einer ihm fremden Welt zurecht fand. Ich hatte guten Kontakt mit ihm und konnte an vielen Veranstaltungen teilnehmen.

Die im Krieg und noch länger schlecht ernährte Bevölkerung kam durch die Angst vor der Zukunft und häufige unsinnige Gerüchte trotz Wegfall der Nazidiktatur und des eigentlichen Krieges nicht zur Ruhe; die Not war noch sehr groß. Man mußte auch eng zusammenrücken. In unserer kleinen Wohnung im Dachstock der Villa wohnten z. B. außer uns und den fünf Kindern noch mehrere Vertriebene aus dem Osten; die jüngeren wurden in der Klinik beschäftigt. Nach der Potsdamer Konferenz wurde der Ton der Amerikaner im Lazarett deutlich unangenehmer. Unklare Schikanen: Paßentzug für mich, gehäufte unfreundliche Küchenkontrollen, persönliche Verbote, privat Deutsche zu behandeln. Mein Vater sollte die Klinik räumen. Die Lebensmittelrationen in den Lazaretten, zeitweise für die Zivilbevölkerung gekürzt, waren reichlich; es war aber angeordnet, daß nichtverbrauchte Lebensmittel und Koks auf keinen Fall der Zivilbevölkerung zukommen durften, sondern vernichtet würden. Dieser letzte Befehl wurde, wie die meisten, heimlich umgangen; er war, wie jetzt belegt, eine der Anordnungen von Potsdam. Unsere Zivilklinik wurde vom amerikanischen Geheimdienst, von einem Beamten anscheinend elsässischer jüdischer Herkunft, überprüft. Gewandt und orientiert kam er sofort zu mir: »Sie gut, kein Nazi, ein ›Stresemann‹, weiß alles.« Das ging alles glatt im Haus. Zeitweise waren wir im Lazarett noch stark belegt. Aus den großen Kriegsgefangenenlagern kamen jetzt die großen Transporte, so aus dem Raum Kreuznach, Remagen, den sogenannten Hungerlagern. Der echte kriegserprobte Landser hatte es verstanden, auch in der Gefangenschaft sich einigermaßen zu ernähren auf Kosten der ganz zuletzt eingezogenen Volksdienstleute, älteren, schwachen Menschen und halbwüchsigen Jugend. Viele, die jetzt zu uns ins Lazarett kamen mit schweren Hungerschäden, mit hochgradigen Oedemen waren hoffnungslos krank; wir litten seelisch sehr darunter, daß wir nicht mehr helfen konnten. Schuld an den Hungerschäden trug freilich nicht nur die Besatzung. Deutsche Divisionen gaben sich zuletzt geschlossen gefangen, aber erst, nachdem alle Lebensmitteldepots gesprengt waren; ich weiß dies mit Sicherheit von hohen deutschen Sanitätsoffizieren. Unsere Ärzte drängten teilweise aus der Gefangenschaft auszuscheiden und in ihre Praxis zurückzukehren. Meine Versuche, die Lazarette abzubauen, erregten bei einigen einflußreichen Personen starken, aber geheimgehaltenen Widerstand. Amerikaner, die die Etappe schön fanden, und deutsche Ärzte, die die Heimkehr fürchteten, weil sie als große Nazis zu Hause Berufsverbot fürchteten, taten alles, die Lazarette zu konservieren, vor allem unser neuer junger deutscher Chefarzt schoß auch Pfeile gegen mich. Im November 1945 suchte deshalb

Bürgermeister Fassbender, ebenso wie der katholische Kaplan, einen höheren amerikanischen Sanitätsoffizier auf, der nach einiger Zeit auch unser Lazarett besuchte. Er war wohl ein europäischer Jude; ich kannte zahlreiche seiner jüdischen Verwandten und Freunde, besonders in Frankfurt, und er schien sich dann über mich erkundigt zu haben; wir hatten von nun an mehr Ruhe. Als endlich am 11. Mai 1946 das Lazarett aufgelöst wurde, konnten alle 120 Insassen auf meine Versicherung, daß keiner der bisherigen Patienten politisch zu beanstanden sei, sofort ohne Passage durch ein Gefangenenlager in die Freiheit kommen. Unter ihnen war auch der Oberst i. G. J. A. Graf von Kielmannsegg (geb. 1906), nach dem 20. Juli 1944 vorübergehend verhaftet und in der neuen Wehrmacht bis 1968 Befehlshaber der Nato-Streitkräfte Europa-Mitte, ein bedeutender, ernster Mann. Einige schwerkranke Soldaten, die noch nicht entlassungsfähig waren, mußten wir auf unsere Zivilabteilung aufnehmen. Kostenträger wurden nach langen Verhandlungen die AOK-Kassen; so schufen wir eine Allgemeinklasse. Wir atmeten trotz der schweren Zeit auf, als das Gefangensein zu Ende war; noch am selben Tag machten Else und ich mit Uta und Martin meine Lieblingswanderung nach der Falkensteiner Ruine und durch den frühlingstrahlenden Wald. Mehr als 10 Jahre meines Lebens war ich in zwei Weltkriegen Soldat gewesen, abgesehen von der sehr harten Ausbildung, für die ich heute noch dankbar bin, immer im Sanitätsdienst. Ich hatte durch mein Interesse an der Wehrmachtsmedizin mancherlei Anerkennung gefunden und war wohl der Begründer der Rehabilitation der Lungenschußverletzten. Noch heute stehe ich mit Kameraden, ehemaligen Verwundeten meiner Lazarette, so mit Berthold Kaulmann seit 1918 in freundschaftlicher beratender Verbindung. Die vollkommen neuartige Behandlung der Thoraxschußverletzten wäre nie möglich gewesen ohne beste Mitarbeiter, so an Unterärzten, um einige Namen zu nennen, Rainer Ricker und Theo Loevenich, beide noch gefallen, und der Oberschwester Johanna Priebe, den Schwestern

Martha Heppner (jetzt Frau Weber) und Elsbeth Liesiecki (jetzt Frau Schöffler).

Ingrid, 17 Jahre alt, wollte nach Erlangung der mittleren Reife nicht länger die Schule besuchen. Sie hatte inzwischen mit unseren jeweiligen Verwaltern auf unseren Grundstücken eine, besonders in den Hunger- und Kriegszeiten, sehr wertvolle Landwirtschaft, noch vom geliebten Großvater geführt, weiter aufgebaut mit Pferden, Milchkühen, Schweinezucht, Hühnern usw. Sie mußte jetzt auf landwirtschaftlichen Gütern ihre praktischen Jahre verbringen, um über die Frauenschule in Obernkirchen die Ausbildung als Tierzuchtassistentin zu erhalten. Sie blieb in Gießen bis zu ihrer Heirat im Frühjahr 1957. Durch eine Patientin von uns im Herbst 1945, Gertrud Erbprinzessin Solms-Lich, geb. Freiin von Werthern, Mutter von 5 Kindern, nach dem Kriegstod ihres Mannes den großen Familiensitz der Solms in Lich leitend, konnte Ingrid auf einem dieser Güter unterkommen und zunächst in unserer Nähe bleiben.

Trotz der harten Beschlüsse von Potsdam, vielen Fehlentscheidungen der Besatzungsmächte an der Basis und dem langen Warten auf eine Verbesserung der Ernährung gibt es doch viele Hinweise, daß bei den Besetzern im Westen bald das Verständnis für die Deutschen größer wurde. Heinrich Frick (1893–1952) ordentl. Professor für praktische und systematische Theologie und Missionskunde, Marburg) war wiederholt nach dem Kriege bei uns in klinischer Behandlung. In seinem Optimismus, in dem er die Gefahren seiner schweren Erkrankung nicht erkennen wollte, sah er auch hoffnungsvoller und dabei auch tatkräftiger als die meisten anderen Deutschen in die Zukunft. Die Gespräche mit ihm gaben uns Mut. Der schnelle Wiederaufbau der Marburger Universität ist ihm mit zu danken. Sobald die Waffen ruhten entfaltete Prof. Willy Hartner (1905–1982), Frankfurt, eine große Initiative. Er war ordentl. Professor der Geschichte der Naturwissenschaften und las gleichzeitig nordische Sprachen. Ein sehr kluger und lebenstüchtiger Mann, der den Leuten des 20. Juli nahe stand. Man wußte nicht, was die Amerikaner kulturell mit den Deutschen vorhatten. H. hatte große internationale Beziehungen, die er sofort ausnutzte. Im Spätsommer 1945 zeichnete sich die beginnende Zusammenarbeit besonders mit dem amerikanischen Universitätsoffizier ab. Der junge Harvard-Soziologe E. Y. Hartshorne hatte alsbald die besten Beziehungen zu H. – Leider verunglückte Hartshorne im August 1946 tödlich. Patienten aus Hartners Familie habe ich wiederholt behandelt. Ich hatte die besten Beziehungen zu dem hervorragenden Mann, der mir auch mehrfach gute Ratschläge geben konnte (»Befreiung und Wiederaufbau«. Vittorio Klostermann, »Die Johann Wolfgang Goethe Universität 1964«). Nach der Lazarettauflösung lernten wir bald einen amerikanischen Oberst kennen, der die Reichsbahn entnazifizieren sollte, einen aktiven Herrn, der durch die berühmte Militärschule von Westpoint gegangen war. Ich behandelte seine Mutter und seine Sekretärin. Mit Fassbenders waren wir wiederholt eingeladen. Bei dem ersten Empfang bekamen wir wunderbare Obstsäfte, die herrlich schmeckten; aber bald wurden wir schwindelig und konnten nicht mehr stehen (der Whisky tat seine Wirkung). Auch Frauen amerikanischer Soldaten fanden in den nächsten Jahren mehrfach Aufnahme in unserer Klinik.

Der Reichenbachweg in Falkenstein (heute zu Königstein gehörend) wurde frühzeitig beschlagnahmt. Die dortigen prachtvollen, z. T. sehr geschmackvollen Villen luden dazu ein; in einem dieser Häuser residierte u. a. John McCloy (geb. 1895), der zivile Stellvertreter Eisenhowers, hoher Kommissar für Deutschland, ein großer Freund Deutschlands. Unter den amerikanischen Diplomaten waren auch seit dem Dritten Reich immer bedeutende Männer, die einen deutlichen Unterschied zwischen Hitler und seinen Gefolgsleuten und dem deutschen Volk machten. Vor allem nach dem Tod von John Hopkins (1945), dem bösen Geist von Roosevelt, konnten sie sich durchsetzen. Der große Historiker und Diplomat George F. Kennan (geb. 1904), Träger des Friedenspreises des Deutschen Buchhandels 1982, lange in Deutschland und in Rußland lebend und Kenner beider Sprachen, hatte frühzeitig die von Rußland, den USA und dem europäischen Westen drohenden Gefahren erkannt. Schon bald nach Kriegsende entwarf er die große, auch für die Westdeutschen entscheidende Rettungsaktion, die unter dem Namen seines damaligen Chefs, USA-Außenminister G. Marshall (1880–1959) historisch geworden ist. Zuvor war schon der vorhergehende Außenminister J. Byrnes (1879–1972) seit September 1946 von allen Morgenthau-Plänen, Deutschland in ein Armenhaus zu verwandeln, abgerückt. Es wurde eine positive Einstellung zu Deutschland sichtbar, dem geholfen werden müsse. Auch in der amerikanischen Bevölkerung wurde eine Lebensmittel-Spendenorganisation für deutsche Privatpersonen organisiert. Wir erhielten die ersten »Care-Pakete« von Freunden aus den USA schon im Oktober 1946, zuerst von den Schwestern unserer Patientin Mathilde Friedberg (im Konzentrationslager umgekommen). Gerade die Fürsorge mancher emigrierter Juden für ihre alten deutschen Freunde, die sichtbar einsetzte, war für viele Deutsche beschämend. Auch unsere alten Freundinnen Anneliese Thiemann, emigriert, obwohl nicht jüdischer Abstammung, und Marie-Luise Wolfskehl, Nichte des bekannten Dichters und Stefan George-Schülers Karl Wolfskehl, meldeten sich frühzeitig. Anneliese erschien schon Juni 1945 in amerikanischer Uniform; sie arbeitete bei den Quäkern.

Kennan, der hervorragende Kenner des russischen Marxismus und des von ihm beherrschten Pragmatismus hat dann 1947 das Wort von der Eindämmung »Containment« der vordringenden russischen Gewalt geprägt, das weite Kreise in den USA zum Umdenken brachte. Auch Präsident Truman erkannte bald die östliche Gefahr.

Wir versuchten den Neuaufbau und die moderne Organisation unserer Klinik schnellstens weiterzutreiben, nachdem das Lazarett aufgelöst war. Zwar kamen ab und zu Kontrollen der amerikanischen Gesundheitspolizei, im allgemeinen aber waren sie harmlos. Im Spätsommer 1946 sollte von der Medizinalabteilung in der Hessischen Regierung nach einer Besichtigung durch zwei Wiesbadener Medizinalbeamten unsere ganze Klinik für D.P. (Personen aus KZ) beschlagnahmt werden; eine wohlwollende Dienststelle hatte mich kurz vorher gewarnt. (Es war eine gezielte Denunziation gegen uns.) Else und ich sprachen sofort in Wiesbaden vor, und in schnoddrigem Ton versuchte uns der Leiter der Behörde, ein erheblich vorgealterter ehemaliger Honorarprofessor für Hygiene, zu überfahren: »Was ich befohlen habe, gilt. Gegen meine Anordnungen gibt es keine Widerreden. Auch wenn Sie zu Eisenhower gingen, bleibt die Beschlagnahme.« Durch Einschaltung führender deutscher Politiker blieben wir alsbald verschont und arbeiteten weiter. Altes Personal kam zurück: Bademeister Gerhard Claussen und Gärtner Ernst Roos, sowie die Gartenarbeiter Wilhelm Guckes, Karl Humm und Karl Ott aus der Gefangenschaft; neue Schwestern kamen aus den geschlossenen Lazaretten.

Bei guten ärztlichen Mitarbeitern, zunächst dem Chirurgen Burckhardt und Frau Dr. Erika Krämer, fehlte mir, uns allen mein Schwager Armin Brandt (vgl. S. 103, 133/34). 1939 sofort als Stabsarzt eingezogen, war er als Nervenarzt zunächst in der Heimat tätig. Er drängte dann als ehemaliger aktiver Offizier des Ersten Weltkrieges zu einer Verwendung in seinem ärztlichen Beruf beim Feldheer und er kam auf eigenen Wunsch an die Ostfront, als der Krieg mit Rußland ausbrach. Er war zunächst in Warschau tätig, dann als beratender Neurologe und Psychiater bei der Armee Manstein unter dem führenden Generalstabsarzt Professor Kittel. Dieser galt als besonders rücksichtslos und durchgreifend; zur Behandlung von Psychopathen hatte er eine besondere Arbeitstherapie entwickelt. Kittel und Schwager Armin schätzten sich sehr. Beratende Ärzte waren durchweg Ordinarien oder Direktoren großer Krankenhäuser. Armin hatte sich aber durch seine Lehrjahre bei G. Stertz in Marburg und bei C. G. Jung in Zürich einen bedeutenden Namen gemacht. Er war eine in sich ruhende, Güte und gleichzeitig Sicherheit ausstrahlende imponierende Persönlichkeit. Sein großes Fachwissen war verbunden mit einer profunden Allgemeinbildung und einer mit Fleiß und kritischen Klugheit erarbeiteten psychotherapeutischen Methodik. Ihm war bewußt, daß jede Psychotherapie einen metaphysischen Unterbau haben mußte. Der Nationalsozialismus war ihm im Wesen und in seinen Praktiken immer fremd. Er hat wohl nie daran gedacht, Parteigenosse zu werden oder Hitler nur seinen Stimmzettel zu geben. Der seinerzeit sehr umschwärmte Dichter Rilke bedeutete ihm viel. In seinen jungen Jahren hat er wohl die Ansicht vertreten, bei funktionellen Störungen, bzw. bei psychosomatischen Erkrankungen wäre in jedem Fall auch größere Psychotherapie angezeigt, später, und das gilt besonders für seine Pläne nach dem Krieg, hielt er nur wertvollere, geistig aufgeschlossene Menschen für die Methode geeignet; hier begegnet er etwa Oskar Kohnstamm, dem älteren Königsteiner »Seelenarzt«, der eigentlich nur Arzt der gehobenen Stände (wohl »geistig gehoben« gedacht) sein wollte. In meiner heutigen Schau sehe ich Armin sein Leben leben wie einen Wanderer, der die schönen Gegenden der Erde schauend und genießend durcheilt, dabei auch Ungemach und Leid (wie das Leiden und Sterben seines Sohnes Klaus) einbaut in das große ach so flüchtige irdische Dasein. Armin Brandt stammte aus einem deutschrussischen, kultivierten Elternhaus, das durchaus nicht pietistisch, aber kirchlich gebunden war, ebenso wie es nicht nationalistisch, aber deutsch fühlte. In Königstein bei Karl Bender konfirmiert, war er der Kirchengemeinde entfremdet – im Gegensatz zu mir –. Die Bibel war ihm aber nie fremd geworden. Er war mit der »Heiligen Schrift« vertraut, ebenso wie mit indischer und chinesischer Weisheit. Er dachte, wie viele edle Menschen seit der »Aufklärung« gedacht haben, denen andere Weisheiten vielfach den biblischen ebenbürtig erschienen. In der Art, das Leben zu erfassen, war er wohl weniger von östlicher Weisheit als von antikem Geist, von der Größe der Antike geformt, als er es selbst wußte. Diese Prägung des deutschen Bildungsbürgers durch Latein und besonders das Griechische des echten humanistischen Gymnasiums verschwindet in Deutschland immer mehr und mehr. Erleben wir doch deshalb immer mehr das Bestreben, jedes Ding nur des Vorteils wegen zu betreiben. Armin verbrachte seine östlichen, russischen Jahre in Warschau, Rostow, Stalino, Dnjepropetrowsk, Krakau und Lemberg im Kreise ernster, verantwortungsbewußter Kameraden in zwar häufig interessanten und bisweilen auch befriedigenden, vielfach auch sehr sorgenvollen und verantwortungsvollen Tätigkeiten bei großen Entbehrungen. Manche Entscheidungen in der »forensischen Medizin« dürften ihm nahegegangen sein. Zuletzt schwer leidend und wohl wissend um die Gefahren seiner Erkrankung zeigte er eine soldatische Gelassenheit, die, ich möchte sagen, an antike Größe erinnerte. Aus einer schweren Lungenentzündung hatte sich eine eitrige Rippenfellentzündung entwickelt. Nach Lazarettaufenthalt in Lemberg, Königstein und in den Universitätskliniken Gießen bestand sein besonders durch eine chronische Blutdruckerhöhung seit langem geschwächtes Herz nicht Narkose und Operation, und er verstarb plötzlich am 10. November 1944. Die zahlreichen Kondolenzbriefe, die ich zum Hinscheiden des Schwagers erhielt, betonten wiederholt auch den eingreifenden Verlust, den ich und die Klinik durch den Tod des bedeutenden Arztes, Seelsorgers und congenialen Mitarbeiters erlitten hatten. Am 15. November wurde Armin in Königstein beigesetzt. Als sein Sarg aus unserem Hause getragen wurde, trat Siegfried, ahnungslos soeben von der Front kommend, über die Schwelle; es war sein letzter Urlaub. Ein seltsames Omen!

Bis Ende Juli 1945 hörten wir nichts von Diether, bis uns ein kurzes Lebenszeichen aus Westerland erreichte und er persönlich am 25. August hier gesund trotz seiner schweren Verwundung eintraf, nachdem er kurz die Großeltern Rolffs in Göttingen besucht hatte. Er fuhr nach kurzem Aufenthalt nochmals nach Göttingen. Und hier erfuhr er jetzt von Siegfrieds Tod, für damalige Verhältnisse, in denen im Sommer 1945 kaum Post ging, verhältnismäßig früh. Meine Schwiegereltern hatten dem Neffen Grotefend in ein Lazarett nach Eckernförde geschrieben, auch mit dem Satz: »Von Siegfried Amelung liegt keine Nachricht vor.« Ein Lazarettbeamter hatte, nachdem der Neffe nicht mehr im Lazarett war, die Göttinger Zeilen gelesen und klug zurückgeschrieben, daß bei ihnen im Lazarett Leutnant Siegfried Amelung am 25. Mai gestorben sei. Wir waren in unserer ganzen Familie aufs tiefste getroffen, auch die kleineren Geschwister, für die der große Bruder immer soviel Verständnis gezeigt hatte, und besonders mein Vater, der noch sehr mit uns fühlte. Diether litt sehr unter dem »Tod seines einzigen Freundes«. Am 9. September fand in unserer evangelischen übervollen Kirche, in der Siegfried mit dem Spruch 1. Tim. 6,12, konfirmiert worden war, ein Trauergottesdienst statt, den unser hochverehrter Freund, der Paulskirchen-Pfarrer Karl Veidt, hielt. In seiner bedeutenden und nahen Predigt: 2. Tim. 1,10 Jesus Christus hat dem Tode die Macht genommen und das Leben und ein unvergängliches Wesen an das Licht gebracht. »Wenn wir den Namen Siegfried Amelung nennen, so klingen alle die anderen Namen mit. – Denn es ist wohl keiner hier, der nicht mit dem großen Sterben der Weltkriege irgendwie verbunden ist. In einer solchen Stunde merken wir, wie ohnmächtig wir alle dem Tode gegenüber sind«. – Nach Darstellung der Macht des Todes: Hier muß es eine andere Hilfe geben. Nur der lebendige Gott hat die Antwort gegeben. Seine Antwort lautet: Jesus Christus hat dem Tod die Macht genommen. Die Fragen nach der Ewigkeit hat uns Gott ins Herz gegeben. – Durch alles, was er Euch, Euer Sohn und Bruder von der Front sagte, geht ein eherner Klang: Das Gebot der Pflicht, der Einsatz bis zum Letzten. – Aus solchen edlen und reinen, in der Todesnähe und im höchsten Lebenseinsatz gestählten und geläuterten jungen Seelen holt sich Gott das beste Material für den Bau seines Reiches. Auf Eurem Familienkreis liegt von nun an Weihe der Ewigkeit, Glanz der höheren Welt.« Die Teilnahme unserer Freunde, Patienten und in der ganzen Bevölkerung war zu Herzen gehend. Siegfried war im Kriegstod seinen Schulfreunden Ernst Fecher und Peter Kaltenbach gefolgt.

Pfarrer Veidt war mir seit vielen Jahren gut bekannt. Er war von einer seltenen Klarheit seines christlichen Glaubens und seiner theologischen Einstellung, durch die er zu den »Orthodoxen«, wie man damals sagte, gerechnet wurde. Er war nie frömmelnd, hätte nie gefragt, ob jemand »gläubig« sei. Er war auch ein Mann der Tat. Seine politische Tätigkeit war bedingt aus seinem »praktischen Christentum«. Er strahlte Autorität und menschliche Wärme aus, und das Verhältnis in Frankfurt zu dem hochangesehenen »liberalen« Theologen Johannes Kübel und dem Senior Bornemann war ein vertrauensvolles, brüderliches. Nach einer schweren Operation kam Veidt kurz vor Kriegsende zu uns nach Königstein; Else und ich wurden gute, echte Freunde mit ihm. Bald mußte ich bei ihm eine lebensbedrohende, nicht operable Komplikation feststellen. Schon vom Tode gezeichnet, hielt er unseren Trauergottesdienst. Am 9. August 1946 ist er verschieden.

Am 10. September, einen Tag nach Armins Beisetzung war der Tag unserer Silbernen Hochzeit, die wir im engsten Kreis mit einer stillen Andacht, die Schwager Pelissier hielt, begingen. – Unsere Goldene Hochzeit durften wir 1970 in Badgastein, die Diamantene 1980 in Baiersbronn im Schwarzwald mit Kindern und Enkeln glücklich und dankbar erleben. – Diether konnte im Oktober 1945 sein medizinisches Studium in Marburg fortsetzen; vorher fuhr er im Oktober (13.–27.) abenteuerlich und beschwerlich, teilweise auf Güterzügen, auch in Lokomotiven nach Eckernförde und nach Sylt; hinsichtlich des Grabes konnte er uns beruhigen. Eberhard hatte sich inzwischen entschlossen, Theologie zu studieren. Da er kein Griechisch und Hebräisch auf der Schule gelernt hatte, war es ein glücklicher Zufall, daß er im Landeserziehungsheim Bieberstein (bei Fulda) einen bedeutenden Lehrer fand für die Vorbereitung auf das Hebräicum und nach Weihnachten in Königstein hervorragenden Griechisch-Unterricht bei Dr. Majer-Leonhard. Nach bestandenen Prüfungen begann er sein Studium nach Ostern 1946 in Marburg, nachdem Diether am 4. 4. 1946 das Vorphysikum mit »sehr gut« bestanden hatte. D. mußte durch die Zeitverhältnisse seine ganzen weiteren Studienjahre bis zum Staatsexamen ebenfalls mit »sehr gut« und zur Promotion (bei Prof. Heim, Pharmakologe, magna cum laude) in Marburg fortsetzen. Eberhard hatte das Glück, einige Semester in Basel (darunter auch bei dem berühmten Carl Barth) zu studieren, und ebenso in Bethel, der führenden Stätte weltweiter praktischer Theologie. Uta besuchte in Königstein das Gymnasium des bekannten Ursulinenklosters, wo sie 1954 das Abitur machte, und wo sie sich menschlich sehr wohl fühlte.

Die Stunde »Null« abschließend sollen in ihrer Persönlichkeit und auch in ihren auffallenden Erlebnissen einige Persönlichkeiten geschildert werden, die mir in letzter Kriegszeit und in den turbulenten Nachkriegsjahren begegneten. Generalstaatsanwalt Dr. X., ein diszipliniert wirkender, ernster und vornehmer Endfünfziger, wurde in unsere Klinik verlegt wegen einer schweren Herzmuskelschwäche nach Operation infolge gleichzeitig eingetretenen Gallenblasen- und Blinddarmdurchbruchs. Er war schon vor Hitlers Machtübernahme in seinem hohen Amt und litt immer mehr unter den harten Strafen und vielen Hinrichtungen, die er nicht verhindern konnte. Der zuständige Oberstaatsanwalt (mir persönlich bekannt; Hitler hassend und wo er konnte bestrebt, Strafen zu mildern) meldete dem Gen. St.-Anwalt, der Landrat Y, auch Kreisleiter und M.d.R., müsse verhaftet werden wegen schwerer Lebensmittelschiebungen zu seinen Gunsten in ihm unterstellten caritativen Anstalten. (In ähnlichen Fällen waren schon mehrmals Todesurteile gefällt worden!). Dr. X. bat Göring als Reichstagspräsidenten die Immunität des Abgeordneten Y. aufzuheben, um ihn verhaften zu können. Alsbald wurde Dr. X. zu seinem Vorgesetzten, Reichsjustizminister Dr. Thierak nach Berlin befohlen. Dieser brüllte den Gen.Staats.-Anw. an, was ihm einfalle, einen so wertvollen und treuen Gefolgsmann des Führers verfolgen zu wollen!! Er, Th., würde Dr. X. streng bestrafen; nur die Tatsache, daß er im Felde 2 Söhne verloren hätte und der 3. noch an der Front sei, bewahre vor Strafverfolgung. Er sei aber sofort strafzuversetzen. Unmittelbar darauf bei der Heimfahrt im Zuge traten heftigste Leibkrämpfe auf, die in der Heimatstadt zu sofortigem operativen Vorgehen mit der Feststellung der doppelten Perforation von Galle und Blinddarm führten. Eine sehr interessante ärztliche, psychosomatische Beobachtung. Wie X. mir sagte: »Eine Welt brach mir zusammen«. Jetzt erst merkte Dr. X., welchem mörderischem Unrechtsstaat er bisher gedient hatte! Er konnte seine sofortige Pensionierung erreichen.

Im Gegensatz zu Marburg wurde die Universität Frankfurt erst im Frühjahr 1946 wieder eröffnet, hauptsächlich weil Frankfurt Hauptsitz der Amerikaner war. Ich hatte den Dr. med. habil. 1941 gemacht und war bestrebt, noch intensiver wissenschaftlich zu arbeiten als bisher. Meine Beobachtungen am Krankenbett, besonders bei den Lungenschüssen, aber auch die Wahrnehmungen bei meinen Klinikkranken in ihrem Ansprechen auf Umweltreize, Klima und Wetter und auf Diät hatten schon einen ausführlichen Niederschlag gefunden, zusammen mit zahlreichen experimentellen Versuchen in meiner Habilitationsarbeit. Vielfacher Zuspruch machte mir Mut zu weiterem wissenschaftlichem Studium. Zunächst strebte ich die aus politischen Gründen bisher versagte Dozentur an. Ich hatte einige gute Gespräche mit Professor de Rudder, dem ersten Dekan der Medizinischen Fakultät, dem Rektor Professor Hohmann (1880–1970), dem Pharmakologen Professor Külz (1887–1949) und Professor Volhard, der z. Z. allein die Innere Medizin als Ordinarius vertrat. Denn Professor Nonnenbruch war inzwischen aus seinem Amt als Direktor der 1. Medizinischen Klinik ausgeschieden, und Professor Max Gänsslen war noch beurlaubt. Volhard führte die Klinik kommissarisch. Am 4. April 1946 – dem Tag der Vollendung meines 52. Lebensjahres – konnte ich die öffentliche Lehrprobe »Interne Beurteilung und Behandlung der Spätfolgen von Brustkorbverletzungen, insbesondere von Lungen- und Herzschußverletzten« halten. Die Antrittsvorlesung war sehr gut besucht und das Thema fand besondere Beachtung. Die Fakultät berief mich alsbald zum Dozenten für innere Medizin. Da der Lehrstuhl für physikalische Medizin durch Ausscheiden des bisherigen Inhabers aus politischen Gründen verwaist und seine Vorlesung zu halten war, beauftragte die Fakultät mich, die Pflichtvorlesung

»Natürliche Heilmethoden (Physikalisch-diätetische Therapie, Balneologie und Bioklimatik)« zu lesen.

Ich hielt sie Samstags 8.30 bis 10 Uhr; also zweistündig, dabei im Sommer ein anderes Programm als im Winter. Ich konnte also sehr gründlich alle Fragen der physikalischen Therapie, der Bäder- und Klimaheilkunde und der Diätetik, einschließlich paramedizinischer Methoden bringen; Homöopathie, Neuraltherapie brachten in meiner Vorlesung Professor Ritter, und Dr. Noeske. Verschiedentlich wurde ich gebeten, die Diät bei Zuckerkrankheit ausführlich zu bringen, da in den klinischen Vorlesungen der Student nur wenig von Diät höre. Unter großer Beteiligung der Studenten fanden regelmäßig Exkursionen nach Bad Soden am Taunus statt (hier im Vordergrund das berühmte Inhalatorium, damals noch im Besitz der Badeärzte), bereits schon im Sommer 1946. In den folgenden Jahren wurden auf Einladung der Bäderverwaltungen zusätzlich besucht Bad Nauheim, wo der berühmte Balneologe Professor Arthur Weber (1879–1975) seine klassische Vorlesung »Das Herz im CO_2-Bad« hielt, und die Quellen besichtigt wurden, und Wiesbaden mit seiner Bäderkultur noch aus der Römerzeit; Oberbürgermeister Dr. Redlhammer ließ es sich nicht nehmen, jedesmal persönlich die Studenten zu begrüßen. Im heilklimatischen Kurort Königstein wurden die Forschungsstation des Deutschen Wetterdienstes (unter Professor Dr. F. Becker) und die Durchführung einer heilklimatischen Kur von mir demonstriert. Schon 1946 wurde ich in die Prüfungskommision für das ärztliche Staatsexamen (Innere Medizin und Pathologische Physiologie) berufen, nachdem ich meine erste Vorlesung am 25. Mai 1946 gehalten hatte. Auch wurde ich Dozentenvertreter in der engeren Fakultät (1946–1950); geprüft habe ich zuletzt 1962 und die letzte Vorlesung im Februar 1963 gehalten (im 69. Lebensjahr) bei lebhaften Ovationen der Studenten und guten Worten meines von mir gewünschten Nachfolgers Professor Karl Pirlet (geb. 1920; vgl. meine Laudatio 1980). Seit Übernahme der Dozentur hatte ich mich wiederholt dafür eingesetzt, daß der Lehrstuhl für physikalische Medizin wieder geschaffen würde, und als er genehmigt war, wurde ich zu Vorschlägen zur Besetzung aufgefordert. (Meine Vorschläge: an erster Stelle G. Hildebrandt, Marburg, und K. Pirlet, Höxter.). Die Vorlesungen im ersten Semester fanden im Hörsaal der 1. Medizinischen Klinik statt durch das Entgegenkommen von Volhard. Mit den Studenten hatte ich nie Schwierigkeiten und ebenfalls keine bei den Prüfungen. An meiner Vorlesung interessierte Studenten drängten mehrmals, von mir im Staatsexamen geprüft zu werden. In den Sitzungen der engeren Fakultät, die in dieser Zusammensetzung bis zur großen »Studienreform« (1970) bestand, nahmen nur die ordentlichen Professoren (= Lehrstuhlinhaber) – die emeritierten Professoren durften teilnehmen ohne Stimmrecht - und 3 Dozentenvertreter, zu denen ich gehörte, teil. In diese Zeit fallen wichtige Berufungen. Der Lehrstuhl für Orthopädie, berühmt durch Karl Ludloff und Karl Georg Hohmann (1880–1970), wurde neu besetzt durch Professor Eduard Günz (1903–1975), als Arzt und Wissenschaftler hoch geschätzt. Professor Rudolf Geissendörfer (1902–1976), ein erstrangiger Chirurg und warmherziger Arzt kam bald in freundschaftliche Berührung zu unserer Klinik und zu mir. Fast alle Patienten, bei denen ein operativer Eingriff erforderlich war, überwies ich ihm. An sich stellte er die größten Anforderungen. Sein Wort galt in der Fakultät. Klug und mit Recht selbstbewußt vertrat er in der Öffentlichkeit wahres Arzttum und die Rechte der Wissenschaft; sein verfrühtes Hinscheiden ist mir nahegegangen. Den Lehrstuhl an der 1. Medizinischen Klinik hatte nach Carl von Noorden Alfred Schwenkenbecher, Gustav von Bergmann und Franz Volhard inne. Als Assistent der 2. Medizinischen Klinik sah ich Herrn von Bergmann häufig. Aus baltischem Adel stammend – sein Vater E. von Bergmann war einer der Väter der modernen Chirurgie – war er weltmännisch elegant, liebenswürdig, geistreich, auch am Krankenbett bezaubernd und wissenschaftlich von neuen Ideen sprühend. Er hat wie kein anderer in der ersten Hälfte dieses Jahrhunderts den Zusammenhang von psychischem Erleben und Krankheit herausgearbeitet und dem therapeutischem Handeln zugeführt. Seine Vorträge, die ich hörte, waren wohl die interessantesten. Es ist vergessen, daß er die psychosomatischen Erkrankungen mit als Erster erfaßte. Leider hatte ich kaum menschliche Berührungen zu ihm. Nach dem letzten Krieg sah man ihn früh gealtert, aber immer noch überlegen auf den Kongressen. Einige seiner Schüler haben sich in Berlin würdelos gegen ihn benommen. Mit Gerhardt Katsch (1887–1961), dem Bedeutendsten aus seiner Schule, war ich gut bekannt. Der Greifswalder Ordinarius, ein führender Forscher in der Gastroenterologie, sandte uns viele Patienten und war nach dem Krieg längere Zeit unser Patient in Königstein. Durch kühnen Einsatz rettete er Greifswald vor der russischen Zerstörung.

Würde ich gefragt, wer der größte Arzt war, der mir begegnete, würde ich sagen: Franz Volhard (1875–1950). Auch noch in den Fakultätssitzungen meiner Zeit war er beherrschend. Bin ich auch nicht aus seiner Schule hervorgegangen, so schulde ich ihm mannigfachen Dank. Seine wissenschaftlichen und ärztlichen außergewöhnlichen Leistungen sind allgemein, auch international anerkannt. Als Mensch war er zu Unrecht manchmal umstritten. In Schulpforta, der strengen Schule der Gelehrten und Generalstäbler, lernte er, wie er mir einst erzählte, wie man arbeitete. Auch der wahrhaft Geniale erreicht nur durch eisernen Fleiß das Höchste (vgl. auch Goethe). Ich habe keinen Schüler von ihm kennengelernt, der ihn nicht geliebt und bewundert hätte. In seinem immer verständlichen, dabei hochinteressanten Kolleg fesselte er den Studenten. Nach seiner Habilitation in Gießen Krankenhausdirektor in Dortmund und Mannheim, wurde er 1919 Ordinarius in Halle und 1927 in Frankfurt. Durch Aufsehen erregende Arbeiten auf dem Gebiet der Magenkrankheiten und vor allem durch Entwicklung einer neuen Lehre der Systematik und Heilbarkeit der Nierenerkrankungen errang er Weltruf. Seit 1916 mußte man wissen, daß an einer akuten Nierenentzündung niemand mehr sterben durfte. 1918 habe ich ihn, den noch unbekannten Marinestabsarzt als junger Arzt erstmals gehört. In einem mehr als 2000 Seiten umfassenden Werk trug er seine Lehre vor, anatomisch, pathologisch-physiologisch, klinisch gesichert. 1938 von den Nationalsozialisten abgesetzt, arbeitete er in Bad Nauheim zusammen mit seinem früheren Privatassistenten Dr. Werner Kampmann, der mir später ein lieber Freund werden sollte, in dem Kampmann'schen, Sanatorium. Jahrelang verbrachte er nicht selten ein langes Wochenende bei uns in Königstein, fleißig am Handbuch arbeitend und sich doch dabei erholend. Als Consilarius war er stets hochgeschätzt. Bei allem Arbeitsdrang genoß der hochmusikalische Gelehrte das Leben, war bei aller Selbstsicherheit äußerlich bescheiden und strömte menschlich Güte und Wärme aus. Er hatte 10 Kinder und 27 Enkel. Nur Kleinkarierte stießen sich manchmal an seinen liebevollen-spöttischen Bemerkungen, wie er auch Frauen gegenüber seiner Freude am Schönen bisweilen sehr deutlich Ausdruck gab. Er duzte jedermann! Bei einer Lazarettbesichtigung bat ich ihn, den bettlägerigen malariakranken Chefarzt auch zu besuchen, den er sonst mied. Im Krankenzimmer zeigte er gleich auf seine Marineuniform: Schau einmal, jetzt kann ich »Du« zu Dir sagen; Volhard war befördert jetzt im selben militärischen Dienstgrad wie der Chefarzt. Gewöhnlich holte ich Volhard zur Fakultätssitzung ab. Wir waren verspätet, und V. begrüßte die Kollegen sämtlich mit »Du«, nur einen an sich bescheidenen Gelehrten mit »Herr Kollege«. Auf der Rückfahrt fragte ich V., warum die verschiedenen Anreden. Antwort mit scharfem Blick: »Mensch, Dir fällt auch alles auf! Ich kann den Kerl nicht leiden.«

Durch die Fakultätssitzung lernte ich auch Professor Oskar Gans (1888–1983), einen international berühmten Dermatologen näher kennen. Er mußte frühzeitig emigrieren und war hochangesehen in Indien als *der* Hautarzt und Lepraforscher tätig. 1947 kam er nach Deutschland wieder zurück. Zufällig saßen wir in der Fakultätssitzung nebeneinander. Viel später sagte er mir, er sei lange Zeit noch sehr unsicher gewesen; ich hätte so entspannend auf ihn gewirkt und mit gutem Rat geholfen. Er war ein ganz großer Arzt und ein ebenso großer Weiser, in dem sich jüdische Welterkenntnis und Metaphysik seit uralter Zeit mit antiker und mitteleuropäischer Kultur glücklich vereint hatten. Ich hatte das Glück, als andere Ärzte ihn mit der Fehldiagnose »Herzinfarkt« und viel später mit einem angeblichen »Schlaganfall« beunruhigt hatten, ihn vollkommen zu beruhigen und Recht zu behalten. Bald entwickelte sich eine echte Freundschaft zwischen den Ehepaaren Gans und Amelung. Gans und Frau zogen nach seiner Emeritierung nach Comano bei Lugano; wir sahen uns dann auch noch wiederholt. Seine nichtjüdische Frau war eine hochkultivierte Dame, Ärztin und ertrug jahrzehntelang mit großer Geduld eine schwere Arthrose. Im Sommer 1980 ist sie verstorben. Alsbald holten Tochter und Schwiegersohn den Vater nach England, wo er dann im Mai 1983 verstorben ist.

Der durch den Tod Volhards freigewordene Lehrstuhl der Inneren Medizin I wurde endlich 1951 besetzt durch Professor Dr. Ferdinand Hoff (geb. 1896). Zahlreiche Intrigen hielten die schnelle Berufung auf und waren Gespräch in der Fakultät. Hoff war Schüler von Georg Hoppe-Seyler, Kiel, sowie L. R. Müller-Erlangen und H. Assmann-Königsberg, dann Polikliniker in Würzburg und zuletzt Ordinarius in Graz. Er wurde 1945/46 in unwürdiger Weise schwerkrank aus Österreich vertrieben. Meine Leser wissen, daß ich Österreich, das Land und die Österreicher von Herzen liebe. Aber was die Nazis betrifft, so sollen die Österreicher nur still sein: Im Herbst 1932 hörte man bei uns in Königstein noch kaum »Heil Hitler«, am Wörther See im Urlaub überall. Bis zu seinem Ruf nach Frankfurt leitete Hoff die innere Abteilung in Aachen. Er war bekannt geworden durch seine ausgedehnten Arbeiten über vegetative Regulationsstörungen und ihre Zusammenhänge mit Störungen der inneren Sekretion. Die viel später bekannt gewordenen

»Stress«-Arbeiten des aus Wien stammenden Hans Selye (geb. 1907) bauen auf Hoff auf. Hoff hat bedeutende Lehrbücher über die Behandlung innerer Krankheiten nach dem Krieg geschrieben. Der vorzügliche Lehrer und echte Arzt stellte die Untersuchung am Krankenbett in den Vordergrund. Jeden Vormittag sah er sämtliche neuaufgenommenen Patienten seiner Klinik an und gab zunächst ohne Labor usw. eine Vermutungsdiagnose, die fast immer stimmte. Als Abkömmling holsteinischer Bauern – sein Vater war ein sehr bekannter freisinniger Reichstagsabgeordneter – war er zunächst zurückhaltend, aber immer freundlich. Er war im guten Sinne des Wortes konservativ und autoritär. Ich traf wiederholt mit ihm und seiner eindrucksvollen, liebenswürdigen und künstlerischen Frau († 1983) zusammen und schätzte ihn ärztlich und menschlich hoch. Seine Erholung waren die Jagd und Lektüre schöngeistiger Literatur; er liebte vor allem Knut Hamsum (1859–1952) (dessen »Viktoria« und »Pan« zu meinen Lieblingsbüchern gehören). Neben dem frohgesinnten und burschikosen Franz Volhard war Karl Kleist (1879–1960) für den Jüngeren die eindrucksvollste Persönlichkeit. Den jungen Rostocker Kliniker Kleist hatte ich schon in Frankfurt (vgl. S. 93) bei Goldstein kennengelernt. 1920 nach Frankfurt berufen, bat ich ihn wiederholt nach Königstein als Consilarius; er wirkte durch seine kluge, ruhige, liebenswürdige Sachlichkeit. Die veraltete psychiatrische Klinik auf dem »Affenstein« (Spottname nach dem Gemarkungsnamen) wurde von Kleist durch einen modernen Bau in Frankfurt-Niederrad ersetzt. Sein wissenschaftliches Arbeitsgebiet umfaßte fast alle Gebiete der Psychiatrie, insbesondere die Gehirnpathologie. Seine Arbeitskraft war unerschöpflich. Seine gründlichen Visiten dauerten bis in den Nachmittag, dabei nahm er nur zwischendurch einen Keks zu sich und war ohne sonstige Nahrungsaufnahme. Dann folgten ausgedehnte Sprechstunden und ein umfassendes wissenschaftliches Werk. Im Kriege Beratender Arzt war K. wiederholt selbst mein Patient im Lazarett. Zur Erinnerung schenkte er mir eines seiner fundamentalen Werke »Kriegsverletzungen des Gehirns und ihre Bedeutung für die Hirnlokalisation und Hirnpathologie« (über 1000 Seiten umfassend), Barth, Leipzig 1922/1934, Schjerning Handbuch IV mit Widmung »In Dankbarkeit Dezember 1945«. Im Kriege waren wir uns näher gekommen, und er erschloß etwas von seinem reichen Innenleben. Eine seiner drei Töchter ist eine bekannte Malerin. In den Fakultätssitzungen galt er als strenger Hüter von law and order. Eine spaßhafte Episode: Das Ergebnis der Sitzungen, insbesondere das der Vorschläge für die Berufung neuer Professoren, war nicht selten innerhalb von 24 Stunden im Klinikum bekannt. Streng blickte Kleist die Jüngeren an. Niemand schien etwas zu wissen. Zufällig wurde Volhard früher abberufen. Und da offenbarte sich das Geheimnis. Seine Notizen gab er in seiner ahnungslosen Seele am nächsten Morgen seinen Sekretärinnen und der Weg war offen der neugierigen akademischen Meute. Ein Nachfolger für Kleist war zunächst nicht zu finden. Durch Absagen war die Liste für das Ministerium erschöpft. Ein wegen seiner Eigenwilligkeit und verletzenden Schroffheit überall abgelehnter Kollege, dabei wissenschaftlich von weltweitem Ruf, fand einen erlösenden Ausweg: »Der Würzburger Zutt, früher Berlin, soll ein bedeutender Mann sein, in seiner gütigen menschlichen Liberalität für Frankfurt besonders geeignet.« Jürg Zutt (1893–1980) wurde berufen. Er enttäuschte nicht. Er war oft in Königstein; zuletzt in Königstein als Consilarius bei seiner Schülerin Dr. Almuth Balzer-Steib in deren Privatklinik. Zu seinen Tod schrieb ich seiner Witwe (in erster Ehe verheiratet mit dem berühmten Geiger G. Kuhlenkampff) u. a.: »Dieser edle, gütige, innerlich und äußerlich vornehme Mann, die Idealgestalt eines deutschen Hochschullehrers, ein großer Arzt und großer Forscher hat diese Erde verlassen... Die von ihm begründete anthropologische Medizin wird neben der Erinnerung an seine große Persönlichkeit ihm ein treues Gedenken sichern«. Er war lange Jahre Schüler des führenden Psychiaters Bonhoeffer (1868–1948), dem die Mörder nach dem 20. 7. 1944

2 Söhne und 2 Schwiegersöhne umbrachten. Er war jahrelang an der berühmten Privatnervenklinik Kuranstalt Westend tätig und war deshalb auch besonders vertraut mit den Vorzügen und Sorgen unserer Privatkrankenanstalten. Als Herausgeber der Zeitschrift »Der Nervenarzt« ermöglichte er das schnelle Erscheinen meiner großen Arbeit über Conterganpolyneuropathie. Zuletzt lebte er viel zu einsam im Odenwald, lange leidend. Er bestimmte ausdrücklich, erdbegraben und christlich bestattet zu werden. Es würde zu weit führen, alle Mitglieder der Fakultät hier aufzuführen. Viele wichtige Erkenntnisse verdanke ich u. a. dem viel zu früh verstorbenen chemischen Physiologen Kurt Felix (1888–1960) einem besonders eindrucksvollem Gelehrten, und Karl Wezler, als Kreislaufphysiologe von Weltruf (geb. 1900). Wezler ist nach Erscheinung und Wissen das Ebenbild des dynamischen, kraftvollen, auch einmal polternden, aber im wesentlichen gutmütigen Urbayers, von hoher, rascher Intelligenz. Wezler hat eingehend die Korrelationen zwischen individueller Kreislaufreaktion und psychischer und vegetativer Grundeinstellung des Menschen studiert und zu ihrer Prüfung besondere Methoden entwickelt. Professor Max Gänsslen (1895–1969) ein vornehmer, gütiger Mensch und ein bedeutender Arzt. Er trug als Kriegsfolge eine rechtsseitige Armprothese, war im Beruf auch technisch sehr geschickt. Es ist bekannt, daß eine großartige Erfindung amerikanischer Ärzte die sog. perniciöse Anämie durch den Genuß roher Leber zum Ausheilen brachte, diese bis etwa 1928 tödlich fondrayant verlaufenden Erkrankung. Ich habe selbst als junger Arzt das Sterben dieser wissenden Kranken ohnmächtig mit erlebt. Gänsslen gelang es in Zusammenhang mit Chemie Bayer, Leverkusen, das Campolon zu entwickeln, das als Injektion die rohe Leber vollständig ersetzte. C. G. stellte an sich bei eigener großer Bescheidenheit starke Anforderungen. Die Frankfurter Medizinische Gesellschaft leitete er und ermöglichte mir 1963 einen großen Vortrag über die Kurorte in Hessen. Weiter legte er Wert darauf, daß ich meine sehr ausge-

baute Vorlesung im Therapeutikum hielt; er fühlte sich als Nachfolger Strasburgers.

Von meinen Frankfurter Lehrern, die ich noch als Student erlebt habe, denke ich besonders auch an Prof. Bernhard Fischer-Wasels, den pathologischen Anatomen: Ein eindrucksvoller und gebieterischer Mann, hervorragender Lehrer und strenger Prüfer. Er beherrschte die Fakultät, stellte sich aber in Stunden der Gefahr unerschrocken hinter die naziverfolgten Fakultätsmitglieder. Als außergewöhnliche Persönlichkeiten und Gelehrte sind von der älteren Generation in meiner Erinnerung besonders die Geheimräte Albrecht Bethe, Physiologe (1872–1955) sowie Ludwig Seitz (1872–1961), dessen schwerkranke bedeutende Frau jahrzehntelang immer wieder von uns in Königstein erfolgreich behandelt werden konnte. Seitz, ein Kleinbauernsohn, hatte einen genialen Aufstieg zum Ordinarius, zuletzt in Frankfurt, und zum berühmten auch naturwissenschaftlichen Forscher. Sein berühmtes Alterswerk ist »Die Wirkungseinheit des Lebens«. Die hochangesehenen Otologen Gustav Blohmke und Richard Mittermaier (1897– 1983) waren mir, ebenso wie der Biophysiker Boris Rajewski (1893–1980), der Gynäkologe Hans Naujoks und der Anatom Dietrich Starck (geb. 1908; auch als Primatenforscher berühmt, Dr. phil. h. c.) gut bekannt. Mit vielen Fakultätsangehörigen hatten wir durch unsere Königsteiner Klinik fruchtbare Begegnungen.

Auch der leider nur wenige Jahre bestehende Universitätsklub brachte mir wertvolle Anregungen (einmal monatlich Treffen zum Mittagessen; allgemeine wissenschaftliche Vorträge mit den Damen). Ich lernte hier u. a. den großen Soziologen Max Horkheimer, den Chemiker Paul Royen (1904–1979), den Mineralogen Herbert O'Daniel (1903–1973) kennen. Dankbar denke ich an die Zeit all dieser Jahre der Aktivität in dem Universitätsleben zurück, immer angeregt und gefordert auch durch die Doktorarbeiten, die unter meiner Anleitung entstanden, die vielen Koreferate, die allgemein wissenschaftlichen Vorlesungen an der Uni oder anderen Orten, z. B. an der

Evangelischen Akademie in Arnoldshain. Diese erlebte nach dem Krieg, wie auch andere Akademien, unter Dr. Kallenbach (1907–1981) eine erfreuliche Blüte, die auch von großem Wert für die nachkriegsdeutsche geistige Entwicklung wurden. Bei der Betrachtung des kirchlichen Lebens im Nachkriegsdeutschland müssen noch die meines Erachtens unglücklichen Entwicklungen aufgezeigt werden, die für das deutsche Leben sehr nachteilig wurden. Aber auch viele evangelische Akademien blieben intakt, z. B. Tutzing.

In den ersten Nachkriegsjahren schloß ich meine Lungenschußbeobachtungen ab. Die an Herzschußverletzten konnte ich monographisch in den »Ergebnissen der Inneren Medizin« veröffentlichen. Über die Lungenschußverletzten erschienen von mir 12 Publikationen sowie 6 Doktorarbeiten und etwa 12 Vorträge. Die beabsichtigte Monographie über Lungenschußverletzungen konnte ich nicht beenden. Mein anderes wissenschaftliches Werk fesselte mich in den nächsten Jahrzehnten sehr stark; auch ließ mich ein wissenschaftlicher, hoffnungsvoller Mitarbeiter plötzlich und rücksichtslos durch blühende Praxis und Eheschwierigkeiten in Stich. Ich habe wiederholt die Beobachtung machen müssen, daß auch wissenschaftlich und ärztlich begabte junge Kollegen nicht die Kraft aufbringen, neben einer beruflichen Alltagsarbeit weiter zu forschen und zu publizieren.

Bekanntlich hat seit etwa 1970 in der Bundesrepublik in den von der CDU regierten Ländern abgeschwächter als in den von der SPD beherrschten eine Universitätsreform eingesetzt, wobei man streiten kann, ob diese »Reform« dem deutschen Hochschulwesen mehr geschadet als genutzt hat. Die alte Universität war eine Ordinarienuniversität. Der medizinische Ordinarius war gewöhnlich Direktor einer Universitätsklinik oder eines Institutes, er regierte fast souverän. Er konnte im Amt bleiben bis zur Vollendung des 68. Lebensjahres, vielfach bis zum 70. Lebensjahr; er konnte durch die verlängerte Führung seines Amtes besser wissenschaftlich planen. Der dann ausgeschiedene Ordinarius erhielt sein volles Gehalt bis Lebensende und behielt ein Arbeitszimmer im Institut. Deshalb sollte der Emeritierte auch wissenschaftlich weiter arbeiten; als Ersatz für seine größere Wohnung (Bibliothek!) usw. war das bleibende Gehalt gedacht. Die Entwicklung hat dahin geführt, daß allgemein die Emeritierung verschwindet. Rundfragen ergaben, daß die Arbeitsfreude der Professoren nachläßt! Das Rektorat ist fast ganz durch einen für längere Zeit gewählten Präsidenten ersetzt, die Fakultäten sind in Fachbereiche aufgespalten. Nach der neuen Beschlußfassung haben die Lehrstuhlinhaber, die in Hessen z. B. nicht mehr Ordinarien heißen, nicht mehr die absolute Mehrheit in den Gremien, da in diesen jetzt auch Vertreter des übrigen Lehrpersonals und des übrigen Personals sowie der Studenten stimmberechtigt sitzen. Es ist erstaunlich, welch wertvolle Forschung heute noch an den Universitäten geschieht. Zahlreiche Fachschulen wurden errichtet; die an die »Mini«-Hochschulen (= Fachhochschulen) berufenen Lehrer sind teilweise auch »Professoren«, obwohl sie bisweilen keinen Doktor gemacht haben. Dadurch wurde die Bezeichnung »Professor« entwertet. Freilich haben nur die Universitäten das Recht der Habilitation, bei der nach wie vor hohe Anforderungen gestellt werden. Gegen die »alte Universität« ist mit Recht eingewendet worden, daß manche Ordinarien dem Nachwuchs durch Inzucht und zu hohe Anforderungen den Aufstieg erschwerten. Ich kenne solche Fälle; in Frankfurt setzten sich allerdings vielfach die Vertreter der kleineren Fächer, aber auch vor allem Professor de Rudder und der Medizinhistoriker Prof. Dr. Dr. Dr. Artelt erfolgreich im Interesse begabter junger Forscher ein. Aber die Habilitation von auswärtigen Wissenschaftlern ist weiter sehr schwer. Auf die anachronistische Forderung der Ehelosigkeit des klinischen Assistenten bestanden viele Klinikchefs noch in meiner Jugend. Volhard hat mir erzählt, wie er um die Jahrhundertwende, jung verheiratet, wegen der geforderten Ehelosigkeit nicht als Assistenzarzt an einer Universitätsfrauenklinik und nur durch Zufall als interner Arzt in Gießen Anstellung fand. Hoff erzählt ausführlich (S. 281 seiner Lebenserinnerungen), wie 1925 der Kieler Kliniker Schittenhelm (1874–1954), weil H. sich als Verheirateter um eine Stelle bewarb, ihn unhöflich abfertigte. Aber die meisten, die die heutige Situation mit denen vor dem 2. Weltkrieg vergleichen, würden bei allen Bedenken die alte »Ordinarien-Universität« vorziehen, die trotz der grausamen Judenvertreibungen und den Kriegsverlusten in den zwei Dezennien nach dem Zweiten Weltkrieg wieder ein hohes Ansehen erreicht hatte.

Nachdem die Fakultät in meiner Abwesenheit beraten und mich zum außerplanmäßigen Professor vorgeschlagen hatte, unterschrieb der Kultusminister Stein am 26. April 1948 die Urkunde, die mir feierlich am 13. Mai in der Fakultätssitzung überreicht wurde. Meine und meiner Familie Freude, auch die meiner Mitarbeiter und Freunde war natürlich groß.

Freilich wurde diese Freude gedämpft, weil unser lieber Vater nach langem Leiden sanft verschieden war (4. 2. 1948). Alle seine Kinder, sowie Else und Lex und seine 9 Enkel waren um ihn. Nach einer Trauerfeier im Haus wurde Papa bei sehr starker Beteiligung nachmittags neben den Gräbern von Mama und dem von Francisque und Waltraut beerdigt und von Lex eingesegnet. »Ich will Dich segnen und Du sollst ein Segen sein.« 1. Mos 12,2. Der große Karl Kleist schrieb in seinem Kondolenzbrief: »Wenn auch das Erlöschen eines so ungewöhnlich langen Lebens natürlich erscheint, so war es durch seine Dauer desto fester mit den Anverwandten verwachsen, so daß die Trennung schmerzende Wunden hinterläßt. Aber auch andere, die dem Dahingegangenen näher standen, besonders seine älteren Kollegen, haben mit ihm ein Stück ihres eigenen Lebens verloren. Auch ich habe ihn noch auf der Höhe seines Wirkens gesehen und habe ihn als eine der bedeutenden Gestalten verehrt, in denen sich deutsches Arzttum damals darstellte. Als ein Denkmal der Vorkriegszeit, in der Deutschland nicht nur mächtig war, sondern in Werken der Gesittung blühte, hat Ihr Vater

Ihnen und uns ein Haus hinterlassen, in dem er die Heilkräfte mit Zweckmäßigkeit, mit Schönheit und mit Liebe vorbildlich zu verbinden wußte zum Segen für viele, unter denen auch ich ihm danke.«

Eine Woche später, am 11. Februar, starb plötzlich Dr. Martin Arndt, führender Mann der großen Baufirma Holzmann. Im Kriege wurde ich zuerst zu seiner prachtvollen Mutter, dann später zu ihm nachts in seine an Kunstschätzen reiche Villa nach Falkenstein gerufen und er überwand scheinbar den Herzinfarkt. Später, in unschöner Weise nach dem Krieg aus seinem Haus vertrieben, wurde er mit Professor Beutler zum Initiator des Wiederaufbaues des Goethe-Hauses, das er mit seiner Firma nach alten geretteten Plänen usw. gegen viele Widerstände grandios wieder aufbaute. Er war noch auf meines Vaters Beerdigung. Sein Hinscheiden hat mich sehr ergriffen; er ist auf dem neuen Friedhof in Falkenstein beigesetzt worden. Die Falkensteiner kunstvolle Villa wurde später verramscht und bald abgerissen; heute würde der Landeskonservator es verhindern.

Meinem Vater im Tode vorangegangen war mein lieber, von mir stets hochgeschätzter Schwiegervater Ernst Rolffs (1867 bis 1947) Lic. theol. und D. theol., Superintendent in Osnabrück und ab 1937 als Pensionär in Göttingen lebend, bis fast zuletzt noch in der Seelsorge und in Altersheimen tätig. Fünfvierteljahre vor seinem Tode hatte er noch die große Prostataoperation gut überstanden; er wurde aber zunehmend depressiver und es bestanden ausgesprochene Erscheinungen von Gehirndurchblutungsstörungen. Am 7. Januar 1947 abends wurde Else über einen akuten Schlaganfall bei ihrem Vater informiert. Als sie in Göttingen und bald darauf Diether von Marburg eintrafen, war Vater schon gestorben. Die Beisetzung fand zunächst in Göttingen statt und später die Überführung nach Königstein. Vater hatte den Soldatentod von Max (l. Juli 1941) nicht überwinden können; den Großeltern schien zunächst sonst ein friedliches Alter in Göttingen bevorstehend, und sie weilten häufig in Königstein. Aber ein Jahr nach der englischen Besetzung von Göttingen wurden sie rücksichtlos aus ihrer Wohnung gesetzt. Der Großvater durfte dabei weder Schreibtisch noch Bibliothek mitnehmen, und sie wurden denkbar primitiv untergebracht. In dieser Zeit war der zwischenmenschliche Konnex noch sehr erschwert; Todesanzeigen, Nachrufe usw. gab es noch nicht wieder. Das Kondolenzschreiben des bekannten damaligen Landesbischofs von Hannover Marahrens habe ich seinerzeit gelesen; es war sehr nahe, würdig und verständnisvoll.

Else nahm ihre Mutter sogleich mit nach Königstein. Sie konnte bei uns im Haus, aber doch unabhängig und selbständig bis zu ihrem friedlichen Hinscheiden (4. August 1962) bleiben. Sie sah häufig Ingrids Kinder und auch die von Helmuth, der im benachbarten Kronberg seine Zahnarztpraxis hatte, voll Freude heranwachsen. Auch Heinz und Uli, der es im Leben schwer gehabt hatte und dem im Alter ihre besondere Liebe und Fürsorge galt, besuchten sie oft. Uli hatte ein schweres; rezidivierendes Magengeschwür. Zur letzten konservativen Therapie vor der Operation lag er in meiner Klinik. Meine Behandlung: Diät, Bettruhe, Neuraltherapie, modifiziert nach Hunecke. Die Mutter widmete sich ihm ganz. Das Geschwür heilte ganz aus (auch röntgenologisch nachgewiesen). (Wer heilte: Der Arzt oder die treue Mutter?). In ihrem stets gütigen, mitfühlenden und geduldigen Wesen kümmerte sich Mutter Rolffs um viele einsame Menschen, besuchte noch im hohen Alter den Gottesdienst und das Grab ihres Mannes, in dem sie später auch ruhen sollte. Am 25. Dezember 1869 in Gerresheim geboren, wurde sie im 93. Lebensjahr, fast bis zuletzt geistig frisch, unmittelbar nach einer Embolie infolge eines kleinen Sturzes, in Elses und meinem Beisein uns genommen.

Mein Schwiegervater war ein geistig hochstehender, sehr kluger und durch harten Fleiß ausgezeichneter Mann. Der stattliche Mann war liebevoll, kontaktfroh, mitfühlend und bei scheinbar ernstem Wesen gesellig und vergnügt im Kreise seiner Lieben. Er liebte Wanderungen mit der Familie. Am Sonntagabend fanden sich die Eltern und Kinder zusammen; Vater las dann vor, gewöhnlich Reuter. Er hatte eine schwere Jugend infolge des frühzeitigen »Nervenleidens« und des Todes seines Vaters mit 43 Jahren (1882). Er war, soweit aus den sorgfältig gesammelten Abstammungsurkunden erkennbar, rein niedersächsischer Abstammung. Die Vorfahren waren meist Beamte oder wohlhabende Kaufleute. Seine Mutter, Else kann sich noch gut an sie erinnern und liebte sie sehr, war eine schöne, eindrucksvolle, aber auch strenge Frau (1843–1910). Damals waren die Großmütter noch streng und herrschten; heute bedanken sie sich, wenn Enkel sie besuchen; sie freuen sich aber immer. Ernst Rolffs wurde am 30. Aug. 1867 in Bremervoerde geboren und lebte seit Untertertia in Rinteln, wo er das Gymnasium besuchte. Er studierte Theologie und Germanistik in Göttingen und Berlin. In Berlin gewann er unter dem persönlichen Einfluß von Professor Adolf Harnack (1851–1930) Freude an selbständigen wissenschaftlichen Arbeiten, und die Theologie nahm sein ganzes Interesse in Anspruch. Harnack (1914 von Wilhelm II. geadelt) war der bedeutendste Vertreter der wissenschaftlichen Theologie des 19. und des beginnenden 20. Jahrhunderts, der große Erforscher des Neuen Testamentes, der Dogmengeschichte in abwägender kritischer Sicht. Ihn bewegte die Synthese zwischen christlichem Glauben und Kultur. Harnack nahm auch teil an Fragen der Zeit (Evangelisch-sozialer Kongreß, 1903–1912), beeinflußte das Unterrichtswesen und war Präsident der Kaiser-Wilhelm-Gesellschaft (heute Max-Plank Gesellschaft) und Generaldirektor der glanzvollen Staatsbibliothek. Meine Frau erinnert sich noch mit Stolz daran, wie Harnack sie als kleines Mädchen an der Hand durch die große Bibliothek führte und die von ihrem Vater geschriebenen Bücher zeigte. Die zahlreichen Briefe und Karten von Harnack an ihren Vater, eng mit zierlicher Schrift beschrieben, hat Else dem Harnack-Archiv auf Wunsch überlassen. Ernst Rolffs promovierte 1893 bei Harnack zum Licentiaten der Theologie (entspricht dem heutigen Dr. theol) über »Das Indulgenz-Edict des römischen Bischofs Kallist«. Weitere wissenschaftliche Schriften der Frühzeit sind u. a. »Urkunden aus dem antimontanistischen Kampfe des Abendlandes« 1895, »Geschenktes und Erkämpftes«, 1897, »Die Theologie als Wissenschaft«, 1899, »Harnacks Wesen des Christentums und die religiösen Strömungen der Gegenwart«, 1902. Nach hervorragendem Bestehen der beiden theologischen Examina und dem Besuch des Predigerseminars und Tätigkeit als Kooperator (Vikar) an etwa 10 verschiedenen Gemeinden wurde E. Rolffs 1897 als Pfarrer der St.-Cosmae-Kirche in Stade eingeführt. Nach 7jähriger Verlobungszeit konnte er endlich seine Braut heiraten. Den 1947 fälligen 80. Geburtstag und die Goldene Hochzeit durfte er nicht mehr erleben. Sein bedeutendstes Werk ist wohl »Das kirchliche Leben der evangelischen Kirchen in Niedersachsen« (Tübingen, Verlag J. C. B. Mohr), 1917 erschienen, das auch Laien, die an Geschichte, Geographie, Volkskunde interessiert sind, viel Neues bringt. Else ist wiederholt auch noch in den letzten Jahren von älteren Pfarrern, als sie ihren Mädchennamen nannte, angesprochen worden, ob sie die Tochter des Verfassers der berühmten Kirchenkunde usw. sei. Zahlreiche weitere wissenschaftliche Schriften neben »Das Problem der Paulusakten« (in Harnack-Ehrung 1921), »Tertullian« (1930) und »Die Phantasie in der Religion« (1938) erschienen in den sehr angesehenen »Preußischen Jahrbüchern« und in der »Christlichen Welt«. Eine heute wie damals aktuelle Monographie »Politische Ethik und ethische Weltanschauung« (1923), Leipzig, Hinrich'sche Buchhandlung hat leider nicht die gebührende Beachtung gefunden trotz guter Besprechungen (z. B. Hans Steubing »Die Gemeinde« 16. 8. 1924): »Mit reichlichem geschichtlichen Wissen ausgerüstet, unterstützt durch gründliche soziologische, ethische und völkerphysiologische Studien, begabt mit systematischem Geschick, untersucht Rolffs die politische Ethik und ihr Verhältnis zu einer ethischen Weltanschauung.« Ernst Rolffs hat weiter wertvolle Predigtsammlungen herausgegeben, z. B. »Was wir an der Bibel haben« (Vandenhoeck und Ruprecht, 1908), »Persönliches Leben« (Tübingen, Mohr-Siebeck 1905). Sein »Geschenktes und Erkämpftes« (1897), »Stimmungsbilder und Ewigkeitsgedanken« zeigen sein tiefes Innenleben, den Kampf um die innere Wahrheit ebenso wie die Gedichtsammlung »Aus der Heimat der Seele« (zweimal verlegt). Die bekannten Losungen der Brüdergemeinde haben viele Jahre Verse aus dieser Gedichtsammlung nach dem jeweiligen Bibeltext gebracht. Im Kampf gegen den Alkoholismus verfaßte Rolffs wissenschaftliche Bücher und auch populäre Schriften. Seine Gemeinde und die oft recht schwierige Superindentur wurden neben der vielseitigen Wissenschaft nicht vernachlässigt. Er war ein treuer und fleißiger Diener seiner Gemeinde; fast täglich mehrere Stunden, meist auf dem Fahrrad, machte er Besuche bei ihren Gliedern, dazu lange Sprechstunden und sorgfältig vorbereitete Predigten. Im Guttemplerorden war er führendes Mitglied auch der internationalen Gremien, ebenso wie er auch lange Zeit Vorsitzender des Vereins abstinenter Pfarrer war. Auch die Kleinarbeit in Osnabrück, die Betreuung des einzelnen Trinkers wie die Führung der örtlichen Guttemplerloge lag ihm sehr am Herzen. Die Prüfung der jungen Theologen interessierte ihn sehr. Wir haben den großen Kirchenmann, Bischof Hanns Lilje kurz vor seinem Tode in Badgastein noch lange gesprochen. Launig erzählte er, wie Vater ihn »nobel«, aber sorgfältig seinerzeit prüfte. Vater hatte uns viel früher berichtet, daß alle Prüfer in Lilje einen jungen Theologen von größtem Format erkannten. Lilje hatte seine Gattin, Erna Fehling, kurz nach dem Krieg nach langer Krankheit verloren; sie war in Königstein seinerzeit Elses Nachfolgerin als Praktikantin. Er war für die Zukunft voll Pessimismus; ihn selbst habe man nach dem Abschied aus dem Bischofsamt »unwürdig« behandelt.

Befragt, welchen Menschen, den ich gut zu kennen glaube, ich als »rein« »edel« bezeichnen könnte, würde ich spontan den ältesten Bruder meiner Frau, Heinz Rolffs, 1900–1978 nennen.

Geboren in Stade verlebte er seine Jugend in Osnabrück. Er besuchte hier das humanistische Gymnasium, das er mit Notabitur zu Ende des Ersten Weltkrieges verließ. Er wurde aber nicht mehr eingezogen.

Evangelische Theologie studierte er in Marburg, Tübingen und Bethel. Heinz war als Student ein eifriger Anhänger der D.C.S.V. Nach guten Examina ging er in die Rheinische Landeskirche und wurde zunächst 20 Jahre Landpfarrer in Bell (Hunsrück). 1934 schloß er sich der BK an, ebenso wie sein Nachbaramtsbruder Paul Schneider. Dieser, ein gleichgesinnter, mutiger Mitkämpfer gegen Hitlers Gewaltherrschaft wurde als erster verhaftet und umgebracht und wird als »Prediger von Buchenwald« in die Kirchengeschichte eingehen. (In diesem Buch von mir geschildert). Nach Bell übernahm Heinz ein großes schwieriges Pfarramt in Wetzlar und bekam 1957 nach 10 Jahren einen Ruf nach Essen, wo er sich wohl fühlte. Heinz strömte seine tiefreligiöse Begabung in die Gemeinde, sein überzeugter christlicher Glaube begleitet von sehr guter Musikalität übertrug sich auf seine Zuhörer und verzehrte ihn. Er war verheiratet mit Margarete geb. Grimm, die ihm eine kluge und treue Gehilfin in der Gemeinde war. Ihre drei Kinder und 7 Enkel waren eine große Freude für ihn.

Weder Raum noch Zeit, auch die »Torschlußpanik« des sehr alten Menschen erlauben, alle meine Begegnungen mit den vielen bedeutenden und interessanten Menschen wiederzugeben, denen ich als Freund, als Arzt oder sonstwie in der Familienklinik, während der Kriege, im öffentlichen Leben oder auf Reisen begegnen durfte. Nur einige dieser imponierenden Gestalten konnten im Verlauf dieser hier vorliegenden Chronik gewürdigt werden. Das Ehepaar Max und Susanne Dessoir kam im Herbst 1943 in unsere Klinik, von außergewöhnlichen Schicksalsschlägen, von Alter und Krankheit getroffen. M. Dessoir (1867–1947), Sohn eines weltberühmten Schauspielers (1810–1874), der noch 1968 im Brockhaus stand und, wohl um seine jüdische Abstammung zu kaschieren, sich aus einem Dessauer in einen Dessoir verwandelt hatte, starb früh, so daß der vielseitig hochbegabte Sohn vaterlos groß wurde, worunter Max lange litt. Er wußte schon frühzeitig, daß er »Philosoph« werden wollte und mußte. Der geborene Berliner hat fast sein ganzes Leben in Berlin zugebracht. Bei dem Philosophen Wilhelm Dilthey (1833–1911), auch heute noch als einer der deutschen Geistesheroen des 19./Anfang des 20. Jahrhunderts bewundert, machte Dessoir den philosophischen Doktor. Diltheys Tochter Helene verbrachte die letzten Jahrzehnte ihres Lebens in Königstein, bis Kriegsausbruch in meiner Behandlung. Wertvolle Bücher ihres Vaters verdanke ich ihr. Durch die Kriegsinflation usw. verarmt erhielt sie auf Empfehlung des Königsteiner Bürgermeisters vom hessischen Kultusminister nach 1946 als Tochter ihres aus Nassau stammenden Vaters einen Ehrensold. Zum Dr. med. promovierte Dessoir mit der physiologischen Dissertation »Über den Hautsinn«. Die Schilderung seines bewunderten Lehrers Dilthey ist nur ein Beispiel der Größe der Darstellungskunst, seiner Objektivität und seines Einfühlungsvermögens. Und Dessoir kannte genau viele der Leuchten der Universitäten und unter den Künstlern. Mit leisem Spott spricht er über Rilke, den er den Frauen nicht stehlen will. Seine wissenschaftliche Bedeutung erschöpft sich nicht nur in der Gestaltung einer »Wissenschaft der Ästhetik«. Er war ein Meister der Geige und studierte eingehend auch die bildenden Künste. Dessoir war einer der großen Psychologen, der wohl zuerst sich ernstlich mit den occulten Dingen, den Geheimwissenschaften beschäftigte. Er faßt zusammen: »Vom Jenseits der Seele. Die Geheimwissenschaften in kritischer Bedeutung«. »Nach meiner Überzeugung ist die Geheimwissenschaft eine Mischung aus falschen Deutungen gewisser seelischer Vorgänge und falsch gewerteten Überbleibseln einer verschwundenen Weltanschauung« (M. D.). Seine Produktivität war zu bewundern. Neben zahlreichen kleinen Aufsätzen besitze ich als Geschenke mit handschriftlichen Widmungen seine Lebenserinnerungen: »Buch der Erinnerungen« (1946) und »Vom

Jenseits der Seele« (1931). Seine Gattin Susanne geb. Triepel (1869–1952) war einst eine hochgefeierte Sängerin, die richtige Ergänzung zu ihm. Nach einigen Monaten ging es dem Ehepaar in Königstein gesundheitlich besser, sie konnten in eine kleine Pension umziehen, wo sie sich auch wohlfühlten. Dessoir war bis Kriegsende durch die Geheime Staatspolizei sehr gefährdet und sollte, obwohl nicht Volljude, verschleppt werden; er war bei Goebbels verhaßt. Durch den häufigen Wohnungswechsel und die allgemeine Verwirrung wurde Zeit gewonnen. Man suchte auch hier im Hause nach ihm. Glückliche Umstände, auch die Geschicklichkeit und der Mut der Königsteiner Polizeiorgane, verhinderten weitere Folgen. Das Ehepaar war vorübergehend durch die Zeitereignisse armselig untergebracht, zuletzt hatten sie für die Notjahre eine anständige Wohnung. Von einem Unfall hergestellt, entfaltete der »Patriarch«, wie er sich gern nannte, eine bewundernswerte Tätigkeit. Während der ersten Zeit der amerikanischen Besetzung glättete er durch Weisheit, Sprachkenntnisse und seine Beziehungen manche Wogen. Schüler scharten sich um ihn, der Schriftsteller Herbert Günther (1906–1978) arbeitete zeitweise mit ihm, und er gibt in seinem lesenswerten »Drehbuch der Zeit« ein fesselndes Bild vom »alten Dessoir«. Günther fand wie so mancher imponierender deutsche Schriftsteller kaum Beachtung. Seine Essaysammlung »Erbe der Zeit« enthält zum Beispiel mit seinem »Novalis« eine grandiose Darstellung dieses tiefsinnigen, vielseitigen Frühromantikers, der in christlich-religiöser Ergriffenheit seine Glaubenserfahrungen nach schwerem Leid in einem mystischen Weltbild mit naturwissenschaftlicher Bildung harmonisch vereinigen konnte. Es war für uns ein Gewinn, Günther und seine Gattin geb. Elena Glasunow, bedeutende Pianistin und Tochter des weltberühmten Komponisten Alexander G. (1865–1936) von Zeit zu Zeit zu sehen und Frau G. am Flügel zu hören. Der 80. Geburtstag von M. Dessoir (8. 2. 1947) wurde in der Königsteiner höheren Schule mit großer Begeisterung gefeiert, die nicht nur die Verehrung für den Gelehrten von

Weltruf ausdrückte, sondern auch die Freude, in Freiheit kulturelle Güter wieder aufnehmen zu können. D. hatte inzwischen von den Universitäten Frankfurt und Marburg Lehraufträge für Philosophie erhalten; die Zahl der Hörer war z. B. in Frankfurt so groß, daß als Hörsaal die große Aula genommen werden mußte. Dessoir konnte noch im hohen Alter, ohne sich zu versprechen und ohne Merkzettel frei sprechen. Glücklich und froh schilderte er am Geburtstag, wie sein Dasein mehrgleisig verlaufen sei; viele Ziele habe er zu finden versucht, vor allem Fragen der Philosophie zu lösen und im öffentlichen Leben der Gerechtigkeit und der Freiheit zu dienen. Nach dem Tode von Gerhart Hauptmann am 6. Juni (1862–1946) gestaltete Dessoir, unterstützt durch H. Günther, der aus »Hanneles Himmelfahrt« vorlas, in unserem Hause eine eindrucksvolle Gedächtnisfeier für den großen Dichter, aus seiner jahrzehntelangen persönlichen Bekanntschaft mit ihm. Weitere hiesige Vorträge von D. beschäftigten sich mit seinen Forschungen um »occulte Dinge« und mit Stefan George, dem auch mit Königstein verbundenen großen Meister. In unserer Klinik hatten wir schon während des Krieges private Konzerte und Vorträge für Patienten, auch für solche aus den Lazaretten, und eingeladene Gäste veranstaltet. Diese fanden auch in der Kriegsgefangenenzeit statt; die Amerikaner waren darin sehr großzügig. Die Konzerte fanden auch nach dem Krieg bis heute häufig statt, da solche anfangs in den zerstörten Städten noch nicht möglich waren. So spielte das Künstlerehepaar Günther Raphael (1903 bis 1960) schon August 1946, der berühmte Pianist Professor Wilhelm Kempf (geb. 1895) im Oktober 1946, der Thomaskantor Professor Kurt Thomas (1904–1973) und endlich der Cellist Professor Ludwig Hölscher (geb. 1907) zum ersten Mal am 10. Oktober 1946 bei uns. Thomas und Kempf haben auch später mehrmals bei uns gespielt. Mit L. Hölscher sind wir freundschaftlich verbunden, der bis jetzt oft mehrmals im Jahr in Königstein spielte (Begleiter: Professor K. H. Lautner). Bei meiner Ernennung zum Ehrenbürger der Stadt Königstein 1972 begeisterte er die festliche Versammlung durch sein berühmtes Cellospiel. – Dessoir ist nach einer kurzen urologischen Erkrankung, die ihn vor allem auch psychisch sehr belastete, am 19. Juli 1947 in Königstein sanft eingeschlafen, seine Asche wurde in Berlin beigesetzt.

Der unzweifelhaft bedeutende Komponist Paul Hindemith (1895–1963) war als Junge vor dem ersten Weltkrieg wegen eines »hochgradigen Erschöpfungszustandes« mehrere Monate in Königstein in Behandlung meines Vaters. In seinem späteren Leben, seit dem Zweiten Weltkriege im Ausland lebend, wollte er an Königstein sich nicht mehr erinnern. Bei Kriegsende hatten wir eine bedeutende Dichterin im Hause, in Begleitung ihres schwererkrankten Mannes Guido Freiherr von Kaschnitz-Weinberg (1890–1958), damals Professor und Prähistoriker an der Universität Frankfurt. Er wurde 1952 Direktor des Deutschen Archäologischen Institutes in Rom und damit indirekter Nachfolger meines berühmten Namensvetters Walter Amelung. G. v. K. hat besonders über den Mittelmeerraum gearbeitet. Die sympathisch und vornehm wirkende bescheidene Dame Marieluise von K. stammte aus einer süddeutschen Adelsfamilie (geb. Freiin Holzing–Berstett; 1901–1974). Sie war damals noch nicht als die große Dichterin, die eindrucksvolle Deuterin der erlebten Zeiten bekannt. Wohl hatte sie Romane geschrieben, die bald vergessen wurden, und dann 1943 »Griechische Mythen«, von denen sie zum Abschied uns ein Exemplar dezidierte; ihrem Mann verdanke ich aus seinem Arbeitsgebiet »Mittelmeerische Grundlagen der antiken Kunst«. Frau v. K. sah in den mythologischen Gestalten das Streben des Menschen aus dem Dunkel ins Helle, befreiend und gefährlich. In der Deutlichkeit des großartigen und tragischen Versuchs der Befreiung des Menschengeistes von der Urnatur erblickt sie die unbewußte Absicht ihres Buches. Dem Leser fiel damals auf, daß die Mythen erzählt waren in einer gehobenen dichterischen Sprache. Gedichte von ihr schienen noch nicht bekannt. Damals schon eine große Dichterin wäre sie dem erfahrenen Kenner

Dessoir nicht entgangen. Ihre Entwicklung zur wahren Größe erfolgte nach schweren Krisen, »die sie nicht regressiv in die Innerlichkeit, sondern progressiv in die Welt führten« (H. Krüger). Das lange schmerzerfüllte Leiden ihres Mannes, sein erschütterndes Ende führte sie scheinbar ganz zum Verstummen. Gedichte aus den Jahren 1958–1961 ließen aufhorchen: »Dein Schweigen – meine Stimme«, gleichsam eine Totenklage antiker Form über den Tod des Gatten, gefolgt von modernen erschütternden Gedichten in klassischer Form, bisweilen auch grausam realistisch, teilweise autobiographisch, voll großer Humanität zurückblickend (»Rückkehr nach Frankfurt«; »Herbst im Breisgau«, »Rom«), immer zum Aufhorchen zwingend. »Nun ist das Ding (Ein furchtbar Ding), Die Nacht ein Schrecken, Wir wollen von innen wieder beginnen, das Licht zu wecken«. »Die Kaschnitz« gilt als die eindrucksvollste Dichterin der Gegenwart. Sie lebte zuletzt in Frankfurt. Auf einer Reise starb sie an einer akuten Lungenentzündung in Rom und wurde in Boschweiler bei Freiburg beigesetzt. Frau E. Bormann in Königstein, Germanistin und selbst Dichterin, verdanke ich viele wertvolle Hinweise zum tieferen Verständnis des Werks der »Kaschnitz«.

Abende – kostbare Zeit:
Händel und Mozart erklingt
für einen allein.
Oder das Telefon
durchbricht die Geographie
und verwirklicht
die Gleichzeitigkeit
von dir und mir.

E. Bormann.

Vor kurzem gefragt, welche Lyriker mir am meisten bedeuten oder zeitweise bedeutet hatten: Immer wieder und immer noch Goethe, sowie die Balladen Schillers. Dann folgen Heine, die Romantiker Eichendorff und Clemens Brentano, auch die Droste; von späteren (mit einzelnen Gedichten) in meinen jüngeren Jahren: Detlev von Liliencron und Hermann Löns, in späterer Zeit Ernst Stadler (1883–1914), R. A. Schröder, Hans Carossa, auch Reinhold Schneider, W. Bergengruen. In einer anderen Ebene wären zu nennen, für den Leser häufig recht erquickend Erich Kästner (vgl. S. 164/65) und Eugen Roth (1895–1976). Letzteren erkannte ich nicht lange vor seinem Tode zufällig in unserem Hause bei einem Verwandtenbesuch. Ich begrüßte ihn und wir hatten ein gutes langes Gespräch mit der unverdienten Widmung eines seiner Bücher. Der hochangesehene Germanist, Mitarbeiter der Frankfurter Allgemeinen Zeitung, Marcel Reich-Ranicki, hat Roth als einen »Humoristen« lobend bezeichnet, was »in Deutschland Seltenheitswert habe«. »Er wollte den Menschen Freude bereiten. Das ist ihm in hohem Maße gelungen. Millionen waren und sind ihm dankbar dafür.« Der Verfasser auch. Natürlich bin ich manchem Gedicht im Leben begegnet, das mir Kraft und Freude gab, dessen Autor ich hier nicht aufzählen kann. Ich denke an die Minnesänger, die großen Lyriker des Barocks, zu denen ich durch den frühvollendeten Arzt Paul Fleming (1609–1640) gestoßen bin, und an moderne Franzosen wie Paul Verlaine, z. B. »Mon rêve familier« und Charles Baudelaire, vielen von uns besonders durch Hausenstein nahegebracht. Als Schüler des alten humanistischen Gymnasiums habe ich noch bis vor einigen Jahren griechisch gelesen, nicht nur im Neuen Testament, sondern auch besonders Sophokles, und lateinisch Horaz und die Äneis Vergils. Je älter ich werde, um so mehr bewundere ich das monumentale Gesamtwerk von Stefan George (vgl. S. 189, 474), sowie von Hugo von Hofmannsthal (1874–1929), zu dessen Würdigung der Literaturhistoriker Rudolf Hirsch Wertvolles beitrug. (H. war Königsteiner Patient).

Es ist mir nie gelungen, den vielgepriesenen Rainer Maria Rilke (1876–1926) in der Bedeutung zu verstehen, die er auch heute noch für viele Menschen hat. Vielleicht gefiel mir auch nicht, daß er vielfach Religionsersatz für manche Suchende zu sein schien. Sein großes Prosawerk »Malte Laurids Brigge«, den »Roman, der keiner ist« (Josef Nadler) habe ich mehrmals mit Bewunderung und Interesse gelesen. Natürlich hat der »Cornet« den jungen Menschen berauscht, aber die Gedichte sind mir kaum nahegekommen. Durch die Rilke-Forscherin Ingeborg Schnack, Marburg, habe ich erfahren, daß es einen »Rilke in Ragaz« gibt und der Gedanke an den »Rilke als Badegast« kam mir (vgl. »Der Kurgast« bei H. Hesse und »Goethe in Böhmen«, J. Urzidil). Die bedeutendste Lyrikerin ist für mich Else Lasker-Schüler (1869–1945), zu deren Gedichten ich immer wieder greife.

Familie, Freunde und Patienten

Kurz nach ihrer Besetzung richteten die Amerikaner durch General Eisenhower mit der Proklamation vom 19. September 1945 drei Staaten ein, die nur amerikanisch besetztes Gebiet umfaßten: Großhessen, Württemberg, Baden. Die folgende Darstellung beruht auf zahlreichen persönlichen Unterlagen und meiner Erinnerung. Die von der Historischen Kommission für Nassau herausgegebene Veröffentlichung »Hessen in der Stunde Null. Wiesbaden 1979« hat mir manchen guten Dienst geleistet. (Verf. W.-A. Kropat). Wir gehörten so zu Großhessen. Hessen – mit Wiesbaden als Hauptstadt – besteht seitdem in der heutigen Form und umfaßt die ehemalige preußische Provinz Hessen-Nassau und den Freistaat Hessen-Darmstadt (bis 1918 Großherzogtum Hessen). Die Provinz Hessen-Nassau bestand seit 1866 aus dem Regierungsbezirk Kassel (ehemaliges Kurfürstentum Hessen), dem Regierungsbezirk Wiesbaden (ehemaliges Herzogtum Nassau 1803–1866) und der ehemaligen Freien Reichsstadt Frankfurt. Hessen erhielt nicht Rheinhessen mit Mainz (linksseitiges Hessen) und mußte abgeben vom Regierungsbezirk Wiesbaden den Westerwald (Kreis Ober- und Unterwesterwald, Unterlahn und St. Goarshausen), da hier die Franzosen eingerückt waren. (Heute gehören diese ehemals französisch besetzten Gebiete mit der ehemals bayerischen Pfalz zum Land Rheinland-Pfalz). Die Amerikaner waren bestrebt, beschleunigt eine Verwaltung in den von ihnen besetzten Gebieten aufzubauen. Bürgermeister Fassbender berief deshalb in Königstein in beratender Funktion am 22. Mai 1945 einen Bürgerausschuß zusammen, dem außer dem katholischen Ortsgeistlichen A. Geis und dem evangelischen A. Rühl Mechaniker J. Bommersheim (früher SPD), Werkmeister F. Colloseus und Schreinermeister G. Brühl (beide früher Zentrum, später CDU), Ingenieur P. Heller, Amtsrichter A. Endriss und Dr. E.

Wolf angehörten. Dr. Wolf, erst kurz in Königstein, später Ordinarius für Rechtswissenschaft in Marburg, war ein ausgesprochener Antifaschist, von bürgerlicher Gesinnung. Wolf war sehr besorgt um unsere Wälder. Der Meteorologe Dr. Carl A. Pfeiffer und ich wurden vom Ausschuß beauftragt, ein Gutachten über den gesundheitlichen Wert des Waldes zu verfassen. Dadurch angeregt, erschienen von uns wissenschaftliche Arbeiten über den Wald, so 1947 in der sehr angesehenen »Klinischen Wochenschrift« (Verlag Julius Springer) und in der »Umschau« usw. Ich habe mich, auch als Gründungsmitglied der »Schutzgemeinschaft Deutscher Wald« bis heute mit diesen Problemen beschäftigt. Nach Gründung von Groß-Hessen setzte die Militärregierung den 67jährigen Heidelberger Nationalökonomen Professor Karl Geiler als Ministerpräsidenten in Hessen ein. Er stammte aus der liberalen Oberschicht Badens, war Chef eines hochangesehenen Anwaltsbüro in Mannheim und in Heidelberg Universitätsprofessor (von Hitler abgesetzt). G. hatte ausgedehnte Beziehungen zur Großindustrie. Er und sein assoziierter Anwalt Dr. Zutt (Bruder des erwähnten Frankfurter Psychiaters) hatten gute Beziehungen zu den Amerikanern. Unzweifelhaft war G. ein kluger, diplomatisch begabter Mann von vornehmer Gesinnung und entschlußfähig. Seinem Posten war er jedenfalls gewachsen. Freilich war G. zunächst nur Befehlsempfänger und bald taktlosen Angriffen der extremen Linken ausgesetzt. Ich habe Dr. Geiler persönlich kennengelernt; er verdiente die ihm entgegengebrachte Hochschätzung. Kommunistische Kreise waren inzwischen aus dem Untergrund aufgetaucht und versuchten, großen Einfluß zu erlangen. Es dauerte eine Zeitlang, bis das Verhalten der Russen im Osten im Westen allgemein bekannt wurde und dadurch die Kommunisten jeden Einfluß in den nicht russisch besetzten Ländern verloren. In dem ersten Kabinett Geilers war der bedeutendste Kopf Dr. Werner Hilpert (1897–1957). Er war Nationalökonom, vor dem Krieg Zentrumsführer in Leipzig und kompromißloser Gegner des Nationalsozialismus. Vom ersten Kriegstag Konzentrationslager-Häftling bis Kriegsende, kam H. schon 1945 nach Frankfurt und war in der Handelskammer tätig. Er war in den Kabinetten Geiler und Stock der führende Mann hinter den Kulissen und durch ihn hatte die CDU besondere Bedeutung.

Die Militärregierungen verlangten und förderten schon frühzeitig die Bildung politischer Parteien, z. B. in Hessen durch einen Erlaß September 1945. Die führenden Sozialdemokraten waren nach 1933 entweder von den Nazis umgebracht oder emigriert. Von heute noch führenden SPD-Leuten kamen bald H. Wehner (geb. 1906) aus Rußland und Willi Brandt (geb. 1913) aus Schweden nach Deutschland zurück. Nach kurzer Zeit bestand wieder eine geschlossene, gut organisierte Sozialdemokratische Partei unter Führung des bedeutenden Dr. Kurt Schumacher (1895–1952). In der »Ostzone« (der späteren DDR), dem von russischen Truppen besetzten Deutschland westlich der Oder-Neiße-Linie, wurde sehr schnell ein kommunistischer Staat geschaffen, aus Kommunisten und ehemaligen Sozialdemokraten, die teils freiwillig, teils unter Zwang in der Sozialistischen Einheitspartei (SED) sich zusammenfanden. Menschen bürgerlicher Herkunft und Gesinnung versuchten immer mehr unter größten Schwierigkeiten sich durch den »Eisernen Vorhang« nach dem Westen abzusetzen. In der DDR wurde im September 1945 eine »Bodenreform« durchgeführt, die bald den »freien Bauer«vernichtete und den ganzen ostelbischen Großgrundbesitz adeliger und bürgerlicher Prominenz enteignete und vertrieb. Die gesellschaftlichen Kreise, die Jahrhunderte zwar eine sehr große politische und gesellschaftliche Macht besessen hatten, aber auch die treuesten Diener des preußischen Staates waren und in allen Kriegen einen großen »Blutzoll« (auch nach dem 20. Juli 1944) bezahlt hatten, wurden fast ganz vernichtet. Der Schreiber dieser Zeilen, der diesen Kreisen wie anfangs dargelegt, nicht entstammt, mit ihnen »weder verwandt noch verschwägert« ist, darf für sich in Anspruch nehmen, objektiv urteilen zu können. Aus seiner-

Lebenserfahrung, seiner Geschichtskenntnis und der wiederholten persönlichen Begegnung mit solchen »Ostelbiern« möchte er hier diesen Geschlechtern seiner großen Hochachtung und Bewunderung Ausdruck geben. Selbstverständlich hat es diesen »preußischen« Geist auch in weiten Kreisen der Bevölkerung, auch im Westen und Süden Deutschlands und Österreichs gegeben, und es gibt ihn auch heute noch. Ich glaube ihn auch wiederholt unter führenden Sozialdemokraten beobachtet zu haben, die unbewußt in dieser »preußischen Gesinnung« den Weg in harter Arbeit aus kleinen Anfängen zu großen verantwortlichen Stellungen gegangen sind. (Ein bekanntes leuchtendes Beispiel: Carl Severing.) Der nationalsozialistische »Geist« oder besser gesagt »Ungeist« tat alles, um das wahre Preußische zu vernichten. Als Neugründung einer politischen Partei entstand die CDU = Christlich Demokratische Union aus ehemaligen Anhängern des Zentrums (Z), der Deutschen Volkspartei (DVP) und der deutschen demokratischen Partei (DDP). Die deutschnationale Partei war fast vollständig von der NSDAP aufgesogen oder in den Verfolgungen nach dem 20. Juli vernichtet worden. Durch das große Zeitgeschehen waren sich Protestanten und Katholiken sehr nahe gekommen und hatten nicht selten gemeinsam im Dritten Reich den Tod für ihren Glauben erlitten. Der wachsende ökumenische Gedanke setzte sich nach Kriegsende um in den Willen, gemeinsam eine große christlich orientierte Partei zu gründen. Vertriebenen katholischen Gemeinden aus dem Osten wurden von den protestantischen örtlichen Geistlichen im evangelischen bayerischen Franken sofort die lutherischen Kirchen zur Mitbenutzung geöffnet, wie ich von katholischen Pfarrern später erfuhr. Vorübergehend spukte auch der Gedanke, nach englischem Vorbild eine Labour Party zu bilden aus christlich orientierten und sozialistisch eingestellten Kreisen, der aber bald scheiterte. Aus mehr linksliberalen Kreisen entstand die heutige FDP, die klein aber einflußreich blieb. In alten Zentrumskreisen bestand auch zunächst der Plan, die Partei wie früher aufzubauen, ein

Plan, der in Rheinland-Westfalen vorübergehend verwirklicht wurde, allerdings mit nur kurzer Dauer. (Auch ein Versuch, die Konfessionsschule zu retten!).

Es ist allgemein bekannt, daß Berlin bald nach der Besetzung eine »geteilte Stadt« wurde und ihre östlichen Bezirke zur DDR, also zu einem kommunistischen Staat kamen, der seit 1961 durch den Bau einer militärisch gesicherten Mauer sich brutal absperrte. Schon am 8. Mai 1945 hatte in Berlin eine Begegnung von geretteten Verschwörern des 20. Juli und zahlreichen anderen Politikern stattgefunden, die mit dem Bekenntnis zur Ethik des Christentums aus staatsbürgerlicher Gesinnung einer neuen Partei »Christlich-Demokratische Union« den Weg wies. Zu diesem Kreis gehörten u. a. Deutschlands damals berühmtester Chirurg Ferdinand Sauerbruch, der führende deutsche Pädagoge Professor E. Spranger, der Berliner Propst Heinrich Grüber, dessen mutiges und erfolgreiches Wirken hier (S. 168) bereits geschildert wurde, sowie der ehemalige demokratische Reichstags- und spätere CDU-Bundestagsabgeordnete, der sehr populäre Ernst Lemmer (1898–1970). Letzterer hat in seinen sehr lesenswerten Erinnerungen »Manches war doch anders«, Frankfurt/Main, H. Scheffler 1968, eine hervorragende Schilderung seiner Zeit gegeben. Ich habe Lemmer bei der großen »historischen« CDU-Tagung Februar 1947 in Königstein, wo er Freunde hatte, persönlich näher kennen gelernt und mich länger mit ihm unterhalten. Lemmer wohnte wie Jakob Kaiser im östlichen Teil Berlins. Der gebürtige Unterfranke Kaiser (1888–1961), gelernter Buchbinder, christlicher Gewerkschaftler, seit 1933 Reichstagsabgeordneter, hatte als einer der wenigen Zentrumsparlamentarier 1933 gegen Hitlers Ermächtigungsgesetz gestimmt und war unter den geretteten Männern des 20. Juli (vgl. S. 180). Er gehörte zu den Berliner Mitbegründern der CDU. In seiner Wohnung war die Gründungsversammlung der Berliner CDU, er war lange Zeit wie Lemmer bemüht, die Stellung der Ost-CDU mit gleichzeitiger Verbindung nach dem Westen zu halten, bis er resigniert nach dem Westen gehen mußte, da die Reiseschwierigkeiten von Ost nach West immer größer wurden. (Im Bundeskabinett waren Lemmer später Postminister und Kaiser Minister für Gesamtdeutsche Fragen.) Der spätere Staatssekretär Dr. Otto Lenz (1903–1957) war schon im Sommer 1945 im Süden, Westen und Norden des nicht russisch besetzten Deutschlands unter manchen persönlichen Gefahren tätig, die Verbindungen unter den Gleichgesinnten zur Ausbreitung der CDU durchzuführen. Im Rheinland waren im Sinne der neuen Parteigründung bald führend der frühere Oberbürgermeister von Köln und ehemalige Präsident des Preußischen Staatsrates im Staat von Weimar Dr. Konrad Adenauer (1876–1967) und auch der katholische Gewerkschaftsführer Karl Arnold (1901–1958). Zwischen den beiden Männern, obwohl sie in ihrer christlichen Grundhaltung übereinstimmten, bestanden große persönliche und auch sachliche Differenzen. K. Arnold wurde 1950 längere Zeit mein Patient. Adenauer bin ich zwischen 1946 und 1964 mehrmals begegnet. Ich hatte mit ihm manche Unterredung und konnte ihn bei großen Reden aus nächster Nähe beobachten. Er war eine der eindrucksvollsten Persönlichkeiten, die mir im Leben begegnet sind. Im kleinen Kreis war er sehr höflich, beherrscht, ohne Herablassung und Arroganz, geduldig zuhörend, aber in der Formulierung deutlich, auch zupackend und hart, wenn es notwendig war.

Schon am 28. August 1946 lernte ich den bedeutenden Mann persönlich näher kennen. Dank seiner zentralen Lage war Königstein als erster Treffpunkt der CDU-Prominenz aus dem Bundesgebiet gewählt. Da durch die vielen Lazarettbetten und andere Beschlagnahmen kaum Hotelbetten in Königstein damals vorhanden waren, wurden die Herren bei den CDU-Freunden bei dieser ersten Begegnung untergebracht. Adenauer wohnte stets bei Bürgermeister Fassbender. Einige der Herren wohnten als unsere persönlichen Gäste in der Klinik. Neben dem schon erwähnten Jakob Kaiser nahmen unter anderem teil der württembergische ehemalige Reichstagsabgeordnete Josef Andre (geb.1879) und Wilhelm Simpfendörfer, die beide in Süddeutschland in diesen Jahren prominente Politiker der CDU waren; Professor Dr. Otto Heinrich von der Gablentz (1899–1972), ein sehr eindrucksvoller Mann, war in der Berliner CDU führend und Leiter der Hochschule für Politik. Der Diplomat Geheimer Legationsrat Dr. Hermann Katzenberger kam politisch vom Zentrum, war jetzt in der CDU enger Freund von Lemmer; später wurde er Direktor des Bundesrates in Bonn und ist als Botschafter in Dublin gestorben. Dr. Theodor Steltzer (1880–1967) (vgl. auch S. 80) war einer der Gründer der Berliner CDU, bei deren Gründung hatte man lange über das Wort »christlich« debattiert. Steltzer war schon im Staat von Weimar Landrat in Schleswig-Holstein; er wurde hier nach dem Krieg Oberpräsident und war bis 1947 Ministerpräsident, ein vielseitig gebildeter, persönlich gewinnender und tätiger Mann; auch später besuchte er mich. Auch mit Kaiser gab es jetzt und bei späteren Tagungen mannigfache Gespräche, zumal er sich für die theologische Entwicklung unseres Sohnes Eberhard sehr interessierte. Bei K. schien mir, daß ihn der Geist unserer evangelisch geprägten Familie beeindruckte. Zum Mittagessen versammelte man sich in unserer bescheidenen Dachwohnung und wir saßen anschließend zum Kaffee zusammen. Steltzer sang ein Loblied auf das Verhalten der Engländer als Besatzungsmacht. Da wurde Adenauer deutlich und schilderte seine Erlebnisse mit diesen. A. war noch von den Amerikanern wieder als Oberbürgermeister in Köln eingesetzt worden. Als die Engländer später das Rheinland als Besatzungsmacht übernahmen, wurde A. alsbald »wegen Unfähigkeit« abgesetzt. Das unverständliche Verhalten der Engländer ist heute geklärt: Bekanntlich ist bei den ersten Nachkriegswahlen in England die sozialistische »Labour Party« an die Regierung gekommen, die auf die deutsche SPD setzte und deshalb wurde Adenauer durch einen SPD-Mann ersetzt. Nach dem Essen wollte Adenauer Essensmarken abgeben, die wir nicht annahmen. Das servierte Reh war noch im letzten Kriegsmonat von unseren

Offizieren vor dem Einzug der Amerikaner geschossen und von Else eingeweckt worden. (Man schoß das Wild in den Wäldern ab, um es den siegreichen Truppen nicht zukommen zu lassen).

Die zweite, von Lemmer als »die historische CDU-Tagung in Königstein« bezeichnete, war der erstmalige Treffpunkt der führenden Mitglieder der CDU/CSU aus allen vier Besatzungszonen und fand am 5. und 6. Februar 1947 statt. Adenauer als Vorsitzender der CDU der englischen Besatzungszone hielt wiederholt Konferenzen für die amerikanisch-britische Zone, die Bizone ab. In allen Entscheidungen wollte er Berlin oder München zuvorkommen. Hausherr war Hilpert. Ich begrüßte die Versammlung. Außer den Teilnehmern vom 26. August 1946 waren unter anderem anwesend Ernst Lemmer, der spätere Außenminister Heinrich von Brentano, Dr. Friedrich Holzapfel, Dr. Erich Köhler, Anton Storch, Dr. Walter Strauß und aus der Ostzone Professor Hugo Hickmann. Alle diese Herren lernte ich persönlich näher kennen. Im Laufe meiner Darstellung werde ich noch auf einzelne eingehen. Besonders auffallend war der Staatspräsident von Südbaden Leo Wohleb (1880–1948), der den Zusammenschluß von Baden und Württemberg viele Jahre verzögern sollte. Der körperlich klein ausgefallene Witzbold Wohleb, Gymnasiallehrer von Beruf und wie ein Gnom aussehend, wirkte durch seinen Geist und seinen harten Willen, sein »Südbaden« mit Freiburg als Hauptstadt selbständig zu erhalten. Er wohnte bei uns auf Zimmer 60, in Begleitung (oder in »Bewachung«?) eines riesenhaften französischen Offiziers.

Auch in Königstein wurden die alten politischen Parteien jetzt wieder aktiv. Schon bei der letzten Hindenburgwahl hatte der Vorsitzende der Königsteiner Zentrumspartei (Jean Beppler senior) gut mit mir zusammengearbeitet. Nach Bepplers Tod im Krieg war der Hotelier Fritz Bender das unsichtbare Oberhaupt der Zentrumsleute. Am Sonntag, dem 20. 10. 1945 trafen sich etwa 25 Personen im katholischen Vereinshaus, die der in Falkenstein wohnende, in Frankfurt praktizierende Rechtsanwalt Ernst Engel eingeladen hatte. Zur Vorbereitung der Parteigründung wurden u. a. gewählt: Fritz Bender, später bis 1955 Vorsitzender des Ortsvereins und 1. Beigeordneter; Josef Fischer, Nachfolger von Fritz Bender im Vorsitz der Partei, Georg Brühl, Stadtrat; Jean Beppler jun. († 1955) Stadtverordnetenvorsteher und mein Freund; Franz Colloseus, langjähriger Stadtverordneter, Stadtältester. Diese Persönlichkeiten haben sich um die Partei und die Stadt sehr verdient gemacht. Der auch gewählte Stadtverordnete Reiffenstein trat nach einiger Zeit zur F.D.P. über »aus nationalen Gründen«, war bis ins hohe Alter kommunalpolitisch tätig und hielt gute Beziehungen zur CDU. Auch meine Frau wurde gewählt. Ich selbst mußte mich zurückhalten, da ich noch amerikanischer Gefangener war. Am 16. 12. 1945 und 20. 12. 1945 sowie am 20. 1. 1946 konnten sehr stark besuchte Versammlungen stattfinden (bis 300 Teilnehmer); neben Engel waren hervorragende Redner der Professor der Geschichte Dr. Ulrich Noack (1899 bis 1974), in Frankfurt habilitiert, später Ordinarius in Greifswald. Ein imponierender Gelehrter, vorübergehend die rechte Hand von Ministerpräsident Geiler. Er bekam einen Lehrstuhl in Würzburg, aber der einst hochbegabte, begnadete Redner entwikkelte sich zum linksstehenden sowjetfreundlichen Pazifisten und wurde frühzeitig vergessen. Auch Dr. Eugen Kogon (geb.1903), berühmter Publizist und Gegner des Nationalsozialismus war eifriges Gründungsmitglied. Er war von 1938 bis Kriegsende in KZ-Haft. In seinem berühmten Buch »Der SS-Staat«, 1946 erschienen, gibt K. eine verhaltene Schilderung des selbst erlittenen Grauens in einer distanzierten Analyse der Entmenschlichung des KZ-Gefangenen bis zur Unperson. K. hat mir einmal gesagt, er würde das Buch heute nicht mehr schreiben. Er wurde 1951 Professor für Politik in Darmstadt und Mitherausgeber der »Frankfurter Hefte«, ein zunächst linkskatholisches Blatt, das sich wie seine Mitarbeiter sehr der Sozialdemokratie näherte. Kogon hat sein interessantes Eigenheim von besonderer Prägung im benachbarten Falkenstein. Es ist immer ein Gewinn, diesem liebenswürdigen und geistreichen

Mann zu begegnen. Die ersten Kommunalwahlen fanden in Königstein am 27. Januar 1946 statt; sie ergaben einen deutlichen Sieg der CDU (5 Mandate bei 1424 Stimmen; SPD 495 Stimmen und 2 Mandate). Da eine 15%-Klausel bestand, wurden 315 liberaldemokratische und 15 kommunistische Stimmen ungültig. Else wurde auch in das Stadtverordneten-Kollegium gewählt. Sie war, wie geschildert, seit früher Jugend politisch interessiert und ist fest davon überzeugt, daß ich durch sie den Weg zu Gustav Stresemann und damit zur Deutschen Volkspartei fand. Sie wurde später zwei Legislaturen Mitglied des Kreistags in Bad Homburg und war besonders im Krankenhausausschuß tätig. Ebenso war sie Mitglied des Kreisvorstandes der CDU (8 Jahre lang) und Kreisdelegierte. Sie hatte großen Einfluß bei Auswahl und Aufstellung der Bundestagsabgeordneten Dr. Berthold Martin (1957–1965) von Walther Leisler Kiep (1965–1976) und Dr. M. Langner (ab 1976), dreimal direkt gewählt.

Adenauer habe ich später dann noch mehrmals bei Tagungen gesehen. Im September 1964 waren Else und ich zur Kur in Badgastein. Zufällig erfuhr ich, daß Frau Dr. Bebber-Buch, die langjährige Hausärztin Adenauers auch in Badgastein sei. Ich hatte sie schon als junges Mädchen kennengelernt, lange ihre Mutter behandelt und sie überwies uns viele Patienten. Frau B. sagte mir, sie komme von einem Besuch bei Adenauer in Cadenabia (Norditalien), dem Ferienort von A. zurück, der »Alte« (die zärtlich klingende Bezeichnung seiner näheren Umgebung für den hohen Herrn) habe 3 Rippen gebrochen. Die Unfallfolgen klangen bald ab. Frau B.-B. überwies uns nach Königstein die langjährige vortreffliche und stets einsatzbereite Sekretärin von Adenauer Frau Anneliese Poppinga, die heute noch die Adenauer-Stiftung in Rhöndorf hütet. Frau Poppinga hatte einen schweren Erschöpfungszustand, und sie wurde von uns klinisch behandelt. Adenauer besuchte sie in Königstein mehrmals, zuletzt auf der Fahrt zur Beerdigung von Heinrich von Brentano am 19. 11. (gestorben am 14. 11.) 1964. Adenauer brachte

Einladungskarten zur Beisetzungsfeier für Fassbender und mich mit; für mich fuhr Else nach Darmstadt. Der Bundeskanzler unterhielt sich mehrmals länger mit mir; bei seinem letzten Aufenthalt war das Gespräch unter vier Augen für mich wie ein Examen. Er war verärgert, daß zum Beispiel in der Moselgegend Kommunalwahlen so schlecht für die CDU ausgegangen seien, Schuld hätten »rot infizierte Kapläne«. Er wollte meine ungeschminkte Meinung über die CDU und die Innenpolitik wissen. Ich sprach offen, was ihm wohl gefiel. Persönlich war er von großer Bescheidenheit. Zum Essen hatte er eine Suppe in einer Thermosflasche bei sich und war erstaunt, als ihm eine richtige Mahlzeit serviert wurde. Ich sehe ihn noch bei der Abfahrt im Wagen, begleitet von Fahrer und Sicherheitsbeamten. Ich bin dem großen Mann dann nicht mehr begegnet. Am 19. April 1967 ist er in seinem Heim verstorben. Das Fernsehen übertrug die würdigen Trauerfeiern und den Gottesdienst im Kölner Dom. Die führenden Staatsmänner der Erde trafen sich hier. (Anneliese Poppinga. »Meine Erinnerungen an Konrad Adenauer« 1970, Stuttgart).

In Bayern waren zunächst starke Bestrebungen im Gang, die alte konfessionell sehr an den Katholizismus gebundene Bayerische Volkspartei (BVP) wieder aufleben zu lassen unter Führung des klerikalen Dr. Alois Hundhammer. Aber diesen Plänen traten liberale Kräfte des bayerischen Katholizismus und die fränkischen Protestanten entgegen. Der bedeutende Dr. Josef Müller (1898–1979) genannt »Ochsen Sepp«, setzte sich durch und es kam zur Gründung der CSU (Christlich Soziale Union), deren Vorsitzender Müller wurde. Müller hatte im Dritten Reich gegen Hitler als Anwalt und Politiker der BVP, auch bei den Kämpfen des 20. Juli sich eingesetzt und war seit September 1944 in Gestapohaft. Er war im neuen bayerischen Staat dann längere Zeit Minister. In dem jungen Franz Josef Strauß (geb.1915), Studienrat für alte Sprachen und Geschichte, Frontkämpfer (1939–1945), zuletzt Oberleutnant und ab 1945 Landrat in Schongau, fand er einen unerschrockenen, stets streitbaren, dabei hochbegabten Mitarbeiter. Die spätere politische Laufbahn des vielfach umstrittenen, sicher genialen Mannes, der bereits 1948 in den Frankfurter Wirtschaftsrat und 1949 in den Bundestag kam, mit 38 Jahren erstmals Minister wurde und heute Bayerischer Ministerpräsident ist, dürfte bekannt sein. Ich selbst habe Strauß persönlich nie gesprochen, ihn einmal vor vielen Jahren als Wahlredner erlebt, mit meiner Frau aber viele seiner großen Reden im Fernsehen gehört oder in der Frankfurter Allgemeinen Zeitung gelesen. Bei der Bundestagswahl 1980 haben wir uns auch nach kritischer Prüfung für Strauß als Bundeskanzler eingesetzt.

Das Zentrum, das in Hessen vor 1933 großen politischen Einfluß hatte, war gesellschaftlich betrachtet hier recht kleinbürgerlich, aber auch von liberalem Geist beeinflußt. Nassau hatte, ebenso wie die Stadt Frankfurt Simultanschulen, und das Verhältnis der Konfessionen untereinander war wenig gestört. Die evangelische Kirche in Kurhessen (etwa = Preußischer Regierungsbezirk Kassel) bildete eine eigene Landeskirche (auch heute noch), in der während des Kirchenkampfes wenig geschah. Die heute in der »Evangelischen Kirche in Nassau und Hessen« zusammengeschlossene Kirche war, wie ausführlich geschildert im Dritten Reich eine »zerstörte Kirche«. Der prominenteste Laie dieser Kirche war der Frankfurter Rechtsanwalt Dr. Hans Wilhelmi (1899–1970). Mit ihm und seiner klugen, schon frühzeitig verstorbenen Frau waren Else und ich schon in unseren frühen Frankfurter Jahren auch durch die DVP befreundet und wir sahen uns bis zu Wilhelmis Tod häufig. Der sehr kluge, tapfere, gerecht denkende und gläubige Christ besaß einen beneidenswerten, fast naiven Optimismus ohne Eitelkeit oder sinnlosen Ehrgeiz. W. war Sohn eines 1914 gefallenen Artillerieobersten, Enkel eines Pfarrers und Urenkel des ersten nassauischen Bischofs. Er war im Ersten Weltkrieg Frontoffizier und schwerverwundet (zeitweise der jüngste Leutnant der Armee) und im Zweiten Weltkrieg Major und Adjutant in hohen Stäben. Als Mitbegründer

der Bekennenden Kirche wurde er in der Kampfzeit Präses der Illegalen bekennenden Synode und dann 1946 Präses der »Kirche in Nassau und Hessen« bis 1967. Er war ein hochangesehener Anwalt mit zeitweise 4 Sozien und als solcher bis kurz vor seinem Tode tätig. Bei der Gestaltung unserer Familienverträge, die den Übergang von der zweiten, meiner Generation regelten, hat Dr. Wilhelmi entscheidend mitgewirkt. Als Stadtverordneter und Vorsitzender der CDU-Fraktion war er tätig am Wiederaufbau Frankfurts. Bei dem großen Sieg der CDU unter dem 81jährigen Adenauer (absolute Mehrheit) kam er als 20. der Landesliste der CDU in den Bundestag, womit er nie gerechnet hatte (1957). Nach dem unerwarteten Tod von Dr. Hermann Lindrath (1896–1961) wurde Dr. Wilhelmi sein Nachfolger als Bundesminister für den wirtschaftlichen Besitz der Bundesrepublik. (Lindrath hatte mich auch mehrmals ärztlich konsultiert, und ich konnte ihn vor seiner Ministerzeit zur Beratung dem Verband der Privatkliniken vermitteln.) Wilhelmi, der Reformer des Aktienrechts, hat als Minister die Überführung des Volkswagenwerkes in Privatbesitz erfolgreich durchgeführt. Ich selbst bin mir bewußt, daß sein menschliches Vorbild, seine sichere, ablehnende Haltung dem Nationalsozialismus gegenüber, die ihm selbstverständlich war, Else und mich in unserem Verhalten in dieser gnadenlosen Zeit auch geführt haben. Kurz vor Kriegsende war von dem Ehepaar Wilhelmi durch überlegtes und mutiges Vorgehen ihr ältester Sohn vor der Ermordung gerettet worden. Der junge W. mußte in vormilitärischer Ausbildung zusehen, wie ein abgeschossener gefangener feindlicher Flieger von seiner Truppe auf Befehl erschossen wurde, was gegen jedes Kriegsgesetz war. Er trat unter lautem Protest vor, wurde sofort verhaftet und abgeführt. Man mußte nach allen Erfahrungen mit der Todesstrafe rechnen. Die Mutter drang in ihrer großen Energie bei den Spitzen der Gestapo in Berlin vor, und der Vater, von der Front in Uniform herbeigeeilt, setzte bei den entscheidenden Richtern alles aufs Spiel: «Aus dem Hohen Stab weiß ich, daß der Krieg restlos verloren ist. Lassen Sie meinen Sohn töten, wird Sie nach dem Krieg die Strafe ereilen. Sie können ihn durch Aktenverschiebung in diesem jetzigen Wirrsal retten.« Der Sohn wurde gerettet. Das war nur ein Fall! Wie viele sind bis in die letzten Stunden vor der Stunde Null durch Wahnwitz sinnlos geopfert worden!

In Württemberg und in Baden herrschten zunächst verworrene staatsrechtliche Zustände. Durch die Teilnahme der Franzosen an der Besetzung des Südens von Baden und von Württemberg bestanden vier Länder; die Franzosen mußten die nördliche Grenze ihrer Zone südwärts verlegen und Stuttgart hergeben. In Stuttgart hausten die französischen Truppen in den ersten Stunden ihrer Anwesenheit nach dem alten Kriegsrecht, das von deutschen Truppen niemals praktiziert wurde (zahlreiche Vergewaltigungen wurden getätigt). Die Parteien hatten sich auch bald im Südwesten konstituiert. Das Hungern hielt im Vergleich gegen die englischen, vor allem gegen die amerikanische Besatzungszone in Südbaden und Südwürttemberg viel länger an. Aber die Franzosen ließen der Bevölkerung viel mehr individuelle Freiheit, ermöglichten systematisch kulturellen Aufbau, so auch den Wiederaufbau der Universitäten. Die Franzosen förderten in jeder Weise den Aufbau der neuen Universität Mainz, die in allen Fakultäten heute eine führende deutsche Universität ist. (Die alte Universität Mainz bestand 1561–1733). Durch Verjagung aus den russisch okkupierten Gebieten konnten in der ersten Zeit der Neugründung hervorragende Gelehrte gewonnen werden, und solche wurden auch frei durch die teilweise überspannte und übertriebene Entnazifizierung, bei der die Franzosen zurückhaltend waren. Der »Zwerg mit Charme« Wohleb – ich sehe ihn noch heute vor mir, war der ergebenste, persönlich einwandfreie, Erfüllungsgehilfe der damaligen französischen Macht. Der unzweifelhaft große Charles de Gaulle, der wohl manchmal von Richelieu (1585 bis 1642) inspiriert sich gefühlt haben muß, versuchte überall die »Glorie« Frankreichs zu vermehren. So wurde auch der bedeutende Diplomat André Francois-Poncet, sicher ein

Freund und Kenner des wahren Deutschlands (1887–1977) in den Kampf geschickt. Deshalb mußte es mehr als 4 Jahre dauern, bis der »Südweststaat«, der Einheitsstaat Baden-Württenberg (einschließlich des ehemaligen preußischen Regierungsbezirks Sigmaringen–Hohenzollernsches Land) 1952 entstand, heute eine Perle der Deutschen Bundesrepublik.

In Frankfurt mußte unser ehemaliger Patient Wilhelm Holbach (vgl. S. 258, 302) dem früheren Oberbürgermeister von Hanau Dr. Kurt Blaum schon Anfang Juli 1945 Platz machen. Holbach, kein gelernter Verwaltungsfachmann, hatte Wesentliches geleistet. Der erste Regierungspräsident in Wiesbaden, von den Amerikanern eingesetzt, wurde schon am 1. Mai 1945 der ehemalige Rundfunkkommissar Dr. Hans Bredow (1879 bis 1959), ein Mann, der sich in vielfacher Weise um die Entwicklung des Rundfunks verdient gemacht hatte, und sein Vizepräsident wurde Martin Nischalke. Bredow war Freund von Prof. Dessoir, und ich lernte ihn persönlich kennen. Bis zur Errichtung der großhessischen Regierung mußte B. das Staatsoberhaupt spielen, vergab Ämter und erließ Verordnungen mit Gesetzeskraft. Bredow erkrankte bald schwer und sein Nachfolger wurde Nischalke. Vizepräsident wurde Heinz Noelle (1891–1964), der aus der Laufbahn der preußischen Regierungsassessoren stammte und im Staat von Weimar Landrat in Melsungen war. Als Chef des Ernährungsamtes hatte er während des Krieges unsere Klinik zu revidieren, nachdem er wegen seiner Weigerung, Parteigenosse zu werden, als Landrat abgesetzt war und zum Regierungsrat degradiert wurde. Von 1948–1956 war er dann Regierungspräsident. Noelle war seit dem Kriege häufig in Königstein und oft in unserem Hause; meine Frau und ich waren mit ihm befreundet. Er hatte das liebenswürdige, sichere Auftreten des erfahrenen Verwaltungsbeamten. N. wollte immer helfen, hatte immer Zeit für die Besucher und wußte dabei genau Bescheid über alle Ereignisse in seinem Bezirk. Der viel zu früh verstorbene Vizepräsident Dr. Karlheinz Müller

(1914–1966), den ich aus meiner Tätigkeit an der Evangelischen Akademie Arnoldshain gut kannte, hat zusammengestellt, welche zusätzlichen oft sehr schwierigen Aufgaben in den 50er Jahren das Amt zu bewältigen hatte, um die »Vergangenheit zu bewältigen« neben aller Routinearbeit: Fürsorge für Verfolgte des NS-Regimes mit Wiedergutmachungszahlungen an rassisch, politisch und religiös Verfolgte sowie an zwangsweise Sterilisierte. Durchführung des Lastenausgleichs, Fürsorge für Heimatvertriebene und Umsiedler, Sowjetzonenflüchtlinge. Diese Personengruppen bilden heute ein Fünftel der Gesamtbevölkerung der Bundesrepublik.

Seit 1943 hatten Else und ich kaum Urlaub gehabt. Trotz guter Mitarbeiter, auch der ärztlichen, waren wir sehr überlastet. In der Klinik lagen immer Schwerkranke; manchen Krebskranken versuchten wir über seine letzte Zeit zu trösten. Grundsätzlich wurde jeder Patient behalten, wenn nicht die Möglichkeit bestand, ihm andernorts besser helfen zu können. Wochenlang verging kaum eine Nacht, an der ich nicht an das Bett eines Patienten wegen einer akuten Verschlimmerung eilen mußte. Die Nachtschwester war gehalten, in Notfällen zuerst mich zu informieren. Sonntags machte ich regelmäßig nach der Kirche Visite bei den Schwerkranken (Tagebucheintrag: Bis 2 Uhr morgens am Schreibtisch). Arztberichte. Es ging kein Brief aus dem Haus, den ich nicht gelesen hatte. Im September 1946 wollten wir auch nach Siegfrieds Grab in Eckernförde sehen und uns auf Sylt im »Häuschen« erholen, obwohl wir dort nur ein kleines Zimmer mit zwei Betten bekommen konnten, in diesem auch kochen mußten und Diether, der sich auch bei dem harten Studium (Medizin und Chemie gleichzeitig) erholen mußte, in in einer engen Kammer schlief; er war rührend zu uns. Im Sommer 1945 hatte Diether während seines Aufenthaltes in Westerland (Gefangenschaft) sich um Mieter fürs Kampner Häuschen gekümmert, um einer Beschlagnahme zuvorzukommen. Es zog ein das Ehepaar Zimmeck mit zwei Kindern. Er war in Kampen Textilkaufmann und auf der Insel im Krieg Marineoffizier. Obwohl sie selbst im Platz beengt waren, kamen wir miteinander gut aus. Die letzten Tage vor der Abreise nach Kampen (5. Sept. 1946) gab es in Königstein besondere Aufregungen. Durch den Krieg hatten wir unsere Landwirtschaft, die, wie schon berichtet, unser Vater mit viel Liebe, Tatkraft und außergewöhnlichem Sachverstand erheblich aufgebaut hatte, sehr erweitert. In Nassau war es bisher nicht üblich, die Kühe den Sommer über auf der Weide zu lassen, mein Vater hatte auch dies eingeführt. Im Spätwinter 1945/1946 war der eine Kuhstall durch Brandstiftung niedergebrannt; die Kühe wurden gerettet. Einen neuen Kuhstall, bzw. einen Wirtschaftshof zu bauen wurde geplant. Unmittelbar vor der Abreise wurde uns der Neubau verboten. Das bedeutete, daß auf die Dauer die Erträgnisse der eigenen Landwirtschaft reduziert und die Klinikführung erheblich erschwert wurden. (Damalige Kalorien für die Bevölkerung nach Senkung am 30. 3. 1946 um 20%, statt 1550 nur noch 1275). Am 5. September Fahrt nachmittags mit Zug von Kronberg nach Frankfurt. Nach langem Warten mit viel Gepäck Abfahrt von Frankfurt mit direktem Zug bis Hamburg 21.45 Uhr in einem überfülltem Abteil; Diether saß auf einem Koffer im Gang. In Hamburg Aufenthalt im Wartesaal bis abends, dann Abfahrt bis Husum. Für 2 Mark konnten wir im 3.-Klasse-Abteil übernachten. Am nächsten Morgen 4 Uhr ging es weiter mit langem Rangieren und gegen Mittag waren wir in Kampen, 2 Nächte und 2 Tage unterwegs. Trotz Gewitter, Sturm, Regen und bisweilen strahlender Sonne genossen wir zwei Wochen lang die Insel, den Strand, das Meer mit hohen Wellen und konnten auch manchmal baden. Die Abende verbrachten wir häufig bei unseren Freunden Anita Warnke und Irmgard Jäger, die beide bedeutende Frauen waren. Rückfahrt am 24. September 4.20 morgens, die rührende Anita war am Zug. Umsteigen: Westerland, dann bis Rendsburg, von dort auf dem Kaiser-Wilhelm-Kanal bis Kiel, von dort begleitet vom guten Vetter Hugo Schöpp mit der Bahn nach Eckernförde. Wir waren bei aller Trauer dankbar, das Grab gepflegt zu finden (der vortreffliche Friedhofsverwalter Radloff ist schon vor langer Zeit, noch nicht alt, verstorben). Neben Siegfried liegen Soldaten mit fremdartigen Namen vom Balkan (als »Volksdeutsche« in Hitlers Armee gepreßt) und auch ganz junge Flakhelfer. Übernachtung wieder im Zug und nach 32 Stunden zu Hause, gesund und erholt; wir waren sehr dankbar. Das Wirtschaftsgebäude war inzwischen genehmigt.

Alle Deutschen waren willig zum Aufbau; die Menschen halfen sich wo sie konnten, und auch das kulturelle und vor allem das kirchliche Leben fing an sich zu entfalten, vom grausamen äußeren und inneren Druck befreit. Da mußten die noch hungernden deutschen Menschen eine neue Bedrängnis durchstehen. Aus schmutzigen Ecken kamen ans Licht die Verleumder und versuchten durch die »Entnazifizierung« die Vernichtung einer verantwortungsvollen und fähigen Oberschicht und einer pflichtbewußten Mittelschicht zu erreichen. Deutsche, die Krieg an der Front, Fliegerangriffe in der Heimat, Verfolgung durch die Gestapo, brutale Vertreibung aus Gebieten, die Deutsche rund 700 Jahre bewohnten und kultivierten, überstanden hatten, sollten getroffen werden. Und doch, eine »Entnazifizierung« war nicht zu umgehen. Den Verbrechern, die leichtfertig den Krieg entfesselt hatten, die im Inland und in den eroberten Gebieten grausam gemordet hatten und eine nationalsozialistische Gewaltdiktatur aufbauten, mußte jede Macht genommen werden. Es ist bekannt, daß der Nürnberger Hauptkriegsverbrecherprozeß und die ihm nachfolgenden »Diplomaten»-Prozesse usw. zu zahlreichen Hinrichtungen führten. Bekannte Historiker, wie Michael Freund in Kiel, nehmen an, daß z. B. die Generale Jodl und Keitel, die kurz vorher den Waffenstillstand unterzeichnet hatten, wahrscheinlich Opfer eines »Justizmordes« wurden. Mit der »Entnazifizierung« sollten weiterhin alle diejenigen Personen aus ihren Stellungen, auch Privatpersonen in der Industrie, Ärzte usw. entfernt werden, die im nationalsozialistischen Sinne tätig gewesen waren. Viele dieser Personen wurden zunächst in Sammellagern untergebracht, »automatischer Arrest«, wo sie teilweise ohne wesentliche Schädigung eingesperrt waren, aber auch in vereinzelten Fällen an Hunger und Krankheit starben. Die eigentlichen Entnazifizierungsverfahren wurden deutschen Kammern übertragen. Es begann die große »Fragebogen«-Aktion, die die meisten Deutschen erfaßte. Und gerade die Massenhaftigkeit, die Wahllosigkeit der Verfahren brachten die »Entnazifizierung« in Verruf. In Hessen wurden (nach Kropat) 101 Spruchkammern gebildet. Die Einstufungen waren: Hauptschuldige, Aktivisten, Minderbelastete, Mitläufer und Entlastete (Personen, die ausdrücklich von jeder Schuld freigesprochen wurden). Den Verhandlungen ging häufig ein Berufsverbot voraus. So durfte z. B. zeitweise an der großen chiurgischen Universitätsklinik Frankfurt, wie ich weiß, nur eine Fachärztin tätig sein, die selbständig operieren konnte. An das Amtsgericht Königstein kam ein auswärtiger Richter in der Woche nur einige Stunden, während hier vorher drei Richter voll tätig waren. Viele Unternehmer wurden suspendiert; kleine Angestellte führten große Betriebe. Es war auch schwierig, die Richter usw. für die Spruchkammern zu finden. Ich wurde selbst nach Ausfüllung von vielen Fragebogen als »Entlastet« eingestuft. Nicht nur die üblichen Personalien wurden unabhängig voneinander von deutschen und amerikanischen Behörden erfragt, sondern auch u. a. Einkommen, Vermögen, Immobilienbesitz, Auslandsreisen vor dem Krieg, Bankkonten; die Banksafes mußten geöffnet werden. Zahlreichen »Angeklagten« konnte ich als Zeuge vor Gericht oder mit schriftlichen Zeugnissen (sogen. Persilscheinen) erheblich nützen. Gegen einen der angesehensten Leiter einer großen Universitätsklinik (nicht Frankfurt) war aus unerfindlichen Gründen Anklage erhoben worden. Hier meldete ich mich als Zeuge. Ich hatte mit ihm im Krieg mehrere Jahre zusammen gearbeitet und wir Ehepaare waren befreundet. Sie dachten politisch wie wir. Die Ehefrau des großen Forschers und Arztes von internationalem

Ansehen war deutschstämmig, katholisch, aber nicht in den deutschen Grenzen geboren. Erst im Krieg erfuhr der Ehemann, daß seine Frau, übrigens blond und von germanischem Aussehen, auch jüdisches Blut hatte. Der Geistliche ihres Heimatortes im Ausland hatte ihr rechtzeitig die Taufscheine ihrer Vorfahren beschafft, so daß sie ungefährdet durch die Hitlerzeit kam. Aber jetzt wurde gegen ihn aus nichtigen Gründen gehetzt und ein Verfahren eingeleitet. Vor dem Gericht sagte ich dem »öffentlichen Kläger» (der selbst »Geschäftsmann« war), daß es skandalös sei, einen Arzt von dieser Bedeutung den kranken Menschen zu entziehen. Freispruch! Die deutschen Kirchen, vor allem Martin Niemöller, haben auch bald gegen die Entnazifizierungsgesetze, gegen die »Vergeltungsverfahren«, Einspruch erhoben. Leider haben dagegen einige führende Männer der CDU auch Auswüchse der Verfahren zunächst verteidigt. Aus ihren Erfahrungen mit diesen Antinazigesetzen wurden viele Personen, als sie »Verbannung« und »Bußen« hinter sich hatten und wieder beruflich tätig sein durften, auch wieder wählen konnten, Gegner der CDU, da sie selbst das Gefühl hatten, unschuldig zu sein, und fanden später den Weg zur SPD oder FDP. Ich selbst mußte in der inneren Fakultät gerade in den Jahren meiner Zugehörigkeit zu ihr einige Male die Entscheidung treffen, und wir konnten in zwei Fällen die Wiederzulassung als Hochschullehrer nicht zulassen, da den Betroffenen ein ausgesprochen antisemitisches Verhalten sicher nachgewiesen wurde. Die Amerikaner drängten seit 1948 auf das Ende der Entnazifizierung, die seit 1949 praktisch zum Abschluß kam. Es war gelungen, den Einfluß wirklich schuldiger Personen auszuschließen und andererseits zu vereiteln, daß im Sinne der Kommunisten die Entnazifizierung zu einer sozialen Revolution führte.

Am 30. Juni 1946 erfolgten in Hessen die Wahlen zur Verfassungsgebenden Landesversammlung und die Landtagswahlen nebst Volksabstimmung über die Hessische Verfassung am 1. Dezember 1946, deren Ergebnis die SPD als stärkste Partei (über 40%) und die CDU (37–31%) als zweitstärkste bestätigte. Die KPD erhielt 1946 immerhin noch rd. 10% der Stimmen, während die Liberalen sich zwischen 8% und 16% hielten. Es ist als sicher anzunehmen, daß unter den Nichtwählern viele Verärgerte waren und mehr als 5% der Wähler durften aus politischen Gründen nicht wählen. Aus linksgerichteten Kreisen kamen auch schon 1946 Bestrebungen, den Ministerpräsidenten Geiler zu stürzen, was die Militärregierung zunächst verhinderte. Die Hessische Verfassung wurde vorbereitet durch eine Kommission, in der von der CDU der Offenbacher Rechtsanwalt Dr. Kanka saß, ein vortrefflicher Mann, sowie Dr. Erwin Stein neben etlichen Linkseingestellten der CDU, die später den Weg zur SPD fanden. Die Verfassung kam zwar bei der Volksabstimmung durch, aber mit einer geringeren Mehrheit als bei den Parlamentswahlen. Auch ich stimmte gegen sie, zunächst wegen der Gestaltung des Schulwesens. Eine Verfassung muß auch Minderbemittelten bei Begabung die Gelegenheit geben, Höhere Schulen zu besuchen und zu studieren durch entsprechende Gebührenermäßigung und eventuelle finanzielle Unterstützung. Sie sollte aber nicht durch generelle Schulgeldfreiheit dazu führen, daß Schulen und Universitäten auf Kosten der Allgemeinheit, so wie es heute ist, überfüllt sind und in ihren Leistungen erheblich sinken. Das humanistische Gymnasium sollte, was heute praktisch geschehen ist, abgeschafft werden. Das heutige Kurssystem in den oberen Klassen hat viele Nachteile: Wegfall der Klassengemeinschaft, freie Stunden zwischen den Unterrichtsstunden mit Besuchen von Wirtschaften, Wegfall wichtiger Fächer (so bisweilen nur eine Fremdsprache in der Oberstufe gegen früher vier).

Die in der Verfassung verankerte wirtschaftliche Demokratie mit weitgehender Sozialisierung bedingte, daß die sozialisierten Betriebe in ihrer wirtschaftlichen Leistungsfähigkeit nachließen und zu erheblichen finanziellen Belastungen des Staates führten. Von der beabsichtigten Sozialisierung des Grundbesitzes ließ man ab. Der spätere, sehr kluge hessische Ministerpräsident

Dr. Zinn war hier sehr vorsichtig. Unter Zinn wurden sozialisierte Betriebe, wie z. B. Buderus, Wetzlar, wieder resozialisiert, ebenso wie nach sehr langer Zeit die Kleinbahn Höchst–Königstein, die heute längst nicht mehr so leistungsfähig ist wie vor dem Krieg (keine durchgehenden Züge bis Frankfurt-Hauptbahnhof und zu lange Fahrzeit).

Die Wahlen zum ersten Hessischen Landtag am 1. 9. 1946 mit Volksabstimmung über die Hessische Verfassung brachte einen erheblichen Anstieg der LPD (heute FDP) als Ergebnis des konsequenten Nein dieser Partei zur »roten Verfassung« auf Kosten der CDU. Ende Dezember stellte sich die neue Regierungskoalition von SPD und CDU dem Landtag vor. Ihr gehörten u. a. an Dr. Hilpert, Dr. Zinn (SPD als Justizminister), Josef Arndgen (CDU) als Arbeitsminister und Dr. Erwin Stein als Kultusminister (CDU). Stock, den ich persönlich kennen lernte, war ein kluger, sehr geschickter und freundlicher Mann. Er war in Gewerkschaft und Allgemeiner Ortskrankenkasse groß geworden und schon Abgeordneter 1918 in Weimar. Durch die Kriegsverhältnisse war das ehemalige Grand-Hotel in Königstein Lazarett, später Kurklinik der Bundesbahn und nach dem Zweiten Weltkrieg allgemeines Tbc-Krankenhaus geworden. Bundesbahn und Bevölkerung wünschten, daß das Haus möglichst bald seinem alten Zweck für die Versorgung der Eisenbahner zurückgeführt würde. Fassbender meldete sich zu einer Rücksprache bei Stock in Wiesbaden an mit einer sechsköpfigen Kommission, der auch ich angehörte. Der Vorzimmerherrscher wollte nur den Bürgermeister ohne Begleiter einlassen. Darauf Fassbender: Entweder, wir werden alle empfangen oder wir gehen alle. Das laute Gespräch hörte Stock: »Ei, lasse se doch die Herre alle zu mir.« Nach Begrüßung und Vorstellung: »Jetzt trinke mir erst mal Kaffee und esse Kuche.« Dann: »Mit der Tuberkulose is es doch gar nicht so schlimm. Gucke se doch mal den Mann vor Ihne sich an (auf sich weisend), der hat in junge Jahre auch schwere Tbc gehabt und ist jetzt doch Minister geworden«. Ergebnis: Die erste Tbc-Anstalt in Hessen, die frei würde, sei die in Königstein. Und Stock hat Wort gehalten. Kurz nach der Währungsreform kam er zufällig zu Besuch eines gehobenen Mitarbeiters in unsere Klinik. Wir hatten vorher Einzelzimmer in Mehrbettzimmer umgewandelt und wir überlegten, ob wir das Haus nicht mehr im Sinne der Sozialversicherungen umstellen sollten, zumal bei 40% Sozialversicherten das Haus von Grund-, Umsatz- und Gewerbesteuer frei geworden wäre. Ich bat Stock um seinen Rat. Er sagte: »Ei lasse Se doch das Haus für bessere Leute, die wolle ja auch untergebracht sein.«

Kultusminister Dr. Stein, ein sehr feiner, hochgebildeter und aktiver Mann, der im Dritten Reich sehr viel mitgemacht hatte und seine Frau verlor, war häufig in Königstein als Minister und für die CDU tätig. Er setzte sich für den Bau einer neuen Grundschule ein, die der Staat bezahlte, obwohl die Stadt Trägerin der Schule war. Ein mit Königstein verbundener hochqualifizierter Jurist hatte in einem Gutachten den Nachweis erbracht, daß die Schule einst Kirchengut gewesen sei (Orden der Kugelherren) und in der Reformationszeit der Ordensbesitz vom Staat, damals die Grafen von Stolberg, enteignet sei. Folglich sei die Kostenträgerschaft von diesem Orden auf den Landesherrn – jetzt Hessen – übergegangen. Bei der freundlichen Stellung von Stein sowie von Noelle gegenüber Königstein erreichte Fassbender nach eingehender Besprechung im Regierungspräsidium, wobei ich heimlich sekundierte, daß der Staat unverzüglich den Neubau der Schule übernahm. Das waren damals noch glückliche Zeiten, in denen Entscheidungen rechtens nach dem gesunden Menschenverstand ohne Bürokratie gefällt wurden.

Die höhere Schule in Königstein war vor und auch noch im Kriege (vgl. S. 178 und S. 193/94) ein rechtes Sorgenkind für mich. Obwohl schulisch bestens in Ordnung, war ihre Frequenz so gering, daß immer mit der Schließung gerechnet werden mußte. Und für einen Ort wie Königstein war eine solche notwendig. Auch nach dem letzten Krieg bestand noch längere Zeit Ungewißheit. Die Kosten waren nach der Währungsreform für das damalige wirtschaftlich schwache Königstein einfach zu hoch. In einem längeren Exposé (Taunus-Zeitung 8. 9. 1949) hatte ich zu dieser Frage Stellung genommen und die Verstaatlichung der Schule gefordert, was nach der hessischen Verfassung durchaus möglich war. Aber verschiedene günstige Ereignisse ermöglichten den baldigen Ausbau ohne große staatliche Gängelei der Königsteiner Realschule i. E. (in Königstein mit »im Ei«übersetzt). Seit 1932 kannte ich den Direktor des Frankfurter humanistischen Lessing-Gymnasiums, Dr. Ernst Majer-Leonhard (1889–1966), der damals wegen eines schweren Erschöpfungszustandes in meiner Klinik von mir behandelt wurde. Wir freundeten uns an. Der Altphilologe entstammte einer angesehenen Altfrankfurter Familie und war schon mit 36 Jahren Gymnasialdirektor; er hatte auch evangelische Theologie und Archäologie studiert. Er war der geborene Lehrer, nicht nur wegen seiner weiten umfassenden Bildung, seiner überzeugenden Rhetorik, die durch den gewinnenden Akzent des kultivierten Altfrankfurters so nahe kam, sondern vor allem wegen seiner großen christlich geprägten Humanitas, seiner kontrollierten Weitherzigkeit, denen auch in der Erziehung und in der Schule das Gegenseitsverhältnis zwischen Lehrer und Schüler in Achtung sich anpassen mußte. Frankfurt war nach dem Ersten Weltkrieg der Ausgangspunkt einer Schulreform geworden, die das herkömmliche Schulwesen bei aller Hochschätzung des Wissens zu der Gesamtentwicklung der Persönlichkeit entwickeln sollte. M.-L. war von behendem Geist, er konnte erstaunlich schnell denken und handeln, sehr freundlich und gütig, empfindsam, sehr tolerant und manchmal unvorsichtig. Politik lag ihm nicht, er war organisatorisch hoch begabt, nur ohne großes Verständnis für finanzielle Fragen. Schon 1933 nach Übernahme der Naziherrschaft wurde er seines Direktorats entsetzt und wurde bei gleichbleibenden Bezügen in eine Studienratsstelle am humanistischen Gymnasium in Höchst versetzt. Er zog zunächst auf mein Anraten nach Königstein und unterrichtete dann in Höchst. Seine kluge Frau stammte aus einer jüdischen Kulturfamilie. Ihr Bruder war der Internist Prof. Richard Koch, ein Lehrer von mir, der bis 1933 an der Frankfurter Universität Geschichte der Medizin las (1882–1949) (vgl. Med. historisches Journal *15*, 1980). Frau M. L. zeigte zunächst eine vorbildliche Haltung, verfiel aber bald in eine schwere Depression, an der ich sie behandelte, bis E. M. L. aus dem offiziellen Schuldienst entlassen wurde, aber an den von Hermann Lietz gegründeten, ihm geistig verwandten Landeserziehungsheimen (zuerst auf Spiekeroog, dann in Bieberstein, Rhön) eine neue Tätigkeit fand und sie mit ihren 3 Kindern nach Frankfurt zog. Der älteste Sohn mußte trotz seiner Abstammung noch als Soldat den französischen Feldzug mitmachen, wurde dann Pfarrer in Württemberg, die beiden anderen Kinder konnten rechtzeitig emigrieren. Die Mutter zog der Emigration leider den Suicid vor. Eine warmherzige Frau, die die Genialität ihres Mannes erkannt hatte und versuchte, alles Schwierige von ihm fernzuhalten. Über den Übergang von der Rektoratsschule zum Gymnasium schrieb E. M. L. anläßlich der Einweihung des Neubaues des Taunus-Gymnasiums September 1962 (gedruckter Bericht, Königstein 1962): Im Sommer 1945 fragte mich Professor Amelung, ob ich nicht in Königstein ein Gymnasium eröffnen wolle, verbunden mit einem Internat in der Villa Andreae. Ob ich wollte! In dem zerbombten Frankfurt, wo mein altes Gymnasium im Sperrgebiet lag, konnte man mir keine Unterkunft anbieten – und hier im Taunus konnte man eine wahrhaft ideale pädagogische Provinz ansiedeln. Zumal der Bürgermeister, Herr Fassbender, mir sogar nach Schloß Bieberstein eine richtige Berufung schrieb und der Kultusminister Dr. Schramm meinen Plan lebhaft begrüßte und förderte. Bereits am 6. Jan. 1946 konnte ich ein Gymnasium eröffnen, wenige Monate darauf ein Internat, nachdem die Ursulinen ihr seit Jahrzehnten bestehendes Gymnasium für Mädchen wieder eröffnet hatten und in St. Albertus noch im selben Jahr ebenfalls ein Gymnasium für Ostflüchtlinge, die Priester werden wollten, neu geschaffen wurde. Daß unser Schülchen in einem Haus, das früher als Pensionat für junge Mädchen gedacht war und mitten im Wald lag, wirklich so lebensfähig war, um allen Stürmen der Nachkriegszeit standzuhalten, sogar einen herrlichen Neubau erhalten sollte – wer hätte daran 1946 zu glauben gewagt? Nicht zuletzt verdanken wir das unserer Dezernentin in Wiesbaden, Oberschulrätin Dr. Klocke, die sich immer wieder für uns eingesetzt hat und für ein tüchtiges Kollegium sorgte, der ich immer wieder dankbar sein mußte. Was haben wir da für Schwierigkeiten zu überwinden gehabt! Nicht einmal Stühle oder Bänke – dafür freilich reizvolle Tempelchen im Freien, Liegeplätze, die wenigstens im Sommer etwas halfen, die 400 Schüler und Schülerinnen aufzunehmen. Dann freilich erhielten wir im alten Volksschulgebäude noch zwei Klassen für die Unterstufe, und bald gingen wir zur Fünftagewoche (nicht für die Lehrer, aber für die Schüler!) über, und die Primaner bekamen einen musischen Samstag, sehr beliebt bei allen, weil ja so das Wochenende wirklich schon am Freitag begann. Daß wir in den beiden letzten Schulstunden am Samstag eine mehrstündige freie Aussprache über aktuelle Fragen legten, hielt Schüler, Lehrer und Redner oft sehr lange zusammen: Hatten doch bei uns sehr bedeutsame Personen gesprochen: Kirchenpräsident Dr. Niemöller, Minister Blank, Minister Schramm, die Professoren Theissinger, Winnacker, Frick, Hirschmann, S. J., Dessoir. Aber auch die singefreudige Jugend betätigte sich: Schon 1946 besuchte uns Ministerpräsident Dr. Geiler und hat mit uns ernst diskutiert und dann auf unserem großen Balkon heiter und ernst gesungen, eine unvergeßliche Stunde.

M.-L. war als Erzieher seiner Zeit stets weit voraus. Er war Lehrer aus Leidenschaft. Im Ausbau der Schule konnte er nach dem Kriege seine auch im Ausland und im Internatswesen gewonnenen pädagogischen Erkenntnisse in unermüdlicher Schaffenskraft in den Dienst der Jugend stellen. Die Brücke zu schlagen zwischen der Antike und der modernen Zeit, zwischen der Schule und Persönlichkeiten der Hochschule war ihm immer innerstes Anliegen. Die Tradition des Theaterspiels an der Taunusschule begründete er durch die Einführung des Laienspiels, durch das sich die große Schulgemeinde der Schüler, der Eltern und der Lehrer im gemeinsamen Erleben immer wieder zusammen findet. Eduard Spranger, der bedeutendste deutsche Pädagoge dieses Jahrhunderts (1882–1963) sagte einmal – nach Carlo Strauch – »Ich habe viel über Schulreform gelesen; aber die Schule, in der eine wirklich pädagogische Wärme und geistiges Leben herrschte, ist nach meiner Erkenntnis doch nur in Königstein.« Majer-Leonhard brachte es fertig, in der alten Schule am Klärchenweg – einst für 40 junge Mädchen als Pensionat erbaut – zuletzt bis 500 Schüler zu unterrichten. Er konnte das nur leisten, weil er vorzügliche, ihm vertrauende Lehrer in der Schule hatte, der Bürgermeister und das Ministerium ihn jederzeit unterstützten und finanziell und ideell Patronatsverein und der Bund der Freunde vielfach halfen. Trotz Musik, Gesprächskreisen, Laien-Theaterspielen usw. kam das ernste Lernen nie zu kurz. Denn M.-L. konnte streng und gründlich sein. Aus seinem Geist und der ganzen Schule kamen auch große Leistungen.

Für mich ist es eine freudige und dankbare Erinnerung, daß ich mit helfen durfte, aus der Zubringerschule in Königstein ein regelrechtes Gymnasium zu machen. Es war manchmal nicht leicht, aber das Gedächtnis an den bedeutenden Lehrer und Menschen E. Majer-Leonhard, der 1966 in unserer Klinik nach einem erfüllten Leben starb, ist auch bei meiner ganzen Familie ungetrübt. Und wir vergessen auch nicht diesen seltsamen Kauz. Wie sagte er zu der aufgeregten Mutter, als der Sohn etwas »pexiert« hatte: »Ei, der Bub ist nicht dumm, sonst machte er nicht solche Streiche. Nein, der Bub ist nicht dumm; die Lehrer sind dumm, die mit dem Bub nicht fertig werden« (aus dem »Bub« ist ein sehr angesehener Strafverteidiger geworden). Der betreffende Lehrer blieb nicht lange im Kollegium. – M.-L. war auch langjähriges aktives Mitglied des evangelischen Kirchenvorstandes und hielt in unserem Haus mit die sonntäglichen Andachten. M.-L. stand im 69. Lebensjahr, als er pensioniert wurde.

In den ersten Nachkriegsjahren wurde vielfach die Pensionierung bis zum 69. bzw. 70. Lebensjahr hinausgeschoben, wenn es sich um dringend notwendige Personen handelte und diese damit einverstanden waren. Aber M.-L. wurde kein Eremit, sondern unterrichtete zunächst im Internat Birkenhof (Hinterzarten/Schwarzwald) und er konnte später beratend die Entstehung des neuen Schulgebäudes Herbst 1962 verfolgen, viele ehemalige Schüler pilgerten bis zuletzt zu ihm. Trägerin der Schule blieb die Stadt Königstein. Um der Stadt in ihrer starken finanziellen Belastung zu helfen, hatten wir schon 1946 einen Bund der Freunde gestiftet. Nach dem Bericht des Elternbeiratsvorsitzenden, Bankdirektor van Hooven, 1967, stand die neue Schule damals schon wieder unter Raumnot. Nur 27% der Schüler waren aus Königstein. Die Stadt mußte aber die Schulfolgelasten in Höbe von DM 380.– pro Schüler und Jahr tragen, für die auswärtigen Schüler erhielt sie nur DM 150.– pro Kopf zurück. Obwohl noch nicht Stadtverordneter wurde ich 1946 in das Kuratorium der Schule berufen. Ich legte dieses Amt nieder, als wir die Ernennung des Oberstudienrates Herbert Albrecht zum Nachfolger von M.-L. beschließen sollten, ohne Gegenvorschläge und Kenntnis der Akten. 1970 gingen die Königsteiner Schulen an den Kreis über. Das Gymnasium ist heute gegen den Willen der Eltern, der Lehrer, des Kreistags und der Stadt eine Gesamtschule.

Majer-Leonhard war ein überzeugter Vertreter des Internatsgedankens, bei dem schlechten Besuch der Schule bis in die Nachkriegszeit hofften wir beide, ihre Frequenz durch ein Internat zu heben. Als geeignetes Gebäude bot sich die »Villa Andreae« an, mein Lungenschußlazarett, das Frühjahr 1946 frei wurde und bis zur Rückgabe aus NSDAP-Besitz an den Vorbesitzer vom Königsteiner Bürgermeister verwaltet wurde. Zur Gründung und Aufbau des Internates im Rahmen der Inneren Mission fanden sich schon 1945/46 Fassbender, Majer-

Leonhard, Dr. jur. Otto Noelle (Bruder des Wiesbadener Regierungspräsidenten), der als ehemaliger führender Mann des Hugenberg-Konzerns große Verwaltungserfahrung hatte, und der Königsteiner evangelische Ortspfarrer Arthur Rühl, als Beauftragter des Landesbischofs Dr. D. Kortheuer-Wiesbaden. Kortheuer war nach Vertreibung des hessisch-nassauischen Nazi-Kirchenregimentes wieder als nassauischer Bischof eingesetzt worden. Er war zwar hoher Siebziger, aber von erstaunlicher geistiger und körperlicher Leistungsfähigkeit, sehr geschäfts- und verwaltungsgewandt und bei besten Umgangsformen von großer innerer Ruhe, Überzeugungskraft und sittlichem Ernst. Trotz der Diplomatie von K. kam es aus einigen anderen Gründen wiederholt zu unangenehmen Auseinandersetzungen, so daß ich glücklich war, als am 2. Mai 1946 durch Landesbischof D. Kortheuer die feierliche Einweihung des Internates im religiösen Rahmen stattfand. Es ist für die Zeit nach dem letzten Weltkrieg kennzeichnend, daß die Übernahme des Internates durch die evangelische Kirche keinen Widerspruch erregte. Die Katholiken hatten ihre Probleme und die Kommunisten waren de facto ohne Einfluß, auch wenn sie einige politische Mandate in einigen Städten hatten. Das Bedürfnis für eine solche karitative Einichtung war sehr groß, für zahlreiche heimatvertriebene oder elternlose, von schwerem Lebensschicksal betroffene Kinder zu sorgen. Es wurde erreicht, daß solche Kinder die Taunusschule oder die hiesige Volksschule besuchen konnten, und daß das Schülerheim in dem schloßartigen Gebäude mit einem größeren Nebenhaus als Wohnungen für Lehrer usw. bleiben durfte, auch als das parkähnliche Gelände (12 Hektar groß) zur allgemeinen Bebauung freigegeben wurde. Die Leitung ging nach Ausscheiden von O. Noelle und dem späteren von M.-L. an Pfarrer Wichert und ab 1952 an Professor Friedrich Kreppel (geb. 1903), einem erfahrenen Pädagogen über. Etwa seit 1956 zog ich mich von dem Internat ganz zurück, insbesondere nach dem Ausscheiden von Kreppel, dem ich auch durch meine städtischen Ehrenämter viel geholfen hatte. Das Haus erfüllt auch heute noch seine karitative Verpflichtung, auch wenn diese leider wenig nach außen hin bekannt ist.

Selbst während des Krieges war ich bemüht, im Rahmen der Möglichkeiten mein Amt als Kirchenvorsteher (K.V.St.) zu versehen. Bei der ersten K.V.St.-Wahl nach dem Krieg, wenige Tage vor meiner Entlassung vom Militär Mai 1946, bekam ich die meisten Stimmen mit 263 von 291 Stimmen. Meine Tätigkeit im Kirchenvorstand war in diesen Jahren sehr befriedigend. Die evangelische Gemeinde wuchs nur langsam und wir waren zunächst ein kleiner sich gut verstehender Kreis mit einem Vertreter der Filialgemeinde Schneidhain. Unmittelbar nach Kriegsende wurde ein bald florierender Kindergarten gegründet und vom Kirchenvorstand stark gefördert. Else fand im Ort zwei pensionierte Kindergärtnerinnen, die den Aufbau des Kindergartens und seinen Ausbau fleißig, erfahren und erfolgreich betrieben und sogar keine finanziellen Anforderungen an die Kirchgemeinde stellten. Sie lebten von ihrer Pension. Damals gab es noch viele selbstlose Menschen in Deutschland »Christen in Verantwortung«. Else war jahrzehntelang der gute Geist dieses Kindergartens. Mich hat es während meiner Tätigkeit im Kirchenvorstand stets bedrückt, nicht mehr Zeit für ihn aufbringen zu können, z. B. zu Besuchen bei Gemeindemitgliedern, die in besonderer seelischer Not oder großen menschlichen Schwierigkeiten waren, zur Unterstützung des Pfarrers. Auch die Frage des Kirchenaustritts wird bisweilen vom Kirchenvorstand nicht ernst genug genommen. Wenn sie aus rein äußeren Gründen erfolgen (Ersparung der Kirchensteuer oder politische Vorteile wie im Dritten Reich), kann man nichts dagegen machen; Austritte erfolgen aber, wie ich glaube, heute zunehmend aus innerer Not, auch als Abwehr gegen linksradikale Einflüsse in der Kirche. Zu Zeiten der Bekennenden Kirche wurde gefordert, den Namen des Austretenden von der Kanzel zu verlesen, ein heute sicher anfechtbares Verfahren. Doch die Pfarrer sollten mit einem Vorsteher versuchen, mit dem Austrittwilligen in ein offenes, ernstes und nahes Gespräch zu kommen. Ich habe im Kirchenvorstand mehrmals erlebt, daß jemand bald nach dem Austritt verstarb und die Angehörigen eine kirchliche Feier erbaten. Leider mußte der Kirchenvorstand viel Zeit für einen m. E. auch in den Kirchen verbreiteten Bürokratismus opfern. Ich habe seinerzeit einen Kampf gegen das sogenannte Kirchengeld geführt, d. h.gegen die Zwangsabgabe eines an sich geringfügigen Beitrags jedes erwachsenen Gemeindemitgliedes von etwa 3–12 DM jährlich. Durch die Bearbeitung der vielen Einsprüche wurde der Kirchenvorstand erheblich belastet. Mit Dr. Quark, dem klugen »Finanzminister« unserer Landeskirche in Darmstadt, hatte ich mehrmals Aussprachen. Seit 20 Jahren wird in ihr kein Kirchengeld mehr erhoben. Die Königsteiner evangelische Gemeinde hatte seit ihrer Gründung 1894 das Glück, immer hochstehende und gläubige Pfarrer zu haben. Durch schwere Verletzungsfolgen aus dem Ersten Weltkrieg mußte sich der beliebte Pfarrer Arthur Rühl frühzeitig pensionieren lassen; bis zu seinem Tode 1961 hingen viele Gemeindemitglieder sehr an ihm. Es ist allgemein, auch teilweise in der Medizin zu wenig bekannt, daß Schwerbeinverletzte, insbesondere Prothesenträger durch die vermehrte körperliche Arbeit frühzeitig herzkrank werden können. So ist Rühl frühzeitig an einer Herzschwäche verstorben. Nach dem Turnus der Landeskirche konnte diesmal 1950 die Kirchenregierung den Nachfolger bestimmen. Aus Kreisen der Bekennenden Kirche wurden wir auf Dr. Hermann Gerber (geb. 1910), einer alten Pfarrerfamilie entsprossen, aufmerksam. Heimlich fuhren wir zu seinem Gottesdienst und sprachen uns dann in seinem Pfarrhaus in einem alten Städtchen des Hintertaunus eingehend aus. Er wollte, und ich besprach mich mit anderen Kirchenvorstehern wegen seiner Wahl. Diese waren sehr interessiert, G. kennen zu lernen. In einem Telefongespräch mit dem Kirchenpräsidenten D. Martin Niemöller ergab sich, daß Darmstadt anscheinend einen anderen Kandidaten hatte. Zufällig wußte ich, daß dieser in Schlesien führender Deutscher Christ gewesen war, seine Gemeinde fluchtartig verlassen hatte und in Nassau nur noch für den Schuldienst zu verwenden war. Es gelang mir, Niemöller umzustimmen. Da kam eine neue Schwierigkeit: Gerber hatte sich um die Gesangbuchreform nach dem Kriege besondere Verdienste erworben, allerdings wurden auch mehrere, textlich als kitschig verschriene, aber dem Volk ans Herz gewachsene Lieder entfernt. Eines unserer Mitglieder, von stockkonservativer Gesinnung, erfuhr das im Gespräch und war voller Widerstand. Gerber wurde von 1950 bis 1959 unser Pfarrer, bis er Oberkirchenrat in Darmstadt wurde. Er hatte in Königstein immer einen guten Kirchenbesuch, erreichte eine starke Abendmahlsteilnahme und war als Seelsorger in allen Kreisen der Bevölkerung sehr gesucht. Die Teilnahme am Abendmahl, in meiner Jugend in der hiesigen Gemeinde gewöhnlich nur an hohen Feiertagen gespendet, hat in fast allen Gemeinden seit Kriegsende stark zugenommen. Ich selbst war bis in die Zeit des Kirchenkampfes kaum zum Abendmahl gegangen, obwohl ich ein fleißiger Kirchenbesucher war. Über die Deutung des Abendmahls, den Wunsch das Mysterium zu ergründen, war lange Zeit die damit verbundene Gemeinsamkeit, der christliche Bund unter den Brüdern und Schwestern durch das gemeinsame Mahl, zu wenig beachtet worden. Während seiner Darmstädter Zeit hatte Gerber das wichtige Amt des Öffentlichkeitsreferates, auch die kirchliche Mitarbeit und Betreuung von Rundfunk und Fernsehen. Er war hier mancherlei z. T. gehässigen Angriffen ausgesetzt, die ihm nicht verzeihen wollten, daß er in seinem Amt mutig auch die Kirchen, den christlichen Menschen mit modernen, ungewohnten Ansichten und Bestrebungen konfrontieren mußte. Er hat darunter sehr gelitten.

Auf Reisen und zu Hause

Zwischen Gerber und unserer Familie besteht eine gute, lange Freundschaft mit ständigem Gedankenaustausch und mancher Reise. Er hielt fast regelmäßig die Weihnachtsansprache in der Klinik und bisweilen die Sonntagsandacht. Eingangs sprach ich schon von meinen französischen Verwandten und erwähnte den Stammbaum meiner mütterlichen Familie Leclercq (bzw. bis zur französischen Revolution Le Clercq). Auf Grund der Archivarbeiten der Cousine Antoinette Bourbier und von Onkel Alphonse konnte Gerber einen großartigen Stammbaum zusammenstellen. Alphonse Le Clercq hatte schon vor 1900 den gerichtlich in Frankreich bestätigten Nachweis der adeligen Abstammung erbracht. Trotz der mit schweren inneren Kämpfen und langer äußeren Not erkämpften Trennung meines Großvaters J. B. F. Leclercq von der katholischen Kirche bestanden verwandtschaftliche Beziehungen seit Jahrzehnten zu den in Frankreich lebenden Verwandten, die alle Nachkommen meines Urgroßvaters J. B. Claude Leclercq (1802–1878) sind. Die deutsche Linie, die Nachkommen des Hanauer Pfarrers, stammen aus der ersten großväterlichen Ehe mit Sophie Wable (1795–1832), von denen die weiteren 3 Kinder dieser Ehe kinderlos starben, während aus der Ehe mit Adelaide Dubois 6 Kinder (3 kinderlos) stammten. Alphonse Leclercq (1840–1930) ist der Großvater von Cousine Suzanne, (1893–1983) in Paris. Diese war 1926 in Königstein längere Zeit bei uns zu Besuch und wir besuchten sie 1972 in Paris. Sie war sympathisch und klug, lebte leider in bescheidenen Verhältnissen. Die jüngste Tochter, also Stiefschwester von Großpapa Leclercq, Cl. Emilie Marie Leclercq, geb. 1843, wurde von meiner Mutter als Tante Marie häufig erwähnt. Ihr Sohn André Bourbier (1880–1958) heiratete Jeanne Monestier (1886–1979). Diese letzteren hatten in Gournay sur Aronde einen großen Gutshof (Ferme la Poste).

Hier waren von unseren Kindern und von Brandts mehrere schon vor dem letzten Krieg im Austausch. An Marie Louise und Antoinette konnte ich mich noch gut entsinnen, als wir mit Gerber im Mai 1972 eine der schönsten Reisen meines langen Lebens antraten. Am ersten Tag sahen wir wieder einmal die gewaltigen Maare der Eifel, fuhren durch Trier, Luxemburg, nach dem Schloß Bouillon in Belgien und passierten bei Sedan die Grenze nach Frankreich. Abends in Reims und am folgenden Morgen konnten wir uns nicht sattsehen an den Kostbarkeiten der gotischen Kathedrale mit ihren interessanten Figuren (»Das Lächeln von Reims«). Die schweren Beschädigungen stammen weniger aus dem Ersten Weltkrieg als aus der französischen Revolution (Revolutionäre wollten die ganze christliche Kunst zerstören!). Weiter ging es durch die Gegenden der Marneschlacht nach Paris. Glückliche Tage bei herrlichstem Wetter. Nach dem Besteigen des Eiffelturms und orientierenden Stadtrundfahrten konnten wir unter anderem in Ruhe besichtigen: Montmartre mit Sacré-Coeur; Quartier latin, Sorbonne (die berühmte Universität), die weltberühmte Klinik Salpétriêre, zu der Nervenklinik, zu der wohl 100 Jahre die deutschen Nervenärzte pilgerten. Und weiter die Kathedrale Notre-Dame und die ebenfalls gotische zweigeschossige Sainte-Chapelle (Alles große Wunder!) und endlich den Dome des Invalides (Grab Napoleons I.). Wir wanderten in den Tuilerien und in den Champs-Elysées mit ihren einmaligen Restaurants. Wir wohnten sehr zufrieden im Hotel Windsor, unweit des Place de la Concorde. Den Louvre suchten wir fast täglich auf. Durch die schwärmerischen Erzählungen meiner Mutter, die hier in ihrer Jugend häufig bei dem reichen Onkel Achille, einem bedeutenden Kunsthändler gewesen war, aber auch durch die jahrzehntelange nächtliche Lektüre der Romane von Balzac, auch von Stendhal (Zola ist mir fremd) war Paris für mich die Schönste aller Städte, die ich kenne. Leider war ich erst 1972 das erste Mal in Paris. Auch die Eltern waren nie zusammen dort. Das »fressende« Königstein verhinderte viele Reisen.

Die Reise ging weiter zu den Ahnen, zu der Verwandtschaft bei Compiègne. Tante Jeanne, mit 85 Jahren sehr rüstig und lieb, hatte alles aufgeboten, was uns erfreuen konnte. Eine weite ruhige Landschaft mit blühenden Feldern, die üppige Ernten versprachen, dem Hof mit 1000 Hektar, auf dem Enkel Johannes Bauer später frisch arbeiten sollte. Es kamen alle ihre 7 Kinder mit Ehegatten (nur Antoinette – Nonne Thérèse – war verhindert) und viele blühende Enkel, zum Teil mit dem Blond der Nordfranzosen. So sahen wir wieder die Cousinen Marie-Luise Michot, einen besonders liebenswerten Menschen, die oft in Königstein war und so traurig an Krebs sterben sollte. Ihren Mann Pierre kennen wir auch gut: Alter Afrikakämpfer, ein sympathischer Abenteurer und Patriot, der uns große Freude machte, Thérèse Clouet, deren junger Sohn Denis uns wiederholt begegnet ist: sehr stolzer Leutnant der Reserve und jetzt das väterliche Gut verwaltend. Dénise, die unverheiratete Hausfrau in Gournay und Stütze ihrer Mutter, Lilly (Elisabeth) Poreaux und die beiden Söhne Jean mit der immer tätigen zutraulichen Marcel, und Henri mit der hübschen Nelly, beide die Gutsherren. Was wohl die stolzen wallonischen Ahnen Jehan le Clercq (geb. 1460 in Tournai) und auch Philipp le Clercq, Seigneur de Noyelles zu ihren Nachkommen gesagt hätten? Ich erwähne noch das üppige, gepflegte Essen, gute französische Gespräche und die kultivierte Übernachtung in Compiégne bei Jean und Marcel, wo wir eindrucksvoll bewirtet wurden. Und dann Saint-Malo, das Seebad in der Bretagne am Atlantik, alte Festung, 1944 zerstörte und gut wieder aufgebaute Stadt und Dom. Vorher Fahrt nach Rouen und St. Michel, das in Deutschland wieder bekannt geworden ist durch den bedeutenden Friedrich Sieburg (1893–1964), der von der Frankfurter Allgemeinen Zeitung ausgehend ein glänzender Feuilletonist und gelehrter und spannender Biograph wurde. Sieburgs Werke habe ich erfreut gelesen, besonders auch das über »Chateaubriand« (1768–1848), der in Saint-Malo geboren, auf einem meeresumstrandeten einsamen Felsen beigesetzt, ein bedeutender französischer Staatsmann und Dichter wurde. Wir kamen nach Saint-Malo zu einem großen internationalen Kongreß für Meeresheilkunde, der von Freund Uwe Jessel geleitet wurde. Wie häufig bei solchen internationalen Tagungen war die Fassade besser als die geistigen Früchte. Leider kamen wir mit den französischen Kollegen kaum ins Gespräch; wir saßen hauptsächlich mit befreundeten Forschern aus den Oststaaten zusammen.

Ich wurde allgemein zunächst für einen Engländer gehalten. Merkte man, daß wir Deutsche waren, kam es zu einem freundlichen Entgegenkommen, besonders in Gegenden, durch die wenig Ausländer kommen.

Schon in früheren Jahren waren wir in Frankreich auf Kongressen. Wir nahmen teil an dem 3. Internationalen Biometeorologischen Kongreß in Pau/Südfrankreich im September 1963. Wegen des Ausfalls eines Redners mußte ich ein Referat halten »Lungdiseas in relation to climate«, das in einer englischen Fachzeitschrift veröffentlicht wurde. Es war ein gelungener Kongreß mit viel interessanten Teilnehmern, darunter Freund Landsberg, sowie Polen, mit denen wir gut ins Gespräch kamen. Die ganze Fahrt war, abgesehen von Autopannen, sehr eindrucksvoll. Wir besichtigten weltbekannte französische Heilbäder, so Vichy usw. und zahlreiche Kunstdenkmäler wie den Isenheimer Altar. An der Autofahrt nahm auch Professor Dr. Gunther Hildebrandt, Marburger Arbeitsphysiologe mit großen balneologischen Interessen, der mit mir in Vorbereitung eines Lehrbuches der Bäder- und Klimaheilkunde tätig ist, teil. Jahre vorher fuhren wir nach Cannes zu einer medizin-maritimen Tagung mit Besichtigung von heliotherapeutischen Anstalten und einer kurzen Erholung an die italienische Riviera.

Pfarrer Helmut Bracht, der Nachfolger Gerbers, kam aus der Jugendseelsorge. Von großer Aktivität und seltener Beherrschung des gesprochenen Wortes, hatte er stets eine volle Kirche. Er brauchte einen weiten volksmissionarischen Rahmen und deshalb ging er schon 1962 in das Diakonische Werk zurück. Bald wurde er Propst von Rheinhessen in Mainz. Sein Nachfolger in Königstein sollte umkämpft werden. Die Gemeinde war sichtlich gewachsen, nicht nur durch den Zuzug vieler aktiver Evangelischer aus der Ebene, die gemeindlichen Werke sollten und mußten ausgebaut werden und manche tätigen Mitarbeiter stellten sich ein. Die Kirchenleitung, besonders der Propst für Südhessen Dr. D. Ernst zur Nieden, machte auf einen jungen Odenwaldpfarrer M. C. Freiherrn von Heyl, der aus der bekannten Wormser Industriellenfamilie stammt, der Bekennenden Kirche sehr verbunden, und mütterlicherseits aus altpreußischem Adel, aufmerksam. Unser Sohn Eberhard kannte v. H. vom Studium und gemeinsamen Examen. Eberhard konnte ihn auch wegen seiner hohen charakterlichen Eigenschaften und seiner echten Frömmigkeit nur empfehlen. Unter den anderen Bewerbern waren sicher auch noch gute, für Königstein geeignete Seelsorger. Ein älterer Pfarrer wurde abgeschreckt durch die mißbilligenden Worte über den Pietismus eines Kirchenvorstehers. Ich suchte in Gemeinsamkeit mit Else aus voller Verwantwortung für die durch ihre soziale Struktur so schwierige Gemeinde die beste Wahl zu treffen. Vielleicht gab eine einfache, bescheidene aber kluge ältere Frau im Vorstand den Ausschlag: »Der eine Kandidat stammt aus vornehmer, vielleicht auch vermögender Familie. Das erstaunt einen, daß er Pfarrer geworden ist. Der muß etwas Besonderes sein. Der andere stammt aus einer alten Pfarrerfamilie; hier besteht die Gefahr, daß das Predigeramt schon ›Geschäft‹ ist.« Pfarrer von Heyl wurde gewählt. In seiner großen, freudigen Einsatzbereitschaft, seinen Plänen, ein zweites Gemeindezentrum zu schaffen mit dem dringend notwendigen Ausbau des Kindergartens, der ganzen diakonischen Werke, aber auch in seiner nahen Form der Predigt, dem Menschen gebend, aber auch ihn fordernd, dem stärkeren liturgischen Ausbau des Gottesdienstes fand er großen Beifall, aber auch Bedenken bis zu manchen disqualifizierten Angriffen. Das Begehen des

75jährigen Bestehens der evangelischen Gemeinde Königstein war ein glanzvolles, innerlich auch gesegnetes Fest, das die Gemeinde zu einigen schien (September 1963). Ehrengäste waren u. a. Kultusminister Dr. Schütte (Hessische Staatsregierung), Berthold, Markgraf von Baden (Vertreter des Hauses Baden), der Generalkonsul von Luxemburg (für den Großherzog von Luxemburg). Die 1916 in Königstein verstorbene Großherzogin Adelheid, Witwe des letzten Herzogs Adolph von Nassau, des späteren Großherzogs von Luxemburg, war seit der Gründung der Gemeinde eine warmherzige Patronin der Kirchengemeinde; Großherzogin Hilda von Baden war ihre Tochter und wohnte häufig im Schloß. Es folgten in den späteren 60er Jahren die großzügige Renovierung und Modernisierung der Kirche und am Kreisel wurde das neue Gemeindezentrum gebaut. Dadurch bestand jetzt die Möglichkeit, hier einen zweiten Morgengottesdienst zu besuchen, eine große Annehmlichkeit für die Bewohner von Königstein-Süd. Der Kauf des Grundstückes (von Rothschild-Erben erworben und der Kaufakt von mir gegengezeichnet) kostete 500 000.– DM, die Summe zahlte die Kirchenleitung. Die Baukosten und die Renovierung der Kirche mit neuer Orgel dürften wohl 2 Millionen betragen haben. Die von der Kirchengemeinde und von der Kirchenleitung erbrachten Beträge wurden ergänzt durch freiwillige Zuschüsse von Kreis und Stadtgemeinde in großen Sammlungen. In wenigen Jahren waren alle baulichen Projekte finanziert. Dem Bau- und Finanzierungsausschuß wollte ich nicht angehören. Andere Aufgaben erforderten mich immer mehr. 1964 erkrankte der als evangelischer Lehrer und Organist sehr angesehene und mit allem Örtlichen vertraute Lehrer Wilhelm Poths († 1964) und man wählte mich 1964 als seinen Nachfolger zum stellvertretenden Vorsitzenden des Kirchenvorstandes, ein Amt, das vielerlei Geduld und Vermittlergeschick erforderte. Als ich Herbst 1967 mich nicht mehr zur Wahl stellte und als »Ehrenkirchenvorsteher« ausschied, wurde Else Mitglied des Kirchenvorstandes (1967–1977) und fand hier große Befriedigung. Mein Nachfolger wurde Manfred von Oheimb Hauenschild (1906–1980), ehemaliges Mitglied des Vorstandes der Deutschen Bank und des Vorstandes des Evangelischen Kirchentages, der vorbildlich, mit Recht bisweilen energiegeladen, zusammen mit dem Pfarrer durch Klugheit, Lebenserfahrung und Gottvertrauen sein Amt versah.

Die evangelischen Kirchengemeinden von Königstein und Kronberg bis zum Main reichend sind in der Dekanatssynode Kronberg vereinigt. Der Kirchenvorstand Königstein wählte mich nach der Neuwahl 1946 in die Kreissynode. Die Tagungen waren einige Mal im Jahr ganztägig. Das Erfreuliche war das gute gegenseitige menschliche Klima; ich traf Mitstreiter aus der Bekennenden Kirche und Höchster Klassenkameraden, wie Pfarrer Otto Raven-Neuenhain, und Paul-Eschborn, ich lernte u. a. den Dekan Deißmann, einen würdigen ernsten Mann, und den Sodener Pfarrer Dappert, einen interessanten Geistlichen kennen. Sehr nahe stand mir Alfred Nixdorff, Pfarrer in Diedenbergen, den ich schon in der B.-K.-Zeit sehr geschätzt hatte, eine gewinnende barocke Gestalt von großer Herzlichkeit und Lebenstüchtigkeit, der ideale Landpfarrer. Ich war der Ansicht, die leitenden Posten müßten jetzt mit geeigneten Freunden der bekennenden Kampfzeiten besetzt werden, und N. wurde zum Dekan gewählt. Leider ist er nach seiner Pensionierung frühzeitig verstorben. Die laufenden Sitzungen waren kaum mit Bürokratie überlastet, häufig angefüllt mit wichtigen seelsorgerischen Fragen aus dem Gemeindeleben. Nach etwa 10 Jahren einer guten Tätigkeit stellte ich mich nicht mehr zur Wahl. Zuletzt hatte ich auch dem Synodalvorstand angehört.

Auch heute noch sind die Evangelischen Akademien für das religiöse Leben unseres Volkes von großer Wichtigkeit. Zu meiner Freude ist unser Sohn Eberhard, ordentlicher Professor für Sozialethik an der Bundeswehrhochschule München, nebenamtlich mit großem Erfolg an der Akademie Tutzing seit längerem tätig. Propst zur Nieden wollte in den 50er Jahren, als die Akademie Arnoldshain aufgebaut wurde, mich in den Vorstand haben. Meine übrigen Pflichten gestatteten es aber nicht. D. Dr. theol. Ernst zur Nieden (1903–1974), Stadtpfarrer in Offenbach und führend in der Bekennenden Kirche, 1950 Propst für Südnassau in Wiesbaden; praktischer Theologe. Seine »Sprechstunden mit deinem Ich« fanden große Verbreitung. Langjähriger Freund von W. und E. Amelung. An den Tagungen des Naturschutzes habe ich wiederholt in Arnoldshain teilgenommen und Referate gehalten. Unter den Forstleuten habe ich eindrucksvolle und vielseitig gebildete Akademiemitarbeiter gefunden. Seit Ende der 60er Jahre mit dem Ausscheiden von Dr. phil. D. Hans Kallenbach wurde die Akademie Arnoldshain, so scheint mir, beherrscht von der verbreiteten »pazifistischen« Gruppe evangelischer Theologen und Anhängern, die immer mehr an die Macht zu kommen versuchen in Kirche und Politik, und offensichtlich auf Christen mit vaterländischer und konservativer Gesinnung mitleidig »wie auf arme Irre« oder verachtend herabblicken.

Niemöller rechne ich jedenfalls nicht diesem Kreis zu; er ist ein wahrhaft großer Mann. Erst viel später las ich die Beurteilung von Bischof Dibelius, der wiederholt mein Patient war, über Niemöller, die den mir mündlich gemachten Ausführungen vollkommen entsprach: »Die ihn lieb haben, vergeben ihm vieles. Prophetische Naturen wollen anders beurteilt werden.« Manche der politischen Aussprüche Niemöllers seien zwar schwer zu ertragen. Aber wenn die Namen seiner Gegner längst vergessen seien, so würde der Name Niemöller noch genannt werden. »Den inneren Ernst seines Christenglaubens hat niemand jemals angezweifelt; hier spricht jemand aus der Geschlossenheit eines inneren Glaubens« (Dibelius: Ein Christ ist immer im Dienst. Kreuz-Verlag. Stuttgart 1961). Kurz vor seiner Verhaftung (1. 7. 1937) hatten wir Niemöller noch gehört. Als er aus dem KZ frei wurde, in dem er als »persönlicher Häftling des Führers« 7 Jahre hatte zubringen müssen, kam er in einen »Prominententransport«, der in Südtirol von der Waffen-SS den Amerikanern ausgeliefert wurde und über Capri in Frankreich aufgeteilt wurde. Dazu gehörten u. a. der ehemalige Chef des Rüstungsamtes, General Thomas (der bald verstarb und in dem uns benachbarten Falkenstein beigesetzt wurde), Schacht und Thyssen. Speer sah Niemöller hier: »Da stand er, jugendlich und konzentriert, eine Pfeife rauchend« (Speer, Erinnerungen, S. 506). Da Hitler sonst alle seine persönlichen Gegner, deren er habhaft geworden war, vor seinem eigenen Selbstmord umbringen ließ, ist viel gerätselt worden, warum Niemöller die schwere Zeit überstehen konnte. Niemöller blieb zunächst in Hessen, eingeladen vom Fürsten von Büdingen. Er hätte jederzeit zu seiner Kirche in Dahlem zurückkommen können. Überall hätte er in der Kirche den ersten Platz bekommen. Es scheint unbekannt zu sein, warum er in Hessen blieb (vgl. auch Dibelius, S. 211), bis er dort Kirchenpräsident werden sollte. Wir sahen in den ersten Nachkriegsjahren Niemöller nicht selten in Königstein. Ende Dezember 1947 hielt er in unserer Klinik die Hausandacht, und wir wurden mehrmals in seine Wohnung in Wiesbaden eingeladen. So verbrachten wir einen Abend mit ihm und seiner Gattin im Kreise seiner Kru-Kameraden (Jahrgangskameraden), und die Gespräche waren eigentlich militant. Man tauschte U-Boot-Erinnerungen aus. Die Zeit als U-Boot-Kommandant war wohl seine glücklichste. Er war wie kaum einer des gesprochenen, aber auch des geschriebenen Wortes mächtig. Der Kondolenzbrief zum Tode meines Vaters ist einer der besten, die ich je erhielt. Als Kirchenpräsident und später auch als Pensionär hat er noch in Königstein gepredigt, sehr nah, ohne Politik, immer biblisch. Ein Versuch unsererseits, ihn mit den führenden Leuten der CDU in Hessen bekannt zu machen, war nicht sehr erfolgreich. Am 29. 12. 1947 trafen sich Niemöller, Fricke mit den Ministern Dr. Hilpert und Dr. Stein bei uns. Niemöller verhielt sich vollkommen ablehnend gegenüber den Politikern.

Im Herbst 1947 (30. September und 1. Oktober) nahm ich als ordentliches Mitglied am Kirchentag der Evangelischen Landeskirche Hessen, der in Nassau und der in Frankfurt, als weltlicher Abgeordneter in Friedberg teil. Schon bald nach dem Zusammenbruch wurden in Darmstadt, Wiesbaden und Frankfurt vorläufige Kirchenregierungen eingesetzt, nachdem die Leitung der Nazikirchenregierung (Präsident Kipper und Bischof Dr. Dietrich) zurückgetreten waren. Die Leute der B. K. standen mit den neuen hessischen Regierungspräsidenten, den Ministerien und mit den amerikanischen und französischen Militärverwaltungen in Verbindung. In der wunderbaren gotischen Pfarrkirche Unser lieben Frauen in Friedberg wurde der Kirchentag feierlich eröffnet. Von den geistlichen Mitgliedern waren mir viele bekannt. Unter den weltlichen Abgeordneten fanden sich hochangesehene Männer, wie die Oberbürgermeister Metzger-Darmstadt, Dr. Redlhammer-Wiesbaden und W. Kolb-Frankfurt; Landrat Ritzert, Mitgl. d. Bundestages; Minister Dr. Stein, Reg.-Präs. Rückert-Mainz; Fabrikant L. C. von Heyl, Prof. Franz Böhm u. a. Unser Freund Dr. Hans Wilhelmi (S. 402) wurde zum Vorsitzenden, bzw. Präses der späteren Synoden gewählt. Nur *eine* Frau war in der Synode. In den eigenen Reihen in Hessen und Nassau schien bei zahlreichen bedeutenden Geistlichen sich keine alle überragende Persönlichkeit zu finden. Der hessische Prälat D. Diehl schien lange Jahre der kommende Mann; er fand den Tod 1944, als Darmstadt zerstört wurde; auch K. Veidt war verstorben und D. Kortheuer zu alt. Mit überwältigender Mehrheit wurde Niemöller zum Kirchenpräsidenten gewählt (natürlich auch mit meiner Stimme). Die Verfassungsgebende Synode bestätigte im November 1948 in Frankfurt-Niederrad, wo ich wiederum Abgeordneter war, diesen Beschluß. Diese Tagungen haben in mir einen unauslöschlichen Eindruck hinterlassen.

Schon im Krieg freundeten Else und ich uns mit den Ehepaaren Pfarrer Karl Goebels (später Propst in Frankfurt) und Pfarrer lic. theol. Otto Fricke D.D. (1901–1954) an. Nachdem Fricke wegen seiner Tätigkeit für die B.K. im Kriege eine längere Untersuchungshaft hinter sich hatte, luden wir das

Ehepaar für einige Wochen nach Königstein ein. Wir standen in ständigem Gedankenaustausch, Trost und Hoffnung in diesen schweren Jahren. Fricke war nach dem Kriege führend tätig im Diakonischen Werk. Er war der Begründer einer großen Lungenheilanstalt des Hilfswerkes der Evangelischen Kirche in Bad Schwalbach und lud mich ein, Mitglied des Kuratoriums zu werden. So trafen wir uns in Abständen von 3–4 Monaten in der Anstalt. Der Leiter der Anstalt wurde Professor Dr. Karl Diehl (1896–1969), vorher dirigierender Arzt des Tuberkulose-Krankenhauses Beetz-Sommerfeld. Er hatte sich gleichzeitig mit mir 1941 in Frankfurt habilitiert, und das Hilfswerk schuf ihm in Schwalbach einen großen ärztlichen und wissenschaftlich-experimentellen Arbeitskreis. Seine Arbeiten über die Immunität bei der Tuberkulose wurden sehr beachtet. Nach dem starken Rückgang der Tuberkulose wurde eine Abteilung für Geriatrie (Dr. W. Schneider) geschaffen. Im Paulinenberg (später Otto Fricke-Krankenhaus) herrschte eine besondere Atmosphäre. Ärzte und Schwestern sorgten sich auch in ihrer Freizeit um die einzelnen Kranken. Waren doch viele noch Bazillenträger, so besonders infektiöse Kranke, manche auch Alkoholiker geworden oder sie brannten wieder durch. Im Paulinenberg wurden sie auch als Menschen erfaßt und dadurch gewannen sie wieder Hoffnung. Das zentrale Problem der Tuberkulose, nämlich das der Antwort des menschlichen Organismus auf die tuberkulöse Infektion, ist von Diehl in tiefgründiger Weise gefördert worden. Mit der Zwillingsmethode hat er (zusammen mit O. v. Verschuer) den Nachweis einer spezifischen erblichen Tuberkulosedisposition erbracht. Durch biochemische Untersuchungen hat Diehl die natürlichen antituberkulösen Stoffe im Organismus entdeckt (vgl. auch Hess. Ärzteblatt H. 4, 1966).

Ich blieb bis 1971 im Kuratorium. Dann nahm mein Sohn Professor Dr. D. Amelung meinen Platz ein. Die Arbeit im Paulinenberg macht ihm viel Freude. Fricke ist viel zu früh für seine Familie und seine Aufgaben 1954 gestorben. Vorübergehend übernahm ich 6 Monate lang den Vorsitz im Kuratorium, bis Pfarrer Rathgeber (Innere Mission) zum Vorsitzenden und Industriedirektor Engfer zum stellvertretenden Vorsitzenden gewählt waren. Mir blieb das wichtige Vermächtnis, dafür zu sorgen, daß auch die wissenschaftliche Arbeit in dieser Klinik fortgesetzt werden konnte. Durch Otto Fricke waren wir auch mit Professor Otmar Freiherrn von Verschuer (1896-1969) und seiner Gattin schon vor dem Krieg bekannt geworden, als er noch den Lehrstuhl für Erbbiologie in Frankfurt innehatte. Ein bedeutender Gelehrter und nobler Mensch. Verschuer, bis 1945 in Berlin Direktor des Institutes für Anthropologie, wurde nach dem Krieg als »Nazi« schwer verfolgt, obwohl der gläubige Christ Hitler-Gegner war und vielen Menschen das Leben gerettet hatte. Nach Jahren des Leidens, auch für seine vornehme Frau, erhielt er den Lehrstuhl 1951 in Münster. Er starb durch Unfall. Wir trafen uns auch wiederholt in Badgastein.

Im September 1947 konnten Else und ich mit Eberhard eine Reise nach Kampen wagen. Es war ein besonders schöner und erholsamer vierwöchiger Urlaub. Fast immer strahlendes echtes »Kampener« Wetter. Der unangenehme Ostwind, der müde macht, das Luftcolloid vom Festland bringt und den Strand mit Quallen bedeckt, war selten. Strandwandern, Ruhe in den Dünen und Baden wechselten ab, kaum Gewitter, einige Regengüsse. Ich konnte dabei H. Hesses großes Alterswerk »Das Glasperlenspiel«, das dem geduldigen Leser viel gibt, in Ruhe und mit Genuß lesen. Natürlich erhielt ich die Post mit allem Alltag nachgesandt. Wir besuchten das »Weiße Haus« und trafen die bioklimatischen Freunde H. Pfleiderer und U. Jessel. Und in der zweiten Woche kam die blonde, immer jugendlich strahlende Susanne Bonte, die zu unser beider engsten Freundeskreis gehörte, und blieb in einer benachbarten Pension wohnend mit einer sympathischen Freundin bis zur gemeinsamen Abreise. Sie war schon 1933 in Königstein mit einer schweren Depression nach dem Tod ihrer Eltern und anderen tragischen Erlebnissen gewesen. Sie gehörte zu den heute ganz seltenen Menschen, die durch großes Vermögen unabhängig und ohne Beruf sich selbst leben können in großer Kultur, Bildung, mit oft abenteuerlichen Menschen. Vor dem Krieg (1933) war sie auch gleichzeitig mit uns auf Sylt; wir sahen uns oft und wir lernten durch sie den bedeutenden Maler Eduard Bargheer (1901–1979) näher kennen. Seine Malkunst ging aus vom Expressionismus, entwickelte sich zu einem hellfarbigen Stil Klee ähnlich (Brockhaus Enzyklopädie 1967). 1959 haben wir auf Ischia, wo er seit 1939 lebte und auch starb, von Lacco Ameno aus ihn in Forio besucht und kleine Bilder erstanden. Er war ein freundlicher, bescheidener und hochgebildeter Mann, aus Hamburg stammend, der gut die italienische Volksseele kannte. (»Das Land, in dem der Wein billiger ist als das Wasser, wie gefährlich ist es für die Deutschen!«). S. Bonte kam, spät verheiratet, 1968 durch einen Autounfall um. – Wir fuhren damals über Husum, Eckernförde (Grab von Siegfried) zurück; beim Umsteigen mußte uns Eberhard mit brutaler Gewalt einen Sitzplatz sichern. Ab Hamburg fuhren wir vornehm 2. Klasse im F.D.-Zug heimwärts. Ein befreundeter Hamburger Reeder hatte uns die Plätze besorgt nach einem persönlichen Besuch bei dem zuständigen Bahnpräsidenten. Trotzdem mußten wir ständig Ausweise zeigen. So wurden die Deutschen von der Eisenbahn zum Auto getrieben!. Bei der Hinfahrt konnte ich das fast leere Dienstabteil von Frankfurt/Hamburg benutzen, mit einem Ausweis eines Ministeriums, für das ich damals mit Gutachten usw. vielerlei erledigte, während Else und Eberhard gequetscht in Masse Mensch reisten. Von Hamburg-Niebüll stand uns das Auto eines Kollegen zur Verfügung.

Aus der Tätigkeit von Else und mir in der Königsteiner CDU ergaben sich bald mehrere wertvolle und interessante Beziehungen zu führenden Politikern. Adenauer und zum Teil seine näheren Mitarbeiter wurden bereits anläßlich der überregionalen CDU-Tagungen in Königstein geschildert. Dr. Erich Köhler (1892–1958), der zunächst im hessischen Parlament neben Hilpert in der CDU führend war, kannte ich schon seit mehreren Jahren. Der promovierte Staatswissenschaftler hatte den Ersten Weltkrieg mitgemacht und war Geschäftsführer von Arbeitgeberverbänden in Kiel und in der Deutschen Volkspartei eifrig tätig. Er war mit einer jüdischen Frau verheiratet und wollte sich im Dritten Reich nicht von ihr trennen. Er wurde zunächst arbeitslos, konnte sich dann als Agent von Versicherungen eben durchschlagen, wodurch wir uns kennenlernten. Als Mitbegründer der CDU war er ihr Fraktionsvorsitzender und Mitglied des Verfassungsberatenden Landesparlamentes. Im Gegensatz zu den auch in der CDU damals noch herrschenden sozialistischen Tendenzen lehnte K. die Sozialisierung der Baustoff- und chemisch-pharmazeutischen Industrie ab. Dr. K., mit dem ich häufig korrespondierte, der sich mehrmals für Königstein einsetzte und hierher zu Vorträgen kam, uns auch mit seiner Gattin privat besuchte, bat mich im Frühjahr 1947 um ein ausführliches grundsätzliches Exposé über die Errichtung von Ärztekammern. In meiner Stellungnahme vom 3. Juni 1947 legte ich dar, daß Regelungen zur ärztlichen Tätigkeit den ärztlichen Sittengesetzen unterliegen müßten. Die Ärztekammer könnte deshalb nicht ein Gewerkschaftsersatz sein oder einen Arbeitgeberverband darstellen. Einzelne Punkte der Aufgaben meines Vorschlages seien hier gekürzt wiedergegeben: Festlegung der ärztlichen Berufspflichten und Überwachung der Berufsehre durch Standesgerichte. Diese Standesgerichte sollen sich weniger mit Verstößen beschäftigen, die polizeilich oder staatsanwaltlich zu ahnden sind, sondern sie sind die Wächter der besonderen ärztlichen sittlichen Verpflichtungen. Beratung des Staates bei Gesetzen gesundheitlicher, sozialhygienischer und sozialfürsorglicher Art. Mitwirkung an allen Aufgaben sanitärer Art, besonders die Bekämpfung von Seuchen usw. Festlegung der Gebührentaxen, Verhinderung unsozialer geldlicher Ansprüche von ärztlicher Seite. Mitwirkung an der Ausbildung des ärztlichen Nachwuchses. Überwachung der ärztlichen Fortbildung. Überwachung der Durchführung gesetzlicher Vorschriften, die zwar vom Staate geboten, aber ohne Mitwirkung der kollegialen Gemeinschaft schlecht kontrolliert werden können, die Einhaltung des Berufsgeheimnisses, die Verhinderung ungesetzlicher Abtreibungen, mißbräuchliche Verordnung von Medikamenten, Festlegung der Regeln für die Anerkennung als Facharzt. In seinem Dankschreiben schrieb K. unter anderem: »Die tiefe ethische Fundierung hat mich außerordentlich stark beeindruckt.« Das Gutachten wurde nach Studium durch Arbeitsminister Josef Arndgen durch die Fraktion der Staatsregierung vorgelegt. Diese Grundsätze finden sich in den Richtlinien der Ärztekammern. 1947/49 war Köhler Präsident des Wirtschaftsrates in Frankfurt. Die von der CDU/CSU geführte Mehrheit hatte hier gegen die SPD beschlossen, die bisherige Wirtschaftspolitik auf die »soziale« Marktwirtschaft umzustellen. Bei den Wahlen zum ersten deutschen Bundestag, der die 12 (mit Berlin) Bundesländer der drei westlichen Besatzungszonen umfaßte (August 1949), kam Köhler erst über die Landesliste der CDU in den Bundestag. Er war zwar CDU-Kandidat unseres Wahlkreises Homburg-Usingen-Weilburg, aber der Sozialdemokrat Heinrich Müller-Usingen gewann den Sitz direkt. Von September 1949 bis Oktober 1950 war Köhler Präsident des Bundestages. Adenauer (Erinnerungen 1) schreibt: »Er (Dr. Köhler) hatte sich bewährt als Vorsitzender des Frankfurter Wirtschaftsrates.« – Köhler mußte das Hohe Amt des Bundestagspräsidenten in sehr turbulenter Zeit, in der Kommunisten und Chaoten ständig störten, aus gesundheitlichen Gründen niederlegen, blieb aber weiter Abgeordneter. Die Königsteiner Jugendgruppe, unser Sohn Martin besonders eifrig dabei, begleitete Köhler während des Wahlkampfes 1953 bei den abendlichen Fahrten durch den Taunus bis zur Lahn von Versammlung zu Versammlung. Diesmal eroberte am 6. Sept. 1953 Köhler den Wahlkreis mit 2,6 % mehr Stimmen als die SPD. Noch schwer krank hat Dr. Köhler lange Zeit den Wahlkreis bereist. 1957, bei der sogenannten »Adenauer Wahl« gewann Dr. med. Berthold Martin mit derselben Kampfgruppe für die CDU den Wahlkreis. Die CDU hatte durch das Ansehen Adenauers, das auch wesentlich zu einem Zerfall der liberalen FDP mit Übertritt zur CDU, dem des BHE (Flüchtlingspartei) und dem der DP (Deutsche Partei, mit alten Konservativen und hannöverschen Welfen) führte, die absolute Mehrheit im Bundestag erobert, wodurch Adenauer ungehindert erfolgreich regieren konnte. Der Nachfolger Köhlers als Präsident in Bonn wurde einer der bedeutendsten Männer der Nachkriegszeit, der Oberkirchenrat D. Dr. Hermann Ehlers (1904–1954), ein führender Mann des Protestantismus, von großer Klugheit und sittlicher Überzeugungskraft, eine ausstrahlende Persönlichkeit und dabei von aktivem nüchternem Realismus. Er starb an einer Sepsis nach einer Angina unmittelbar nach einer Autofahrt von Hannover nach Oldenburg. Ende Oktober wurde er in seinem niedersächsischen Heimatdorf Sülze beigesetzt. Bei unseren Fahrten nach Sylt haben wir bisweilen still an seinem Grab geweilt. Er galt als der unbestrittene Nachfolger Adenauers und war als Gesamtpersönlichkeit nicht zu ersetzen. Auch und gerade in der CDU wirkten sich die ungeheuren Blutopfer aus, die unser Vaterland in den zwei Weltkriegen mit dem Hitlerwahn und den Morden nach dem 20. Juli und durch die Bombennächte und in den Vertreibungen aus dem Osten hatte erleiden müssen.

Ehlers hat 1952 den Evangelischen Arbeitskreis der CDU/CSU gegründet. Unser Sohn Eberhard gehörte zu dem Kreis junger CDU-Studenten, die Ehlers nachhaltig beeinflußte. Eberhard war zeitweise stellvertretender Vorsitzender des RCDS (Ring christlich demokratischer Studenten) auf Bundesebene. Neben den Studienjahren in Marburg und Bethel waren seine drei Semester zum Abschluß seines Theologiestudiums in Basel von großer Bedeutung. Abgesehen davon, daß er zum ersten Mal länger im Ausland sein und dort wertvolle, ihn sehr beeindruckende Menschen kennen lernen konnte, wurde er Schüler von Karl Barth. Wir haben diesen berühmten Mann, den manche zum größten Theologen dieses Jahrhunderts erklärt haben, in der Beschreibung des Kirchenkampfes mehrmals erwähnt. Karl Barth ist weiten, auch nicht-kirchlichen Kreisen durch seinen Briefwechsel mit Carl Zuckmayer »Späte Freundschaft in Briefen« näher bekannt geworden; mir persönlich erscheint Zuckmayer der größere, der menschlichere Mensch von beiden. Eberhard hatte auch das Glück, bei dem großen deutschen Philosophen Karl Jaspers (1883–1969), ursprünglich Psychiater und Psychologe zu arbeiten. Ich bin Jaspers persönlich nie begegnet, aber seine genau studierten Werke »Die geistige Situation der Zeit« und »Allgemeine Psychopathologie« waren für mich von großer Bedeutung. Nach dem ersten theologischen Examen 1950 in Marburg folgten für Eberhard die praktisch-theologischen Zeiten auf den Predigerseminaren Herborn und Friedberg, sowie als Vikar bei Freund Otto Fricke in seiner Frankfurter Gemeinde. Letztere Zeit wird Eberhard nie vergessen. Wir hörten hier eine der ersten Predigten des 26jährigen. Zufällig war Hans Wilhelmi, der spätere Minister und Präses der Synode (S. 230) im Gottesdienst; Wilhelmi sprach erstaunt zu uns: »Daß ein so junger Mensch schon so hervorragend predigen und druckfertig sprechen kann!« Fricke ist an einem Herzinfarkt schon bald darauf zu unser aller Erschütterung gestorben (1954). Eberhard schloß mit Staatsexamen, einer glänzenden Promotion zum Dr. theol. (bei Carl Benz 1907-1978) »Die demokratischen Bewegungen des Jahres 1848 im Urteil der protestantischen Theologie« und nach ¾ Jahren Assistentenzeit nochmals in Bethel sein Studium ab. Fricke hatte noch die Verbindung Eberhards zu Ehlers auf einer Tagung in Siegen im Herbst 1952 vermittelt. Eberhard war bei der Gründung der CDU-Zeitschrift Civis beteiligt und 1962/65 Schriftleiter von »Evangelische Verantwortung«; er hat auch noch viele Jahre lang nach seiner Rückkehr aus den USA in der CDU aktiv gearbeitet, bis er an der Bundeswehrhochschule München vor neue Aufgaben gestellt wurde. Zunächst studierte er in Marburg Volkswirtschaft, als ihn fast gleichzeitig ein Stipendium für Theologie (Sozialethik) nach den USA und die Versetzung als Vikar nach Kriftel bei Höchst erreichten. Ich rief Niemöller an mit der Bitte um Rücknahme der Versetzung; nach der üblichen »liebevollen Beschimpfung« durch diesen und kurze Erklärungen meinerseits gab der vollkommen unbürokratische große Organisator Niemöller sein Plazet für die Staaten. Und Eberhard studierte ab Herbst 1956 in Chicago Sozialethik, bzw. weiter Theologie. Durch die Versetzung seines prachtvollen Lehrers James L. Adams (geb.1901) kam er nach einem Jahr nach der berühmten Harvard Universität (Harvard Divinity School Cambridge, Massachusetts), eine der angesehensten Universitäten der Welt. Neben dem Studium der Sozialethik bei Adams kam er bald in Verbindung zu Paul Tillich (1886–1965), der heute als einer der bedeutendsten Theologen dieses Jahrhunderts gilt. Zunächst in Deutschland hauptsächlich als Führer der religiösen Sozialisten anerkannt, erweiterte Tillich seine Weltgeltung von den USA aus als Denker, der die Philosophie und die Theologie in weiter Spannweite vom Luthertum, Idealismus über Sozialismus zum Marxismus konservativ und doch dem modernen Denken aufgeschlossen zu deuten versuchte. Eberhard wurde Privatassistent bei Tillich bis 1961. Seine in den USA entstandene Arbeit »Religiöser Sozialismus als Ideologie« brachte ihm den amerikanischen Th.D. ein und enthielt wichtige Vorarbeiten für seine deutsche Habilitation, die er, Februar 1961 nach der Universität Marburg zurückgekehrt, 1969 abschloß (Professor 1971). Seine Veröffentlichung »Die Gestalt der Liebe. Paul Tillichs Theorie der Kultur (1872)« ist in die Enzyklopädien übergegangen. In Amerika und später in Deutschland hat Eberhard in zahlreichen Publikationen, Vorträgen und Podiumsdiskussionen sich mit Fragen der Beziehungen zwischen evangelischer Theologie und Sozialethik mit der heutigen Gesellschaft wissenschaftlich beschäftigt. Hierher gehören auch sein vielseitiges Mitwirken auf Tagungen verschiedener evangelischer Akademien und beauftragte Publikationen in führenden Tageszeitungen (so sein von der Süddeutschen Zeitung angeforderter Nachruf auf den wahrhaft großen Theologen Rudolf Bultmann (1884–1976), seinen berühmten Lehrer, der seit 1921 in Marburg lehrte und vor allem durch die Lehre von der »Entmythologisierung« bekannt wurde, dabei war er immer ein Mann der Kirche und aktives Mitglied seinerzeit der Bekennenden Kirche). Kürzlich hat E. Fragen der ärztlichen Ethik eingehend bearbeitet und darüber auf großen medizinischen Kongressen referiert. In den Studienjahren in Amerika hat er gründlich die religiösen und psychologischen Bedingungen des dortigen Lebens studiert und häufig bei den verschiedensten protestantischen Religionsgesellschaften gepredigt, wodurch er seine wirtschaftlichen Möglichkeiten verbessern und außerdem neue menschliche Verbindungen anknüpfen konnte. Ihn erstaunte die echte religiöse Bindung auch in hochgestellten Familien (»Old-England-style«) sowie die weitverbreitete musikalische Bildung. 1960 besuchte uns in Königstein Professor Adams und war mehrere Tage unser Gast. Entzückend war auch an diesem bedeutenden Mann für uns die in Deutschland so seltene Mischung von hoher Kultur und einer freudigen, fast naiven Bejahung des Lebens und des unkomplizierten Genusses seiner kleinen Freuden; es freute und ehrte uns, daß er gern bei uns war und wir ihm hier manches Juwel, wie den Limburger Dom, zeigen konnten.

Hier sind vielleicht interessant Auszüge aus einem Geburtstagsbrief von Eberhard, geschrieben vor mehr als 22 Jahren aus Amerika: »Bei den Überlegungen der vergangenen Wochen wurde mir immer wieder klar, wie sehr meine bisherige Entwicklung und die jetzigen Möglichkeiten bedingt sind durch das Elternhaus, das ihr geschaffen habt. So etwas wird in diesem Land deutlich, wo bei aller Betonung der Familie der tatsächliche Einfluß der Eltern gering ist. Dafür ist das College-system in der Hauptsache verantwortlich, da die Kinder das Elternhaus meist vor den für die Entwicklung entscheidenden Jahren verlassen. Es verbringt auch nur ein kleiner Prozentsatz der Studenten die Ferien zu Hause. Es gibt in Deutschland nur ganz wenige Familien, die geben, was Ihr uns geboten habt. Wesentlich waren der freie Geist, in dem wir aufwuchsen und die vielen Anregungen, die wir immer empfangen haben. Da war das Berufliche und die Musik, das Religiöse ebenso wie die Politik; alles war gegeneinander ausgewogen und zu einer guten Harmonie zusammengewoben. Es erschien auf dem breiten Hintergrund der verschiedenen Kulturen, die zueinander fanden, und zu denen die Verbindung in rechter Einschätzung der Tradition durch das Interesse für alles Geschichtliche hergestellt war.«

Zum 1. Mai 1975 wurde Eberhard als ordentlicher Professor für Sozialethik an die Bundeswehrhochschule (Philosophische Fakultät) München berufen. Er war glücklich, hier eine interessante und vielseitige, selbständige Tätigkeit mit großen Entfaltungsmöglichkeiten zu finden, zumal die Schüler junge strebsame Offiziere sind und er 1978 in Icking eine fast ländliche, idyllische Bleibe und trotzdem mit Gymnasium und vielen anregenden Menschen gefunden hat. Er ist seit 1965 verheiratet mit Rosemarie geb. Scheuing (geb. 1939), selbst Theologin, schwäbische Juristentochter, die uns, jetzt mit vier Söhnen, Christopher, Johannes, Ulrich und Philipp, sehr ans Herz gewachsen ist. Ihr Vater, ein hochangesehener Stuttgarter Anwalt, der mir schon bald ein lieber Freund geworden war, ist leider Oktober 1967 plötzlich verstorben.

Über die praktisch-wissenschaftliche Ausbildung unseres Sohnes Diethard wurde schon berichtet (Habilitation 1960; Professor 1965). Zum Chefarzt der inneren Abteilung des sehr angesehenen evangelischen Elisabethen-Stiftes in Darmstadt wurde er 1966 gewählt; hier schied er am 1. Juli 1971 freiwillig aus, wie seinerzeit sein Vater, um unsere Familienklinik zu übernehmen. Seine ärztliche Tätigkeit in Königstein erfüllt und interessiert ihn sehr. Aus seiner Ehe mit Sigrid, geb. Rätzer (1931–1978), die ihr Gerichtsreferendarexamen gemacht hatte, sie starb am 29. Januar plötzlich, stammen drei gesunde und begabte Enkel: Sabine, geb. 1956 studierte Jura, Referendarexamen in Bielefeld und 1983 in Hessen das Gerichts-Assessor-Examen bestanden. Seit 1981 ist sie mit dem Diplomingenieur Baurat Wolfgang Hildebrand in Gießen verheiratet. Anselm, geboren 1957, studierte Volkswirtschaft und ist nach glänzend bestandenem Examen seit zwei Jahren erfolgreich als Wirtschaftsassistent in der Großindustrie tätig. Bettina, geboren 1959, eine stattliche junge Dame, studiert in München Betriebswirtschaft mit dem Ziel Touristik.

Unsere Tochter Ingrid heiratete 1957 den Dr. der Staatswissenschaften (promoviert in Graz) Gerold Bauer. Er wurde 1931 in Krems geboren; groß geworden ist er in Wien und studierte dort. Gerold stammt aus altösterreichischer Familie, sein Vater Franz studierte Landwirtschaft, bekam eine hervorragende Erziehung und wurde in jungen Jahren häufig in den Kaiserlichen Hof und zum Spielen mit Erzherzögen (Neffen des Kaisers Franz Josef) eingeladen. Gerold hatte drei Brüder und drei Schwestern, die alle Akademiker wurden. Durch seine Schwester Jolantha »Tante Jo«, lernte Ingrid Gerold kennen. Ihre vier Kinder sind seit ihrer frühesten Jugend um uns. Bauers wohnen auf Hof Häusel bei Eppstein, wo Ingrid seit 1967 einen Bauernhof hat. Gerold ist ein angesehener Unternehmer-Berater. Der Sohn Johannes (geb.1957) hat eine abgeschlossene Ausbildung als Landwirt, ist noch im Fachstudium. Er hat 1½ Jahre zur Ausbildung in USA, Kanada, Australien, Neuseeland und Paraguay sich umgesehen und hart gearbeitet. Matthias (geb.1960) studiert in Freiburg Forstwirtschaft. Die geliebten Töchter: Ilona (1963 geboren) studiert nach Abitur und Sprachstudien in Wien Medizin; Jolanthe (1966 geboren) ist in der Prima, zielstrebig und sicher.

Von den Kindern meiner Schwester Maria und von Armin Brandt sind Bernhard (geb. 1922) und Roswitha (geb. 1923) als Nervenfachärzte in unserer Privatklinik erfolgreich tätig. Bernhard ist verheiratet mit Marianne Classen, sie haben zwei Söhne (Cornelius, Buchhändler, Florian, cand. med.). Hans Detlef (geb. 1930) ist verheiratet mit Marga, geb. Burckhardt. Sie haben vier Töchter: Claudia, Juliane, Beatrice, Manuela. Harro (geb. 1934) ist verheiratet mit Luise, geb. Scriba, sie haben drei Kinder: Tobias, stud. med., Henriette, Clemens.

Sobald die wirtschaftlichen, sozialen und politischen Verhältnisse sich einigermaßen stabilisiert hatten, unser Haus auch für Patienten mit erhöhten Ansprüchen geeignet war (wobei wir auf Patienten der reichsgesetzlichen Krankenkassen Wert legten) und wir jedem Schwerkranken inneren oder nervenkranken Patienten eine ärztlich einwandfreie gute Therapie bieten konnten, wurde der Besuch ein guter. Die Wirtschaftslage ermöglichte notwendige Renovierungen, Umbauten und eine erhebliche Erweiterung der Wohnmöglichkeiten für Angestellte. Schon in dem neugeschaffenen Wirtschaftsgebäude (1946/47) entstanden solche Wohnungen, ebenso in der sogenannten Falkensteiner Mühle, die wir noch im letzten Krieg erwerben und erweitern konnten, durch Um- und Erweiterungsbau des alten Gärtnerhauses. Hier entstanden z. B. 1952 zwei komplette Wohnungen für verheiratete Ärzte, zunächst für den Nervenarzt Heinz Mosebach und seine Frau Elisabeth, geb. Großmann, die als Schwester schon vor und im Kriege bei uns tätig war, und zweitens für Dr. Klaus Franke. Sowohl mit Mosebachs wie mit Frankes sind wir noch heute befreundet; einige ihrer Kinder haben in Königstein ihre ersten Lebensjahre verbracht. Mosebach ist seit Jahrzehnten ein angesehener Nervenarzt und sehr erfolgreicher Psychotherapeut in Frankfurt, und Franke ist ein beliebter Internist und Badearzt in Bad Teinach sowie Mitarbeiter des »Deutschen Ärzteblattes« auf zahlreichen Gebieten. Ein weiterer Personalbau entstand 1962. In der ersten Nachkriegszeit (sog. »Zigarettenwährung«), mußten wir uns alle in vielem noch sehr einschränken; alle taten es in der Hoffnung auf bessere Zeiten, auf eine Wiedergeburt Deutschlands. Durch Befehl der Alliierten wurde am 18. 6. 1948 die sogenannte Währungsreform verkündet; jeder Deutsche sollte Mk. 40.- in der neuen Währung erhalten. Das schien eine sehr schwere Belastung für den einzelnen und für Betriebe zu sein. Aber im Gegensatz zu der schlagartigen Währungsreform Schacht – Luther 1923 wurden die Bankguthaben, Aktien und Rentenpapiere besser aufgewertet. Dasselbe galt auch für Lebensversicherungen. Bedauerlich war, daß bei den ausländischen Lebensversicherungen, z. B. denen in der Schweiz, die Beträge, die seinerzeit in ausländischer Währung gezahlt worden waren und die die ausländischen Versicherungen noch in Devisen erhalten hatten, nicht voll rückvergütet wurden. Ich habe nie erfahren, warum dies nicht geschah. Das Grundvermögen und das übrige Sachwerte-Vermögen wurde durch den »Lastenausgleich« erfaßt, soweit es noch bei dem bisherigen Besitzer (Stichtag: 21. 6. 1948) war. Durch das »Soforthilfegesetz« wurde für die im Osten Enteigneten und Flüchtlinge sowie die Bombengeschädigten usw. im Westen 50% des Vermögens sichergestellt. Dieser Lastenausgleich wurde allerdings, weil er anders gar nicht hätte durchgeführt werden können, nur in Geldzahlungen der Besitzenden aus dem Ertrag ihrer Unternehmungen bzw. ihrer Arbeit vollzogen. Die Freibeträge waren sehr gering. Die Abgabeschuld war verzinsbar und sollte bis 1979 errichtet sein. Es gehört zu den großen Leistungen des deutschen Volkes, die große Zahl der Heimatvertriebenen und Flüchtlinge (rd. 12–15 Millionen Menschen) in der Bundesrepublik aufgenommen, ihnen eine sichere Existenz verschafft und dann anschließend den Lastenausgleich durchgeführt zu haben. Wir als Besitzer der Klinik usw. (meine Schwester Maria und ich) haben bis zur Beendigung des Lastenausgleichgesetzes mehr als 600 000 DM gezahlt, wobei man berücksichtigen muß, daß die Mark in den Jahren der Zahlungen einen ganz anderen Wert hatte als heute. Auch die Wiedergutmachungszahlungen an die Juden (Adenauer, die treibende Kraft); sein Gespräch mit Dr. Nahum Goldmann 1950; die deutsch-jüdischen Verhandlungen unter Professor Dr. Franz Böhm (1895-1977) und später zeitweise Bankier Hermann Abs (geb. 1901), das Luxemburger Abkommen im September 1952 zur Wiedergutachung der materiellen Schäden, die die Juden erlitten hatten, waren epochale Ereignisse. Franz Böhm war ordentlicher Professor für bürgerliches Recht, zuletzt in Frankfurt, daneben vielseitiger, erfolgreicher Politiker, der erste Kultusminister unter Geiler (1945/46), sicher die bedeutendste Persönlichkeit unter den bisherigen hessischen Kulturministern. Aber unter dem Druck der Amerikaner mußte er wegen seines Einsatzes für das humanistische altsprachliche Gymnasium abgehen. 1949 wurde er zum Rektor der Universität Frankfurt gewählt; an seiner Wahl nahm ich als Dozentenvertreter und damit Senatsmitglied teil. Die Mediziner wollten damals den berühmten Physiologen Felix als Rektor; aber der bisherige Rektor Professor W. Hallstein (1901–1982), unter Adenauer Staatssekretär des Auswärtigen Amtes (bis 1957), Kämpfer für den gemeinsamen europäischen Markt, für die Einigung Europas; de Gaulle haßte ihn, beherrschte so souverän den Wahlablauf, mit einer Gewandtheit, wie ich sie niemals sonst erlebte, so daß eine andere Kandidatur nicht zum Zuge kam. Böhm war daneben 1953/1965 Mitglied des Bundestages, und das Versöhnungsabkommen mit den Juden ist sein bleibendes großes Verdienst. Ich habe Böhm auch näher kennen gelernt durch seine Freundschaft zu Professor Max Pagenstecher (1874–1957), unserem Nachbar und meinem jahrzehntelangen Patienten, einen bahnbrechenden Juristen und einem honorigen Mann. Frau Pagenstecher, Verwandte von Prof. M. Nonne, starb im 97. Lebensjahr, nachdem sie als überzeugte CDU-Anhängerin noch 1972 gewählt hatte, bis zuletzt gesund und ohne geistigen Abbau. Dem Ehepaar Pagenstecher, einem Prototyp des hochgebildeten, wohlhabenden (aber nicht merkantil eingestellten) Bürgertums, das heute fast ausgestorben ist, verdanken Else und ich wichtige kulturelle Einblicke. Der besuchende Arzt bekam noch im vorigen Jahrhundert, und an dieser Sitte hielten Pagenstechers noch lange fest, ein Glas Sherry zunächst angeboten, ehe er seine Visite begann. Welcher Arzt macht heute noch Hausbesuche (oder kann sie machen)?

Die Währungsreform führte zunächst in unserer Klinik zu einer überstürzten Abreise vieler Patienten. Es war, als ob ein Krieg ausgebrochen sei. Bald kamen die Beruhigung und die volle Belegung wieder. Wir brauchten Geld, Geld für unser an sich geduldiges Personal und für Reparaturen und Neuanschaffungen. Ich fragte bei meiner bisherigen Sparkasse und bei der auswärtigen Filiale einer Großbank nach, wo ich Wertpapiere hatte und deren Leiter ein Schulkamerad von mir war. Antwort: »Füllen Sie die Fragebogen aus. In drei Wochen etwa erhalten Sie Bescheid, ob ein Darlehen möglich ist.« Ich: Auf Nimmerwiedersehen. Ich ging zur Königsteiner Volksbank, mit der wir noch nicht gearbeitet hatten. Ihr Leiter, Herr Hermann Müller, der die ursprünglich kleine Bank zu einer der größten Volksbanken emporgearbeitet hatte, zu mir: »Ich freue mich, daß Sie jetzt zu uns kommen. Wieviel Geld brauchen Sie, Herr Professor?« Von Lieferanten, die uns in der Inflationszeit schlecht behandelt hatten, weil wir nicht mit Wertgegenständen bezahlen konnten, trennten wir uns. Es gab allerdings gutgestellte Patienten, die sich schämten, vor der Währungsreform nur mit Papiermark zu bezahlen. So kam ein Waggon Koks an, der natürlich mit Papiergeld bezahlt, aber außerhalb der behördlichen Zuteilung geliefert wurde. Was ist in solchen Zeiten moralisch einwandfrei?

Ich möchte jetzt berichten über einige Persönlichkeiten, die meine Patienten waren und größtenteils der Zeitgeschichte angehören unter Wahrung ärztlicher Diskretion. Ein Jeep fuhr am 18. Januar 1947 an unserer Klinik vor. Amerikanische Beamte setzten ohne Begleitschreiben den schwerkranken Fritz Thyssen (1873–1951) ab und verschwanden. Es war der stark gealterte, abgemagerte, an schwerer Arterienverkalkung leidende, der führende und einst allmächtige, deutsche rheinische Industrielle. Sein Vater August Thyssen (1842–1926) war der Gründer einer Fabrik, aus der sich einer der größten Montankonzerne, die sogenannte Thyssen-Gruppe, entwickelte. Fritz Th. als Nachfolger seines Vaters, schuf die Vereinten Stahlwerke. Er war frommer Katholik, stark beeinflußt von der Caritas des Heiligen Benedikt von Nursia. Diese Einstellung verhinderte nicht, daß er der Suggestion Hitlers erlag und mit als erster deutscher Großunternehmer die NSDAP erheblich finanziell unterstützte, schon seit den 20er Jahren (Fest). Erst ab 1935 wurde F. Th. unter den zunehmenden Judenverfolgungen wach und glaubte bei Hitler sich mit seiner benedektinischen Katholizität durchzusetzen. Als dieser nicht reagierte »kündigte« H. Th. einfach, wie er einen Angestellten fristlos herausgesetzt hätte, per Telegramm und ging in die Schweiz, wurde aber 1941 in Frankreich verhaftet und mit seiner Frau in ein Konzentrationslager gebracht. Sie wurden mit der Gruppe, in der auch Niemöller war, den Amerikanern übergeben. Albert Speer sah ihn Frühjahr 1945: »Ein gebrechlicher Mann mit weißem Haar und schwarzem Anzug.« Nach weiterer amerikanischer Haft (Gerichtsgefängnis Nürnberg) wurde er insoweit freigegeben, als ihm frei stand, einen Aufenthaltsort aufzusuchen, wo er sein Spruchkammerverfahren abwarten sollte. Aus dem amerikanischen Lazarett, wo er zuletzt gewesen war, bekamen wir sorgfältige medizinische Unterlagen mit. Er war körperlich, vor allem aber geistig früh gealtert und schwer herzkrank. Im Laufe unserer Behandlung konnte die schwerste Herzmuskelschwäche beseitigt werden, so daß Th. sogar kurze Schwimmbäder nehmen konnte. Zurück blieben nach wie vor die Neigung zu starken psychischen Erregungszuständen als Folge der schlechten Gehirndurchblutung, eine mangelnde Konzentrationsfähigkeit und auffallende Gedächtnislücken. Er spielte noch vorzüglich Schach; er bekam aber Wutanfälle, wenn er nicht gewann. Sein Mitspieler mußte sich opfern. Nachdem Th. 1½ Jahre bei uns ärztlich behandelt wurde, erkundigte sich das Ministerium für politische Befreiung (Spruchkammer Frankfurt), ob unter Schonung das Spruchkammerverfahren durchgeführt werden könne. Da an sich alle

Vorgänge Thyssens (seine frühzeitige finanzielle Förderung Hitlers ebenso wie seine spätere Verhaftung und seine Leidenswege in Konzentrationslagern der Partei) bekannt waren, versprach ich mir von dem Abschluß des Verfahrens, das nach meinem Vorschlag in Königstein stattfand, eine seelische Entlastung unseres Patienten. Unter unserer Strophantinbehandlung des Patienten wurde das Verfahren nach langer Dauer mit vielen Pausen im Herbst 1948 abgeschlossen. Das Urteil habe ich nicht gelesen. Jedenfalls keine weitere Haft, aber hohe Geldbußen. Anfang November 1948 konnte uns dann das Ehepaar Thyssen in die Freiheit verlassen. Th. ist bei seiner Tochter am 8. 2. 1951 in Argentinien verstorben. Er war durch Charakter, Schicksal und Krankheit sicher für uns kein leichter Patient, paßte aber in den Rahmen des Hauses. Einen Schrecken gab es im Hause: Ein Paket ohne Absender kam für Th. an. Unter allen Vorsichtsmaßregeln auf einer Wiese geöffnet, entpuppte es sich als die vergessene Zahnbürste und Haarbürste aus dem Gefängnis!. Frau Amelie Th., einst eine der reichsten Frauen, war zu bewundern, teilte wohl freiwillig das Los ihres Mannes, einfach rührend, bescheiden und anspruchslos war sie immer die »grande dame«. Wir konnten und wollten natürlich nicht Thyssens bevorzugt behandeln. Einige Wochen nach Eintreffen von Thyssen sperrte uns die Kohlenstelle den Koksbezug mit der Begründung, »in unserem Haus seien schwere Kriegsverbrecher untergebracht.« Nach persönlicher Rücksprache war alles geklärt.

Einige meiner ärztlichen Freunde, die mich jahrzehntelang begleiteten, habe ich schon erwähnt. Einer der ältesten war Professor Dr. med. Max Flesch-Thebesius (1889–1983); er fügte an seinen Namen den Geburtsnamen seiner Frau. Ich lernte den Assistenten des großen Chirurgen Schmieden während meiner Zeit als Universitäts-Assistent bei Strasburger kennen (S. 7). Der Name Flesch war mir schon in jungen Jahren ein Begriff. Mein Onkel Gustav Schwarz, der die Schwester Anna meines Vaters geheiratet hatte, war viele Jahre engster Mitarbeiter des Dr. jur. Karl Flesch. Über diesen bedeutenden Mann, der nicht nur als Schöpfer des Frankfurter, sondern des gesamten deutschen Wohlfahrtswesens angesehen wird, hat mir der Onkel viel berichtet. Karl Fl. stammte aus einer alten Frankfurter jüdischen Familie, die um 1520 aus Prag in Frankfurt einwanderte, und der Urgroßvater meines Freundes Max hatte noch in der »Judde-Gass«ein Geschäft. Dessen Sohn Jakob wurde Arzt, hatte eine Praxis in der Nähe des Anlagenringes und ließ sich trotz des zu erwartenden Verlustes reicher Patienten taufen. Jakob, der Vater von Karl Flesch, galt als Arzt der armen Leute. Von Jakobs Söhnen wurde Max wiederum Mediziner (Professor) und ist noch als hoher 80er von den Nazis umgebracht worden. Sein Bruder Karl (1853–1915), der Jurist, wurde mit 29 Jahren als Frankfurter Stadtrat Leiter des Armenamtes. Aus seiner Ehe mit der Tochter des Magistratrates Ebeling stammten vier Söhne, von denen zwei, Max und Hans, Ärzte wurden. Karl Fleschs Schwager Ebeling war im 2. Krieg lange Zeit mein Chefarzt (vgl. S. 92). Karl Fl. war einer der größten deutschen Sozialpolitiker der Jahrhundertwende, ein bedeutender Praktiker, der den Marxismus aus tiefstem Herzen haßte, Anhänger der Privatwirtschaft und des Privatkapitals war, aber für berechtigte soziale Einrichtungen im Hinblick auf die damaligen Verhältnisse, wie Arbeitersiedlungen, Tarifverträge, Volksbildung usw. entscheidend eintrat; er war als Demokrat der langjährige Vertreter Frankfurts im preußischen Landtag. Der jüngste Sohn Dr. med. Hans Flesch (1896–1945), der zu den Gründern des Rundfunks gehörte, wurde schon 1924 künstlerischer Leiter des Südwestfunks Frankfurt. Mit ihm und seiner klugen Frau, Enkelin des berühmten Oberbürgermeisters Adickes (Gründer der Universität), sind wir in unseren Frankfurter Jahren viel zusammengekommen. H. Flesch stand nahe dem bedeutenden, wenn auch nicht unumstrittenen »Vater des deutschen Rundfunks« Hans Bredow (1879 bis 1959). Durch Dessoir lernte ich Bredow in Königstein nach dem Zweiten Weltkrieg kennen und ich erfuhr von dem interessanten Mann viele Anregungen.

Seit unseren Lehrjahren sind Max Flesch-Thebesius und ich uns oft begegnet. Aber die wahre Bedeutung dieses Freundes lernte ich erst später kennen, Max Fl.-Th. war ein wahrer deutscher Patriot, Träger hoher Auszeichnungen aus dem Ersten Weltkrieg, persönlich bescheiden und uneigennützig. Als Halbjude mußte er im Dritten Reich seine Chefarztstelle in der Privatklinik Sachsenhausen aufgeben und sich zunächst auf die Praxis beschränken. Trotz dieser Verfolgung wurde sein einziger Sohn eingezogen und fiel an der Front. Obwohl die Ärztekammer Frankfurt manches tat, um unseren Freund zu schützen, mußte er später seine Praxis aufgeben und wurde als kleiner Assistent eingestellt. Bei einem Fliegerangriff auf Frankfurt im letzten Kriegsjahr wurde sein Haus zerstört, und er erlitt einen schweren Schädelbruch. Anschließend kam Fl.-Th. in unsere Klinik und er erholte sich hier erstaunlich gut. Nach Kriegsende kam für ihn, körperlich wieder genesen, ein großer Aufstieg. Fl.-Th. übernahm die chirurgische Abteilung des gut eingerichteten Krankenhauses Frankfurt-Höchst und wurde ein gesuchter Chirurg. Er war ein großer Arzt und bis zu seinem Tod ein aktiver Freund seiner Heimatstadt. In der Frankfurter Stadtverordnetenfraktion der CDU wurde er führend, ihr soziales Gewissen. Dem Vorschlag der Freunde von Fl.-Th. in der medizinischen Fakultät, darunter auch von mir, ihm die akademische Laufbahn zu eröffnen, wurde von Geissendörfer, dem Nachfolger Schmiedens, freudig aufgegriffen, Fl.-Th. habilitierte sich und war nach wenigen Jahren Professor der Universität. Er vertrat deren Belange energisch, besonders bei Stadt und Staat. Das zahnärztliche Institut (Carolinum), ursprünglich eine Stiftung, war sein Lieblingssorgenkind; mit Recht wurde er Dr. med. dent. h.c. Er gehörte frühzeitig zu den aktiven Kämpfern für den Wiederaufbau der alten Frankfurter Oper und arbeitete eifrig im Landeswohlfahrtsverband. Der hochmusikalische Fl.-Th. liebte besonders die Werke von

Robert Schumann, gründete die florierende Robert Schumann Gesellschaft und gab auf Grund besonderer Studien die Gedichte des Sohnes Felix (1854–1879) von Robert Schumann heraus (Frankfurt 1947).

Max Flesch-Thebesius war schon im Kriege unser vorwiegend chirurgischer Konsiliar-Arzt. Er operierte viele unserer Patienten und behandelte auch meine Familie. Im Herbst 1947 forderte mich der Kreisarzt auf zu einem Vortrag über die moderne Tuberkulose-Schutzimpfung. Nach dem Zweiten Weltkrieg, wie auch schon nach dem Ersten, war ein starkes Anwachsen der Tuberkulose festzustellen, besonders bei jungen Menschen. Durch eine erhöhte Anwendung der Calmette-Impfung für Kinder glaubte man, die Ausdehnung der Seuche verhindern zu können. In Hessen wurden die Impfstoffe mit finanzieller Unterstützung von einem dänischen Komitee erteilt. Wenn ich für die Impfung eintrat, mußte ich auch meine Kinder impfen lassen. Unser damals 10jähriger, sehr lebhafter und interessierter Martin (geb. 20. 8. 1937) sagte wörtlich zu mir: »Papa, ich will nicht geimpft werden, ich will nicht sterben.« Martin und Uta wurden geimpft von den dänischen Ärzten und nach der Inkubationszeit trat bei ihm an der Impfstelle, im Gegensatz zu anderen Geimpften, nicht die bekannte vorübergehende Hautreaktion auf, sondern M. reagierte mit anhaltendem hohem Fieber und Schmerzen in der Blinddarmgegend lokalisiert. Fl.-Th. und ich waren uns darüber einig, daß man den Bauch aufmachen mußte, da Verdacht auf eine akute Blinddarmentzündung bestand. Es fanden sich unerwarteter Weise keine Veränderungen am Blinddarm, aber in seiner Umgebung stark geschwollene große Drüsen. Drüsen wurden exstirpiert. Professor Arnold Lauche (1890–1959), Direktor des Pathologischen Institutes Frankfurt, zur Zeit Dekan, fand von dem üblichen Bild so abweichende pathologische Veränderungen, daß er Professor Roessle, Berlin, damals der führende pathologische Anatom in Deutschland und bester Kenner der allergischen Störungen, um Stellungnahme und Überprüfung des Befundes der Drüsen bat. Die Drüsen zeigten zahlreiche, wechselnd große epitheloidzellige Granulome mit einzelnen Riesenzellen von Langhansschem Typ. Es fanden sich aber in Gegensatz zu den bekannten Fällen einer Bauchtuberkulose, die zahlreiche Tuberkulosebazillen begleiten, nur solche ganz vereinzelt. Lauche und Professor Schlossberger, der Hygieniker der Universität, sicherten die Diagnose Tuberkulose. Leider ließ sich nicht feststellen, ob es humane (menschliche) oder bovine (tierische, hauptsächlich durch Milch übertragene) Rindertuberkulose-Erreger waren. Roessle bestätigte das Ungewöhnliche des Befundes, auch die geringe Zahl der Tuberkelbazillen in dem sicher tuberkulösen Gewebe. Der Deutung einer allergischen Ätiologie wurde zugestimmt; der Zeitpunkt von vier Wochen passe gerade zeitlich zu dem Höhepunkt der Allergisierung. Lauche nahm eine hyperergische Fernreaktion an, die durch die Impfung in einem bereits tuberkulös erkrankten Lymphknoten ausgelöst wurde. August 1948 brachte die Deutsche Medizinische Wochenschrift (Band 48, 1948, S. 347) eine eingehende Publikation von Flesch-Thebesius und Lauche »Allergische Fernwirkung nach BCG-Impfung auf einen in Entwicklung begriffenen mesenterialen Primäreffekt?« Martin hatte monatelang hohes Fieber; wir waren natürlich in großer Sorge. Es dauerte bis Frühjahr 1951, bis er wieder klinisch gesund erschien und die Schule besuchen konnte. Zahlreiche Sachverständige, u.a. Professor de Rudder, Frankfurt, und Professor Richard Prigge, Marburg (später Direktor des Paul-Ehrlich-Institutes Frankfurt) (1896-1967); mein alter Bekannter aus dem Ersten Weltkrieg, haben auch auf Wunsch des Ministeriums Stellung genommen, zumal das Ereignis großes Aufsehen erregte und die Presse darüber informieren wollte. Ich lehnte jedes Gespräch mit der Presse ab, stellte andererseits keine Ansprüche an den Staat. Die Gesundheitsabteilung im hessischen Innenministerium war natürlich sehr besorgt. Diese hatte auf Betreiben von Professor Catel (geb. 1894), früher Leipzig, dann Tbc.-Heilstätte Mammolshain, die Impfung genehmigt. Catel lehnte jeden Zusammenhang (auch nur die Möglichkeit) zwischen Impfung und Erkrankung ab im Gegensatz zu anderen Sachverständigen. Für das Ministerium hielt Frau Dr. Maria Daelen einen guten, hilfsbereiten Kontakt zu uns aufrecht.

Martin machte unter Majer-Leonhard (S. 237/38; 276) Abitur in Königstein, studierte in Tübingen und München Jura. In München legte er auch sein Referendar- und Assessorexamen ab und ließ sich dort als Rechtsanwalt nieder. Er ist jetzt seit Jahren ein sehr beschäftigter und gesuchter Strafverteidiger und hat sich durch manche großen Prozesse einen angesehenen Namen gemacht. Aus seiner Ehe mit Natascha Glüher stammt unser Enkel Daniel (geb. 17. 12. 1963). Er ist groß gewachsen, zutraulich, besonders politisch und geschichtlich interessiert, besucht das Maximilianeum in München und hängt sehr an der Familie Amelung.

Mein großes Interesse für Bücher brachte mich frühzeitig in Verbindung zu zahlreichen Buchhändlern. Da ich lebenslang nie Geld für Rauchwaren ausgab, viele Bücher zu Besprechungen oder als Geschenke erhielt, konnte ich mir eine reichhaltige wissenschaftliche und historisch-belletristische Bibliothek aufbauen. »Es gibt Privathäuser mit Schwimmbad, Sauna, Fitnessraum und dergleichen und auch Privathäuser mit gutausgestatteten, gern genutzten Bibliotheken. Beides zusammen ist überaus selten.« (Johannes Gross, FAZ. Wochenschriftbeilage. 2.Woche 1983). Ich hatte meine Stammbuchhandlungen. Auch auf Reisen sah ich mir fremde Buchhandlungen an. Antiquarisch kaufte ich nur vorsichtig. Neben den Königsteiner Buchhandlungen wurde ich schon als Student der Medizin mit der ehrwürdigen medizinischen Fachbuchhandlung Johannes Alt in Frankfurt, gegründet 1868, bekannt. Ich erlebte noch den vornehmen und gebildeten Sohn des Gründers, Friedrich Alt (gest.1937). Die Buchhandlung wurde zunächst von der Witwe Alt, dann ab 1944 von der Schwester Else Pfeifer-Alt geführt. Der hervorragende Prokurist Friedrich Kurz war ein echter

Berater eines jungen Buchliebhabers. Die alte Frankfurter Zeitung widmete ihm ein langes Feuilleton. »Der beste Buchhändler meines Lebens« war ein knurrender Sonderling, aber herzensgut, kannte jedes Buch und machte mich auf den noch heute hochgeschätzten Hermann Burte aufmerksam. Er warnte aber auch »Herr Doktor, Sie wolle doch net solche Schund kaufe«. Dieses Vertrauen übertrug ich auf seinen Nachfolger Robert Zimmer (1899–1966). Herr Zimmer war lange Zeit mein Patient in Königstein.

Schon 1922, als wir verheiratet in der Lindenstraße wohnten, wurde ich mit dem Inhaber einer anderen berühmten Frankfurter Buchhandlung näher bekannt, nachdem sein junger Mitarbeiter Robert Schumann, 1905 geboren, zufällig mit einer schweren Lungenentzündung auf meiner Krankenhausabteilung gelandet war. Walter Schatzki hatte für den Buchhandel neue, fast umstürzlerische Ideen. Man konnte in seinem Laden so lange wie man wollte Bücher studieren ohne Kaufzwang. Überragend beherrschte er auch die moderne Literatur des Auslandes und erlangte das Vertrauen des geistigen Frankfurt. Schatzki mußte wegen seiner jüdischen Abstammung frühzeitig emigrieren und baute ein neues großes Werk in New York auf. Seine nichtjüdische Frau war im Dritten Reich lange Patientin von mir und ist vor dem Krieg auch hier verstorben. Robert Schumann setzte zusammen mit dem fast gleichaltrigen Heinrich Cobet das Werk von Schatzki fort, und die Buchhandlung ist heute nach wie vor hoch angesehen. Schumann leitet das große Antiquariat und Cobet die Buchhandlung (vgl. auch FAZ 1980). Cobet war im Börsenverein des Deutschen Buchhandels führend und sieht voll großer Sorgen die Entwicklung der jungen Buchhändler, die heute vielfach nur noch Verkäufer von anonymen »Waren« sind, keine Berater oder Empfehler mehr. Sowohl Cobet als auch Schumann gehören zu unserem Freundeskreis.

Einer der angesehensten deutschen Verlage, der Insel Verlag, von Anton Kippenberg (1874–1950) zu großem Ansehen gebracht, wurde nach dem Zusammenbruch von den Amerikanern aus Leipzig nach Wiesbaden (später Frankfurt/M.) gerettet. Der erste Mitarbeiter von K. war Dr. Friedrich Michael, geb. 1892. Er war mehrmals mein Patient, und wir stehen in erfreuendem Gedankenaustausch. M. ist ein Germanist und Verfasser entzückender, wiederholt aufgeführter Komödien (Ausflug mit Damen, Große Welt, Der blaue Strohhut), erfreuender Romane (Die gut empfohlene Frau) und geistreicher Essays. Seine große organisatorische Begabung ermöglichte Michael, den Insel Verlag als besondere Zierde der deutschen Kultur in sichere Hände weiter zu geben. Die Stadt Wiesbaden, die literarische Welt, seine Freunde feierten in würdigem Rahmen kürzlich den 90. Geburtstag von Michael.

Ein sehr angesehener medizinischer Verlag ist der Springer Verlag, Berlin, Heidelberg, New York, gegründet bereits 1842 von Julius Springer (1817–1877), heute einer der größten wissenschaftlichen Verlage Europas (nicht zu verwechseln mit Axel Springer Verlag »Die Welt«). Der Springer Verlag ist neben der Herausgabe von Monographien, Lehrbüchern und Zeitschriften auf dem Gebiet der Biologie, Mathematik und besonders der Medizin, durch den Verlag wertvoller Referatenblätter, großer Handbücher und der »Ergebnisse der Inneren Medizin und Kinderheilkunde« führend. Schon seit Anfang der 30er Jahre referiere ich bis heute für den Verlag, nach dem Zweiten Weltkrieg auch französische Zeitschriften; in den Zeitschriften usw. des Verlages sind größere, z.T. monographische Arbeiten von mir erschienen. Dr. Ferdinand Springer, der Leiter des Verlags in der Zeit nach dem Zweiten Weltkrieg (gest.1965) hatte persönlichen, fördernden Kontakt mit mir; ein imponierender, großer Mann, den man nicht vergißt. Der heutige moderne Ausbau des Verlags, besonders auch nach den USA und Japan ist Prof. D. D. h.c. H. Goetze, neben Dr. Klaus Springer zu verdanken. Auf meine ausgedehnte Zusammenarbeit mit anderen Verlagen, besonders

Thieme, Schattauer, Urban und Schwarzenberg wird im Rahmen der Entwicklung meiner wissenschaftlichen Tätigkeit berichtet.

Neben dem Insel Verlag war im Staat von Weimar, aber auch nach dem Zweiten Weltkrieg der führende deutsche Verlag von Weltruhm der Verlag S. Fischer, gegründet von Samuel Fischer (1859–1934) und seiner Frau Hedwig (1871–1952). Durch Empfehlung von Ärzten und Frau Baldner, Kampen, kam Frau Fischer 1950 zur Aufnahme in unsere Klinik. Max Baldner war ein berühmter Berliner Cellist. Wir sahen ihn häufig einsam am Strand; er ist frühzeitig verstorben. Baldners besaßen den schloßartigen Klenderhof in Kampen am Wattenmeer. Wir verkehrten freundschaftlich mit Frau Baldner. Sie war mehrmals meine Patientin in Königstein, eine interessante und liebenswürdige Dame, deren Sohn die Enkelin Gaby von Frau Hedwig Fischer heiraten sollte. Zum Verlag S. Fischer gehörten zahlreiche berühmte Autoren, neben den großen Skandinaviern, Ibsen an der Spitze, Gerhart Hauptmann, Hermann Hesse, Thomas Mann, Annette Kolb, Otto Flake, Jakob Wassermann, Rainer Maria Rilke, Joseph Conrad u. a. Die Schriftsteller waren aber auch durchweg Freunde des Hauses Fischer und von Frau Hedwig Fischer persönlich. Im Staate von Weimar hatten der Verlag und seine Inhaber fast fürstliches Ansehen und großen Einfluß auf das geistige Leben in Deutschland. Die älteste Tochter Brigitte (geb.1905) hatte durch ihre beiderseitigen musikalischen Interessen einen jungen Mediziner, Dr. Gottfried Bermann (geb. 1897) kennengelernt, der sich nach der Verheiratung Bermann Fischer nannte und seinen geliebten ärztlichen Beruf aufgab, um in den Verlag einzutreten und nach dem Tode von S. Fischer die Leitung zu übernehmen. 1936 mußten auch Fischers und der Verlag auswandern, zunächst nach Wien und dann über Stockholm nach den USA unter großen persönlichen Gefahren und Schwierigkeiten. Der Verlag blieb in Schweden, Frau Hedwig Fischer konnte sich in Amerika nicht einleben, sie wurde, sobald dies möglich war, deshalb nach Deutschland und dann alsbald zu uns durch ihre Tochter, Frau Bermann Fischer, gebracht. Es bestanden bei der liebenswürdigen achtzigjährigen Dame Zeichen einer allgemeinen Durchblutungstörung, auch der Gehirngefäße. Nachdem Herztätigkeit und Allgemeinbefinden wieder besser waren, konnte sie mit einer aus einer alten Königsteiner Familie stammenden, »rührend umsorgenden« (Frau B.B.-F) Krankenschwester Aloysia Klein in eine eigne Wohnung ziehen, unter meiner Aufsicht. Sie hatte in Königstein noch eine gute Zeit. Wegen einer akuten Verschlimmerung wurde Frau F. wieder in unsere Klinik gebracht, wo sie von mir bis zuletzt behandelt, am 4. November 1952 mit 82 Jahren verstarb und in Frankfurt/M. auf dem jüdischen Friedhof beigesetzt wurde. Sie erzählte häufig zeitlos, sich in die alten Zeiten zurückversetzend, von Freunden und Autoren des Verlages. Das Zusammenleben mit ihrem Mann, die Wiedervereinigung mit ihm rückten ihr immer näher, so sah sie alte Gestalten ganz der Wirklichkeit entrückt. Auffallender Weise wurde Thomas Mann kaum von ihr erwähnt, obwohl sie mit diesem in ihren guten Jahren eine lange Korrespondenz geführt hatte. Stefan Zweig erwähnte sie nicht selten. Nach allem, was ich persönlich von den Verwandten von St. Zweig hörte, war dieser ein vornehmer Charakter. Frau Fischer erwähnte auch Emil Ludwig (Cohn), beim Aufwachen schrie sie einmal: »Schwester, der Emil Ludwig soll sofort kommen, ich will mit ihm Schlittschuh laufen. Das kann er gut, sonst mag ich ihn nicht leiden.« Unzweifelhaft hat Frau Fischer von allen Autoren des Verlags am meisten Gerhart Hauptmann geliebt und verehrt. 1947 wurde der Emigrationsverlag S. Fischer mit dem in Deutschland verbliebenen Teil in Frankfurt wieder zusammengelegt. 1962 zog sich Dr. Bermann Fischer vom Verlag zurück, nachdem er den Verlag an Georg von Holtzbrinck, Inhaber des deutschen Bücherbundes in Stuttgart, verkauft hatte. Es war für das Ehepaar Fischer, mit dem ich Anfang der 50er Jahre nicht selten zusammentraf, nicht leicht, sich im Nachkriegs-Deutschland zurechtzufinden. Frau B. F.

wirkte natürlich, interessiert, der neuen Situation sich anpassend; er war klug, imponierend, zurückhaltend, ein höflicher Mann, dem man deutlich seine Sorgen anmerkte. Eine der Töchter, die an einem Nierenleiden litt, habe ich lange behandelt. Die zweite Tochter, Annette, schenkte mir mit freundlichen Worten einen Privatdruck über ihre Großmutter. Bermann-Fischer und Frau B. F. veröffentlichten, jetzt in Italien lebend, später ausführliche Memoiren (G. B. F.: »Bedroht, Bewahrt, Weg eines Verlegers« 1967). Frau Brigitte B. F. »Sie schrieben mir« (1978). Hier las ich, daß Tochter Gabriele 1972 plötzlich verstorben war. Beide Bücher bringen auch interessante zeitgeschichtliche Berichte und sind sehr lesenswert.

Zu dem Bekanntenkreis von B. Fischer gehörte auch Werner Finck (1902–1978), wohl der bedeutendste Kabarettist seiner Zeit; in alten Fernsehfilmen kann man ihn heute noch sehen. Seine Lebensbeschreibung »Alter Narr, was nun?« ist eine erfreuliche Lektüre, und er hat uns mehrmals persönlich bei Gastspielen zum Lachen gebracht. Ein persönliches urkomisches Erlebnis mit ihm: Eine ältere Bekannte Nähe Wiesbaden ruft mich Rat erbittend an, Finck sei seit einiger Zeit bei ihr zu Besuch. Er habe einen bindenden Vertrag nach Berlin mit hoher Konventionalstrafe, sei aber nicht abgereist, habe angegeben, er sei in Behandlung der Klinik Amelung. Er erschien sofort bei mir auf mein Drängen in der Sprechstunde und ich fand eine erhebliche Blutdruckerhöhung, die eine vorübergehende Krankschreibung rechtfertigte. Kaum hatte er mich mit rettendem Attesten verlassen, erfolgte ein Anruf des Berliner Unternehmens und ich konnte dem amüsanten Filou so sehr helfen.

Ein preußicher Politiker der Weimarer Zeit gehört zu den rätselhaften Gestalten, die wiederholt meine Wege kreuzten: Dr. jur. Otto Klepper (1881–1957). Als ich Primaner war, war mehrere Monate ein Marburger Student, das Gesicht voller Mensurnarben, als schwerer Alkoholiker Patient meines Vaters. Ich mußte mich ihm auch widmen; mein Vater weckte frühzeitig mein Interesse an neurotischen Patienten. K. galt als hochbegabt, aber haltlos, Sohn eines hohen Richters (Schulfreund des Kaisers Wilhelm II.). Es gelang der Geduld und der Erfahrung meines Vaters, K. von seinen schweren psychischen Störungen anscheinend dauernd nach längerer Behandlung zu befreien. In den 20er Jahren teilte er meinem Vater, an dem er dankbar verehrend hing, seine glänzende Karriere als Vorsitzender der Deutschen Pächterkreditbank (Domänenbank) und Präsident der Preußischen-Zentralgenossenschaftskasse, mit. Oktober 1931 bis Februar 1933 war er Staats- und Finanzminister im dritten Kabinett Braun, damals noch Sozialdemokrat. In jungen Jahren war er viele Jahre extrem rechtsstehend. Ernst Lemmer schildert in seinen Erinnerungen, wie er als Mitglied der regierungstreuen Marburger Studenten in dem Chaos nach dem Kapp-Putsch als Zeitfreiwilliger von einer mit schwarz-weiß-roten Binden geschmückten Gruppe des Jungdeutschen Ordens (damals noch Anhänger von Kapp) unter Führung von Klepper eingesperrt wurde. Bei seiner Amtsentlassung unter Papen wollte er (wie er mir später erzählte) aktiv Widerstand leisten, den seine Kollegen vereitelten. Klepper hatte frühzeitig den Nationalsozialismus durchschaut. Bermann Fischer berichtet in seinen Erinnerungen (S. 83 und 89), wie Klepper als Finanzminister einer Gruppe, die den Widerstand gegen den Nazismus 1932 organisierte, 250000 M. aus dem Geheimfond der preußischen Regierung überwies auf das Konto von B. F., der Kassierer dieser Gruppe war. B. F. wurde anschließend von den Nazis vorübergehend verhaftet, aber die Sache verlief im Sande durch den Mut des politischen Sachbearbeiters. Klepper war wohl schon ins Ausland geflüchtet (Februar 1933), wo er viele Jahre verblieb; so in China als Berater von Tschiang Kaischeck, in den USA und in Mexiko. Seine Frau, Norwegerin, und seine Tochter sprachen nicht Deutsch. Er suchte uns 1950 in Königstein auf, trauerte meinem Vater nach, fand guten Kontakt mit mir und war zunächst euphorisch, voll großer Pläne, bemüht um den deutschen Wiederaufbau. Wir sahen uns nicht selten; ich war sein Arzt und behandelte ihn wiederholt klinisch, und wir standen uns auch menschlich nahe. Er gründete die Wirtschaftspolitische Gesellschaft, eine Vereinigung, die zunächst großen Zulauf hatte, und war dann auch bemüht, wie er mir erzählte, um den Wiederaufbau der berühmten Frankfurter Zeitung, 1943 von Hitler persönlich verboten. Diese wurde als »Frankfurter Allgemeine Zeitung« 1949 wieder gegründet. Von den neuen Herausgebern waren E. Dombrowski (1882–1973), H. Baumgarten (gest. 1965 in Königstein) und E. Welter (1900–1982) meine Patienten. Als ich Welter vor Jahren einmal nach der Bedeutung von Klepper für die Neugründung der Zeitung fragte, winkte er ab. Klepper hatte sicher viele Feinde. Adenauer und er haßten sich noch seit den Tagen von Weimar, wie er mir erzählte; er kam wohl deshalb auch nicht in Bonn an. Von der SPD hielt er sich jetzt fern. Vor einer Bundestagswahl fand folgendes Gespräch statt. Er: »Was soll man denn eigentlich wählen« (mit scharfen Worten über die führenden Parteien). Ich (spaßhaft): »Dann wählen Sie B.H.E.« Er: »Ich wähle keine politische Prostitution.« Als er keine sichere Existenz zu finden schien, die erwartete Anerkennung auch ausblieb, wurde der kluge Mann, der sicher manisch-depressiv war – krankhafte Störungen, die häufig übersehen werden – immer unruhiger und mutloser. Nach der progredienten Erkrankung und dem Tod seiner treuen Sekretärin, die mit ihm aus dem Ausland zurückgekehrt war, war die schwere Depression nicht zu verkennen (Dez. 1956). Ich wollte ihn sofort aufnehmen oder in eine psychiatrische Klinik einweisen, aber er entzog sich mir plötzlich. Zunächst hörte ich nichts mehr von ihm trotz Nachforschungen. Ich dachte an Selbstmord. Im Mai 1957 erfuhr ich durch zugesandte Todesanzeige und Nachrufe, auch in der FAZ, daß Klepper am 11. Mai 1957 in Berlin verstorben und dort beigesetzt worden war. Bei einer Gedächtnisfeier in Frankfurt im Juli 1957, hielt der Bundesminister für Landwirtschaft, Dr. h.c. Heinrich Lübke (der spätere Bundespräsident) eine bedeutsame Rede. L. kannte Klepper durch lange gemeinsame politische Arbeit in landwirtschaftlichen Organisationen, und sie waren Freunde geworden. L. schilderte Klepper als einen Hochbegabten, einen Mann von seltenen Gaben des Charakters und des Geistes, von liebenswertem Wesen und mutiger Entschlußkraft. K. litt sehr unter der Emigration. Die leidvollen Jahre seiner Wanderschaft durch fast die ganze Welt hätten ihn geläutert und gereift, freilich auch sein altes Draufgängertum und seine Unruhe wären nicht geschwunden, so Lübke, und K. wurde mißtrauisch und überempfindlich; er konnte sich deshalb in der neuen alten Heimat nicht zurechtfinden. Diese Rede Lübkes hat mir auch gezeigt, welche hervorragende Persönlichkeit Heinrich Lübke war, ein ethisch geprägter, hochbegabter Mann, der in späteren Jahren sehr krank wurde und deshalb versagen mußte; leider schritt seine Umgebung nicht ein.

Im Verhältnis zur Zahl der Patienten aus Industrie und Wirtschaft hatten wir verhältnismäßig wenig Künstler oder Fernsehstars hier. Ein eindrucksvoller Schauspieler war Max Noack, der zunächst in Frankfurt und später am Landestheater Darmstadt scharfumrissene Rollen darstellte. Mit Recht wurde darauf hingewiesen, daß er, der in den 60er Jahren mehrmals unser Patient wegen seines Herzens war, ein Anachronismus sei, weil er keine begrenzten Stückverträge abschloß, sondern den Bühnen in Frankfurt, später Darmstadt die Treue hielt. Er war auch menschlich ein großartiger Mann, von seltenem Einfühlungsvermögen und für einen Künstler von auffallender Bescheidenheit. Auch Professor Karl Heinz Stroux, (geb. 1907), der große deutsche Regisseur und Theatermann von Rang, der noch aus den Berliner 20er Jahren stammt, war unser Patient, und wir konnten ihm viel helfen. Er war von 1955–1972 in Düsseldorf als Generalintendant, Nachfolger des genialen Gründgens. Er verschaffte der inzwischen klassisch gewordenen Moderne nach dem Kriege Resonanz. Persönlich war er sympathisch, witzig und unterhaltend. Professor Hans Schalla (1904–1983) war Nachfolger des berühmten Saladin Schmitt,

Intendant der Ruhrfestspiele in Bochum (1949–1972). Es gelang ihm, die Festspiele zu internationaler Berühmtheit weiter auszubauen und ihren Ruf zu sichern. Der ehemalige Schauspieler wirkte zunächst zurückhaltend, bald aber wurde er kontaktfreudig, dabei souveräne Gelassenheit nicht verleugnend. Ich habe ihn später, nachdem wir ihn mehrmals in schwerem Erschöpfungszustand in den 60er Jahren aufgenommen hatten, wiederholt in Kampen getroffen.

Von manchen bildenden Künstlern denke ich besonders an Emy Roeder (1890–1971), Meisterschülerin von Hugo Lederer, mit der wir guten Kontakt hatten und der wir jedesmal erfolgreich helfen konnten. Auch die einzige Tochter von Max Liebermann, des berühmten deutschen Malers und Haupt des Impressionismus, war 1951 nach Rückkehr aus der Emigration in den USA längere Zeit in unserer Behandlung. Sie war die Gattin des bedeutenden deutschen Diplomaten Geheimrat Kurt Riezler (geb. 1887) lange Zeit vertrauter Mitarbeiter von Bethmann-Hollweg. In seinen Erinnerungen gab er an, kurz vor Ausbruch des Ersten Weltkrieges hätten ernsthafte englisch-russische Pläne bestanden, in Pommern starke russische Truppen unter englischem Marineschutz zu landen, um so deutschen Kriegsplänen zuvorzukommen. Riezler hatte von einem russischen Diplomaten baltischer Abstammung, der deutsch fühlte, diese Unterlagen erhalten. Frau Riezler war schwer herzkrank; wir konnten die Dekompensation des Herzens vorübergehend beherrschen. Ihr Frankfurter Hausarzt Dr. Emil Liefmann berichtete mir ein Jahr später, daß die gemeinsame Patientin die ganze Zeit ohne Erscheinungen von Herzschwäche gewesen sei. L. schrieb weiter: »Ich habe mir längst abgewöhnt, bei cardialen Erkrankungen eine Prognose zu stellen. Man fällt immer rein.« Wenig später ist Frau R. verstorben. Die Beobachtungen von L. entsprechen auch meinen Wahrnehmungen. L. war einer jener medizinisch und allgemein gebildeten hochangesehenen Frankfurter Hausärzte, die das alte Frankfurt auszeichneten.

In unserer Klinik fand Juli 1965 Aufnahme Condesa Maria Mercedes Dolores de Barcelona, geborene Prinzessin beider Sizilien (»ein Mädchen von typisch bourbonischer Schönheit«). Sie wurde eingewiesen von Professor Lopez Ibor, dem führenden spanischen Psychiater, und durch Professor Zutt, Frankfurt (S. 335). Erst langsam begriffen wir, daß in unsere Klinik eine Patientin aus ältestem hohen westeuropäischen Adel gekommen war. Sie war die Schwiegertochter des spanischen Königs Alfons XIII. (1886–1941), der infolge schwerer Unruhen 1931 dem Thron entsagen mußte. In den 30er Jahren war es in Spanien zu schweren Bürgerkriegen gekommen, in welchen Hitler den General Franco (1892–1975), der Osten und auch deutsche republikanische Kräfte dagegen die Republikaner in Spanien unterstützten. Franco siegte 1939, wurde vollkommen Herr der Lage und regierte bis zu seinem Tode als Diktator souverän und hart, aber besonders außenpolitisch weise (u. a. schloß er kein Bündnis mit Hitler und blieb im Zweiten Weltkrieg neutral). Franco galt als Monarchist, und es war anzunehmen, daß ein Nachkomme von Alfons XIII. jetzt König wurde. Alfons XIII. galt als der glückloseste Herrscher Europas. Wiederholt wurden schwere Anschläge auf ihn verübt. Von seinen vier Söhnen waren zwei Bluter (Hämophile), die an verhältnismäßig leichten Blutungen nach Unfällen starben. Der dritte Sohn war fast taubstumm und deshalb nicht thronberechtigt. Nur der vierte Sohn, Don Juan (geb. 1913) war normal. Er war englischer Seeoffizier geworden und auch durch seine englische Mutter – Enkelin von Königin Viktoria – angelsächsisch geprägt. Nach dem Kriege lebte er mit seiner Familie in Estoril (Portugal), scheinbar zur Untätigkeit verbannt. Man mußte die Entscheidung Francos abwarten. Unsere Patientin, die hier im Haus von mir und dem Neffen Bernhard Brandt behandelt wurde – auch Prof. Zutt kam häufig vorbei – war wie fast alle innerlich vornehmen Menschen, bescheiden, sowie zutraulich und dankbar, von großer Intelligenz, sprach etwas deutsch und das beste Französisch. Die ärztlichen Anweisungen wurden strikt befolgt. Häufig war sie traurig. Sie hatte viel Unglück in der Familie durchgemacht. Ihr 15jähriger Sohn war durch Spiel mit einem Luftgewehr tödlich verunglückt und eine Tochter war blind geboren. In ihrer Begleitung war – abwechselnd mit einer Hofdame – die Tochter Doña Pilar, eine lebenslustige, kluge junge Dame, zum Scherzen aufgelegt. Besondere Ansprüche wurden nie vorgebracht. Ihre inneren Leiden machten uns manchen Kummer und auch einen operativen Eingriff nötig. Ihr Mann besuchte sie mehrmals in Königstein; ich konnte mich mit ihm länger besprechen. Er war voll großem Vertrauen zu den Ärzten. Eine vornehme Erscheinung, gar nicht bedrückende Autorität, wahrhaft ein König. Don Juan Carlos, der Sohn, der auf Anordnung Francos seit 1948 in Spanien lebte in der Nähe des Diktators, war militärisch und zivil bestens ausgebildet. Auch Juan Carlos besuchte seine Mutter, unter Wahrung eines gewissen Incognitos; sein Bild in einer Zeitung zeigt ihn »auf dem Besuch in Frankfurt seiner Mutter, die in einer Privatklinik sich aufhält«. Da ich verreist war, bin ich dem Sohn, dem späteren König nicht begegnet; er gefiel hier im Hause sehr. Der Vater wurde von Franco nach langen Verhandlungen abgelehnt. Er war dem Diktator zu liberal, hatte Beziehungen zu Gewerkschaften und wollte ein moderner König sein. Nach Francos Tod wurde der Sohn (geb. 1938) als Juan Carlos I. November 1975 gekrönt; sein erfolgreiches Wirken ist bekannt. Unsere Patientin war zunächst 5 Monate in der hiesigen Behandlung und kam im nächsten Jahr für 5 Wochen zur Nachbeobachtung und Behandlung. Patientin und die Ärzte blieben mit dem Erreichten sehr zufrieden.

Begegnungen mit dem Hause Hohenzollern

Im Spätwinter 1955 fand Aufnahme in unserer Klinik ein angeheiratetes Mitglied des Hauses Hohenzollern. Der Prinzessin, die aus einem kleineren, aber ebenbürtigen Adelsgeschlecht stammte, waren 2 Söhne zugesprochen aus ihrer geschiedenen Ehe mit einem Enkel des letzten Kaisers. Sie litt an Unfallfolgen mit Wirbelbrüchen und abklingender Beinlähmung sowie schweren Angstzuständen. Während die körperlichen Ausfallserscheinungen sich hier erheblich besserten, war das psychische Verhalten der Patientin nur wenig zu beeinflussen. Zur Klärung der Situation, insbesondere der Versorgung usw. der jungen Prinzen, sprachen Prinz Louis Ferdinand von Preußen und seine Frau, Prinzessin Kira (Enkelin des Zaren Alexander II.) hier vor, und nach ausgedehnter Besprechung, an der ich auch länger vermittelnd teilnahm, konnte das gewünschte Einvernehmen erzielt werden. Prinz Louis Ferdinand (geb. 1907) wurde Chef des Hauses Hohenzollern nach dem Tode des Kronprinzen (1951); sein älterer Bruder, bürgerlich verheiratet, war 1940 in Frankreich gefallen. L. F. hatte Volkswirtschaft studiert und 1929 zum Dr. phil. promoviert. Sein Doktorvater und Universitätslehrer, unser Patient und späterer Freund Max Dessoir (vgl. S. 346) und Frau D. waren stets des Lobes voll über die Kontaktfreudigkeit, Hochherzigkeit und weite Bildung des begabten Prinzen. Diesen Eindruck konnte ich auch durch meine Besprechung gewinnen. Der Prinz hatte sich seinerzeit, als Dessoir politisch verfolgt wurde, seiner sehr angenommen. Sowohl Louis Ferdinand als auch Kronprinz Rupprecht von Bayern (1869–1955) standen den Männern des 20. Juli nahe und mußten »untertauchen« (wagte Himmler nicht, sie festzunehmen?). Nach seinem Studium hielt sich Louis Ferdinand etwa 6 Jahre in Nord- und Südamerika auf. Er lernte den amerikanischen Präsidenten F. Roosevelt kennen, den er bewunderte, aber auch als Feind Deutschlands erkannte. In Henry Ford, den genialen Autopionier, gewann er einen großen Gönner, der ihn sehr förderte. Nachdem der Prinz zunächst einfacher Arbeiter in Los Angeles bei Ford gewesen war, machte er eine solide Lehrzeit bei Ford in Detroit und Buenos-Aires durch. Im Krieg als Oberleutnant der Luftwaffe eingesetzt, mußte er 1941 ausscheiden, da »Prinzen, Jesuiten,

Freimaurer, Zigeuner ebenso wie Judenabkömmlinge als ›wehrunwürdig‹ ausscheiden mußten«. Der Prinz ist hochmusikalisch und sah in dem 1806 gefallenen liebenswerten Prinzen Louis Ferdinand, einem genialen Hohenzollern, sein Vorbild. Von seinen 7 Kindern war der ebenbürtig verheiratete Prinz Louis Ferdinand jun. als der künftige Chef des Hauses bestimmt (nach dessen tragischem Tod 1975 im Dienste der Wehrmacht jetzt dessen Sohn Prinz Ferdinand). Zwei andere Söhne sind bürgerlich verheiratet, den Schwiegervater des einen, einen angesehenen Rechtsanwalt, habe ich vor längeren Jahren behandelt.

Als ich im Ersten Weltkrieg unter Professor Goldstein bei den Hirnverletzten (1917/18) arbeitete, lernte ich die charmante und sehr talentierte Zeichnerin des neurologischen Universitätsinstitutes, dessen Leiter Goldstein nach dem Tode von Edinger geworden war, näher kennen. Edith E. stammte aus einer alten jüdischen, bescheiden lebenden Frankfurter Familie, die sich stets deutsch gefühlt hatte. Bei E. E. stellten sich schon im Ersten Weltkrieg leichte neurologische Ausfallserscheinungen ein, die in den folgenden Jahren zu schweren Lähmungen der Beine, dann der Arme führten. Trotz aller medizinischen Fortschritte gab es weder zur Zeit des Ausbruchs der Erkrankung, einer Multiplen Sklerose (M. S.), noch in späteren Jahren (außer unterstützender physikalischer Therapie) keine gezielte, insbesondere keine medikamentöse Therapie spezifischer Natur. Man glaubte zunächst nach dem ersten Krieg auch bei M. S. mit Behandlung durch Schwermetalle, einschließlich Quecksilber und Salvarsan, Erfolge zu haben. In Frankfurt war unter dem Einfluß von Ehrlich von mehreren Neurologen, insbesondere von G. L. Dreyfus, den ich noch gut kannte, die Behandlung der metaluischen Nervenerkrankungen mit bestem Erfolg forciert worden. Es war naheliegend, diese Behandlung auch auf anderen Nervenerkrankungen wie M. S. zu übertragen. Aber bei der M. S. konnte durch die Anwendung von Schwermetallen keine

Besserung erreicht werden; es traf eher eine progrediente Verschlechterung ein. E. E. wurde nach Aufnahme meiner Tätigkeit in Königstein wiederholt unsere stationäre Patientin. Sie mußte mit ihrer Mutter 1939 nach England emigrieren, wo sie noch jahrzehntelang lebte. Wir sahen sie auch nach dem Kriege mehrmals in Königstein. 1961 war sie 63 Jahre alt und seit 40 Jahren gelähmt. Sie konnte seit 25 Jahren handschriftlich keinen Brief mehr schreiben und war dadurch besonders in der Emigration recht vereinsamt, zumal viele ihrer Bekannten in den USA lebten. Sie, die nie maschineschreiben gelernt hatte, bekam in England eine besonders konstruierte elektrische Schreibmaschine und lernte damit bestens schreiben trotz der vollkommenen Bewegungsunfähigkeit, auch des Halses. Die Maschine wurde auf einem Tisch in Höhe des Brustkorbes angebracht und der Kopf von E. E. mit einem Schaumgummikissen aufrechtgehalten. Sie hielt mit dem Munde ein Stäbchen fest, dessen anderes Ende ein von ihr konstruiertes Hämmerchen, ähnlich wie ein Reflexhammer war, das vom Munde dirigiert die jeweilige Taste herunterdrückte. »Jetzt fühle ich, wie der starke Wille die Unfähigkeit besiegte« (E. E.). In einer englischen M. S.-Zeitschrift hat unsere Patientin ihre Erfindung mit Bildern erklärt (They M. S. News, Spring 1961). Schon im Mai 1946 erhielten wir den ersten Brief von ihr. Als sie aus unserer Antwort Näheres von uns erfahren hatte, schrieb sie u. a.: »Das Ergebnis dieses Krieges war Blut und Tränen. Wie grauenvoll! Ihr lieber Junge, Siegfried, ist tot. Ich sehe ihn noch vor mir, seine Elfengestalt mit dem bildschönen Kindergesicht, den Märchenprinzen, so nannten wir ihn, und so will ich ihn im Gedächtnis behalten; als rauhen Krieger hatte ich ihn mir sowieso nicht vorstellen können. Was muß er gelitten haben!« »Und Klaus Brandt mit seinen dunklen, schalkhaften Augen, lebt nicht mehr. Ich denke an die Tragik seines jungen Lebens. Und nun mein lieber, gepflegter, ästhetischer Dr. Brandt lebt auch nicht mehr. Welch grausames Opfer für Sie alle und für seine Familie im Besonderen.« Tapfer und gottergeben trug E. E. ihr

Leiden. Und sie ließ es uns nie spüren, daß wir auch Deutsche waren. Das Leben war auch in England damals für die Juden kein Honigschlecken. E. E. mußte Wohnung, Arzt oder Krankenhaus wiederholt wechseln; 1940 zerstörte ein deutsches Geschoß ihre Wohnung. Und arm waren die E's, aber wie Ediths Briefe zeigen, schafften die gesunden Mitglieder der Familie erfindungsreich und nie verzagend ihren Weg in ein besseres Leben.

Benno Elkan (1877–1960), als Sohn jüdischer Eltern in Dortmund geboren, lernte ich schon vor 1933 kennen, als er seine schwer herzleidende Schwiegermutter Einstein regelmäßig in unserer Klinik besuchte. Frankfurt war seine Wahlheimat. Er liebte diese Stadt und sprach ein unverfälschtes Frankfurterisch. (»In Köln kann ich nicht leben, da singt man nur Karnevallieder!«). Der junge Elkan war liebenswürdig und sympathisch distanziert. Der gelernte Kaufmann hatte der damaligen Tradition des im allgemeinen deutsch-patriotischen Judentums entsprechend, den einjährigen Militärdienst abgeleistet und entdeckte in Brüssel durch Museumsbesuche seinen künstlerischen Betätigungsdrang. In München und Karlsruhe fand er seine Ausbildung als Maler und Bildhauer. Eine Grabplastik in Dortmund machte ihn bekannt. In Paris erreichte seine Kunst seine höchste Vollendung unter dem entscheidenden Einfluß von Rodin. Seine dann in Rom entstandenen Werke zeigen die vollendete Kunst. Elkan wird Mode; er ist »in«. Er ließ sich aber nicht verführen, seine künstlerische Linie zu verlassen; mit großem diplomatischem, auch »komödiantischem« Geschick führte er seine Darzustellenden in eine entspannte Phase. Der Wahn des Dritten Reiches hat manches vernichtet: Sein Monument »Den Opfern«, in Frankfurt in der Gallusanlage aufgestellt (etwa 1920), seinerzeit stark umkämpft, weil es einen nackten Jüngling zeigte, und das großartige Rheinlandbefreiungsdenkmal sind nicht mehr. Hans Menzel-Severing (ein Enkel des großen Preußen und Staatsmannes Carl Severing (1875–1952) verdankt man eine sorgfältige Studie über den großen Bildhauer, die auch Literatur, seine Schriften und eine Auswahl seiner Werke in den verschiedensten Museen bringt: Plastiken, Medaillen (150 Stück) in besonderer Technik geschaffen (in Frankfurt auch solche der von mir hochverehrten Karl Herxheimer und Bernhard Fischer). Nach England emigriert, glaubte er als Deutschfühlender nichts Neues schaffen zu können, aber bald modellierte er u. a. Winston Churchill, Montgommery, Toskanini, Ch. Weizmann und René Schickele, den großen deutsch-elsässischen Schriftsteller, dessen Bücher ich einst verschlang; »Das Erbe am Rhein« hat in Benkal (= B. Elkan) eine expressionistische Schilderung Elkans gegeben. Zu seinem Glück hatte E. keine Krankheitseinsicht; das half ihm über seine schweren Leiden des Alters, von denen die Zuckerkrankheit noch das leichteste war, hinweg. 1954 war das Ehepaar 2 Monate, 1958 über 4 Monate in meiner klinischen Behandlung. Wir konnten dem geduldigen Patienten noch helfen, aber nicht endgültig ihn heilen. Das Ehepaar Elkan, diese verwurzelten Deutschen, zeigten meines Wissens nie Ressentiments gegen Deutsche. Der lebendige, sprudelnde, oft unruhige Mann, wurde selten böse und dann nur, weil ein »Bürokrat« ihn geärgert hatte. Wie manche große deutsche Juden, fand er im Alter zum jüdischen Glauben, zum Judentum zurück. Er sprach oft mit mir darüber. Und seine letzten großen Werke belegen das deutlich. Die Kunst führte ihn zur Religion. Der schwerkranke Mann fertigte noch (1953–1956) einen 3 Meter hohen figurengeschmückten siebenarmigen Leuchter für das Parlamentsgebäude in Jerusalem an (eingetroffen April 1956 in Jerusalem). Diese Menorah sollte für das jüdische Volk ein Symbol des Lichtes und der Sehnsucht werden. »In der Menorah habe ich versucht, einen sichtbaren Ausdruck der Geistesgeschichte des jüdischen Volkes zu geben – von den Tagen Abrahams an bis in die des Warschauer Ghettos. Der verzweifelte Streit gegen Barbarei in unseren Tagen und die großartige Eroberung jener Erde, für die unzählige Generationen gebetet, geblutet und nach der sie sich gesehnt haben«.

(Elkan cit. nach H. Menzel). Elkan konnte noch in Zusammenhang mit seinem letzten Aufenthalt in Königstein zu seiner letzten großen Arbeit, dem Mahnmal »Dem Gedenken der Millionen hilf- und wehrlosen Opfer des Bombenkrieges« kommen. Anfang 1959, ein Jahr vor seinem Tode, wurde das Modell in Gips gegossen; es sollte in Dortmund aufgestellt werden. – In dem »Frankfurter Bilderbogen« des beliebten Frankfurter Karikaturisten Lino Salini (1889–1944) findet sich ein glänzendes Porträt Elkans.

Hermann Lüdemann, ein großer Politiker, ein Lebenskünstler und Bewunderer der Frauen, ein mutiger Mann (1880–1959). Der damalige 68jährige Ministerpräsident von Schleswig-Holstein H. Lüdemann hatte ein schweres aber auch interessantes Leben hinter sich, als er erstmals im Juli 1948 wegen eines schweren Erschöpfungszustandes mein klinischer Patient wurde. Von Beruf Ingenieur, hatte er durch seine große Begabung und Leistungsfähigkeit in der SPD eine große Karriere hinter sich. Er war vor 1933 preußischer Finanzminister und Oberpräsident von Schlesien. Bei Hitlers Machtübernahme wurde er alsbald verhaftet, mußte viele Jahre im KZ zubringen, unter schweren Mißhandlungen durch die SA. Nach Kriegsende wurde er zunächst zum Ministerpräsidenten von Mecklenburg berufen, wo ihn Ernst Lemmer »in einem mehr als bescheidenen Wohnstübchen« antraf. »Bei unserem Gespräch zeigte dieser ehrenhafte Mann, wie viele andere Sozialdemokraten der Zone, eine bemerkenswerte Haltung«. Die Russen setzten ihn ab, weil er zu der »Fusion« (SPD und Kommunisten zur SED) »mit größter Bestimmtheit« sein Nein gesagt hatte. Er konnte nach Schleswig-Holstein flüchten und wurde später hier Ministerpräsident. Der große, zwar asthenische, aber durch stramme Haltung, gepflegten Vollbart und die blitzenden blauen Augen imponierende Mann gefiel nicht nur den Frauen (manche in Königstein schwärmt heute noch von ihm), er hatte sich auch bald großen Respekt in anderen Parteien erworben durch sein ausgleichendes Wesen. Adenauer versuchte z. B. 1947 mehrmals eine »nationale Repräsentanz« mit der SPD durch Lüdemanns Vermittlung zu erreichen, die nur an Schumacher persönlich scheiterte (Adenauer, I, 203/204). Als Lüdemann sein Amt an die CDU abgeben mußte, blieb er bis 1957 politisch sehr aktiv im Landtag. Als ich bei der Bundestagswahl 1953 Herrn von Hassel, der in Usingen sprach, Grüße von L. überbrachte, sprach v. H. sehr anerkennend von L. wegen dessen hohen menschlichen Eigenschaften. Ein erneuter schwerer Schwächeanfall hatte L. 1953 wieder zu uns geführt. Als ich den Patienten beim ersten Aufenthalt röntgenologisch untersuchen und bei der Durchleuchtung den Raum verdunkeln wollte, protestierte er. (In den ersten Jahren nach dem Krieg mußten wir wegen Platzmangels uns fast ganz auf die Durchleuchtung beschränken). Lüdemann erzählte mir dann, er könne seit vielen Jahren nicht mehr in einem geschlossenen oder verdunkelten Raum sein, selbst die Wärter in den KZ hätten darauf Rücksicht genommen. Es handelte sich hier um eine umschriebene Neurose, die vielleicht durch eine sehr lange analytische Behandlung hätte behoben werden können. Im Gegensatz dazu hatte er im Leben häufig seinen Mut beweisen können; er drängte auch seinen Fahrer stets zum schnellsten Fahren. 1957 war L. zuletzt etwa 7 Wochen bei uns. Wir waren sehr traurig, als wir ihn rechtsseitig gelähmt mit schwerer Sprachstörung in einer starken Depression vorfanden. Im Juni 1959 ist er verstorben.

Architekt, Schriftsteller und Zeitungsgründer, ein unruhiges, vielseitiges Leben hatte Richard Tüngel (1893–1969) schon hinter sich, als er uns 1948 erstmals 6 Wochen lang aufsuchte. Er litt an schweren Herzkrampfanfällen infolge einer fortschreitenden Arterienverkalkung, dazu seit Jahren an quälenden rheumatischen Schmerzattacken bei Bandscheibenerkrankungen und an rezidivierenden fieberhaften Bronchialkatarrhen. Er war ein hochinteressantes Kapitel Zeitgeschichte. Da Tüngel in seinem literarischem Werk auch seine körperlichen Leiden usw. erwähnt, durfte auch hier auf sie eingegangen werden. Der Arztsohn, dessen zwei Brüder im Krieg fielen, wurde 1933 abgesetzt und von den Nazis verfolgt. Er überstand den Zweiten Weltkrieg im Hintergrund als Reporter. Der vielseitige Kunstfreund baute nach 1918 in Hamburg die Landeskunstschule neu auf, wurde 1946 einer der Lizenzträger der heute noch blühenden politischen Wochenschrift »Die Zeit« und kurz darauf ihr Chefredakteur. Er schickte mutige und bewährte Journalisten als Berichterstatter zu Kriegsverbrecherprozessen nach Nürnberg und Lüneburg (Belsen-Prozeß), so auch H. R. Berndorff und H. G. von Studnitz, deckte sie charaktervoll gegen die Besatzungsmächte und zeitweise galt: »Die Redaktion der ›Zeit‹ übernimmt die Pflichten eines auswärtigen Amtes«, welches in diesen Jahren noch nicht bestand). Im Herbst 1948 konnten wir durch einen längeren Klinikaufenthalt die Gesundheit des schwer angeschlagenen sympathischen Mannes erheblich bessern, das starke Rauchen ihm abgewöhnen und durch weitere hiesige Behandlung 1949 und 1956 ihn lange Zeit arbeitsfähig und kampffreudig erhalten. Nach Krach, Prozeß und Abfindung gab der politisch eher konservative Tüngel im Gegensatz zu Bucerius (Gegner Adenauers), Müller-Marein und der heute noch aktiven Marion Gräfin Dönhoff seine Beteiligung an der »Zeit« auf. Wie der Nachruf vom 11. März in der Frankfurter Allgemeinen Zeitung besagt ist er 1969 fast blind gestorben. Seine hochinteressanten Memoiren »Auf dem Bauch sollst Du kriechen«. Deutschland unter den Besatzungsmächten, Richard Tüngel und H. R. Berndorff. Christian Wegner Verlag Hamburg 1958 sind heute noch lesenswert, wenn auch recht subjektiv, aber glänzend geschrieben. Ich verstand mich auch menschlich gut mit ihm, und er hat, der elegante und charmante Autor, in journalistischer Freiheit Gespräche mit mir wiedergegeben, die uns später erheiterten.

Das Leben in Königstein war in den ersten Jahren nach dem Waffenstillstand noch recht unruhig, obwohl jedermann glücklich war, daß Krieg und Bombenangriffe ein Ende hatten. Zunächst wechselten die amerikanischen Kommandanten häufig, und zeitweise waren Bedrängnisse durch streunende ehemalige »Fremdarbeiter« lästig, ja lebensgefährlich. Durch aus Frankfurt Zugezogene, für die mehr als 300 Behelfsheime zu beiden Seiten der verlängerten Altkönigstraße und zwischen den Straßen nach Falkenstein und Kronberg unweit des jetzigen Kreisels gebaut wurden, sowie durch Personen, jetzt in zahlreichen Wohnungen mit untergebracht, die aus den besonders kriegsbedrohten Städten der Mainebene nach Königstein zwar gezogen waren, aber in Frankfurt usw. arbeiteten, hatte sich die Zahl der Einwohner innerhalb weniger Jahre (1946: 3000, 1957: 7000) verdoppelt. Die leerwerdenden Lazarette standen teilweise als Hotels und Pensionen der Kur wieder zur Verfügung. Das Sanatorium Kohnstamm, den alten Besitzern zurückgegeben, wurde von Dr. med. Karl Küchler, geborener Königsteiner, 1952 als Privatsanatorium für »naturgemäße Heilmethoden« gepachtet und wieder eröffnet; K. baute an dem verlängerten Ölmühlweg, waldnahe am Bangert, ein neues Sanatorium im eignen Besitz (1962); er verkaufte es später (1971) an eine Großbank, die das Haus durch mehrere Anbauten erheblich erweiterte, es aber nicht als Erholungsheim für ihre Angestellten, sondern für »Schulungskurse« betreibt. Die schon vor dem letzten Weltkrieg von Dr. Maria Knippen geführte Kneippkuranstalt wurde 1959 von der Landesversicherungsanstalt für nicht tuberkulöse Krankheiten gekauft und wird ab 1975/76 von Dr. J. Brand wieder als Privatklinik geführt. Der in Mainz geborene praktische Arzt Dr. Ludwig Steib († 1969) betrieb seit Ende des Ersten Weltkrieges in Königstein, menschlich und beruflich hochangesehen, seine eigene Praxis und gründete mit seiner Tochter Dr. Almut Balzer-Steib 1956 eine Privatklinik für innere und Nerven-Kranke.

Fassbender gelang es schon 1945 wieder, eine gut funktionierende Verwaltung aufzubauen. Die früheren Abteilungsleiter Chvalowsky, Hamm und Müller, ältere bewährte Beamte, sach-

und ortskundig, in Königstein als Lehrlinge unter Bürgermeister Jacobs und Amtmann Klarmann groß geworden, wurden beschleunigt entnazifiziert wieder in den Dienst gestellt. Sie wußten wirklich das Wichtigste, was in Königstein geschah. Von Josef Müller ist es nicht übertrieben zu berichten, daß er nicht nur alle Einwohner von Angesicht und nach Namen, sondern auch ihre Handschrift kannte; so wurden z. B. einige Denunzianten entlarvt. Das Rathaus zählt auch heute noch geborene Königsteiner als Mitarbeiter. Neben dem Ersten Stadtrat Georg Gregori, dem bewährten früheren Bürgermeister des eingemeindeten Schneidhain, hält durch seine örtlichen und fachlichen Kenntnisse der Leiter des Hauptamtes, Magistratsrat Josef Moullier, der in Königstein geboren wurde und hier seine Kenntnisse erhielt, alle Fäden in seiner Hand. Ebenso ist zu erwähnen die beliebte Leiterin des Sozialamtes Leni Alter, auch ein »Königsteiner Kind«.

Nach der Währungsreform setzte eine verstärkte Bautätigkeit ein. Manches, was Landschaft und Klima schädigte, konnte leider zunächst nicht verhindert werden. In den 60er Jahren fand ich in dieser Beziehung in den städtischen Körperschaften manchen Mitstreiter, insbesondere gegen Massierung von Hochhäusern. Diese am Kreisel haben wir für ertragbar gehalten; an vielen anderen Stellen, so am Burgberg und am Falkensteiner Hain (Klärchenweg) wurden sie verhindert. Vielfach erzwangen höhere Instanzen eine teilweise wenig schöne Bebauung mit Reihenhäusern wie an dem trotzdem noch sehr gelungenen Stadtviertel »Im Haderheck«. In einigen Fällen des sozialen Wohnungsbaues habe ich mit meinem Freund Beppler eine großzügige Bebauung erreichen können. Überregional hat man im Südtaunus die Bebauung von landwirtschaftlichem Gelände, das bei schlechten Böden für Bauern keinen Wert mehr hatte, leider verhindert.

Bei der Stadtverordnetenwahl am 25. April 1948 konnte ich wieder nach langer Zeit Stadtverordneter werden und ich habe dieses verantwortungsvolle Amt mit Interesse, Geduld, Fleiß, manchmal auch mit Energie und mit dem Willen mich durchzusetzen betrieben bis Herbst 1972. Durch den Zuzug vieler Neubürger und die Bildung einer kleinen, einseitigen Mittelstandsgruppe, die abgewandelt in den späteren Jahren immer wieder entstand, konnte die CDU ihre absolute Mehrheit in Königstein 1948 nicht mehr behalten; erst nach den Eingemeindungen von Falkenstein, Schneidhain und Mammolshain (1972) konnte die CDU bis zum 22. 3. 1981 mehr als 50% der Mandate zugewinnen. Durch die geschickte Zusammenarbeit von CDU und SPD und die führende Position von Fassbender, der sehr auf Ausgleich bedacht war und darin ganz meine Zustimmung fand, konnte ohne großen Hader viel geleistet werden. Carl Knöner (1888–1967), der nach dem Zweiten Weltkrieg nach Königstein verzogen war, erwies sich als ein erfahrener sozialdemokratischer Kommunalpolitiker, der sich vom Postarbeiter zum Reichsministerialrat emporgearbeitet hatte. Durch sein überlegenes, kluges und ausgleichendes Wesen, war er als ehrenamtlicher Stadtrat jahrelang erfolgreich tätig. Unsere Familien sind befreundet. (Führende verdiente Sozialdemokraten als Fraktionsvorsitzende waren während meiner Stadtverordnetenjahre Karl Bommersheim, Franz Heeg und Toni Bender.) Nur durch die Frage der Entlastungstraße (B 8), die 1959 sehr akut wurde, bestanden stärkere Differenzen zwischen den Parteien, aber auch in den Parteien selbst, die bis heute die Befreiung von starkem Verkehr durch den Ort verhinderten. Obwohl die FDP bis etwa 1970 in Königstein bei den Bundestags- und Landtagswahlen einen hohen Stimmenanteil erhielt, war sie im Stadtparlament stets eine kleine Fraktion, verstärkt durch »Unparteiische«. Die Sitzungen waren durch ihre Dauer nicht selten für mich anstrengend; ich sprach auch als Fraktionsvorsitzender nicht zu allen Fragen, nur zu grundsätzlichen, und war bemüht, die Fraktion zusammenzuhalten, was fast immer gelang. Es gelang vor allem auch gegen Widerstände in den eigenen Kreisen, eine wilde Bebauung der schönen Landschaft, so unter anderem des Wiesengrundes zu verhindern und die Fraktionen von CDU und SPD für meinen großen Plan Kurmittelhaus und Hallenschwimmbad reif zu machen. Aber schon in den Jahren 1948 und den folgenden, den ersten nach der Währungsreform, setzte eine starke Aktivität ein. Der stürmiscbe Aufbau der städtischen höheren Schule bis zum Neubau des Gymnasiums (vgl. 378f.), der Neubau und die Erweiterung der Grundschule (S. 376) wurden schon beschrieben. Die höhere Töchterschule der Ursulinen (im Dritten Reich vertrieben) nahm sofort ihre Tätigkeit wieder auf, und es entstand aus ihrer Schule eine stark frequentierte Vollanstalt mit Pensionärinnen, die weit in Deutschland bekannt wurde. Im Rahmen des Hauses der Begegnung, der großartigen Schöpfung der ostvertriebenen katholischen Priester, wurde ein echtes humanistisches Gymnasium gegründet. So wurde Königstein nach wenigen Jahren auch »die Stadt der Schulen«; zeitweise waren hier die einzigen Vollanstalten zwischen Höchst und Limburg. Die Zahl der Schüler betrug bis 3000. Die wichtigsten Probleme blieben zunächst die Sanierung der Straßen, die Sicherung der Wasserversorgung und die Beschaffung von Wohnraum, insbesondere die Förderung des sozialen Wohnungsbaues. Königstein hatte zunächst noch einwandfreies Wasser, nicht gechlort, ein herrliches Trinkwasser aus den Stollen am Altkönig, Steinkopf und aus zahlreichen kleineren Stollen und Schürfungen. Es war auch zur Bereitung von bestem Tee und Kaffee geeignet, worauf wir sehr stolz waren. Außerdem hatte die Stadt Königstein einen Vertrag mit dem Hospital »Heiliger Geist« (zweitgrößtes Krankenhaus von Frankfurt) als Besitzerin eines Altenheims in der Gemeinde Mammolshain, nach dem Königstein aus dem dem Hospital gehörenden Stollen gegen einen mäßigen Betrag Wasser beziehen konnte. Trotzdem war es mehrmals im Hochsommer vorgekommen, daß die hochgelegenen Häuser, so auch unsere Klinik, vorübergehend ohne Wasser waren. Durch Verbesserung des innerörtlichen Netzes und neue Schürfanlagen in der Gemeinde Königstein selbst gelang es zunächst der Wassernot

Herr zu werden. Bei der ständig steigenden Einwohnerzahl von Königstein mußte aber auf die Dauer eine größere Konzeption verwirklicht werden, die 1972, noch zu meiner Zeit als Stadtverordneter unter Bürgermeister Weber eingeleitet worden ist. Auch für die Zukunft gilt: Die Wasserversorgung muß immer ausreichend bleiben; das Trinkwasser muß seine früher gerühmte Qualität als Trinkwasser behalten, natürlich bei hygienisch einwandfreiem Zustand und muß auch weiter nicht gechlort sein. Auch aus diesem Grunde soll man mit der Erschließung neuer Baugebiete größte Zurückhaltung üben. Bald nach der Währungsreform gelang es, ohne wesentlich in die Natur einzugreifen, weiteres Baugebiet zu erschließen. Einmal standen jetzt mehrere große Villen mit ausgedehnten Parkanlagen zum Verkauf, weil sie entweder jüdischer Besitz gewesen waren und ihre Eigentümer nicht mehr zurückkommen wollten (z. B. Sondheimer, Rothschild, Hahn-Effektenbank, Sulzbach, Katzenellenbogen u. a.) oder sie durch die Inflation nicht mehr zu halten waren. (z. B. Andreae-Billand); allein diese Grundstücke umfaßten 50 Hektar. Auch das Gelände zwischen den Straßen nach Bad Soden und Altenhain (Südosten) in der Königsteiner Gemarkung (Wiesen und Äcker, niemals Wald oder Wäldchen) wurde ziemlich schnell an Hand von neuen Straßen bebaut, meines Erachtens zu dicht gedrängt und zu wahllos. Königsteiner Familien, von denen Mitglieder in den städtischen Körperschaften tätig waren, wie die Familie Bender (Friedrich-Bender-Straße) und die Familie Amelung (Bahnstraße) stellten mit Einverständnis der Stadt billig Baugelände zur Verfügung für den sozialen Wohnungsbau, der auch sonst sehr gefördert wurde. – Man sehe sich dieses Viertel von der Ruine aus an! – Durch die Erschließung der Parks usw. – früher hermetisch abgeschlossen – wurden sie der Allgemeinheit als Park zugänglich (z. B. Rothschild Park) oder als schöne Spazierwege (Andreae, Hahn usw.).

Bei manchen Spannungen in den Stadtverordnetensitzungen gab es auch manchen Spaß. Ein älteres, sehr eifriges Mitglied einer solchen Bürgerliste redete lange zu jedem Punkt unter saftigen Beanstandungen. Wir stellten plötzlich den sofort angenommenen Antrag auf eine ehrenamtliche Wohnungsberatungsstelle; unser Freund alsbald vorgeschlagen, wurde gewählt. Er fühlte sich zunächst sehr geehrt, legte aber nach 10 Tagen sein Abgeordnetenmandat nieder, weil die ständigen Besucher ihn an der Ausübung seines Gewerbes vollkommen hinderten. – Eine Firma, die Sesselbahnen baute, 1950 noch eine Rarität, veranstaltete eine Einladung für die Stadtverordneten nach Wuppertal zur Fahrt mit der dortigen berühmten Sesselbahn. Man suchte neue Anziehungspunkte für Königstein, als einen solchen den Lift zwischen Ölmühlweg und Burgruine über das schönste Königsteiner Tal (Woogtal). »Dann kann man durch den freien Himmel schweben!« (ein entzückter Stadtverordneter!) Fassbender war wie ich entsetzt. Das Kollegium beschloß gegen meine Stimme und gegen den Rat des Bürgermeisters, mit der Firma zu verhandeln. Dieser Schildbürgerstreich hätte die Landschaft sehr verunstaltet ohne echte wirtschaftliche Förderung. Es gelang dem Bürgermeister, durch Schwierigkeiten und Bedingungen die Firma zum Verzicht zu bewegen. Seitdem waren die Bewohner des Ölmühlweges – zunächst mit Recht – in Aggression gegen die städtischen Körperschaften.

Der Keim zur Liste 56 war gelegt, die zunächst mit allen Mitteln den Erwerb der Villa Rothschild durch die Stadt verhindern wollte. Anschließend an den Falkensteiner Hain lag die Villa der »Rothschilds«, das letzte schloßähnliche Gebäude in Deutschland im Besitz eines leiblichen Nachfahren des größten jüdischen Bankiers des vorigen Jahrhunderts, Meyer Amschel Rothschild (1744–1812), dessen 5 Söhne in 4 Weltstädten die Börsen beherrschten. Ein Enkel, der Frankfurter Bankier Wilhelm Carl (1828–1901) und seine Frau und Cousine, Mathilde R. (1832–1923) bauten hier im ländlichen Gelände am Pfaffenstein ihre Prunkvilla mit gepflegtem Park von rund 10 Hektar. Die Rothschilds waren schon 1816 von den Habsburgern nobilitiert worden, ebenso wie der Frankfurter Schwiegersohn, der als »von Goldschmidt-Rothschild« von Wilhelm II. geadelt wurde. Die alte Baronin habe ich als Bub manchmal im Rollwagen gesehen. Der Übergang unseres alten Hauses (vgl. S. 55) lief formlos ab. Der Königsteiner Erbe Rudolf von Goldschmidt-Rothschild (1881-1963), der zweitälteste Enkel, liebte Königstein sehr und hielt sich hier gern auf; ich sprach ihn manchmal, den immer bescheidenen, freundlichen Mann. Seine Frau, eine Berliner Friedländer-Fuld, hatte ihn in dritter Ehe geheiratet, zuletzt war sie geschieden von dem bekannten Diplomaten Richard von Kühlmann, und weilte ungern in Königstein; sie gehörte zur »Berliner Gesellschaft« des Staates von Weimar. Die interessante, anonyme und dabei vornehme »chronique scandaleuse« der Frühzeit der Republik »Gestalten rings um Hindenburg«, Reissner Dresden 1929, bringt auch über Rothschild mancherlei, was in Königstein nicht bekannt war. Eine Schwägerin von R. v. G.-R. war eine auffallend schöne und hochbegabte Frau, die durch mancherlei Liaisons unter Hitler nicht nur sich, sondern auch ihre nichtjüdischen Freunde wegen »Rassenschande« in größte Gefahren (wahrscheinlich Hinrichtungen!) brachte; sie wurde durch einen berühmten Erbbiologen gerettet, der ihre nichtjüdische Abstammung gutachtlich nachweisen konnte (spektakuläre Ereignisse, oft grauenhafte des Dritten Reiches, die nicht nach außen drangen!) Rudolf von Goldschmidt-Rothschild rettete sich 1938 kurz vor der Evakuierung der Juden nach Auschwitz und damit vor dem sicheren Tod durch Flucht ins Ausland. Sein beschlagnahmter Besitz war zunächst in Verwaltung eines Bankkonsortiums. Im Frühjahr 1945 übernahm das Land Hessen die Verwaltung. Als aus den neugeschaffenen Ländern der amerikanischen und britischen Zonen die Bizone mit einem eigenen Verwaltungsrat gebildet wurde, wurde das Haus Rothschild, das zunächst »Haus der Länder« hieß, ein Tagungsort der Ministerpräsidenten, aber bald war ein für die damalige Zeit vornehmes Hotel mit Restaurant entstanden, zunächst von großer Attraktivität für Königstein. Aber als Bonn Bundeshauptstadt geworden war, schwand das behördliche Interesse für das Hotel bei Regierungsstellen. Das Hotel wurde Oktober 1954 geschlossen, und Rudolf von Goldschmidt-Rothschild, längst Wiederbesitzer, mußte einen neuen Pächter oder einen Käufer finden. Die Stadt Königstein hatte schon im Geheimen ihre Weichen gestellt: Die Stadt Frankfurt mußte 1955, genau wie jetzt 1981, aus wirtschaftlichen Gründen alles tun, um ihren Flughafen zu erweitern. Deshalb mußte sie großen Waldbesitz in der Nähe ihres Flugplatzes erwerben, was nur auf dem Wege des Tausches mit dem hessischen Staat möglich war. Und Fassbender, der mit den jeweiligen Oberbürgermeistern häufig im Gespräch war, erfuhr von diesem Frankfurter Plan. Die Stadt Königstein konnte hier Frankfurt helfen, indem sie ihre Wälder auf Steinkopf und Eichkopf, die ihren Besitzern nichts einbrachten, aber nach wie vor begangen werden konnten, an Frankfurt verkaufte. Königstein kam so in den Besitz größerer Geldmittel, die sie für Kurzwecke abzweigen konnte. Die Stadt Frankfurt konnte jetzt *im Tausch* die Königsteiner Wälder gegen Wald am Flugplatz erwerben. Der Waldverkauf wurde im April 1955 abgeschlossen in der Stadtverordnetenversammlung unter Zustimmung der beiden großen Parteien. Es gab zunächst, wie immer bei neuen großen Projekten in Königstein, Kritik und Verdruß, besonders als bekannt wurde, daß mit Rothschild Verhandlungen wegen Erwerbs des Besitzes als Kurhotel im Gange seien. Wir haben in Königstein leider seit vielen Jahren die Beobachtung machen müssen, daß kaum bei den Einheimischen, häufiger bei Neuansiedlern, die nach Königstein gezogen waren, um in einer gesunden und schönen Landschaft zu leben, eine ausgesprochene Abneigung gegen den »Kurort« Königstein besteht. Dabei standen ihnen durch den Kurort an sich vielerlei größere Annehmlichkeiten zur Verfügung, wie ein gepflegtes Wegenetz, ortsnahe Wälder, ruhige Wohnviertel, verbesserte ärztliche und physikalisch-therapeutische Versorgung, keine Stör-Industrie usw. als in durchschnittlich gleich großen Städtchen. Während der Verhandlungen mit Herrn von Goldschmidt-Rothschild, bzw. mit seiner Vermögensverwaltung wurde große Vertraulichkeit gewahrt; Faßbender hatte mich schon frühzeitig eingeweiht und wir standen in engstem Gedankenaustausch. Der Verkauf wurde erleichtert, weil der Baron v. G.-R. in seiner starken pietätischen Bindung an seine Großmutter, einer bei Glaubensjuden besonders häufig zu findenden durchaus achtbaren Eigenschaft, großen Wert darauf legte, das Anwesen nicht zu zerstückeln. Es wurden auch alle Versuche des Erwerbs durch Grundstücksparzellierungs-Gesellschaften nicht weiter verfolgt. Erst vor kurzem habe ich erfahren, daß eine Gruppe von Bankiers (keine Großbanken) mit allen Anstrengungen das RothschildGelände zur Parzellierung kaufen wollte. Der verstorbene Schriftleiter der damals noch unabhängigen, von einer Frankfurter Großzeitung selbständigen Taunus-Zeitung hat kurz vor seinem Tod glaubwürdigen Zeugen berichtet, daß ihm große Summen geboten worden wären, wenn er in seiner Zeitung gegen die Errichtung des Kurhotels Stellung genommen hätte. Gegen einen Kaufpreis von 1,3 Millionen Mark wurde der Verkauf der Villa Sonnenhof von Goldschmidt-Rothschild im August 1955 ins Grundbuch eingetragen. Es wurde auch ein gut renommierter Frankfurter Gastronom, Willi Keller mit Gattin, gefunden, der innerhalb von zwei Monaten das Hotelgebäude renovieren und entsprechend einrichten ließ; mit städtischer Unterstützung besorgte er die Gesamteinrichtung. Das Geld stand der Stadt bereits durch den Verkauf der Wälder an Frankfurt zur Verfügung. Rothschild überließ weiter ohne besondere Vergütung ein Grundstück außerhalb des Parkes an der Straße nach Kronberg gelegen, etwa 2 Hektar groß für Sportzwecke, der Stadt sehr willkommen. Der Park wird nicht als »Kurpark« (Eintritt nur mit »Kurkarte«) geführt, sondern als »Volkspark«, für jedermann zugänglich. Im Sommer 1956 ging das Hotel nicht so gut wie erwartet. Der Sommer war vollkommen verregnet; sowohl Passanten als auch Dauergäste waren nur schwach vertreten. Keller, zunächst sehr hoffnungsvoll, reagierte im Spätsommer mit einer schweren akuten Depression, der mir als einem Arzt auch mit entsprechenden großen Erfahrungen für solche Zustände besondere Sorge machte. Der Vorschlag Fassbenders, den Pächtern einen größeren Kredit seitens der Stadt zu verschaffen, wurde von CDU und SPD angenommen und bedeutete die Sanierung des Hotels. Es hätte manchen in Königstein gefreut, wenn die Kellers den Bankrott hätten anmelden müssen. Die städtischen Körperschaften bewiesen Einsicht und Mut, daß sie unmittelbar vor Kommunalwahlen (1956) das Hotel durch ihren Kredit zunächst gesichert hatten. Ein Gästebau, zwischen 1962 und 1964 errichtet, gab dem Hotel die für die Rentabilität erforderlichen Gästebetten. Bis heute erfreut sich der Sonnenhof besten Besuchs, die Schulden sind bezahlt, und er ist für die Stadt kein Zuschußbetrieb. Das Pächterehepaar hat ganz dem Hotel gelebt. Willi Keller verstarb 1976. Die Geschäftsführung besteht heute aus Frau Ria Keller, Peter Allgaier und Bernd Fischer.

Zunächst gab es im Herbst 1956 noch schwere Kämpfe in den städtischen Körperschaften um das Hotel Sonnenhof, sowohl in diesen selbst als auch in der Bevölkerung. Die bisherige Oppositionspartei war meist aus kleingewerblichen Vertretern zusammengesetzt und wurde verstärkt durch Anhänger der FDP und des BHE (Bund der Heimatvertriebenen und Entrechteten). Diese letztere Partei war lange im Bund und in den Landtagen selbständig vertreten; sie war zeitweise naiv radikal, löste sich aber noch unter Adenauer auf, und ihre führenden Leute schlüpften hauptsächlich bei der CDU (wie auch bei der DP in Niedersachsen), zum Teil auch bei der SPD unter. In Königstein war diese Gruppe strikt gegen Verkauf des Waldes und Ankauf des Hotels Sonnenhof. Die neue Oppositionspartei »Wählerliste 1956« nannte sich bewußt »parteilos«. Ihre Gründer entstammten Kreisen, die teilweise schon lange die Stadtpolitik kritisch betrachteten und besonders im Ölmühlbereich wohnten. Sie haßten zunächst Fassbender, dem sie nichts Gutes zutrauten.

Dabei waren die Gründer und Anhänger dieser Liste durchaus verständige und scheinbar an sich einsichtsvolle Bürger. Wir erhielten aus diesen Kreisen sehr gereizte Briefe, und auch längere persönliche Besprechungen von Fassbender und mir mit ihnen vor der Wahl konnten zunächst die Situation nicht entschärfen. Bei den CDU-Leuten herrschte eine gewisse Nervosität; bei einer Kur in Badgastein erhielt ich Eilbriefe von verunsicherten Parteifreunden, ich sollte schnellstens nach Hause kommen.

Ende August 1955 war ich beim Baden in der Nordsee durch eine starke Welle zu Boden geworfen worden, hatte ein schweres schmerzhaftes Bandscheibensyndrom, ausstrahlend ins linke Bein, durchgemacht, das in seinen Folgen mich bis heute zeitweise begleitet. Den akuten Anfall überstand ich bei sehr starker Sedierung und strenger Bettruhe in Kampen, dann war ich den Winter 1955/56 einigermaßen arbeitsfähig, allerdings immer unter starken Präparaten wie Butazolidin- und Irgapyrin-Injektionen. Bei einem an sich herrlichen Urlaub in Montana (Wallis) (März 1956) bei strahlendem Sonnenschein und belebender Winterkälte trat ich so unglücklich in den tauenden tiefen Schnee, daß meine Bandscheiben sich wieder, von Monat zu Monat stärker mit heftigem linksseitigem Ischiassyndrom meldeten; 5 Tage Bettruhe und verstärkte Mittel halfen vorübergehend. Auf der Rückreise konnten Else und ich die berühmte Sonnenklinik des Meisters der Heliotherapie in Leysin Auguste Rollier (1874–1954) besichtigen und wurden von den Kollegen und der Witwe des Gründers Madame Rollier mit großer Liebenswürdigkeit aufgenommen. Nach einigen Tagen Bettruhe zu Hause (mit dem »Regieren vom Bett aus«) ging das Leben weiter (wie es bei den Selbständigen ist). Die Vorlesungen hielt ich bis auf einige im Sommersemester, bei denen mich Kollege Ernst Wiedemann, der selbständige Leiter des Therapeutikums und Oberarzt bei Gänsslen bestens vertrat. Meine Nebenämter versuchte ich alle durchzuhalten. Prüfungen (Inneres, Staatsexamen und Doktor) mußte ich bisweilen in

Königstein abhalten. Auch die Studentenexkursionen konnte ich durchführen. Im Frühsommer 1956 erneutes schweres Lumbalsyndrom mit Reflexstörungen linkes Bein. Klinische Untersuchung zwei Wochen lang, Neurologische Abteilung der Psychiatrischen Klinik (Prof. Zutt). Neurochirurg Prof. Hugo Ruf konnte mir mit paravertebralen Injektionen sehr helfen. Ein Rückenmarkstumor wurde ausgeschlossen. Man kümmerte sich sehr um mich. Prof. Ruf kam zu Injektionen noch lange Zeit nach Königstein. Sehr günstig wirkte sich dann auch die Anlage eines Mieders nach Prof. Hohmann aus, das mir Kollege Harald Mosebach anmaß und das ich etwa 3 Jahre trug; außerdem war günstig eine chiropraktische Behandlung durch Kollegen Noeske, Frankfurt. Die Besserung wurde zunächst für lange Jahre stabilisiert durch eine Kur mit Radonbädern in Badgastein im September 1956 unter Kollegen Heinrich Thaler (geb. 1910). Ich hatte ihn kurz nach dem Krieg durch die Fortbildungskurse in Gießen und Tagungen in Österreich näher kennen und schätzen gelernt. Ein vielseitig gebildeter und erfahrener Arzt von großer Berufs- und Lebenserfahrung und noblem Charakter mit einer eindrucksvollen und charmanten Gattin. Anschließend waren wir einige Tage in Regensburg, wohin ich zu einem Vortrag auf dem alljährlichen Fortbildungskurs eingeladen war. Die eindrucksvolle alte Stadt mit dem berühmten gotischen Dom fesselte uns sehr, zumal wir beste kunsthistorische Führungen mitmachen konnten; an einem Abend gab es eine gute »Zauberflöten«-Aufführung. Leider war ich nur dieses eine Mal in Regensburg. Bamberg, das ich von allen deutschen Städten am meisten liebe, habe ich wiederholt besucht. Auch Passau ist wie Eichstätt, Wasserburg/Inn und viele andere bayerische Städte den Deutschen fast unbekannt, die vielfach nach dem Süden zum Urlaub rasen, den sie ohne Beziehung zu Italien, seinen Menschen und seiner großen Kultur nur an überhitzten Stränden und in Wässern verbringen, und dann ohne die gewünschte Erholung zurückkehren.

Die Stadtverordnetenwahl 1956 ging ohne die erwartete Sensation eines Wahlsieges der gegnerischen Listen vorbei. Die Liste 56 zog nur mit 3 Mandaten ein. Die gute Entwicklung des Sonnenhofs, der bald großen Zulauf von Gästen und Besuchern fand und von der Stadt nach sorgfältiger Überlegung, an der sich zu unserer großen Freude fast alle Stadtverordneten beteiligten, durch einen Gästetrakt und ein Personalgebäude sowie ein Hallenbad (letztere auf Kosten der Pächter) erheblich erweitert wurde, ließ manche Dispute vergessen. Auch andere Fortschritte waren in Königstein zu verzeichnen in diesen Jahren. Vor allem die langsame Beseitigung der Behelfsheime mit individueller Berücksichtigung der Wünsche der Bewohner und der Unterbringung dieser Familien in guten Wohnungen. Die Behelfsheime, kostenlos den ursprünglichen Besitzern überlassen, konnten unter entsprechenden Sätzen von den Inhabern weiter verkauft werden. Wichtig war auch der Neubau einer größeren Friedhofshalle, die Errichtung eines Krieger-Ehrenfriedhofes und der vorgezogene Neubau eines Postamtes (letzteres nur durch die persönlichen Beziehungen Fassbenders zu den Bonner Ministerien). Und trotzdem gab es keine einschneidenden Steuererhöhungen. Selbst noch bei den Etatberatungen 1972 wurde von mir die von anderen Fraktionen beantragte Erhöhung der Gewerbesteuern, die in Königstein sehr niedrig waren, in aller Öffentlichkeit wie bei vertraulichen Besprechungen verhindert. Die Getränkesteuer, die heute wohl kaum noch in einer Gemeinde praktiziert wird, wurde frühzeitig aufgehoben; sie traf nur den, der in einem Gasthaus etwas verzehrte, nie den »Trinker« beim Fernsehen usw. zu Hause. Auch im Kreistag drängte die CDU unter Fassbenders Führung frühzeitig auf Senkung der Steuern; die Kreisumlage wurde ab 1962 durch die Mehrheit der CDU und FDP auf 28% gesenkt.

Nicht nur die städtischen Körperschaften, sondern auch weite Kreise der Bevölkerung des heilklimatischen Kurortes Königstein und von Bad Soden/Taunus fühlen sich seit den fünfziger Jahren durch den sprungartig steigenden Autoverkehr sehr beunruhigt. Letzterer ist Folge der zahlreichen Neusiedler in Königstein und Bad Soden sowie der Emanzipation der Frauen, die das »Zweitauto« der Familie nicht mehr entbehren können und wollen. Dazu kommt die große Anzahl von Schülern, die wegen der guten und vielseitigen Schulen nach Königstein kommen. Der Verkehr, der durch den einstmals geringen Autofluß zum Hochtaunus zur Naherholung in der Freizeit oder werktags aus dem Hoch- und Hintertaunus nach der industriereichen Mainebene während des Krieges oder in den armen ersten Nachkriegsjahren kaum spürbar war, wurde seit mehr als 30 Jahren ein großes Übel. Besonders galt das für die Bundesstraße 8, die von Höchst über Bad Soden durch Königstein führt und zwar mitten durch die Wohn- und Geschäftsstraßen hier in nächster Nähe der Kurbetriebe usw. über Glashütten, Camberg zur Autobahn Frankfurt–Wiesbaden nach Köln usw. gelangt. Vor rund 75 Jahren wurde in Königstein unter noch völlig anderen Verkehrserfordernissen als 1960 der Bau einer Straße geplant, die etwa von dem derzeitigen östlichen Verkehrskreisel Sodener Straße in nordwestlicher Richtung abzweigt, den inneren Ortsteil umgeht und durch Park- und Wiesengelände führend die B 8 auf der Limburger Straße an der Abzweigung Theresienstraße wieder erreichen sollte. Mit der Errichtung dieser Straße war beabsichtigt, ein landschaftlich besonders reizvolles Wiesental, die Fortsetzung des Reichenbachtales, das sich aus dem Feldbergmassiv bis nach Königstein erstreckt, für Kurzwecke zu erschließen und gleichzeitig den innerörtlichen Verkehr zu erleichtern. Der Vorschlag der Experten sowohl im zuständigen Hessischen Ministerium (die SPD herrschte in all diesen Jahren in Hessen souverän) als auch das CDU-Bundesverkehrsministerium unter Bundesminister Dr. Ing. H.-Chr. Seebohm (1903–1967; Bundesminister für Verkehr 1949–1966) ging dahin, als große Entlastung eine neue Bundesstraße 8 westlich von Bad Soden an Kelkheim, Gut Rettershof vorbei und weiter westlich von Königstein im Steinkopf-Gebiet bis zur jetzigen B 8 am Eselsheck zu führen. Die Ministerien hielten den großen Bau der neuen B 8, der auch Bad Soden entlastete, als vordringlich; nach Beginn des Neubaues der B 8 sollte eine kleine innerörtliche Lösung sofort betrieben werden, die eine kleine Entlastungsstraße durch den unteren Wiesengrund bis zur Theresienstraße führen sollte. Dem Gedanken einer neuen großen B 8 außerhalb von Königstein stand zunächst nichts im Wege. Aber einige Königsteiner Stadtverordnete, 2 CDU- und etliche SPD-Abgeordnete, waren plötzlich gegen die Wiesbadener und Bonner große Lösung und, wie hätte es bei der zunächst negativen, alle CDU-Vorschläge konstant ablehnenden Wählergruppe 56, die zwar schon im Abbröckeln war und von der dann eine Abgeordnete zur CDU übertrat, anders sein können: Mit 9:9 Stimmen fiel am 16. Januar 1961 der CDU-Antrag für den ministeriellen Vorschlag der kleinen Lösung durch; vielmehr wurde eine große B-Straße vom Kreisel bis zur Altkönigstraße in Etappen bis 1966 durchgeführt und brachte die Teilung Königsteins in zwei Teile und nur innerorts die Verlagerung des ständig zunehmenden Lärms und der Luftverschmutzung. Es war mir in diesen Tagen möglich im Auftrage weiter Kreise der Bevölkerung durch Vermittlung von Minister Blank, sowie der Mitglieder des Bundestages Will Rasner und Dr. Berthold Martin in Bonn vorzusprechen. Am 25. 1. 1961 waren Beppler und ich im Bonner Verkehrsministerium bei dem zuständigen Baudirektor, und am 10. Februar 1961 wurden wir beide, diesmal zusammen mit dem sehr gewandten Stadtkollegen Min.-Rat a. D. Naudé, von Seebohm, zusammen mit seinem Staatssekretär und seinem Stab, empfangen zu einer fast zweistündigen Besprechung. Seebohm, imponierend durch konziliante Liebenswürdigkeit, große Bildung und Sicherheit und ausgedehntes Sachwissen, beherrschte, obwohl Schlesier und später in Niedersachsen wohnend, die ganze Geographie des Main-Rhein-Gebietes und des Taunus.

Bad Soden hat zwar durch die ersten Abschnitte der neuen B 8, parallel zur alten verlaufend, eine entlastende Schnellstraße, aber immer noch viel zu viel Verkehr, weil die neue B 8 vor Königstein abbricht. Seebohm schrieb mir in Ergänzung der Besprechung in Bonn folgendes (28. 4. 1961): »Durch Bereitstellung zusätzlicher Haushaltmittel an das Land Hessen konnten noch im laufenden Rechnungsjahr 1961 sowohl für die »Verlegung der B 8 zwischen der B 40 (Rhein-Main-Schnellweg) und Glashütten i. Ts.« als auch für die »Verlegung der Ortsdurchfahrt Königstein im Zuge der B 8« die erforderlichen Anlaufbeträge ausgebracht werden.« Es ging mir später sehr zu Herzen, daß Seebohm, viel zu jung, an einer Gallenblasenoperation starb. In den 60er Jahren wurde parallel zur Straße Höchst–Soden eine neue B 8 in zwei Abschnitten bis vor Altenhain/Kelkheim fertiggestellt. Der später zuständige Bundesverkehrsminister (1966–1972) Georg Leber (geb. 1920) versprach auf meine Anfrage 1970 in Königstein beim Empfang für ihn, daß die große B 8 bis zur Einweihung der Münchner Olympiade 1972 (die wir alle durch die Ermordung großer jüdischer Sportler noch heute in erschreckendem Gedächtnis haben) fertig gebaut sei. Seit Lebers Zeiten hat der weitere Ausbau der großen B 8 keine Fortschritte gemacht. Seit 1978 liegt zwar ein vom Hessischen Landesamt für Verkehr sorgfältig ausgearbeitetes neues hervorragendes Projekt vor, inzwischen von allen Instanzen gebilligt und finanziell abgesichert, das aber zunehmend von »Umweltschützern« schärfstens angegriffen wird und bis heute noch nicht unterschrieben ist.

Das Kurbad Königstein

In Königstein konnte nach dem letzten Krieg zunächst ein Kurgast, wenn er nicht in einem Sanatorium wohnte oder dort ausnahmsweise ambulant behandelt wurde, kein medizinisches Bad ambulant nehmen. Die Lücke wurde scheinbar gefüllt durch ein kleines Privattherapeutikum mit einer ordnungsgemäß eingerichteten Sauna. Als der Besitzer nach auswärts verzog, kam der Betrieb zum Erliegen. Um so größer wurde die Notwendigkeit, ein großes, modernes, allen Anforderungen entsprechendes Therapeutikum zu errichten. Die Stadtverordnetenwahl wurde fast gleichzeitig eingeleitet durch einen Rechenschaftsbericht des Spitzenkandidaten der CDU (jahrzehntelang der Verfasser dieser Zeilen), den die Taunus-Zeitung (örtliche Zeitung) »von Sachlichkeit getragen, frei von Parteipolitik, allgemein interessierend« nannte (Taunus-Ztg. 1956 Nr. 127; 1964 Nr. 120; und 1968 Nr. 222). Gleichzeitig erfolgte ein Bericht über den städtischen Vermögensstand. Schon 1956 nach Gründung des Sonnenhofes wurde der Vermögenszuwachs von 3 Millionen in 9 Jahren als Zeichen einer erfolgreichen Kommunalarbeit gewertet. 1964 wurde dringend die Erbauung eines großen Therapeutikums für Kurgäste und Einwohner gefordert. 1968 wurde von mir mit Hinweis auf die gesundheitspolitische Bedeutung dieser Einrichtungen auch ein therapeutisches Hallenschwimmbad neben dem Therapeutikum dringend vorgeschlagen. Schon bald nach der Wahl 1964 war ein Gremium von Sachverständigen gegründet, das den Bau des Therapeutikums entwerfen sollte.

1966 mußte Bürgermeister Fassbender, allgemein bedauert, aus Altersgründen ausscheiden. Die zahlreichen Bewerber siebten an langen Abenden sine ira et studio Walther Amelung und der SPD-Abgeordnete Franz Müller, jetzt Stadtältester. Nach

Vorstellung von vier Bewerbern vor den Körperschaften und persönlichen Rücksprachen vielerorts kamen ein gehobener mittlerer Beamter aus Mainz und ein beim Regierungspräsidenten in Niedersachsen als Planungsdezernent tätiger Regierungsrat in engste Wahl. Der Mainzer Herr, der mir persönlich einen sehr gut beschlagenen und sicheren Eindruck machte, sprach leider nicht frei, während der Jurist glänzend die freie Rede beherrschte. Er wurde einstimmig zum Bürgermeister gewählt. Man einigte sich mit der SPD und der Wählergemeinschaft auf einen gemeinsamen Kandidaten sowohl 1968 als auch 72, 1972 wollte ich wegen meiner 78 Jahre nicht mehr zur Stadtverordnetenversammlung kandidieren und zog mich bei der Auswahl zurück. Es standen zwei wohl gleichwertige Bewerber zur Verfügung, von denen der eine der SPD nicht genehm war. Bürgermeister Willke wurde nicht wieder gewählt. Der kluge, bescheidene, hervorragende Verwaltungsbeamte hatte sich nach Meinung der Bevölkerung nicht genügend durchsetzen können. Bei dem Abschied für Willke sagte ich: »Willke sei leider kein Filou, und ein Bürgermeister müßte etwas von einem Schlitzohr haben, sonst käme er nicht durch«; eine Äußerung, die mir etliche Journalisten übel nahmen.

Seit etwa 1966 tagte die Kommission für die Errichtung des Therapeutikums mit Schwimmbad und Sauna, der ich angehörte. In den Sitzungen wurde gut gearbeitet. Es beunruhigte mich aber, daß immer wieder Sitzungen erforderlich wurden. Ich mußte die Initiative ergreifen: Durch den Deutschen Bäderverband wurden mir als beste Architekten auf dem Gebiet des Heilbäderbaues das Ehepaar Rudolf Geier-Stuttgart genannt; auf dem Deutschen Bädertag Oktober 1970 in Bad Harzburg konnte ich mich eingehend über das Problem mit Herrn und Frau Geier unterhalten. Es kam zum Vertrag mit der Stadt Königstein. Als Platz am Anfang des Klärchenweges gelegen, gab die Stadt ein Grundstück her. Die Lage entsprach meinen Vorschlägen und Wünschen. Heute kann auch von der Geschäftsführung gesagt werden, daß der richtige Standort gewählt wurde. Das Kurbad liegt verkehrsgünstig; es ist mit Personenkraftwagen, Autobus und auch für Fußgänger leicht erreichbar. Es steht an einem Hang, direkt am Waldrand (Falkensteiner Hain) und bietet den Besuchern einen herrlichen Panoramablick auf die Altstadt, die berühmte Ruine und die Taunusberge. Viele Gäste kommen aus der Umgebung wegen der schönen Lage. Schon die Auswahl des Platzes war begleitet von leider in Königstein nicht unbekannten Aggressionen, ohne daß entsprechende Gegenvorschläge gemacht wurden. Ein anderer Platz wäre hinsichtlich seiner günstigen allgemeinen Lage und dem Anschluß an die Bundesstraße B 8 (Autoverkehr unter Schonung der Nebenstraßen) wesentlich ungünstiger gewesen. Der kurze Zuweg an die B 8 wurde unter hilfreicher Mitwirkung unseres Landtagsabgeordneten genehmigt und die Errichtung des Gebäudes von der Firma Holtzmann von Dez. 1975 bis Juni 1977 mit einem Kostenaufwand von 13 Millionen durchgeführt. Das »Kurbad« verfügt nicht nur über alle wichtigen physikalisch-therapeutischen Einrichtungen für die allgemeine Behandlung nach ärztlicher Vorschrift, sondern auch für Prävention und Rehabilitation, für die bekanntlich heilklimatische Kurorte besonders geeignet sind. Die Architekten haben nicht nur den Bau sehr zweckmäßig und dabei sparsam, sondern auch mit viel Kunstgeschmack und praktischem Sinn durchgeführt. Aber die künstlerische Farbengestaltung der Innenräume, besonders der Außenwände erregte unerwartet steigende starke Erregung bei vielen Beschauern. Diese psychischen Reaktionen auf neue Umweltbilder waren so auffallend, daß sie mein psychologisches Interesse weckten und etwas ausführlicher geschildert werden: Starke bunte Farben trafen den Beschauer ungewohnt herausfordernd. Ich war begeistert. Wenigstens nicht diese deprimierenden grauen Farben unserer Gebäude, die uns nach verlorenen Kriegen das zerrissene Land noch trauriger machten! Die ersten Novembertage können hier am Südhang des Taunus bei strahlender Sonne und noch goldenem Laub visuell erfreulich sein. Wenn aber die Blätter gefallen sind, die Sonne schwächer wird und noch kein Schnee liegt, wird der Naturfreund sich noch an der »guten« Luft erfreuen können; die Häuser sind allenthalben grau in grau. Jetzt erinnerte ich mich, daß die Städte des Altertums im Süden mit bunten Farben lebendig bemalt waren, was freilich bis zur Gegenwart längst verblaßt und vergessen war. Bruno Taut (1880–1938) war wohl der erste Architekt überhaupt, der nach dem Ersten Weltkrieg sich um die Farbe als Gestaltungselement des Stadtbildes bemühte und mit seinen »bunten« Häusern in Berlin und anderswo Anerkennung fand. Seit Jahren sind wir gewöhnt, daß auch ältere Damen in hellen buntfarbigen Kleidern noch lebensfroh wirken. Professor O. H. Hajek (geb. 1927) in Stuttgart, international führender Plastiker und Bildhauer, hat sich durch die »Farbwege« einen besonderen Namen in der modernen Kunst gemacht (O. H. Hajek. Ikonographien. Zeichen. Plätze. Stadtbilder. Stuttgart Forum Verlag 1978). Unter zahlreichen Aufträgen seien genannt »Der Kreuzweg, Kirche Regina Martyrum« in Berlin-Plötzensee (der Hinrichtungsstätte im Dritten Reich). Und ausgerechnet gegen diesen Künstler gingen zahlreiche Angriffe, nicht nur von den ewig Gestrigen, auch von Gutartigen, Gebildeten, auch gottsuchenden Menschen aus. Ich erinnere mich, wie schwer ich es in meiner Jugend sogar mit den Impressionisten, geschweige denn mit den Expressionisten hatte. Hier aber schürte eine negative Volksstimme, die in Massenversammlungen entflammte Volkswut und die Freude am Abwerten aller Errungenschaften. Denn mit den Angriffen auf die neue Baukunst, sollte der Kurort, der einen irgendwie störte, herabgewürdigt werden, ohne daß man sich über die wahren Hintergründe, die allein die Vehemenz der Angriffe erklären könnte, klar geworden wäre. (»Tut nichts, der Jude wird verbrannt!« [Lessing]). Freilich ist jetzt eine gewisse Ruhe eingetreten.

Erfolgreiche Abwehr eines Milliardenprojektes der Bundespost, das Königstein sehr gefährlich hätte werden können

Am 10. Dezember 1968 wurden die Stadtverordneten zu einer wichtigen Sitzung eingeladen ohne vorherige Information. Die Sitzung dauerte bis in die Nacht, 5 Stunden. Darmstadt, bekanntlich Sitz der technischen Postbehörden, hatte uns zu einer informativen Besprechung eingeladen. Ein liebenswürdiger und kluger hoher Postbeamter, unterstützt durch einen gut informierten Techniker, eröffnete uns: Eine neue Fernmeldestation von höchster Wichtigkeit und Dringlichkeit sei als Schwerpunkt des Inlandverkehrs und Zentralpunkt des Auslandsverkehrs nötig. Diese müßte wegen gesetzlich vorgeschriebener Sicherheitsvorkehrungen gesichert unterirdisch untergebracht werden. Im Romberg (bekanntlich der »Hausberg« der Königsteiner, störende NW-Unwetter abhaltend) seien alle geologischen Voraussetzungen vorhanden. Der zuständige, aus meiner kommunalpolitischen Tätigkeit und meinen Studentenexkursionen mir wohlbekannte und hochgeschätzte Landesgeologe hatte versichert, hier im Taunusquarzit des Rombergs sei wie nirgendwo sicher und effektiv das erforderliche unterirdische Hohlraumsystem anzulegen, hier den Anschluß an den zentralen Kabelring besonders leicht. Der Bau sei keine militärische Maßnahme, aber eine des Zivilschutzes. Bei den weiteren Ausführungen und Besprechungen ergab sich, daß für den Baustellenverkehr allein stärkere Straßenbauten notwendig wären. Berge müßten bei den Stolleneingängen abgetragen werden. Es entstünde ein laufender 3-Minuten-LKW-Verkehr durch das Stadtinnere von Königstein. Weiterhin käme es zu erheblichen Lärmbelästigungen und Geländeerschütterungen. Alle Darlegungen bewiesen die zu erwartende Zerstörung des Landschaftsbildes; dazu erregten uns zusätzlich erforderlich geplante Bauten: Mehrere große Dienstgebäude, Hunderte von Parkplätzen. Wegen der ca. 1000 Bediensteten müßten Wohnungen am Ort geschaffen werden oder es wäre mit täglicher

Anfahrt der Mitarbeiter usw. zu rechnen; die Wasserversorgung wäre gefährdet und erhebliche Wasserverschmutzung sei möglich. Die Vertreter der Post hatten wohl mit einem Widerstand nicht gerechnet. Das Collegium war konsterniert, ja entsetzt, als es abschließend hörte, die Ausführungen seien streng vertraulich und eine Ablehnung käme nicht in Frage; die Regierung hätte zugestimmt (später wurde bekannt, daß untergeordnete Stellen keine Bedenken gehabt hatten). Von den Herren blieb unerwähnt, daß unsere Stadt bekannter Kurort, Villenvorort von Frankfurt und Stadt der Schulen sei. Zunächst nahm ich als Ältester und Vertreter der stärksten Fraktion das Wort: »Wir lehnen das Projekt restlos ab, wir leben in einem demokratischen Staat.« Antwort: »Sie können bei dem fait accompli nichts machen.« Ich: »Wissen Sie nicht, daß es auch Bundestagsabgeordnete gibt?« Der Vortragende erschrak sichtlich. An den nächsten Tagen Benachrichtigung der Parlamentarier, vor allem M.d.B. Walther Leisler Kiep (direktgewähltes CDU M.d.B. 1955) und (auf der Landesliste gewählt) M.d.B. Kurt Gscheidle (SPD). Bald erhielt ich nicht nur freundschaftliche Anrufe von dem Oberpostrat, der in der CDU sehr tätig war, nahestehenden Kreisen, dem Parteifreund doch keine Schwierigkeiten zu machen. Schon am 20. Dezember besuchte mich der Präsident der Oberpostdirektion Frankfurt, Joseph Staab, der mir in liebenswürdiger Weise alle Gründe für die Romberg-Pläne darlegte; dabei erzählte er, alles sei geheim und schnell abgelaufen; er selbst wisse es erst seit kurzem. Und am nächsten Tag kam der Oberpostrat und versuchte, natürlich vergeblich, mich zu gewinnen. Die Angelegenheit war mir schon längst entglitten. Sehr schnell berichtete die Presse. Nach einer sehr turbulenten überfüllten Volksversammlung, in der die Königsteiner vom Aufsichtsratsvorsitzenden, Generaldirektor, führenden Banker bis zum »kleinen Mann« hart der Post ihr »Nein« sagten, verzichtete die Post auf ihre Königsteiner Pläne. Man ging nach Vockenhausen (bei Eppstein), auf weiteren Vorschlag der Geologen. Es fand sich hier derselbe Widerstand.

Selbst Bundestagsvizepräsident Dr. Hermann Schmitt-Vockenhausen (1923–1979), der bedeutende sozialdemokratische Sozialpolitiker, weit über die Grenzen seiner Partei und die seiner nassauischen Heimat hochgeschätzt und verehrt, auch als praktizierender katholischer Christ, der wagte seinen Mitbürgern nur zu sagen, objektiv die Postleute anzuhören, erhielt so unangenehme Zwischenrufe, daß er der Frau eines angesehenen Gegners zurief: »Lies'che, benimm Dich doch, Du willst doch sonst so fein sein!« Später hat uns auf einer Tagung der Schutzgemeinschaft Deutscher Wald amüsiert Schmitt-Vockenhausen dieses Erlebnis erzählt mit den einleitenden Worten: »Nachdem Professor Amelung (der Verf.) die Post aus Königstein hinausgeworfen hatte, kam sie in mein Heimatdorf usw., erreichte auch hier nichts.« Nach weiteren gescheiterten Versuchen der Post veranlaßte Bundespostminister Leber 1972 kleinere Projekte regional verteilt zu bauen. Der Fernmeldeturm in Frankfurt gilt als ein Denkmal für den hochachtbaren Postpräsidenten Staab.

Gegen den Verkauf ihres Geländes auf dem Bangert an die Farbwerke Höchst zu Siedlungszwecken, erwarb die Stadt 1968 das luxemburgische Gelände. Das schöne Südhanggelände wurde im wesentlichen dem Kurpark einverleibt. Das Schloß wurde vom derzeitigen Landeskonservator Professor Dr. Kiesow jetzt – im Gegensatz zu früheren Sachverständigen – in seinem künstlerischen Wert erkannt und unter seiner Aufsicht mit kunstbeflissenem Eifer von Bürgermeister Antonius Weber imponierend renoviert. Hier war ich aus einem Saulus ein Paulus geworden. Königstein, jahrzehntelang sparsam verwaltet, konnte sich manches leisten. Die Verwaltung mußte sich mit dem jetzigen Rathaus, wohl bald 200 Jahre bestehend und 1946 als baufällig begutachtet, aber immer noch gut erhalten, begnügen; andere Städte hatten sich als Rathäuser Luxusgebäude errichtet.

Im Herbst 1972 schied ich als Stadtverordneter aus. Auf Anregung Webers feierte mich die Stadt im Kurhaus würdig ab mit vielen guten Worten; selbst Freund Ludwig Hölscher kam mit seinem Pianisten Lautern und begleitete die Feier mit erhebenden musikalischen Darbietungen. Ich wurde der erste Ehrenbürger der durch Eingemeindungen vergrößerten Stadt.

An Ehrungen bin ich in meinem Leben nicht vergessen worden: Nachdem mir Noelle 1958 das Bundesverdienstkreuz 1. Klasse (Bundespräsident Heuss) feierlich angesteckt hatte, erhielt ich im Juli 1964 nachträglich zum 70. Geburtstag das große Bundesverdienstkreuz umgehängt vom hessischen Sozialminister Hermann Hemsath (Bundespräsident Lübke) mit guten warmherzigen Worten für mich.

Heinrich Hemsath war 1956 längere Zeit mein Patient, damals Stadtrat in Münster, hochbegabter, strebsamer Schlosser und überzeugter Sozialdemokrat. Er schien ohne höhere Schule eine typische »Parteikarriere« hinter sich zu haben; er war ein innerlich und äußerlich bescheidener, selbstloser Mann, dem die Sache alles, das Äußere nichts bedeutete. Bei seinem Königsteiner Klinikaufenthalt fragte er mich unmittelbar nach dem Sturz von Arnold in Düsseldorf, ob er mit seinem kranken Herzen ein Ministeramt annehmen könne. Ich fragte mich: Was ist dem Herzen gefährlicher, die Resignation vor einem großen Ziel oder die Möglichkeit, sich erfolgreich auswirken zu können. Ich sagte meine Bedenken vorsichtig, riet aber zur Annahme. In Düsseldorf wurde er sehr bald geachtet als Schlichter in einem grossen Streik. Als die CDU dort wieder an die Macht kam, ging H. 1959 nach Hessen als Sozialminister und wurde hier von großem Einfluß. Umkämpft, aber sicher zur rechten Zeit setzte er sich unter anderem erfolgreich ein für die Einschränkung der Klassentrennung in den Krankenhäusern, die nicht ohne Vorteile war, aber die Chefärzte persönlich von der Allgemeinklasse entfremdete. Bei dem letzten Königsteiner Besuch schilderte uns H. wie er sich als SPD-Vorsitzender in die Frankfurter Oberbürgermeisterpläne eingeschaltet hatte. Er griff in den »Klüngel« – sein Wort – ein und erreichte die Besetzung des bedeutenden Postens durch den fähigen Dr. Brundert. Wir verstanden uns menschlich bestens. Nach seiner Pensionierung lebte er in Münster; auf einer Reise starb H. plötzlich.

Meine langjährige ehrenamtliche Tätigkeit in vielen Organisationen und Verbänden führte zu mancherlei Ehrungen, deren man sich wohl erfreuen sollte. Jahrzehntelang waren anstrengende Sitzungen, Besprechungen, Debatten, Versammlungsleitungen, Vorträge, Schlichtungen, Ausarbeitung von Exposés für Behörden usw. mit Eingaben, Vorsprachen vorausgegangen. Aber diese vielfache Mitarbeit führte als Entschädigung nicht nur in interessante Landschaften in allen Gauen in Deutschland und auch nach Frankreich, vom Nordatlantik bis in die Pyrenäen und zur Riviera, nach Südtirol und weit nach Italien sowie nach den nordischen Staaten, häufig nach Wien und in zahlreiche Kurorte Österreichs. Vor allem lernte ich viele wertvolle Mitkämpfer, hochangesehene Senioren der Wissenschaften, zu denen ich in jungen Jahren respektvoll und schüchtern blickte, bis zu den vielen jungen Freunden, die noch im höheren und hohen Alter zu mir stießen und denen allen ich sehr dankbar bin. Auch für sie alle trage ich meine Auszeichnungen. Echte Freundschaften entstanden. Auf viele dieser Freunde, Vorbilder und Mitarbeiter bin ich in meinen Darlegungen eingegangen. Ich hatte die große Freude, daß meine Frau seit 1925, der ersten Kongreßreise nach Wien, mich fast immer begleiten konnte und so mit in meine Freundes- und Arbeitskreise auch außerhalb unserer Klinik und Königsteins hineinwachsen konnte und überall beliebt wurde. Große Freude waren für mich die Ernennung zum Ehrenmitglied des Deutschen Bäderverbandes (1973) durch den damaligen Präsidenten Dr. Dr. Erich Rütten in Oberstdorf und die Verleihung der Wetterdienstplakette – die wohl kaum einem Arzt verliehen wurde – durch den Bundesverkehrsminister, die der Präsident des Deutschen Wetterdienstes Dr. E. Süssenberger mir 1974 zum 80. Geburtstag überreichte. Süssenberger wies in seiner Ansprache auf die bis in die 20er Jahre zurückreichenden engen Beziehungen des Jubilars zur Meteorologie hin und würdigte die besonderen bioklimatischen Verdienste: »Die Anregungen und Beiträge, die Amelung aus seinen klinisch-therapeutischen Erfahrungen heraus zur Erforscnung des Berg- und Talwindsystems, der Föhnerscheinungen im Mittelgebirge und der Wirkungen der Inversionen gab, waren für die wissenschaftliche und praktische Arbeit der Medizinmeteorologie des Deutschen Wetterdienstes bedeutsam und sind im Zeitalter einer vielfach gestörten Umwelt zur Bewahrung oder Wiederherstellung eines gesunden Lebensraumes wieder hochaktuell.«

Theodor Blank (1905–1972) war wohl die bedeutendste und uns menschlich am nächsten stehende Persönlichkeit unter den zahlreichen deutschen Politikern, die ich behandeln durfte. Groß als Mensch, groß als Politiker, persönlich bescheiden und gütig, aber seines Amtes bewußt, manchmal zunächst wortkarg und distanziert wirkend, fest im katholischen Glauben verwurzelt, ohne bigott oder klerikal zu sein, sehr sensibel, aber mutig und hart beim Durchsetzen des einmal als richtig Erkannten. Er war in den Jahren vom 3. Januar 1954 bis Januar 1965 9mal durchschnittlich 3–4 Wochen in unserer Königsteiner klinischen Behandlung. Es bestanden bei ihm jedesmal ausgesprochene allgemeine und nervöse Erschöpfungszustände mit zahlreichen vegetativen Reaktionen. Ich besuchte ihn bei seinem jeweiligen Aufenthalt in Königstein bei meiner Visite täglich 1- bis 2mal. Zwischenzeitlich sah ich ihn in allen diesen Jahren auch nicht selten. Entweder suchte Blank mich ambulant hier auf oder ich traf ihn in Bonn in seinem Ministerium, zuletzt auch in der Wohnung; in jenen Jahren kam ich häufiger nach Bonn, als Mitglied des Sachverständigenrates für Kriegsopferversorgung (berufen 1950 durch Minister Storch) oder des Vorstandes des Verbandes der Privatkliniken oder zum Besuch von Professor Martini, Medizinische Klinik usw.). Meine Frau und ich freuten uns wenn er, bisweilen mit seiner klugen und liebenswürdigen Gattin, zu uns in die Wohnung kam; wir gingen auch zu seinen Wahlreden in unserer Gegend. Viele seiner beruflichen Probleme, besonders als Sozialminister, besprach er mit uns. Seine imponierende Biographie zeigt die große Begabung und den eisernen Willen dieses edlen Menschen. Als Arbeitersohn in einer Großfamilie in Elz bei Limburg aufgewachsen, konnte er zunächst nur die Volksschule besuchen und wurde Fabrikarbeiter, dann 1930 Sekretär im Verband christlicher Transport- und Fabrikarbeiter. Im Dritten Reich entlassen und arbeitslos, machte er, hauptsächlich durch Selbststudium das Abitur und wurde Student der Mathematik und Naturwissenschaften. 1939–1945 war er Kriegsteilnehmer, Frontoffizier, 1945 Mitbegründer der CDU Westfalen und des Deutschen Gewerkschaftsbundes, im Vorstand der IG Bergbau. 1946 Landtagsabgeordneter der CDU Nordrhein-Westfalen. Bei Gründung des Wirtschaftsrates 1947 wurde er dessen Mitglied für das Vereinigte Wirtschaftsgebiet und 1949 Mitglied des Wirtschaftsrates. Er war einer der erfolgreichsten Verfechter der Erhardschen Wirtschaftspolitik. Adenauer hätte ihn gern schon für sein erstes Kabinett zum Sozialminister ernannt; die Gewerkschaften setzten aber Anton Storch (geb. 1892), ebenfalls führenden CDU-Gewerkschaftler, durch. Bei seinem ersten Aufenthalt in Königstein war Blank noch nicht Minister, wohl aber versehen mit dem vielsagenden Titel »Beauftragter des Bundeskanzlers für die mit der Vermehrung der alliierten Truppen zusammenhängenden Fragen«. Schon am 1. Dez. 1950 war begonnen worden, die Dienststelle Blank aufzubauen. Wegen der zunehmenden starken Spannungen zwischen dem immer weiter aufrüstenden Rußland und den Westalliierten, die nach dem Waffenstillstand schnell demobilisiert hatten, verfügte Adenauer im Geheimen die Aufstellung einer deutschen Wehrmacht, und Blank hatte einen solchen Auftrag. Die Amerikaner und Engländer, die Franzosen zögerten, billigten diese Pläne und zogen unter dem Druck Adenauers die Konsequenzen, indem sie die Diffamierungen der Deutschen abzubauen begannen, die Demontagen einstellten und durch den »Deutschlandvertrag« (Mai 1952) die Einbeziehung der deutschen Bundesrepublik in die westliche Verteidigung betrieben. Militärisch wurden die Generäle Adolf Heusinger (1887–1983) und Hans Speidel (geb. 1897), letzterer einst der Adjudant Rommels, bedeutende Front- und Generalstabsoffiziere und stets scharfe Gegner Hitlers (Verhaftung, KZ nach dem 20. Juli 1944), zum Aufbau der Truppe herangezogen. Die Aufgabe für Blank war eine ungeheure. Unter vielen bürokratischen Erschwerungen mußte wieder ein einheitliches Offizierskorps geschaffen werden. Man konnte sich bei der Auswahl der Offiziere nicht nur auf die wenigen beschränken, die den 20. Juli überlebt hatten, von denen einige sehr viel reformieren wollten, »Bürger in Uniform«, sondern mußte auch den begabten, rein militärisch denkenden apolitischen Offizier in die kommende Armee einbauen. Der Botschafter Herbert Blankenhorn, der bedeutende und einflußreichste Berater von Adenauer, beurteilte Blank (Tagebucheintrag vom 15. 2. 1951) wie folgt: »Ich schätze Theodor Blank wegen seiner geraden und aufrichtigen Art. In der Welt der Gewerkschaften und Arbeiter bekannt, hat er mit Vorurteilen nicht zu kämpfen. Sein Sinn für das Wesentliche und sein Realismus haben es ihm ermöglicht, sich rasch in den außerordentlich schwierigen und umfangreichen Verhandlungsstoff einzuarbeiten.« (H. Blankenhorn: Verständnis und Verständigung. Propyläen 1980) Der Auftrag, den Blank erhalten hatte, wieder eine deutsche Wehrmacht aufzustellen, mußte auf die größten Widerstände im deutschen Volk selbst stoßen. Nach der vernichtenden Niederlage, den entsetzlichen Menschenverlusten im Feld und in der Heimat, den Greueln der Vertreibungen und Schändungen, allen Diffamierungen war eine deprimierende, resignierte Stimmung jahrelang vorherrschend und verständlich. Vom »Nie wieder Krieg« bis zum »Ohne mich«. Die Sozialdemokraten, besonders unter ihrem gewaltigen Führer Dr. Kurt Schumacher (1895–1952), aber auch unter dem Nachfolger Erich Ollenhauer

(1901–1963) – Godesberger Programm – führten einen harten Kampf gegen die Wiederaufrüstung in einem europäischen Rahmen (Nato), gegen ihren Verfechter, dem greisen Adenauer, dessen kalter und ruhiger, mutiger und weitblickender Pragmatismus zu guter letzt bei schwersten Anfeindungen siegte. Der Bundestag nahm am 7. Juli 1956 das Wehrpflichtgesetz mit 270 : 166 Stimmen an und die Bundestagswahl vom 15. September 1957 gab der CDU mit 50,18% die absolute Mehrheit. Der Krieg in Korea (1950–1953) hatte in weiten deutschen Kreisen eine nicht unberechtigte Kriegsfurcht erzeugt: Hätten die Russen, die vor Hamburg und Fulda standen, hier im Westen nicht fast kampflos bis zum Atlantik vorrücken können! Als Else und ich im September 1950 wie in den Vorjahren nach Sylt fahren wollten, erstaunten manche wegen unseres »Mutes« zu einer so weiten Reise in dieser Kriegsgefahr (!). Alle diese Jahre waren für den sensitiven Th. Blank vor allem auch seelisch sehr belastend. Adenauer wußte, wie Blank belastet war und anerkannte sehr seine hohen Fähigkeiten. Er spricht (Adenauer. Erinnerungen *3* 1967, S. 246) von dem »Leidensweg« des »armen« Blank. Es bliebe dem deutschen Volke nichts anderes übrig, als sich in die Reihe der Westalliierten einzuordnen. Adenauer berief deshalb den »robusten« Franz Josef Strauß als Nachfolger von Blank (16. Oktober 1956), der diese Verabschiedung, wie ich von ihm weiß, als ausgesprochene Kränkung auffaßte, zumal das Wehrpflichtgesetz die Hürde des Parlaments genommen hatte. Nach der Neuwahl des Bundestages 1957 wurde allerdings Blank mit neuen, schweren Aufgaben betreut. Der im Wahlkreis Borken – Bocholt – Ahaus mit überwältigender Mehrheit (CDU 74,2% gegen 15,6% SPD) wieder gewählte M.d.B. Blank wurde als Nachfolger von A. Storch Bundesminister für Arbeit und Sozialordnung. Auch hier gab es für Blank sehr große Probleme zu lösen. Die zunehmende Kostenexplosion im Gesundheitswesen schien schon damals und scheint heute noch weniger beherrschbar. Schon bald nach der Währungsreform versuchten Ärzte, auch ich, im kleinen Kreise, Sozialpolitiker über die Hintergründe zu informieren: Seit Anfang des Jahrhunderts hat die Medizin unerwartet gewaltige Fortschritte gemacht. Ungeahnte diagnostisch und therapeutisch neue Möglichkeiten eröffneten sich: Schlagartige Heilungen der meisten Infektionskrankheiten, Ausrottung der meisten Tuberculoseformen. Bessere Erkennung aber wesentllich teuere Behandlung durch subtilere Diagnostik der Herzkrankheiten (Prophylaxe des Herzinfarktes und operative Beherrschung der Herzklappenfehler usw.). Beherrschung der Zuckerkrankheit (Insulin und andere Präparate) und vieler, anderer Blutkrankheiten. Große Erfolge neuer Arzneimittel bei mannigfachen Psychosen und Spezialbehandlung vieler hartnäckiger Neurosen. An sich sehr kostspielige, aber nicht selten lebensrettende Behandlung auf »Intensivstationen« nach schweren Unfällen und bei schweren Kreislaufschwächen! Die immer mehr die Großfamilie ablösende Kleinfamilie, die Ehefrau und Mutter als selbständige Erwerbsperson außerhalb der Familie und des Heims, verhindern eine ärztlich durchaus mögliche Behandlung zu Hause und zwingen das kranke Familienmitglied in stationäre Behandlung; das gilt auch für Entbindungen. Die mangelnde hausärztliche Kenntnis der jüngeren Arztgenerationen in den Methoden der physikalischen Therapie im Vergleich zu der Zeit vor 50 Jahren und noch früher – mitbedingt durch die Vernachlässigung des Universitätsunterrichts in diesen Methoden – hat die Verordnung vieler nur symptomatisch wirkender Medikamente (z. B. bei Kopfschmerzen, Schlaflosigkeit) erheblich gesteigert. Die moderne Medizin hat, natürlich im Rahmen einer fortschreitenden, wirtschaftlich bedingten gehobenen Lebensweise und gesünderen Umwelt, eine erhebliche Verlängerung der Lebensdauer in unserem Volke bedingt. Ein Versagen der Gesellschaft, des sozialen Gewissens sind die Todesfälle nach Unfällen und bei Rauschgift, der Alkoholismus sowie die oft tödlichen Gefäßerkrankungen nach chronischem Nikotinabusus (fast immer

Zigaretten!). Es gibt in der Schule eine vielfach umstrittene sexuelle Aufklärung, aber nur geringe über die Schäden der Genußmittel.

In anderen Ländern hatte man mit der Beteiligung des Kranken, individuell in für ihn tragbaren Grenzen, an seinen Krankheitskosten gute Erfahrungen gemacht. Die Beschäftigung mit dieser »Kostenbeteiligung« führte auch Blank dazu, sich als Sozialminister mit dieser zu beschäftigen. Diese Beteiligung des Kranken (»Selbstbeteiligung«) an den Kosten für Medikamente, ärztliche Behandlung und Krankenhausaufenthalt galt lange als Tabu, besonders in politischen Kreisen. Blank wollte das »heiße Eisen« anpacken. Nach dem plötzlichen Tod von Karl Arnold (1958), konsultierte mich erneut alsbald Blank. Er hatte stets größtes Vertrauen zu seinen Ärzten, folgte willig ihren Verordnungen. 1965 schied er als Minister aus, war aber noch bis 4 Wochen vor seinem Tod MdB und Vorsitzender der Arbeitnehmergruppe der CDU/CSU. Einige Monate vorher hatten wir noch den Schwerkranken, aber immer aktiven Mann in Godesberg besucht. Die Selbstkostenbeteiligung wurde von B. sehr aktiv angefaßt; unter ihm hat Min.-Direktor Dr. Hans Schmatz (gest. 1980) sehr wertvolle Unterlagen in einem geplanten Gesetz erarbeitet. An dem Widerstand der Kassenärztlichen Bundesvereinigung und des DGB, wie ich erfahren konnte, scheiterte das von Blank mit aller Überzeugungskraft vorgetragene sorgfältig ausgearbeitete Gesetz. Die Entscheidung gegen ein so notwendiges Gesetz nahm Blank dem Parlament sehr übel. Die Selbstbeteiligung scheint heute notwendiger denn je. Der Präsident des Deutschen Ärztetages Dr. Karsten Vilmar hat 1980 erneut die Selbstbeteiligung gefordert und die Stimmen der Anhänger der Selbstbeteiligung mehren sich (sorgfältige Studie von F. Beske und Th. Zalewski – Dtsch. Ärzteblatt 1980, S. 2739). In die Ära Blank fällt auch das staatlich geförderte und kontrollierte Hereinströmen ausländischer Arbeitskräfte. In der Industrie und in den Betrieben des Fremdenverkehrs, aber auch in den Krankenanstalten und im Haushalt fehlte es zunehmend sehr an Hilfskräften, als in den 50er Jahren ein allgemeiner wirtschaftlicher Aufschwung einsetzte. In unserer Klinik bestand jetzt zunehmend ein Mangel an Haus- und Küchenkräften sowie an Gartenarbeitern. Das Bundesarbeitsministerium hatte in dieser Frage die Hauptverantwortung. Minister Blank hatte in Italien und anderswo die Schwierigkeit der Auswahl dieser Arbeitskräfte erkannt, und seine Skepsis, seine damaligen Sorgen, die er uns gegenüber häufig äußerte, scheinen heute, wo wir die ganze Tragweite dieses jetzt uns so unheimlich erscheinenden Problems besser beurteilen können, sehr verständlich.

Nach seiner ersten Rückkehr nach Bonn (1954) schrieb mir Blank einige freundliche Dankesworte für den bei ihm in Königstein erzielten ärztlichen Erfolg und meldete seinen »Mitarbeiter« Ulrich de Maizière (geb. 1912) zum Aufenthalt in Königstein an. M. war dann zuerst 1954 bei uns zu einer längeren planmäßigen Behandlung. Ich betreute ihn, und auch unser vortrefflicher nervenärztlicher und psychotherapeutischer Kollege Heinz Mosebach fand guten Kontakt zu dem Patienten. De Maizière war schon im Krieg als Generalstabsoffizier der Operationsabteilung des Heeres aufgefallen durch Wesen und Begabung; nach der Kriegsgefangenschaft war er einige Jahre Buchhändler. Der Schüler von General Dr. Speidel (S. 464) wurde schon 1951 erster »deutscher Militärsachverständiger« bei den europäischen Verteidigungsberatungen und Leiter der militärpolitischen Abteilung in der Dienststelle Blank und 1956 im Bundesverteidigungsministerium. Nach Truppenkommandos und Leitung der Führungsakademie der Bundeswehr in Hamburg wurde er 1964 Inspekteur des Heeres. Während dieser Zeit war er wieder Patient in Königstein. Nachdem er sechs Jahre anschließend als Generalinspekteur der Bundeswehr der höchste Soldat der wiedererstandenen deutschen Armee war, mußte er mit 60 Jahren, dem Gesetz entsprechend, in Pension gehen. Man mag es bedauern, daß in der

Bundesrepublik im Gegensatz zu anderen Staaten, im Osten und Westen, oft gerade sehr fähige und durch lange erfolgreiche Lebensjahre besonders erfahrene und gereifte Offiziere und Beamte viel zu früh kaltgestellt werden, zumal sie, im Gegensatz zu manchen Wirtschaftsführern (vgl. Abs. und Winnacker, Höchst) und Gelehrten, sehr von neuen Informationen abgeschnitten werden. Der Hugenotten-Abkömmling, keineswegs nur Soldat und hochbegabter Generalstäbler, sich stets als Partner der Politiker fühlend (»Ein politischer General«, A. Weinstein, Frankfurter Allgemeine Zeitung 1972) beeindruckte auch durch sein liebenswürdiges, vornehmes und bescheidenes sicheres Wesen, durch umfassende humanistische Bildung, hohe diplomatische Begabung und seine umfassende Schriftstellerei. Eine Zierde der deutschen Soldaten, eine Zierde der deutschen Kultur. Eine Unterhaltung mit de Maizière war für mich immer ein großer Gewinn.

Nachgetragen muß werden, daß die Amerikaner schon kurz nach dem Waffenstillstand in Königstein in der Wiesbadener Straße Häuser für ihnen politisch nicht verdächtige hohe deutsche Offiziere, größtenteils aus dem Konzentrationslager befreit, mit Familien beschlagnahmten, die Kriegsgeschichte schreiben sollten. Die meisten, unzweifelhaft hochwertige Herren, lernten Else und ich näher kennen durch unsere Hauskonzerte, gemeinsame Kinder in den Schulen oder gemeinsame persönliche Freunde, so u. a. General Halder, mit dem ich mich mehrmals unterhalten konnte, und den späteren Brigade-General in Köln Reinhardt. Im Anschluß an de Maizière hatten wir viele Jahre lang kranke Soldaten auf Einweisung der Wehrmacht hier zur Behandlung, so u. a. 1965 den 1922 geborenen Seemann und Flieger Kapitän Luther, jetzt Admiral und Inspekteur der Marine. Im ganzen waren wohl 80 Offiziere durchschnittlich 4 bis 6 Wochen lang in Behandlung. Ich beschäftigte mich mit jedem einzelnen ärztlich und menschlich eingehend. Es waren durchweg ehrenwerte und tüchtige Offiziere, so daß ich einen vertrauenerweckenden Eindruck von der neuen Wehrmacht gewann, ähnlich wie Eberhard später in München als Professor an der Bundeswehrhochschule.

Eine der bedeutendsten politischen Gestalten der ersten deutschen Nachkriegszeit war unzweifelhaft Karl Arnold (1901 bis 1958). Im Juni 1950 war er zur klinischen Behandlung in Königstein bei uns, noch recht krank nach wiederholten Infekten der oberen Luftwege und schweren Bandscheibenstörungen. Der sichtbar körperlich vorgealterte Patient war aber geistig von großer Frische, bestimmtem, gesicherten Urteil und imponierender Bildung. Er gab an, seit 1945 keinen Tag ausgespannt zu haben und außerordentlich leistungsfähig zu sein, dabei sehr mäßig gelebt zu haben. Bis vor kurzem starker Raucher, habe er dieses jetzt gelassen, Schlafmittel brauche er nicht. Sehr offen sprach er mit mir über seinen Werdegang und sein gespanntes Verhältnis zu Adenauer. Mit Bienenfleiß und kritischer Sorgfalt hat Detlev Hüwel (als Dissertation) 1980 berichtet: »Karl Arnold eine politische Biographie.« Arnold stammte aus einfachen Verhältnissen. Geboren in einem Dorf bei Biberach (in Biberach war M. Erzberger geboren und groß geworden). Sohn eines wenig begüterten Bauern ging Arnold in eine einklassige Volksschule und wurde dann Lederarbeiter (Gesellenstück: Damenschnürstiefel), besuchte nebenbei die Schulungsveranstaltungen des Katholischen Gesellenvereins und wurde Mitglied der Zentrumspartei (Windthorstbund). Durch den mächtigen Zentrumspolitiker Erzberger gefördert, konnte Arnold die Soziale Hochschule München für katholische Arbeitnehmer besuchen. Frühzeitig beschäftigte er sich publizistisch, besonders mit sozialpolitischen Fragen (Mitbestimmung und Mitbeteiligung der Arbeiter, Bodenpolitik im Rahmen der katholischen Soziallehre), besonders nach seiner Übersiedlung nach Düsseldorf 1921. Dort erzielte er in der christlichen Gewerkschaftshierarchie bald einen steilen Aufstieg, bisweilen kämpferisch mit scharfen Angriffen gegen die Arbeitgeber, bei gleichzeitigem großen Fleiß in der Zentrumspartei. Schon in den 20er Jahren war er ehrenamtliches Mitglied mehrerer caritativer und politischer Gremien, Stadtverordneter, AOK-Vorstand und Mitarbeiter mehrerer Zeitschriften. Differenzen mit dem damals führenden katholischen Gewerkschaftsführer Adam Stegerwald (1874–1945), einem bedeutenden Mann konservativer Gesinnung, konnten nicht ausbleiben. Interessant ist, daß Arnold, der kluge Mann, wie viele damals im Zentrum mit berechtigtem Haß gegen die Ära Papen/Hugenberg selbst 1933 die von Hitler drohenden Gefahren noch verkannten. Erst das brutale Vorgehen des Gauleiters Florian öffneten die Augen vieler in Düsseldorf. Später als rheinischer Ministerpräsident übte Arnold überlegen das ihm zustehende Gnadenrecht aus. Florian wurde begnadigt. »Die Demokratie hat ihre Gegner von gestern nicht mehr zu fürchten.« Eingehend unterhielten Arnold und ich uns über die Todesstrafe. Bis zur Annahme des Grundgesetzes konnte sie noch durchgeführt werden. Er begnadigte einen Mörder zu lebenslänglichem Zuchthaus in christlicher Formulierung: Er soll, ehe er vor Gottes Richterstuhl tritt, lange Zeit haben, Reue zu üben. Im ähnlichen Gedankengang hat auch Ministerpräsident Lüdemann seine Begnadigungen mit weltlichen Worten mir gegenüber begründet. Während des Krieges war A. gedeckt durch einen weitsichtigen großen Industriellen, als »kaufmännischer Betriebsleiter« einer Rüstungsfirma tätig.

1946 zum Oberbürgermeister von Düsseldorf gewählt, war er 1947–1956 Ministerpräsident des neuen Staates Nordrhein-Westfalen, hochgeschätzt und die Not lindernd. Führende CDU-Leute des linken Flügels vertraten vor den Bundestagswahlen 1949 die große Koalition (CDU und Sozialdemokraten) und stießen hier auf heftigen Widerstand von Adenauer. Dieser war der Ansicht, daß in einer solchen Koalition die CDU weder den Bundeskanzler stellen, noch einen starken Einfluß haben könnte, zumal die CSU, die konservativere Schwesterpartei, jede Mitarbeit mit der SPD und sogar das Grundgesetz ablehnte. Bekanntlich gewann die CDU die Wahl von 1949, und

Adenauer wurde mit einer Stimme Mehrheit Bundeskanzler mit Unterstützung durch die kleineren Fraktionen FDP und DP. Nach den Wahlen 1953 und 1957 hatte die CDU jedesmal die absolute Mehrheit. In der Frage der Koalition mit der SPD nahm Arnold später nicht mehr Stellung gegen Adenauer, wie er auch bei der Wahl von Bonn zur Bundeshauptstadt Adenauer unterstützte. (Man sagte damals optimistisch »vorläufige« Hauptstadt.) Wir hier in Königstein waren immer für Bonn; Frankfurt als Hauptstadt hätte Königstein als Kurort vernichtet; hier wären Hochhaus nach Hochhaus entstanden. CDU-Abgeordnete aus Hessen waren Dr. von Brentano, Dr. Köhler und Dr. Walter Strauss . Ich kannte den bedeutenden Juristen Ministerialrat Dr. Strauss gut, seine Schwester war wiederholt unsere Patientin. Frankfurt hatte auch Pech mit seinen Vertretern. Viele Gespräche Arnolds mit mir drehten sich um den Druck, den Adenauer, wie er glaubte, auf ihn ausübte. Vielleicht liegen hier auch die Gründe für manches Schwanken Arnolds in seinen Regierungsgeschäften. Arnold schilderte mir, wie Adenauer ihn planmäßig hätte »bespitzeln« lassen und schilderte mir angebliche Ereignisse, die mir unglaubhaft erschienen, Beweise für mich, daß Arnold gereizt auf den Kanzler reagierte. Ich hätte diese Dinge nicht in meiner Darstellung erwähnt, wenn nicht sein sonst lobenswerter Biograph sie beinahe unappetitlich dargestellt hätte. Die Differenzen hat Adenauer in den 4 Bänden seiner sehr lesenswerten Erinnerungen kaum dargestellt. Aber der große Diplomat Blankenhorn, einer der fähigsten und nächsten Ratgeber Adenauers schreibt zu dem Konflikt der beiden Staatsmänner unter anderem: »Ich habe Karl Arnold in vielen Gesprächen, die ich auch im Auftrage des Kanzlers mit ihm geführt habe, recht gut kennengelernt und ihn als eine mutige, vom Gedanken internationaler Solidarität und Zusammenarbeit getragenen Persönlichkeit geschätzt. Lange Jahre war er innerhalb der CDU geradezu der Antipode des Kanzlers. Er gehörte der Christlichen Arbeiterbewegung an und war damit in vielen grundsätzlichen Fragen, die sich auf das Verhältnis Arbeitnehmer-Unternehmer, auf die Stellung des Arbeiters im Staat, auf die Haltung gegenüber der Sozialdemokratie bezogen, anderer Auffassung als der Kanzler. Diese Gegensätze hatten zeitweise scharfe, persönliche Formen angenommen...« In den letzten Jahren hatte sich die Gegnerschaft beruhigt, nachdem der Kanzler gesehen hatte – persönliche Motive sind nun einmal bei den Großen von Gewicht –, daß Arnold ihm auf der Bundesebene kein Konkurrent sein konnte und daß dieser auch Gedanken eines engen Zusammengehens von CDU und SPD aufgegeben hatte. – Arnold hatte etwas, was unter deutschen Politikern nicht allzu häufig ist: Er hatte ein starkes Bewußtsein einer internationalen Verantwortung, zugleich eine ausgleichende, versöhnende, wahrhaft europäische Haltung. Arnold lebte ursprünglich in einer stark sozialistisch gefärbten Gedankenwelt mit Vorstellung weitgehender Sozialisierungen, Bodenreform, Enteignungen und Gleichschalterei, die die damals am Boden liegende deutsche Industrie gänzlich vernichtet hätte. Es war der Kreis um die sogenannte katholische Soziallehre, die Leute um die »Frankfurter Blätter«, den Frankfurter Soziologen und Jesuiten Oswald von Nell-Breuning (geb. 1890) sowie Walter Dirks, Eugen Kogon, die seit langem von der CDU getrennt sind. Wie früher erwähnt, hatte der hessische Ministerpräsident Zinn Sozialisierungen rückgängig machen müssen. Adenauer hatte schon in den Zonenausschußsitzungen der CDU der englischen Zone in Neheim-Hüsten (Februar 1946) und in Ahlen (Februar 1947) eine weitere Ausbreitung einer falsch verstandenen katholischen Soziallehre in der CDU verhindert. Bald waren die Erfolge der »sozialen Marktwirtschaft« von Ludwig Erhard gegen die »sozialistische marxistische Planwirtschaft« und gegen die sogenannte »freie Wirtschaft liberaler Prägung« überzeugend. Arnold nahm an der berühmten Reise der deutschen Delegation nach Moskau (September 1955) teil. Arnold traf es sehr schwer, daß sein Kabinett 1956 durch eine »Verschwörung« von SPD und FDP, mit der er die Koalition überall empfohlen hatte, gestürzt wurde. Er starb kurz vor der Neuwahl in Düsseldorf 1958, die der CDU die absolute Mehrheit wieder gab.

Von einer weiteren Reihe wichtiger und interessanter Persönlichkeiten aus der Adenauerzeit, denen ich begegnete, muß ich noch berichten, zumal sie nicht verdienen, schon der Vergessenheit anheimzufallen. Natürlich waren mir durch meine zahlreichen Beziehungen zu Darmstadt und den vielen Patienten von dort, besonders zu der Familie Wolfskehl, die noch lebenden Brentanos ein deutlicher Begriff. Dr. phil. Marie-Luise Wolfskehl (geb.1900) und ihre Eltern lernte ich 1930 kennen, als die Tochter nach einer schweren Herzmuskelerkrankung meine Patientin wurde. Die Wolfskehls waren im 19. Jahrhundert eine der reichsten und vornehmsten Familien in dem kultivierten Darmstadt am großherzoglichen Hof. Der Vater W. stammte aus einer seit Generationen getauften jüdischen Familie, die einst die »Hofjuden« (die Bankiers) der Landesherren waren, die Mutter aus dem protestantischen Pfarrhaus. Die Eltern von M.-L. waren hochgebildet und führten noch in aller persönlicher Bescheidenheit ein großes Haus; sie waren beide gläubige Christen. M.-L. war bald mit uns freundschaftlich verbunden; sie war eine begeisterte Germanistin, die mir vor allem die Größe von Goethe erschloß. Ihr Vater wurde schon früh in einer Einzelaktion von den Nazis umgebracht, ihre Mutter starb bald. Der Bruder des Vaters war der Dichter und Germanist Karl Wolfskehl (1869–1948), der hochangesehene und treue Schüler Stefan Georges, der schon lange vor Hitler im Ausland lebte und dessen Dichtungen und Übertragungen aus dem Mittelhochdeutschen heute noch angesehen sind. Karl W. war unter Hitler wieder zum Judentum zurückgekehrt (bekannte sich aber 1947 ausdrücklich zum Deutschtum). Marie-Luise W. wurde nach Kriegsende gläubige Katholikin, während ihre Schwester Fanny, eine begabte Bildhauerin, überzeugte Protestantin blieb und in Deutschland die Nazis überstand. M.-L. kam erst Herbst 1934 als Studienrätin in den USA unter. Bevor sie in Hamburg das Schiff betrat, war sie einige Tage bei uns in Kampen. Trotz der herrlichen Natur waren wir traurig, wir ahnten das Schreckliche. Wir sahen vom Strand die Schießübungen der Flieger »der Luftkutscher«, zum Teil scharfschießen, und nach einem Unfall das Antreiben der Leichen der erschossenen Piloten. Unsere Freundin hatte kein leichtes Leben in den USA; in den vornehmen Schulen, in denen sie arbeitete, wagte sie nicht, ihre jüdische Abstammung zu sagen; sie lebt jetzt wieder in Darmstadt.

Durch die Wolfskehls, die seit Generationen mit den Brentanos näher bekannt waren, wußte ich manches über diese interessante ursprünglich lombardische Adelsfamilie, die wohl seit dem 17. Jahrhundert auch in Deutschland ansässig war und in der Romantik mit Bettina und Clemens Brentano bedeutende Persönlichkeiten des deutschen Geistesleben stellte, die heute noch zu zahlreichen Studien anregen. Der Offenbacher Rechtsanwalt Otto von Brentano erhielt 1888 die Anerkennung seines Adels als »von Brentano di Tremezzo«. Er selbst wurde Reichstagsabgeordneter und hessischer Minister. Drei seiner Söhne, die auch mütterlicherseits Blut der Brentanos in sich hatten und direkte Nachkommen der »Romantiker Brentano« waren, machten nach dem letzten Weltkrieg Geschichte. Ein Bruder, den ich nicht kannte, war deutscher Botschafter in Rom, Bernard und Heinrich lernte ich näher kennen. Mit Heinrich (1904–1964) wurde ich zunächst bekannt durch seine engagierte und humane Verteidigung eines Patienten von mir, dessen Krankheitsgeschichte man hätte publizieren sollen. Ein kleiner Unternehmer hatte in der Kriegsindustrie eine große Firma in der Baubranche aufgebaut, die im Krieg zahlreiche Fremdarbeiter beschäftigte. Im Winter 1945/46 wurde er von den Besatzungsbehörden verhaftet wegen angeblich zahlreicher, zum Teil tödlich verlaufener Mißhandlungen von Polen. Es bestand die Gefahr, daß unser Patient den Polen ausgeliefert und zum Tode verurteilt würde. Damals war man noch in dieser

Beziehung »großzügig«. Immerhin erhielt er einen deutschen Anwalt, Herrn v. Brentano. Bei unserem Kranken, scheinbar primitiv, ohne medizinische Kenntnisse, nicht unsympathisch, stets seine Unschuld beteuernd, entwickelte sich ein progredient verlaufendes Zwölffingerdarmgeschwür, das trotz bester interner Therapie rasch durchbrach und Operation erforderte. Alsbaldige Rückverlegung nach Königstein. Die Wundheilung war schlecht, wiederholte Lungenembolien wurden überstanden. Dann lange Zeit Hungerödeme mit Hautblutungen. Der Heidelberger Neurologe und Internist Viktor von Weizsäcker (1886–1957), aus der berühmten Familie stammend, hat wohl zuerst in seiner anthropologischen Medizin darauf hingewiesen, daß Krankheit und Gesundheit mit von dem Unterbewußtsein des Menschen gesteuert werden und, ohne daß es dem Träger bewußt wird, Krankheiten auftreten oder verdrängt werden, wie es die Gesamtsituation verlangt (Beispiel aus der Psychosomatik). Die Frau des Kranken und eine Pflegerin setzten sich (in der feindlichen Außenwelt) so durchgreifend und mutig ein, wie ich es kaum sonst erlebte, und H. von Brentano kämpfte und tat alles, um den Bauunternehmer zu retten. Unerwartet wurde der Patient plötzlich hier abgeholt und soll ausgeliefert worden sein. Ein tragischer Fall, passend zu dieser chaotischen Nachkriegszeit. Ich bewunderte Brentano. Ich bin ihm dann später im Rahmen der CDU nicht selten begegnet. Trotz der großen Praxis war er ein fleißiger Arbeiter auch in der Partei. Seine außergewöhnliche allgemeine Bildung und Begabung, sein lauteres Wesen und seine Noblesse, seine besonderen diplomatischen Fähigkeiten und auch seine Rhetorik führten ihn bald in Spitzenstellungen (Hessischer Landtag und Mitglied des parlamentarischen Rates, Fraktionsvorsitzender der CDU in Bonn und Bundesaußenminister) (1955–1961). Durch die Herausgabe eines Teils des Schriftwechsels H. von Brentanos mit Adenauer durch A. Baring 1974, ist die Aufmerksamkeit auf die Persönlichkeit von H. v. B. wieder gelenkt worden, zumal Baring eingehend auf diese eingeht. In dem bekannten

Roman von Bernard von Brentano »Theodor Chindler« ist das Milieu, in dem H. v. B. aufwuchs, nach allgemeiner Ansicht richtig geschildert. H. v. B. war bei formaler Gewandtheit (»Ein Edelmann in jeder Beziehung«) gehemmt, scheu und sehr sensitiv, psychiatrisch betrachtet; chronisch depressiv mit nur seltenen manischen Phasen. Adenauer und er schätzten sich sehr, obwohl B. Adenauer oft widersprach und offen seine Meinung sagte. Sein Kummer war aber, daß Adenauer oft die Einwände Brentanos nicht beachtete oder ohne B. zu orientieren wichtige Entscheidungen traf. In Moskau behielt Adenauer Recht. Gegen die ausdrückliche Warnung Brentanos reiste er von Moskau ab, und die Gefangenen wurden doch frei. Da Gerhard Schröder als Außenminister Brentano folgte, war in der CDU der Fraktionsvorsitzende frei geworden und Brentano übernahm wieder die Fraktionsführung »aus Pflichtgefühl«, bis er auch hier infolge seiner schweren Erkrankung ausscheiden mußte (1964).

Ein kurzer Bericht über Bernard von Brentano (1901–1964). Die Brüder verstanden sich gut, obwohl sie wenig Einfluß aufeinander hatten. Bernard wurde frühzeitig Journalist und arbeitete bei der Frankfurter Zeitung (Berliner Büro). Unter seinen Kollegen genoß er allgemein Ansehen. Die alte Frankfurter Zeitung war im Gegensatz zur heutigen Frankfurter Allgemeinen Zeitung linksliberal eingestellt, etwa im Sinne der damaligen demokratischen Partei, aber mit Eintreten für eine freie Wirtschaft. Bernard, der die NSDAP frühzeitig durchschaut hatte, emigrierte schon 1933 in die Schweiz, wo er bis 1950 verblieb. Neben dem schon erwähnten Roman »Theodor Chindler« erschienen zahlreiche gut beurteilte Veröffentlichungen: Gedichte, einige Novellen. In der Monographie »Das Land der Liebe« hat B. v. B. in schöner Sprache seine Emigration geschildert. Er hatte immer großes Heimweh nach Deutschland. Nach seiner Heimkehr war er zunächst belletristisch tätig und arbeitete mit verschiedenen Verlagen, die im Wiederaufbau waren, zusammen. Er litt alsbald an einer schweren organischen Erkrankung des Nervensystems. Wegen dieser Erkrankung lag er wiederholt in unserer Klinik. Ich lernte so den menschlich sehr sympathischen, aufgeschlossenen und hochkultivierten gebildeten Mann gut kennen und habe auch seine Schriften studiert. Seine Frau stammte aus einer alten hohen Beamtenfamilie. Von Bruder Heinrich sprach er stets in höchster Anerkennung.

Es ist wenig bekannt, daß Adenauer auch in der eigenen Partei anfangs schärfste Gegner hatte. Arnold ist von mir ausführlich geschildert worden. Während Arnold frühzeitig seine Bemühungen Bundeskanzler zu werden aufgab, setzten zwei Männer noch nach der Wahl Adenauers zum Bundeskanzler (September 1949) ihren Kampf gegen Adenauer fort. Da ich diese beiden näher kennen lernte, sei hier Weiteres gebracht; beide waren bedeutende Männer der »ersten Stunde«, aber vorwiegend in der Landespolitik tätig und deshalb keine »Bonner Köpfe«.

Der aus Dresden stammende Volkswirt Dr. Werner Hilpert (1897–1957) war schon vor dem letzten Krieg ein bekannter Mann des Zentrums. Sofort nach Kriegsausbruch wurde er von den Nazis in ein Konzentrationslager verbracht und kam erst bei Kriegsende durch die Russen wieder in Freiheit. Es gelang ihm nach wenigen Monaten nach dem Westen zu entkommen und in Frankfurt wieder beruflich tätig zu sein (Geschäftsführer der Industrie- und Handelskammer). Er gehörte bereits dem Kabinett Geiler am 7. November 1945 an. Er wurde in Hessen alsbald als der führende Mann der CDU anerkannt und war wohl unsichtbar der einflußreichste Mann der Regierung. Er kam nicht selten nach Königstein, und wir lernten uns bald näher kennen. Ich wurde auch der Arzt des intern-kranken Mannes, und seine Frau war mehrmals unsere Patientin. Else und ich verstanden uns gut mit ihm. Für die wirtschaftliche Führung unserer Klinik und auch in persönlichen Dingen gab er uns manchen guten Rat. Hilpert wirkte durch den Charme seines gütigen Wesens, seine hervorragende Klugheit und diplomatische Begabung. Er nahm alle seine Aufgaben ernst, war stets orientiert und hatte trotzdem immer Zeit. Er war ein gläubiger katholischer Christ von ökumenischer Weite, der morgens, ehe er in sein Ministerium ging, stets die Kirche aufsuchte. Wenn W.-A. Kropat, der Chronist der hessischen Politik 1945/1947 schreibt, daß »der Landesvorsitzende der hessischen CDU und stellvertretende Ministerpräsident Hilpert als innerparteilicher Gegner Adenauers und seiner konservativen Politik galt«, so kann ich, der Hilpert nahe stand und der mir viel erzählte, die persönliche Gegnerschaft Hilperts zu Adenauer bestätigen. Aber Hilpert war kein Sozialdemokrat, kein Sozialist, kein Marxist. Er war ein liberaler Wirtschaftler mit einer, wie schon erwähnt, echten christlichen Grundhaltung. Er war dabei weltmännisch und wirkte elegant. Er war aber, im Gegensatz zu Adenauer, ein Anhänger der »großen Koalition«. Da Adenauer seine Vorschläge anscheinend nicht beachtete (in den 4 Bänden Erinnerungen von Adenauer wird Hilpert nicht erwähnt), bildete sich bei Hilpert eine starke persönliche Antipathie aus, die mich seinerzeit recht bedrückte und die zu dem gütigen und noblen Charakter Hilperts nicht recht paßte. Als H. aus dem Kabinett als Minister ausscheiden mußte, weil die CDU bei den hessischen November-Wahlen 1950 einen Mandatsverlust von 28 auf 12 erlitt und das sozialdemokratische Kabinett von Dr. August Zinn allein regieren konnte, wurde die Gereiztheit gegen Bonn bei H. noch größer; manche lancierte Presseangriffe auf Adenauer aus Hessen in dieser Zeit dürften aus der Umgebung von Hilpert stammen. Hilpert blieb bis zu seinem Tod weiter Vorsitzender der CDU Hessen. Da die SPD sehr vorsichtig mit Sozialisierungen usw. vorging und auch ihre ursprüngliche Kirchenfeindlichkeit kaum sichtbar wurde, führte die hessische CDU kaum einen Kampf gegen die SPD. Die Frau eines damals führenden CDU-Abgeordneten sagte mir einmal: Mein Mann meint, der Kampf gegen die SPD sei sehr schwer zu führen, da sie sich in Wirklichkeit kaum von der CDU unterscheidet. Ein Frankfurter Bundestagsabgeordneter der CDU sagte mir vor einer hessischen *Landtagswahl,* als ich den Vorsitz in einer Versammlung hatte: »Verzeihen Sie, daß ich die SPD nicht angreife, meine Beziehungen zu ihr sind so gut, daß ich nichts gefährden möchte.« Erst seit Dr. Alfred Dregger, damals noch Oberbürgermeister von Fulda, die Leitung der hessischen CDU erhielt (1967), wurde die Partei besser organisiert und der Kampf gegen die SPD erweitert. 1957 änderte sich die Auffassung von Hilpert gegen die SPD. Er rief die Partei überall zum Kampfeinsatz auf, zu größerer Aktivität und Einigkeit. Bei der Bundestagswahl 1957 gewann die CDU die absolute Mehrheit im Parlament und z. B. in Frankfurt erhielt sie sämtliche drei Bundestagswahlsitze. Das immer erwartete Hinscheiden von Hilpert (1957) hat uns sehr betrübt. Wir hatten einen treuen Freund verloren.

Bei den großen CDU-Tagen in Königstein im Februar 1947 hatte ich Dr. Friedrich Holzapfel, Inhaber einer mittelgroßen Bürstenfabrik in Herford, kennengelernt. Unsere persönlichen Beziehungen vertieften sich, als H. Vorsitzender des Wirtschaftsrates in Frankfurt wurde und er an einer Sitzung des Bäderverbandes im April 1949 in Königstein teilnahm. H. war Volkswirtschaftler und von den Engländern als Oberbürgermeister in Herford eingesetzt. Er hatte sich um die Wiedergründung des deutschen Bäderverbandes große Verdienste erworben, auch um die Freigabe des restlos von den Engländern viele Jahre lang besetzten Bad Oeynhausen. Das Ehepaar Holzapfel, das vorübergehend in Frankfurt wohnte wegen seiner Tätigkeit im Wirtschaftsrat, besuchte uns häufig in Königstein. Es schien sich eine Freundschaft mit uns anzubahnen. Holzapfel war ein sehr kluger, aktiver und geschäftstüchtiger Mann, nicht nur bei den Engländern, sondern auch in der englischen Besatzungszone, unter den Politikern allgemein anerkannt. Seine sehr sympathische Frau war Pfarrerstocher aus Naumburg. Wir freuten uns immer wenn sie kamen, obwohl ich seine Ansicht über Adenauer nicht teilte. Aber Oktober 1950 beim Deutschen

Bädertag in Pyrmont hatte ich ein peinliches Erlebnis: H. war Ehrengast der Tagung, ebenso wie der eindrucksvolle Ministerpräsident von Niedersachsen Heinrich Kopf (1893–1961) »der rote Welfe«. Holzapfel stellte mich sofort Kopf vor. Die beiden Herren schienen sehr vertraut, und es wirkte nicht nur auf mich, sondern auch auf andere Anwesende abstoßend, mit welcher Verachtung Holzapfel von Adenauer sprach. H. hatte sicherlich seine Situation überschätzt. Die CDU, nicht die SPD unter Schumacher, hatte 1949 die meisten Stimmen bei der Wahl zum deutschen Bundestag erhalten, und 1949 wurde Adenauer zum Bundeskanzler gewählt. Da Holzapfel in Westfalen sehr beliebt war und sich im Dritten Reich tapfer verhalten hatte, gab er sich der trügerischen Hoffnung hin, statt Adenauer selbst Bundeskanzler zu werden. Er hatte auch die damals sehr wichtige konfessionelle Frage verkannt. Er hoffte zu erreichen, daß Adenauer statt Heuss Bundespräsident und er (Holzapfel) dann Kanzler wurde. Holzapfel gelang es auch nicht, Vorsitzender der CDU-Fraktion zu werden, sondern von Brentano wurde es, da die damalige Fraktion überwiegend katholisch war und Adenauer für ihn eintrat. Holzapfel wurde später Gesandter der Bundesrepublik in Bern, aber dann nicht zum Botschafter ernannt. Der ehemalige Reichsminister und Brüningfreund Treviranus (1891–1971) und Holzapfel sind in den späteren 50er Jahren mehrmals in Königstein gewesen, um Immobilien aufzukaufen (nach Fassbender). Dr. Holzapfel ist 1969 verstorben.

Am 21. 10. 1955 wurde der nordrhein-westfälische Staatsminister Carl Sp. (1888–1953) in unserer Anstalt aufgenommen als mein Patient. Er wurde aus Bonn von Professor Martini überwiesen, schwer herzkrank; aus psychologischen Gründen wollte man ihn aus dem Bonner Milieu entfernen. Mit dem sehr klugen, beherrschten und zugänglichen Patienten bekam ich guten Kontakt. Der Rheinländer, alter Zentrumsmann, gläubiger Katholik, war nach Kriegsende aus dem englischen Exil zurückgekommen und wurde alsbald in Nordrhein-Westfalen in der kleinen Zentrumspartei politisch tätig. Er wurde Mitglied des Wirtschaftsrates (Vorsitzender der Zentrumsfraktion) und dann im neugegründeten Länderrat (Vorläufer des Bundesrates) Bundesratsminister. Nach außen wurde er wenig bekannt, war aber sehr einflußreich und im Sinne Adenauers tätig; der Übergang des Zentrums in die CDU ist ihm mit zu verdanken. Der bekannte CDU Politiker Dr. Rainer Barzel (geb. 1924), der durch Arnold unser Haus kannte und den ich wiederholt sprach, brachte ihn. Sp. ist, wie zu erwarten war, bei uns verstorben. Bei dem Tode von Sp. einige Worte über eine wichtige Frage der ärztlichen Ethik, die heute häufig diskutiert wird: Wie soll sich der Arzt verhalten, wenn der Patient ihn fragt: »Ist meine Krankheit tödlich? Muß ich bald sterben?«. Nach meiner Erfahrung wird die Frage viel seltener gestellt als allgemein angenommen wird. Bei Schwerkranken soll der Arzt bei den Angehörigen feststellen, ob letztwillige Entscheidungen vorliegen und darauf hinweisen, daß jeder ältere oder kranke Mensch sein Testament machen sollte. Beim gläubigen Katholiken wird auch der Rat, den Geistlichen kommen zu lassen, im allgemeinen richtig verstanden. Nach meinen Erfahrungen sterben gläubige Menschen leichter als nicht religiös gebundene (das gilt besonders für Katholiken). Sp. fragte mich einige Tage vor seinem Tod bestimmt: »Wie lange habe ich noch zu leben?« Da das bestbehandelte Herz kaum noch arbeitete und eine Besserung nach dem Verlauf nicht zu erwarten war und Sp. außerdem seit langem unter persönlichen Spannungen stand, sagte ich: »Sie wissen, daß Sie sehr schwer krank sind. Wir stehen alle in Gottes Hand, und er bestimmt die Stunde. Sie sollten jetzt die Gnadenmittel Ihrer Kirche empfangen.« Danach kam der Patient zur Ruhe, und zufrieden und gefaßt ist er verstorben.

Professor Franz Hermann, 1898–1977, war von unserer gemeinsamen Schulzeit auf dem Gymnasium Höchst gut mit mir bekannt (Dermatologe und Schüler von K. Herxheimer und Oskar Gans, 1920–1933 Universitäts-Hautklinik Frankfurt/M., Privatdozent). Er wanderte viel im Taunus und besuchte uns häufig. 1933 emigrierte er unter dem Druck seiner Freunde rechtzeitig nach den USA. In den USA große Karriere: Research Associate 1941 New York, 1949 Associate Professor New York. 1953 o. Prof. New York. Herrmann wurde 1962 Nachfolger von Gans in Frankfurt. Er starb nach längerer grauenhafter Krankheit (Leukämie). Eingefleischter Junggeselle, hochgebildet, auch musikalisch und literarisch, umsorgt von seiner klugen Schwester. Sein Nachfolger Professor Nasemann war aufrichtig um ihn besorgt. Herrmann war mit meiner Frau und mir herzlich befreundet über alle Zeiten hinweg.

Prof. Dr. Heinrich von Mettenheim (1867–1944), Vorgänger von de Rudder. Als Student mein Lehrer der Kinderheilkunde. Von uns allen wegen seiner hochstehenden und vor allem immer auf die Praxis hinzielenden Vorlesungen hochgeschätzt, schon erwähnt beim Sterben unseres ersten kleinen Mädchens. Wegen der Abstammung seiner Frau wurde er im Dritten Reich in die Wüste geschickt, lebte in aller Stille, anscheinend vergessen. Bei einem Fliegerangriff in Frankfurt wurde er 1944 getötet. Da dieses edlen Mannes auffallenderweise auch im jetzigen Staat kaum gedacht wurde, sei hier nochmals auf ihn verwiesen, nicht nur auf den großen Arzt , sondern auch auf den gläubigen praktizierenden Christen. Er schämte sich nicht, nach dem Gottesdienst vor der Paulskirche die Kollekte einzusammeln; er war lange Jahre Mitglied der evangelischen Synode und Vorstand des Diakonissenhauses.

Der führende Kinderkliniker Professor Bernhard de Rudder, mein Alterskamerad, wurde als bioklimatisch sehr interessiert und großer Förderer meiner wissenschaftlichen Arbeit mehrmals hervorgehoben und als einer der berühmtesten Frankfurter Kliniker erwähnt. Er war radikaler Gegner des Nationalsozialismus; trotzdem machte er seine wissenschaftliche Laufbahn. Bei der Beisetzungsfeier in München wurde in seinem Auftrag ein Schuldbekenntnis verlesen. Er mache sich über den Tod hinaus Vorwürfe, nicht mutiger und offener gegen Hitler aufgetreten zu sein.

Kurz möchte ich noch eines mich fördernden Gelehrten dankbar gedenken: Professor Dr. Erhard Hans Bock, geb. 1903 in Waltershausen. Lange Jahre Schüler und Privatdozent von Professor Volhard in Frankfurt. 1943 Nachfolger von Schwenkenbecher, und als solcher kam er in Verbindung mit unserer Mittelrheinischen Studiengesellschaft für Klimatologie und Balneologie, die er jahrelang erfolgreich leitete. Dadurch wurde ich mit ihm bekannt. Seit 1967 ist er Präsident der Therapiewoche in Karlsruhe, gleichgroß als Mensch, Arzt und Wissenschaftler mit hervorragenden Beiträgen aus den meisten Gebieten der inneren Medizin. Für seine fördernden Interessen an der Bäder- und Klimaheilkunde sei ihm hier herzlichst gedankt.

Willi Hellpach (1878–1955) gehört zu den Großen, die ich näher kennenlernen und mit denen ich jahrzehntelang in Gedankenaustausch sein durfte. Der gebürtige Schlesier, Dr. med. et phil., Schüler großer Meister (Emil Kraepelin, Wilhelm Wundt), freipraktizierender Nervenarzt, später ordentlicher Universitätsprofessor in Karlsruhe und Heidelberg (Direktor des Psychologischen Institutes) war ein dem Leben in seiner ganzen Fülle aufgeschlossener Gelehrter mit zahlreichen vielseitigen und hochwertigen Publikationen, die heute noch lesenswert sind. Außerdem wurde er bekannt als ein interessanter, undogmatischer, liberaler Politiker der Weimarer Zeit und als solcher badischer Kultusminister und Staatspräsident, Reichstagsabgeordneter und 1925 sogar Kandidat für den Reichspräsidenten. Ich durfte dem hochverehrten Mann persönlich nähertreten, beeindruckt von der gütigen, unabhängigen und geistreichen Persönlichkeit, von beweglichem Geist und universaler Bildung, ohne ein Intellektueller zu sein. Bereits 1911 erschien die erste Auflage seines bedeutendsten Werkes, der »Geopsychischen Erscheinungen« (seit der 3. Auflage »Geopsyche«). Zwei Weltkriege und das Dritte Reich, dem ein Buch, u. a. mit der Erwähnung jüdischer Autoren, zuwider war, verzögerten wiederholt eine Neuauflage (2., 1917; 6., 1950), jede neu bearbeitet und ergänzt. Die 7. und 8. sind Neudruck. Es bringt die mannigfachen Beziehungen von Wetter und Wetterelementen, von Klima, Boden und Landschaft zur Menschenseele. In neuen Gedankengängen durchflochten sich erstmals Psychologie, Biologie und Medizin zu einem neuen wissenschaftlichen Komplex. Welch bahnbrechendes Einzelgängertum dieses Buch einst bedeutete, können wir heute kaum mehr ermessen (de Rudder). Es werden die Beziehungen des Seelenlebens zu den naturgebundenen Umwelteinflüssen, auch aus einer bewundernswerten Kenntnis der Weltliteratur, liebevoll, vorurteilsfrei und kritisch in meisterhafter Klarheit dargestellt. H. ist ein Meister der deutschen Sprache, ein Psychologe, der kein unnötiges Fremdwort gebraucht. Seine Lebenserinnerungen lesen junge Menschen mit größtem Interesse.

Wie meine bisherigen Unterlagen zeigten, beschränkte sich meine Arbeit nach dem Ersten Weltkrieg, bzw. nach Beendigung meines Studiums keineswegs auf meine ärztliche Tätigkeit und ein mit dem Beruf mehr minder eng zusammenhängendes wissenschaftliches Arbeiten. Durch mein großes Interesse für Geschichte und damit auch für aktives politisches Handeln (»Politik ist vielfach angewandte Geschichte«), wurde ich seit der Revolution 1918 aktives Mitglied politischer Parteien, ohne mich in die NSDAP zu verirren, sowie von Standesorganisationen (Verband der Privatkliniken, Deutscher Bäderverband usw.). Die Tätigkeit als Stadtverordneter in meiner Heimatstadt (von 1926 bis 1972 mit politisch- und kriegsbedingten Unterbrechungen) hing auch mit der Tätigkeit in der Familienklinik, der größten Aufgabe meines Lebens, zusammen. Wenn es der Klinik gut gehen sollte, mußte auch Königstein gedeihen, war meine Überzeugung. Ich glaube bei sehr seltenen Interessenkollisionen stets das städtische Wohl gewählt zu haben. Ich bin nun einmal überzeugt, daß nur die saubere, die ethische Entscheidung auf die Dauer sich auszahlt. Nach dem Zweiten Weltkrieg, nach Überwindung der ersten, oft besonders auch menschlich schwierigen, ja widrigen und traurigen Monate, kamen gut 25 Jahre höchster vielseitiger Arbeit auf mich zu, und auch die Jahre des sogenannten Ruhestandes sind noch keine der ständigen Muse, und ich bin dankbar dafür.

Mein wissenschaftliches Arbeiten wurde durch meine Zugehörigkeit zur Universität (seit 1941, bzw. 1946) sicher sehr gefördert. Aber ich blieb doch immer auch als Professor ein »Privatgelehrter«, scheinbar »ein freier Mann« kein »Staatsdiener«, aber doch sehr abhängig von der Umgebung, von äußeren Bedingungen verschiedenster Art. Die Zusammenarbeit mit Naturwissenschaftlern, vor allem mit Meteorologen und Biologen, zunächst in der Mittelrheinischen Studiengesellschaft für Klimatologie und Balneologie hat das eigene Arbeiten sehr gefördert. Zunächst hat das Studium des Einflusses bestimmter Wetterlagen auf den Menschen, der Auslösung krankhafter Störungen durch das Wetter, mich zu lang dauernden Beobachtungen des Verlaufs von Krankheiten unter Klimaeinflüssen geführt, wie sie zunächst in meiner Habilitationsschrift (S. 208 und 212) niedergelegt wurden. Ich war in der glücklichen Lage, daß in Königstein schon vor dem Kriege junge Meteorologen (Linke-Schüler) und später junge Mediziner des Breslauer Universitäts-Institutes in unserer Klinik arbeiten konnten. Durch die Schaffung einer Kurortklimakreisstelle durch Linke, bzw. Knoch in Königstein im letzten Kriege, zunächst auf dem Hardtberg, dann in unmittelbarer Nähe unserer Anstalt, wurde mein eigenes Forschen sehr angeregt. Die Arbeiten standen in Verbindung mit Forschungsarbeiten, die etwa seit 1947 Beziehungen zu dem wiedergegründeten Deutschen Bäderverband hatten. Die Kurort-, Bäder- und medizin-meteorologische Forschung war im Staat von Weimar und auch vor dem Ersten Weltkrieg noch in Argen, trotz hervorragender Forscher, mancher Verbände usw. (z. B. der Bericht über die klimatologische Tagung in Davos 1925). Es mangelte an Lehrstühlen im medizinischen Bereich. W. Winternitz, Wien (1834–1917) oder mein Lehrer Julius Strasburger betrieben neben der hauptamtlichen Versorgung ihrer Klinik auch in der Forschung und in einer gesonderten Vorlesung die gesamte physikalische Therapie sowie Bäder- und Klimaheilkunde. Sie waren Ausnahmen. Es gab zwar Zeitschriften für Bäder- und Klimaheilkunde, die allerdings im allgemeinen wieder eingingen. Nach 1933 erschienen dann von Heinrich Vogt begründet, im Springer-Verlag »Der Balneologe« (bis 1944) und etwa gleichzeitig von Franz Linke redigiert im Verlag Vieweg die »Bioklimatischen Beiblätter« (der Meteorologischen Zeitschrift) bis 1943, beide sehr wertvolle Erscheinungen. In beiden Zeitschriften erschienen Arbeiten und Referate von mir. Nach dem letzten Krieg dauerte es längere Jahre, bis deutsche Zeitschriften erscheinen durften. Nach Vorbesprechungen u. a. auf dem Bädertag 1949 (an dem auch ich teilnahm) erschien das Archiv für physikalische Therapie im Verlag Georg Thieme, Leipzig, das erste Heft 1949. Die Zeitschrift ging allen Mitgliedern der deutschen Gesellschaft für physikalische Medizin, Balneologie und Klimatologie zu. Der verdiente Schriftleiter Dr. H. G. Scholtz saß in Westberlin. Neben G. Böhm, München, A. Böni, Zürich, J. Grober, Jena, W. Kohlrausch, Marburg, H. Reichel, Bad Pyrmont, R. Schliephake, Gießen und Vogler-Berlin-Ost, gehörte ich dem Beirat der Zeitschrift bis 1969 an und der Verlag stellte diese noch regelmäßig nach dem Westen ab. Der 21. Jahrgang war noch eine Zeitschrift für beide Deutschland, Österreich und die Schweiz. In einem großen kritischen Übersichtsreferat konnte ich noch über die Entwicklung der Bioklimatologie seit 1946 in den deutschsprachigen Ländern berichten (*21*, 1969, S. 3–22). Unsere Mitglieder jedoch, die nicht in der DDR wohnten, erhielten zwar noch Band 22 (1977), jedoch als Organ der Gesellschaft für Physikalische Therapie der DDR. Dann brachen die Verbindungen zu uns im Westen ab. Auf unseren Tagungen konnten seitdem meines Wissens keine Kollegen aus der DDR mehr erscheinen, und die dortigen Zeitschriften sind kaum erhältlich. Bis zu dieser Zeit kamen wissenschaftliche Besucher aus der DDR regelmäßig zu unseren Tagungen. Ja 1955 konnten wir den Ostteilnehmern, die nach Freudenstadt gekommen waren, Einreise und unentgeltlichen Aufenthalt in Lugano zum anschließenden Kongreß verschaffen.

Inzwischen war ein neues Publikationsorgan, die »Zeitschrift für Bäder- und Klimaheilkunde« ab Januar 1954 erschienen, nach Plänen von H. Vogt und A. Evers, die große Verbreitung fand, auch im Ausland, und die wissenschaftliche Forschung und die praktische ärztliche Tätigkeit sehr förderte. Vogt und Evers zogen mich zur Mitarbeit ständig heran und die Zeitschrift wuchs mir sehr ans Herz. Aber der Verband der Badeärzte unterstützte seit 1981 unsere Zeitschrift nicht mehr (Hopmann lebte nicht mehr), und der Verlag ließ sie deshalb nicht mehr erscheinen. Die Zeitschrift hatte ein hohes Ansehen. Arrien Evers (geb.1908 in Berlin), Professor in Hannover und Badearzt in Bad Nenndorf, hatte sie vorbildlich redigiert (unter Mitwirkung von Dr. U. Mielke). Evers, den ich schon aus seiner Tätigkeit an der badeärztlichen Forschungsstation Bad Ems aus der Zeit vor dem Krieg kenne und der seit Jahrzehnten mit mir befreundet ist, ist meines Erachtens seit langem *der* führende deutsche Balneologe. Laudatio: medwelt 1127/1983.

Der Verleger Senator h.c. F. K. Schattauer (1892–1967) war ein großer Organisator, ein liebenswürdiger Mensch und ein freudiger Mäzen für unser Fach. Wir kannten uns persönlich seit 1933 und waren befreundet. Sein Lieblingskind war diese Zeitschrift, für die er große Opfer brachte. Der Träger der Zeitschrift war der Verband Deutscher Badeärzte. Dieser wurde wieder gegründet 1947 von dem bedeutenden Badearzt und gelernten Chirurgen Dr. Fritz Hopmann in Bad Oeynhausen (1887–1971); ein sehr aktiver, vielseitig begabter und nobler Mann, ein Rheinländer, ruhend in dem Glauben seiner Kirche, eine Vaterfigur, stets Vertrauen ausströmend. Ich glaube sagen zu können, daß Hopmann die größten Verdienste hat um das

Wiedererstehen des ganzen Bäder-Klimasektors. Bekanntlich hatte der Kriegsausgang die unter H. Vogt als Ordinarius großartig organisierte Reichsanstalt für das deutsche Bäderwesen vernichtet, und die Heilbäder und Heilkurorte waren größtenteils nicht mehr im Betrieb. Wie geschildert ging von Oeynhausen eine Wiederbelebung des Bäderwesens aus (Holzapfel, Kronheim, sowie vor allem Hopmann). H. Vogt, nach dem Krieg zunächst in langer Haft, war nach Pyrmont übergesiedelt, wo seine kluge und tatkräftige Frau eine neue Heimat und Wirkungsstätte dem nach Aufgaben sich sehnenden Forscher schaffen konnte. Seine Schüler, Freunde und Mitarbeiter der Vor- und Nachkriegszeiten nahmen mit ihm und untereinander so bald wie möglich Verbindung auf (Amelung, Dybowski, Evers, Mielke, v. Philipsborn, Schnelle, Schoger, Wiesner, Zörkendörfer u. a.). Noch vor der Währungsreform besuchten Else und ich Vogt in Pyrmont, und das alte Vertrauensverhältnis war wieder hergestellt. Während des Bädertages 1950 war ich sein Gast. Er war von großer geistiger Frische und Entschlußkraft. Er gab im Verlag Schattauer in Verbindung mit der Schriftleitung im Rahmen der »Medizinischen« Sonderhefte »zur Balneologie und medizinischen Klimatologie« heraus, die von 1952 zunächst viermal, dann zweimal jährlich erschienen, bis Herr Evers die neue Zeitschrift starten lassen konnte. Vogt hatte noch 1944 eine kurze »Einführung in die Bäder- und Klimaheilkunde« verfaßt. Die neue geschriebene und erweiterte Auflage war dringend notwendig, die wir gemeinsam 1951 schrieben und die Januar 1952 im Springer-Verlag (Berlin, Göttingen, Heidelberg) erschien. Sie fand großes Interesse im In- und Ausland und wurde in etwa 30 Zeitschriften sehr günstig referiert. Im April 1955 wurde in Pyrmont der 80. Geburtstag von Vogt groß begangen. Er plante jetzt eine Neuauflage seines »Lehrbuchs Balneologie und Klimatologie«; zu dessen Vorbereitung trafen Evers, Schattauer und ich uns im Frühjahr 1957 in Pyrmont. Vogt war rhetorisch glücklich begabt und ein ausgezeichneter Redner. Leider war sein Parkinsonismus entscheidend fortgeschritten, so daß er kaum noch sprechen konnte. Da aber seine Geistesschärfe unverkennbar war, konnten wir die Gesamtplanung und die Auswahl der Mitarbeiter treffen. Unser hochverehrter Freund ist am 24. 9. 1957 verstorben. Es war bestimmt, daß ich ihm die Grabrede halten sollte. Wegen einer Vortragsreise durch Österreich wurde ich zu spät erreicht.

Unter dem Protektorat von Dr. Holzapfel wurde von Kronheim und Hopmann zunächst der Wirtschaftsverband der Bäder in der englischen Zone schon Juli 1946 gegründet, und nach ähnlichen Zusammenschlüssen in anderen deutschen Ländern tagte der erste deutsche Bäderverband im September 1947 auf Norderney. Auch der Verband Deutscher Badeärzte entstand gleichzeitig wieder. Die Lage der deutschen Bäder erschien noch trostlos. Die meisten Hotels und Fremdenheime waren beschlagnahmt, das Bäderland Schlesien verloren. Selbst 1950 standen nur noch 50% der 1938 vorhandenen Betten zur Verfügung. Aber die Bäder hatten neuen Mut. Im Herbst 1948 tagte der zweite Bädertag in Kissingen mit einem guten wissenschaftlichen Programm; ich sprach über »Bronchialasthma und Klima«. Schon im Januar 1948 war unter Vorsitz von Kronheim und Hopmann in Königstein der Vorstand des Deutschen Bäderverbandes zusammengetreten. Nicht nur in der Politik, auch im Bäderwesen war Königstein in jenen Jahren sehr beachtet. Die Abteilung A des Bäderverbandes umfaßte die Wirtschaftler, d. h. besonders die Kurdirektoren als Vertreter der Kurverwaltungen, Abteilung B die Badeärzte als ihre wirtschaftliche Vertretung und die Abteilung C endlich die interessierten Wissenschaftler. Aber schon in Neuenahr im Herbst 1949 waren im Geheimen manche von uns Wissenschaftlern sich darüber einig, daß die Wissenschaft, zwar in bester Zusammenarbeit mit dem Bäderverband, selbständig werden müßte. Eine hervorragende menschliche, ärztliche und wissenschaftliche Persönlichkeit, Professor Gottfried Böhm (1879–1952) Ordinarius an der Universität München, traf tatkräftig die

Vorbereitungen und schuf so die wissenschaftliche Gesellschaft. Boehm, dessen Charme man sich nicht entziehen konnte, gewann mich sofort als Mitarbeiter. Er war universal gebildet, in Riga und Leipzig als Sohn eines berühmten Pharmakologen aufgewachsen, hatte die Welt bereist, war als Schüler von Friedrich von Müller hervorragender Internist und sehend Röntgenologe geworden und hatte zuletzt in München fast ein Vierteljahrhundert als Direktor das Universitäts-Institut für Röntgenologie und physikalische Therapie geleitet. Seitens der Badeärzte bestanden keine Bedenken. Böhm war keineswegs ein reiner Apparate-physikalischer Therapeut, sondern hatte in seinem Institut eine Abteilung für Krankengymnastik eingerichtet, trieb im Unterricht und in den Kurorten theoretisch und praktisch Balneologie und medizinische Klimatologie, Fächer, die er der physikalischen Therapie zurechnete. Er besaß auch das Vertrauen der Badeärzte. Er übernahm den Vorsitz der sich jetzt gründenden Gesellschaft für Balneologie, medizinische Klimatologie und physikalische Therapie, die allerdings nur langsam sich vom Bäderverband abnabelte. Ihr schlossen sich in den nächsten Jahren die meisten wissenschaftlich interessierten Badeärzte an, leider nicht alle der an den Fächern interessierten Naturwissenschaftler. Zunächst war Geschäftsführer sowohl der Bädergesellschaft als auch der neuen Gesellschaft der Pyrmonter Internist Professor Reichel (ehemals Breslau). Scheinbar unsichtbar, aber um so tatkräftiger betrieb die Neugründung Julius Grober (1875–1971), ehemaliger Ordinarius für innere Medizin und in Jena dann für physikalische Medizin. Auf diesem Gebiet war er damals *die* Autorität und mahnendes Gewissen und darüberhinaus von universaler Größe. Acht weltweite Reisen mit wissenschaftlichen Fragestellungen nach anderen Erdteilen und Klimaregionen sollten die »Akklimatisation« in fremden Ländern medizinisch, ethno- graphisch, bioklimatisch und soziologisch lösen, die Möglichkeiten studieren, »Entwicklungshilfe« zu treiben und Weiße dort zu siedeln. Ich weiß nicht mehr, wie er mich entdeckte, vielleicht durch Freund A. Schwenkenbecher. Persönlich lernte ich ihn erst 1963 in seinem Alterssitz bei Remagen kennen, als ich ihn besuchte nach einer ausgedehnten Korrespondenz. Julius Grober war ein Erlebnis. »Ein wahrer Arzt, ein Mann von hoher Kultur, weltweiter Bildung und vornehmen, gütigem und aufrechtem Charakter« (mein Nachruf auf ihn).

In Hans von Braunbehrens (1901–1983) erhielt Gottfried Boehm einen würdigen Nachfolger; H. v. B. war ein bedeutender vielseitiger Wissenschaftler, ein Mann mit großen kulturellen Neigungen und von edlem und charmantem Wesen, dem zu begegnen mir immer eine besondere Freude war. Der Juristensohn wechselte bald vom Studium des Maschinenbaues zur Medizin. In der Schule von E. Romberg in München und in der von H. Holthusen in Hamburg wurde er ein bedeutender Internist und Röntgenologe. 1935 kam er an die Med. Univers. Klinik Freiburg als Leiter der Röntgenabteilung und der Physikalischen Therapie. Er war kein nur Physikalischer Therapeut, ihn interessierten auch Krankengymnastik, Balneologie, Bioklimatik mit den Heilbädern und Heilkurorten, aber auch die Nuclearmedizin. Nachdem in Krozingen etwa 50 Jahre früher beim Bohren nach Ölquellen eine Heilquelle gefunden worden war, wurde Oktober 1952 im Markgräfler Land eine Therme von 41,1° C entdeckt bei einer vergeblichen Erdölbohrung. Um die medizinische Erprobung dieser Quelle, dem Ausgang des jetzt sehr besuchten Heilbades Bellingen, hat sich Prof. v. Braunbehrens entscheidend verdient gemacht (Arch. physikal. Med. *6,* S. 268, 1954). 1954 wurde v. B. auf das Münchner Ordinariat berufen, das Röntgenologie und die gesamte physikalische Therapie einschl. Bäder- und Klimaheilkunde und Krankengymnastik umfaßte. Mit zahlreichen bedeutenden Mitarbeitern (Karl Dirnagl, Heinrich Drexel, Hans Pabst, Karl Quentin, Friedrich-Ernst Stieve) wurde ein vielseitiges, die gesamte physikalische Therapie umfassendes Werk geschaffen. Daneben fand v. B. Zeit in unseren wissenschaftlichen Gesellschaften stets führend mitzuarbeiten, u. a. im Vorstand der

Deutschen Gesellschaft für physikalische Therapie, Balneologie und Bioklimatologie. Bei der jahrzehntelangen gemeinsamen Arbeit im Vorstand dieser Gesellschaften lernten wir uns näher kennen und schätzen. Wertvolle persönliche Einladungen verdanke ich ihm, so zur Grundsteinlegung seines großartig geplanten neuen Institutes im Klinikum München-Großhadern.

Der 1970 Emeritierte durfte noch 13 Jahre im Ruhestand verleben, von Schicksalsschlägen nicht verschont. Seine kluge und sympathische Gattin starb jetzt bald und er selbst erlitt einen schweren Unfall (bei einem Eisenbahnunglück) mit langwierigem Krankenlager. Aber bis zuletzt war er vielseitig interessiert, kümmerte sich aktiv unter dem Einfluß seiner zweiten Gattin, einer hochgebildeten Frau, die einen Kunstsalon besaß, um die schönen Künste, besonders moderne Malerei. Ich konnte noch in den letzten Jahren wiederholt mich mit ihm anregend unterhalten. Nach der Teilnahme an einem wissenschaftlichem Vortrag in seinem alten Institut ist er plötzlich verstorben.

Der wiedergegründete Bäderverband entwickelte schon in den ersten Jahren unter dem Präsidenten Professor Dr. Dr. Michael Bauer (1886–1959), dem Nachfolger des 1950 plötzlich verstorbenen Dr. Kronheim, einer dynamischen Persönlichkeit, die auch in Königstein mein Patient war, und von Dr. Dr. Erich Rütten (geb. 1906), Präsident von 1958–1976) eine weitausholende Tätigkeit. Mit dem vielseitig gebildeten Präsidenten Rütten, promovierten Naturwissenschaftler und Volkswirt, aus einer alten Neuenahrener Hotelier-Familie stammend, feinsinnig und weltmännisch, stand der beste Mann an der Spitze. Der Bäderverband ist zwar ein Wirtschaftsverband; er muß aber auch Belange der großen sozialen Versicherungen, der privaten Gäste und ebenso der Ärzte und der Wissenschaft wahrnehmen, und großes diplomatisches Geschick ist deshalb zu seiner Führung notwendig. Aus zahlreichen Abteilungen standen stets erfahrene und prominente Ratgeber zur Verfügung und es gelang, eine leistungsfähige und erfahrende Geschäftsstelle (Dr. Hüfner und Frau M. Radermacher) aufzubauen. Als Rütten mit 70 Jahren ausschied, konnte in Dr. med. Ludwig von Manger-König (1919–1983) (Staatssekretär a. D., Professor für Sozialhygiene) ein gleichwertiger, hervorragender Nachfolger gefunden werden. Von Manger-König kam aus dem Gesundheitswesen. Ich lernte ihn schon in den frühen 50er Jahren kennen durch seinen Vorgänger Ministerialrat Dr. von Behring (Sohn des berühmten Wissenschaftlers Emil von Behring; mein Königsteiner Patient) und kam mit ihm, solange er in Hessen war, wiederholt zusammen, zumal er großes Verständnis für die hessischen Heilbäder zeigte. Ich gehörte mehreren Ausschüssen des Bäderverbandes, so dem für Heilanzeigen an, heute noch dem medizin-meteorologischen.

Die vom Verband herausgegebene Zeitschrift »Heilbad und Kurort« (seit 1949, die heute noch erscheint) sollte sowohl den Kurverwaltungen, den Kurdirektoren als auch den Ärzten dienen und bringt auch wissenschaftlich wertvolle Arbeiten. Ich habe von Anfang an, besonders in den ersten Jahren, sehr intensiv mit dem Verband zusammengearbeitet, zumal ich als Mitglied des Sachverständigenausschusses beim Bundesarbeitsministerium seit 1952 häufig nach Bonn kam. Mit dem damaligen Geschäftsführer des Bäderverbandes, Dr. jur. Westermann, habe ich seinerzeit tagelang die Ministerien treppauf und treppab belagert, um unter anderem die Beihilfefähigkeit in Heilbädern und Heilklimatischen Kurorten durchzusetzen. Die Gleichberechtigung von Heilbädern, Heilklimatischen Kurorten und Kneipp-Heilbädern wurde schon in den ersten Jahren erreicht. Durch die Einbeziehung der Heilklimatischen Kurorte, der Seeheilbäder und Kneipp-Heilbäder in den Bäderverband wurde der Wert des Klimas für das Heilbad, das früher oft vernachlässigt wurde, und der Hydrotherapie betont. Ich weiß natürlich, daß das Wasserheilverfahren ein uraltes therapeutisches Gut ist, von Kneipp nicht erst entdeckt, daß aber Kneipp, was sehr wichtig ist, durch die Einführung des *drucklosen* Wasserstrahls das Wasserheilverfahren entheroisiert hat und durch seine Lebensregeln, seine Ordnungstheorie im Sinne einer Lebensordnung, seine Phytotherapie, seine Ernährung und Diät, die »Kneipp«-Kur erst entwickelte.

In Haßfurt war Bauer geboren und hier fand er auch die letzte Ruhestätte. Für unsere wissenschaftliche Gesellschaft und für die Arbeitsgemeinschaft naturwissenschaftlicher und technischer Grundlagen der Balneologie konnte ich am Grab die menschliche Größe des Verstorbenen rühmen, der es wunderbar verstand, Streitigkeiten zu schlichten, ein edler Charakter und ständiges Vorbild. Der plötzliche Tod von M. Bauer erschütterte uns sehr.

Bis zum Beginn dieses Jahrhunderts etwa war der Herr des Kurortes der Badearzt, viel getadelt und viel gelobt, in der Volksgeltung allgemein sehr geachtet. Die mit Recht erfolgte Ausdehnung der Behandlung in Kurorten auf alle Gesellschaftsschichten bedurfte den Organisator, den »Kurdirektor« (in kleineren Orten oft in Personalunion mit dem Bürgermeister). Ich habe bis heute viele Kurdirektoren näher kennengelernt und habe die größte Achtung vor den Kenntnissen und dem freudigen Einsatz dieser Herren. Ich denke hier, um nur einige Namen zu nennen an Deisenroth, Wiesbaden – H. W. Echterhagen, Schwalbach – O. Eylardi, Soden, Freudenstadt – Dr. Grathoff, Rheinland-Pfalz – W. Hammer, Ems, Bertrich – Dr. Montenbruck, Nauheim, Baden-Baden – Dr. Kleinert, Nauheim – Dr. Licht, Soden, Freiburg – Dr. Lincke, Lippspringe – L. Nave, Schwalbach, Driburg – G. Nohl, Meinberg – Meinecke, Wiesbaden – K. W. Schuster, Garmisch-Partenkirchen – R. Traub, Herrenalb - H. Wadenpuhl, Ems – Dr. Wagenbach, Freudenstadt – Dr. Wagner, Badenweiler – O. Weissenberger, Dürrheim.

Als ein einprägsames Vorbild für jeden im Bäderwesen Tätigen, betrachte ich Dr. phil. Kuno Meyer (1883–1968). Der Niedersachse, in Osnabrück geborene K. M. ist durch sein lauteres Wesen, seine bei aller Bescheidenheit in Lebensführung und Auftreten stete Durchschlagskraft bei der Verfolgung idealistischer und doch sehr realer, von ihm gut begründeter Objekte, nicht nur im hessischen, sondern im ganzen deutschen Bäderverband, jahrzehntelang ein richtungsweisender Mann gewesen. Mit Recht wurde er »der getreue Eckart« des Bäderwesens genannt. Als Lehrer und Direktor des Nordsee-Pädagogiums Wyk auf Föhr (1909–1923) und dann (1923–1933) dort als Bürgermeister und Kurdirektor, erkannte er unter dem Einfluß von Sanitätsrat Gmelin und dem großen Thalassotherapeuten Carl Haeberlin (1870–1954) den Heilwert von Klima und Bad. Er wollte gemäß seiner christlich geprägten idealistischen Weltanschauung durch ärztlich-wissenschaftliche Begründung das Bäderwesen fördern, weniger durch Tamtam und Reklame. Als religiöser Sozialist mußte er im Dritten Reich sich im Hintergrund als kleiner Kaufmann durchschlagen. Bald nach 1945 wurde er in Bad Soden am Taunus wieder bäderwirtschaftlich und wissenschaftlich tätig, gründete den Hessischen Heilbäderverband und wurde hier Bürgermeister und Kurdirektor. Auch außerhalb Hessens galt sein Wort bis zur Besetzung von Lehrstühlen, der Ausbildung von Ärzten, der Schaffung von wissenschaftlichen und allgemein orientierenden Beilagen in Zeitschriften und Broschüren, kleinen Tagungen zur Fortbildung von Kurärzten und Kurdirektoren, Unterstützung unserer Studiengesellschaft für Klimatologie und Balneologie, Studienfahrten in Heilbäder, Errichtung von Forschungsstellen, balneologischen Arbeitsstätten usw. Er war viel unterwegs, ohne Dienstwagen, mit der Eisenbahn. Er tadelte auch mutig und offen Kurorte, die ihre Einrichtungen vernachlässigten, z. B. Königstein, weil es hier an allgemein zugänglichen physikalisch-therapeutischen Einrichtungen fehlte. Dieser Mißstand wurde 1977 beseitigt nach langen Kämpfen durch die Aktivität von Bürgermeister Weber mit der Schaffung des »Kurbades«, eines modernen Hallenbades mit Sauna und großen physikalisch-therapeutischen Einrichtungen, unweit des Naturparks Hochtaunus und doch zentral gelegen. Niemand nahm Meyer seine Eingriffe, u. a. auch in Personalentscheidungen übel, weil sie sachlich und nicht merkantil begründet waren. Früh nahm ich Beziehungen zu ihm auf; wir trafen uns oft. Schon vor dem »Gießener Kurs« (vgl. S. 498 f.) schuf Meyer gut gelungene hessische ärztliche Fortbildungskurse, so 1949 in Königstein und 1948 in Bad Salzhausen, wo auch der große Volhard ein überragendes Referat hielt.

Der Badearzt ist für die Gestaltung des Kurortes und für die Durchführung der Behandlungen sicher ein sehr entscheidender Faktor. Im Heilbad Soden am Taunus, das ich seit vielen Jahren überschaue, war sehr wertvoll, daß Ärztefamilien mehrere Generationen kontinuierlich dort ärztlich wirkten. Schon 1841 war Otto Heinrich Thilenius (1800–1867) Arzt in Hoechst und zugleich Badearzt in Bad Soden. Unter ihm wurde 1858 der Solesprudel entdeckt. Seine zwei Söhne, Sanitätsrat Dr. Georg Th. (1830–1885), ein vielseitiger Mann, war u. a. Reichstagsabgeordneter, wohnte im »Paulinen-Schlößchen« und gründete den bekannten Bäder-Almanach. Sein jüngerer Bruder Otto Th. (1843–1927) führte im Verlag Mosse den Bäder-Almanach weiter, nachdem er 1871 die Kaiserkrönung in Versailles erlebte. Seinen Sohn Otto (1885–1950) habe ich noch gut gekannt. Bad Soden war vor dem Ersten Weltkrieg noch ein führendes Heilbad, durch die schriftstellerische und organisatorische Tätigkeit der Badeärzte weithin bekannt. Otto Th. war führend in der Mittelrheinischen Studiengesellschaft und setzte sich für eine Verbesserung der Inhalationstechnik ein. Die Tochter von Otto Th., Dietmut Th., ist ebenfalls badeärztlich interessiert, ist Internistin in Soden.

Die ärztliche Familie Haupt stellte drei Badeärzte: Dr. August H., I (1853–1908) Franke von Geburt, ließ sich 1881 in Bad Soden nieder. Eine Reihe wissenschaftlicher Veröffentlichungen über Soden sowie die Mitbegründung des Krughaus-Inhalatoriums zählen zu seinen Verdiensten. Sein Sohn, Dr. August H., II (1885–1947) war ebenfalls ein führender Badearzt, hat sich sehr um das Inhalatorium bemüht (einstmals das besteingerichtete in Deutschland), das 1982 von der Stadt Soden übernommen wurde. Sein Sohn August Karl H., III (geb. 1911) ist Facharzt für innere Medizin, Badearzt und wissenschaftlich sehr interessiert.

Ein bedeutender Badearzt, mit dem ich persönlich befreundet war, war Dr. Fritz Jungeblodt (1895–1975); ein angesehener allgemein praktizierender Arzt und Badearzt in Soden, beliebt bei seinen Patienten. Bei Kriegsende erwies er sich als Mann der ersten Stunde, erfolgreich beteiligt an dem Wiederaufbau des badeärztlichen Vereins und an der Bekämpfung des Lärms (Bau der Umgehungsstraße B 8) (Dr. J. Wiesner). Ein vielseitig gebildeter Mann, eine sympathische und profilierte Persönlichkeit.

Ein wackerer Kämpfer für die weitere Entwicklung des Heilbades ist Dr. med. Johannes Wiesner, von großer Aktivität und umfassender wissenschaftlicher und allgemeiner Bildung; unser persönlicher Freund.

Von Hopmann ging der Gedanke aus, alljährlich einen etwa dreiwöchigen Fortbildungskurs, angeschlossen an eine Universität, durchzuführen. Kronheim, M. Bauer, Oelemann (sehr tätiger und fähiger Ärzteführer und Mitglied des Bundestages, zeitweise auch hoher Ministerialbeamter; zu früh verstorben) und Kuno Meyer unterstützten mit mir den Gedanken sehr. Nach manchen anderen enttäuschenden Verhandlungen übernahm Professor Georg Herzog, Gießen (1884–1962), Ordinarius für pathologische Anatomie, Leiter der berühmten Gießener Fortbildungskurse, auch den Kongreß für Physikalische Medizin, Balneologie und Bioklimatologie. Die Teilnahme an diesen Kursen bildet auch heute noch unter anderem eine Voraussetzung zur Verleihung des Titels »Kur- bzw. Badearzt« durch die Ärztekammer. Herzog hatte sich neben seinem Hauptamt diesen Kursen besonders gewidmet. Sie wurden das Fundament des Wiederaufbaues der Medizinischen Fakultät in Gießen. Die Lehrer waren und sind zum Teil Angehörige der Gießener Medizinischen Fakultät (für die allgemein-medizinischen Fächer) und zahlreiche Gastdozenten traten dazu (zu denen ich auch gehörte), darunter auch gut ausgesuchte Naturwissenschaftler und Kurdirektoren. Nach etlichen Enttäuschungen wurde der erste Kongreß 1950 unter Herzog ein großer Erfolg. Ich hatte mir das Referat »Mittelgebirgsklima, Allgemeine Bioklimatik« ausbedungen und hatte die Freude, daß meinen Ausführungen stets ausgedehnte Diskussionen folgten, wobei auch allgemeine Fragen aus der Bioklimatik diskutiert wurden; mich unterstützten durch besondere Vorträge mein alter Freund Leo Schulz und Professor Ernst Wiedemann (geb. 1919), der jahrelang das Therapeutikum der Universitätskliniken Frankfurt geleitet hatte. Mein Nachfolger wurde Professor W. Schmidt-Kessen (geb. 1919). Von ärztlichen Dozenten gehört Professor Horst Jungmann-Hamburg (geb. 1921) seit Beginn dem Kurs an, auch durch eigene Forschungen Meeresküsten- und Alpenklima beherrschend. Das Hochgebirge wurde von dem Direktor des Meteorologischen Observatoriums in Davos Dr. E. Flach (geb. 1905) und Professor K. Inama-Salzburg (geb. 1920) dargestellt, das Meeresküstenklima, besonders durch die Kieler Schule von H. Pfleiderer (1900–1973). In dem Lehrbuch der Bäder- und Klimaheilkunde, erschien 1940 mitten im Krieg bei Julius Springer, Berlin, von H. Vogt herausgegeben, ein 340 Seiten starker Beitrag mit 125 Abbildungen »Bioklimatik« von Heinrich Pfleiderer und Konrad Büttner, beide in Kiel, der allgemein Aufsehen und Bewunderung erregen sollte. Von den Autoren war zwar Konrad Büttner ebenso wie ich Angehöriger des Studentenbundes »Schwarzburg«; ich lernte ihn persönlich erst Dezember 1946 bei seinem Vortrag im meteorologischen Colloquium Frankfurt kennen und wir sprachen anschließend mit gutem menschlichen Kontakt miteinander. Er galt als hochbefähigt, aber scheu, fühlte sich immer zurückgesetzt. Er hatte, der hochqualifizierte Physiker, nach dem Krieg in den USA sehr große Aussichten, wohin er alsbald auswanderte und in hoher Stellung vor einigen Jahren verstorben sein soll. Einen Nachruf habe ich nicht gesehen; Pfleiderer erwähnte ihn nie. Die Gegner Pfleiderers sprachen stets davon, daß die originellsten Ideen der gemeinsamen Arbeit, insbesondere denen des Frigorigraphen (»Büttner Kugel«), einem Meßgerät, dessen Eigenschaften dem menschlichen Körper möglichst äquivalent seien, von Büttner nahezu allein stamme und daß nach Beendigung der gemeinsamen Arbeit Pfleiderer nichts Wertvolles und Neues produziert hätte, was sicher nicht richtig ist. Pfleiderer, aus der vielzitierten schwäbischen Kulturschicht stammend, die pietistisch bis religionsfeindlich sein kann, aus der manche große Deutsche entstammen, Sohn eines Arztes mit naturheilerischen Neigungen hat selbständig, genial ein großes wissenschaftliches Werk aufgebaut. Er war bisweilen schroff und verletzend, dann durch schwäbelnden Humor und weltmännisches Auftreten wieder versöhnend. Nach vielseitiger ärztlicher Ausbildung, so auch in Bad Elster bei dem bedeutenden Sanatoriumsleiter Geheimrat Köhler und bei Böhm in München in physikalischer Therapie, kam er zu C. Haeberlin nach Wyk auf Föhr, von dem er sich später trennte, und zu Schittenhelm, der mir unangenehm erschien durch sein antisemitisches Verhalten auf dem Wiesbadener Kongreß, wo er den ersten Vorsitz für den vertriebenen Professor L. Lichtwitz einnahm. Weiter war er Schüler des Hamburger Physiologen O. Kestner und in Davos von A. Loewy und Dorno. 1955 wurde Pfl. ordentlicher Professor für medizinische Klimatologie, physikalische Therapie der Universität Kiel. In Westerland hatte er aus dem Nichts ein imponierendes Universitäts-Institut aufgebaut. Nach Büttner hatte er keinen ständigen Naturwissenschaftler als Mitarbeiter mehr. Die Meteorologen haßte er; das spürten mein Freund F. Becker und Rudolf Schulze, Hamburg (1906–1974) und andere. Ich kannte ihn durch Linke wohl seit 1937. Durch mehrere regelmäßige Aufenthalte auf Sylt sahen wir uns oft; meine Frau verehrte er sehr. Seine zu frühe Ehe mit einer älteren Frau, aus der ein Sohn und Enkel stammten, ging bald in die Brüche. Erst durch den Tod der Frau Jahrzehnte später, konnte er als hoher

Sechziger wieder heiraten. Aus dieser glücklichen Ehe stammen zwei Töchter. In all den Jahren waren Mitarbeiterinnen, kluge und hochstehende Frauen, seine Begleiterinnen, die auch bei uns in Kampen verkehrten. Für unsere wissenschaftliche Gesellschaft hat er sich stets hervorragend eingesetzt. Meine Arbeiten förderte er kaum. Als ich wohl als einziger die »Kugel« kaufte und jahrelang Messungen zwischen Innen- und Außenklima durchführen ließ und auch publizierte, schwieg er. Er war bekannt, daß er alles allein machen wollte. Als das große Handbuch von W. Amelung und A. Evers bei Schattauer von uns vorbereitet wurde und ich ihn und Herrn Jessel um Mitarbeit bat, versagte er diese aus Haß gegen Vogt, der ihn so gefördert hatte und verbot auch Jessel jede Mitarbeit. Aber: nehmt alles in allem: Pfleiderer war ein großer Mann. Die natürliche Strahlenbehandlung der Psoriasis, die Exposition des nackten Körpers der natürlichen Sonne ist auch sein Werk. Er war auch gern Arzt, ein nicht nur denkender, auch ein guter Arzt. Er starb an einer der grausamsten Krankheiten, sehr wissend. Wir waren tief ergriffen. (Über Uwe Jessel vgl. S. 508) Für die Meeresheilkunde ist auch seit Jahrzehnten einer der Tätigsten in dem Kurs Professor W. Menger-Norderney (geb. 1919). Auch der Nachfolger von Pfleiderer auf dem Lehrstuhl für Bioklimatik, der Physiologe Professor Witzleb (geb. 1924) spricht in Nauheim. Zahlreiche Naturwissenschaftler wurden an den Kursen beteiligt. Die Leitung des meteorologischen Teils hatte von Anfang an bis heute Professor Friedrich Becker. Der Senior Professor Arthur Weber (1879–1973), Bad Nauheim, trug in hervorragender Weise die Balneologie vor und seine berühmte Vorlesung über Herztherapie. (»Er war in einer Person naturwissenschaftlich registrierender und warmherzig teilnehmender Arzt.« – F. Büchner – »Sein Name ist engst verbunden mit der Balneologie, der Therapie von Kreislaufkrankheiten mit Kohlensäurebädern.« V. Ott.) Weiter seien genannt der bedeutende Physiologe Dr. med. und Dr. phil. H. Göpfert (geb. 1909). Inhaber des Lehrstuhls für physikalische Medizin, Balneologie und Bioklimatik in Freiburg; er sprach über Klimaphysiologie. Nach der Emeritierung Webers übernahm Professor Dr. Viktor Ott (geb. 1914 in Stuttgart), in der Schweiz groß geworden, mütterlicherseits aus einer alteingesessenen sehr gebildeten Frankfurter Familie stammend, in Zürich bei von Neergard habilitiert und seit 1956 Ordinarius und Direktor der neugebauten Klinik für physikalische Therapie in Gießen. In Bad Nauheim organisierte er die Balneologie, und nach Herzog übernahm er die Leitung des gesamten Kurses, der er sich mit seiner großen Intelligenz, Liebenswürdigkeit und Tatkraft widmete. Die Kurse werden auch heute noch im großen und ganzen wie im Anfang weiter geführt. Die Exkursionen erstreckten sich anfänglich auch nach Köngstein, wo Bürgermeister Fassbender für ein interessantes Programm sorgte mit einer Besichtigung der Königsteiner Forschungsstation des Wetterdienstes unter Professor Becker und unserer Klinik, und von Bad Soden mit seinem berühmten Inhalatorium. Der Fortbildungskurs fand zunächst in Gießen statt und ab 1963 in Bad Nauheim in der Klinik für physikalische Medizin und Balneologie der Universität Gießen.

Seit Beginn der Tagungen nahmen zu unserer besonderen Freude nicht wenige angesehene Ärzte aus Österreich an den Kursen teil. Die meisten österreichischen Kollegen hatten als Sanitätsoffiziere in der deutschen Armee die Kriege mitgemacht und verleugneten ihr Deutschtum nicht. Ihr schwerkriegsbeschädigter Sprecher Krammer aus Bad Schallerbach hielt auf dem Bädertag 1952 eine begeisterte Rede auf Deutschland. Der spöttische Fassbender meinte, es fehle nur noch der Ausruf »Heim ins Reich«. Die österreichischen Kur- und Badeärzte, die einschlägigen wissenschaftlichen Gesellschaften und Universitätslehrer unterstützten die Kurse in Gießen. Von prominenten, mir schon durch die ersten Kurse in Gießen bekannten Kollegen aus Österreich, kann ich nur wenige erwähnen. Unser persönlicher Freund, Medizinalrat Dr. Heinrich Thaler (geb. 1910) ist seit Jahrzehnnen der führende Badearzt nicht nur in Badgastein, sondern auch langjähriger Vorsitzender der einschlägigen ärztlichen Verbände Österreichs auf ärztlichen Tagungen und Kongressen im In- und Ausland und im Schrifttum, in enger Zusammenarbeit mit der Universität Innsbruck. Seit meiner ersten Kur in Badgastein 1956 und fast immer in den folgenden Jahren ist er dort mein und meiner Frau ständiger Arzt und hat mir in schweren Krankheiten wiederholt, ärztlich und menschlich, unermüdlich beigestanden. Sein »Gasteiner Kurbüchlein« ist ein vorbildlicher Wegweiser für Heilungsuchende. Der liebenswürdige und vornehme Sproß einer alten Arztfamilie ist auch ein großer Naturfreund, Alpinist und Kenner der Medizingeschichte. Er konnte nachweisen, daß bereits Paracelsus mit den Glykosiden der Nießwurz, die Strophantin-ähnliche Wirkungen hat, arbeitete und erhielt deshalb den Paracelsus-Preis. 1953 war ich zu einem Referat zur Tagung der österreichischen wissenschaftlichen Gesellschaft unseres Faches in Badgastein eingeladen. Else und ich nahmen an der ersten Stolleneinfahrt in das alte Bergwerk, in den neuentdeckten Radonstollen, teil, anstrengend, aber von größtem Interesse und hoher therapeutischer Bedeutung. 1954 war eine Tagung derselben Gesellschaft in Bad Gleichenberg »in dem Südosten unseres deutschen Sprachraumes – Blumauer« in der Steiermark. Die deutschen Gäste wurden hocherfreut aufgenommen. Die interessante Tagung bot auch Ausflüge durch das rebenbewachsene Land, z. B. bis nach Radkersburg/Murg mit einem gewaltigen russischen Kriegsdenkmal. Die Besetzung dieses deutschen Landes durch die Russen war kaum 10 Jahre her, aber die Bevölkerung war noch von größter Erbitterung über die Leiden, die sie durchgemacht hatte durch Militär und besonders auch durch jugoslawische Partisanen, wie sie auch F. Hoff in seinen »Erinnerungen« geschildert hat. Auf der Rückfahrt konnte ich mit Else, Diether, der uns fuhr, Ingrid und Uta, Graz, das uns in seiner altösterreichischen Vornehmheit einen tiefen Eindruck machte und unter anderem auch Bad Ischl besichtigen. In Ischl, auf der Fahrt durch das Salzkammergut, zeigte uns der Leiter der großen Bädereinrichtung, O. M. Rat Dr. E. Prochaska (gest. 1981) sein imponierendes Werk mit dem Ergebnis, daß Uta sich bald entschloß, nach bestandenen Abitur, Krankengymnastin zu werden. Dieses Kurmittelhaus gilt als eines der größten und besteingerichtesten Europas, von dem auch literarisch angesehenen Prochaska ausgebaut. Er machte sich auch um die Entwicklung der Ultraschalltherapie verdient. In Ischl führte er uns noch durch die ehemalige Villa von Kaiser Franz Joseph. Plötzlich ging eine junge Dame (Urenkelin des Kaisers?) auf uns zu und wollte mit uns streiten, da Herr P. uns die »geheiligten Gemächer«gezeigt hätte. Sie war aber bald zu besänftigen. Durch das Salzkammergut fuhren wir heimwärts mit der damals üblichen längeren Autopanne.

Durch Vermittlung von Professor W. Kohlrausch (1888–1980), dem Schöpfer der modernen Krankengymnastik, mit dem ich mich anfreundete, nachdem er aus Straßburg vertrieben, in Marburg und Frankfurt und in Freudenstadt noch lange wirkte, besuchte Uta in Freiburg 1955–1957 die berühmte Krankengymnastikschule von Frau Dr. Teirich-Leube, um dann in Frankfurt als Krankengymnastin am Privatkrankenhaus Sachsenhausen tätig zu werden. Sie erkannte bald die Unkenntnisse der meisten Ärzte in physikalischer Therapie und studierte dann zu unserer großen Freude Medizin in Frankfurt, Berlin und Wien und ist in ihrem ärztlichen Beruf glücklich geworden.

OMR. Dr. Franz Blumauer (1896–1977), uns seit dem ersten Treffen vor Kriegsausbruch in Wien gut bekannt, war der führende Arzt in Gleichenberg. Blumauer, geborener Grazer, machte den Ersten Weltkrieg bei den Kaiserjägern mit und wurde schwer verwundet. Nach seiner medizinischen Ausbildung übte er eine sehr angesehene allgemeinärztliche Kurpraxis in Gleichenberg aus, war auch sehr tätig im Verband der österreichischen Kurärzte als Vorsitzender und Ehrenpräsident und war im letzten Krieg Sanitätsoffizier. Der auch wissenschaftlich Tätige, wirkte im persönlichen Umgang durch seine erschöpfende Hingabe für seine Umgebung. Er ging, wie im Nachruf Herr Thaler schreibt, aus allen schweren Prüfungen seines Lebens größer, stärker und gütiger hervor, als Mensch hoher Reife und großer Weisheit (Krebstod seiner eindrucksvollen Frau und akuter Tod seiner hoffnungsvollen Tochter). Diesen Worten von Herrn Thaler kann ich nur zustimmen. Wir waren sehr befreundet. 1976 waren wir noch mehrere Tage mit ihm zusammen auf einem bestens gelungenen Kongreß am Neusiedlersee. Über sein Hinscheiden ein Jahr später wurde mir berichtet, daß er »fürstlich beerdigt« wurde. In steter Erinnerung bleibt uns auch OMR. Dr. Franz Krammer (1901–1970). Aus einer alten Kärtner Familie stammend, wurde er in Klagenfurt als Sohn eines kaiserlichen Artillerieoffiziers geboren und machte den Zweiten Weltkrieg als Sanitätsoffizier bei der deutschen Wehrmacht mit. Zwischen den Kriegen studierte er Medizin und war nach dem letzten Weltkrieg ein Vierteljahrhundert in Bad Schallerbach als Arzt und Kurarzt tätig. In rd. 150 wissenschaftlichen Arbeiten nahm er hauptsächlich zu balneologischen Problemen Stellung. Seinem liebenswerten, aufgeschlossenen Wesen und seiner menschlichen Größe, mit der er eine verstümmelnde Verletzung zu verdrängen schien, konnten auch wir uns nicht entziehen. Wir sind dankbar, zu seinen Freunden gehört zu haben.

Die österreichischen Kur- und Badeärzte ernannten mich schon 1953 zu ihrem Ehrenmitglied, die Österreichische Gesellschaft für Balneologie und Medizinische Klimatologie unter Professor Dr. R. Günther 1974 einstimmig zum Ehrenmitglied. Auch die entsprechenden deutschen Gesellschaften, der Verband der deutschen Badeärzte beriefen mich 1964 unter Dr. Hopmann, die Deutsche Gesellschaft für Physikalische Medizin unter Professor Dr. Dr. H. Göpfert 1965 und die Vereinigung für Bäder- und Klimaheilkunde Bonn unter Professor Dr. Evers und Professor Dr. Rudolf Schulze 1966 zum Ehrenmitglied.

Die in Neuenahr bzw. in Pyrmont neu gegründete deutsche Gesellschaft für Physikalische Therapie, Balneologie und Klimatologie unter dem Vorsitz stellvertretend von mir, tagte zum ersten Mal und zwar gleichzeitig mit dem Bädertag im Kurhaus von Baden-Baden im Oktober 1951. Es war der stärkste Besuch einer Tagung unserer Gesellschaft. Leider konnte Boehm, schwer erkrankt, die Sitzung nicht leiten. So fiel mir die Aufgabe zu, die mir große Freude machte. Zunächst hatte ich einen schweren Kampf durchzustehen. Der Kurdirektor, ein feingebildeter Herr, Professor und zweifacher Doktor, aus einer altpreußischen Adelsfamilie stammend, schien keine besondere Achtung vor den Ärzten zu haben; er wies uns einen schlechten Versammlungsraum zu. Mit Unterstützung des nicht zimperlichen Reichel konnten wir uns durchsetzen und erhielten den besten Tagungsraum. Es gab viele gute Vorträge. Aus unserem neuen Arbeitskreis in Königstein mit Lotz trug ich kurz vor. Nach dem Tode von Professor Boehm wählten wir sogleich Frau Professor Kl. Gollwitzer-Meier (1894–1954) zur Vorsitzenden. Ich wollte nicht den Vorsitz übernehmen (Königsteiner Gebundenheit, zunehmende Auslandsreisen, Sprachkenntnisse). Frau Gollwitzer-Meier, in zweiter Ehe mit dem Internisten Kroetz verheiratet, war eine hochangesehene experimentelle Physiologin und Internistin von internationalem Ruf. Sie sollte in Bad Oeynhausen ein nach ihren Plänen eingerichtetes Institut übernehmen. Sie hatte unter anderem die Bedeutung der CO_2-Bäder für die Therapie der Herzkranken erneut bestätigt.

Schon 1924 auf dem ersten Deutschen Internistenkongreß nach dem Krieg in Kissingen hatte ich sie, gleichaltrig mit mir, als eine entzückend anzusehende junge Dame, die bescheiden und sicher in der Diskussion sprach, etwas näher kennengelernt und sie trat einen Siegeszug in der Wissenschaft an; man gratulierte uns zu dieser Vorsitzenden. Für Travemünde war es mir gelungen, zwei Frankfurter Ordinarien der naturwissenschaftlichen Fakultät (Professor Giersberg (1890–1980) und Professor Mügge (1896–1975) als Referenten zu gewinnen. Mügge, der Nachfolger Linkes, galt als bedeutender, geistreicher und witziger Gelehrter (der größte »Wolkenforscher«), war aber äußerlich schmächtig und ungeschickt. Mügge sprach und hatte großen Erfolg mit seinen Ausführungen, ebenso wie Giersberg (»Die biologische Bedeutung der optischen Strahlung«). Travemünde machte uns, obwohl wir als Unterbrechung von Sylt kamen, einen interessanten Eindruck. Ich war Kassenwart der Gesellschaft seit Baden-Baden und damit engeres Vorstandsmitglied. Im September 1953 war die nächste Tagung in Reichenhall und 1954 in Bad Nauheim. Plötzlich erhielt ich die Anzeige, daß Frau Gollwitzer-Meier »unerwartet«, »mitten aus unermüdlichem Schaffen herausgerissen« verstorben war. Die Gesellschaft war inzwischen so umorganisiert worden, daß sie drei Vorsitzende, den Schriftführer und den Schatzmeister hatte. Je einer der drei Vorsitzenden vertrat eine der drei Sektionen (Balneologie, Bioklimatologie und physikalische Therapie). Als Achtziger nahm ich noch teil an den wissenschaftlichen und den Beirats-Sitzungen unserer Gesellschaft in Marburg (1976) und Berlin (1978): In Berlin wurde mir neben W. Kohlrausch und A. Evers die Gottfried Boehm-Medaille, geschaffen auf Anregung von Professor von Braunbehrens, als erstem verliehen. Da ich Boehm sehr geschätzt habe, war die Verleihung für mich eine besondere Freude! Präsident dieser wissenschaftlich und gesellschaftlich groß aufgezogenen Versammlung sollte Uwe Jessel (1916–1978) sein, seit 1978 Präsident der Gesellschaft. Ein ausgesprochen kluger, sorgfältig abwägender, dabei innerlich freier und grundgütiger Mensch, starb, bevor er das Ziel, das er sich gesetzt hatte, die so sorgfältig vorbereitete Sitzung zu leiten und manche Arbeit, die wir dringend erwarteten, abschließen zu können. Sein letzter Chef, Professor E. Witzleb, ein bedeutender Mann, hat Jessel in seinem Nachruf als Menschen und Forscher vorbildlich gewürdigt (Z. Bäder-Klima-Hkd. *27*: 83, 1980). Jessel hatte immer neue, stets kritische Gedanken und war auch ein strenger Statistiker, ohne vorgefaßte Meinungen. So hat er als erster die Hohlheit vieler Untersuchungen über Wetter und Krankheiten erkannt, offen gelegt und jedes Kapitel der Bioklimatologie hat er von neuem bereichert. Jahrzehntelang wurde seine wissenschaftliche Publizität unterdrückt und damit die Entfaltung eines großen Gelehrten. Und die großen vorbereiteten Ergebnisse zerstörte dann der Tod. Jessel war auch ein begnadeter Organisator. An die von ihm veranstalteten internationalen Kongresse, zum Beispiel in Saint-Malo (1972) mit den glänzenden französischen und russischen Ansprachen Jessels, werde ich mich stets erinnern. Seine großangelegte Frau pflegte ihn in seiner bescheidenen Wohnung des Elternhauses bis zuletzt.

Diese hier vorliegenden Lebenserinnerungen sollen jetzt ihrem Abschluß entgegengehen. Fast 3½ Jahre haben sie mich fast täglich begleitet. Im Alltag, in schlafgestörten Nächten wurden schon die Sätze gedacht, gefeilt und dann fast immer handschriftlich niedergelegt. Und der gütigen Hand, die sie dann druckfertig lesbar machte, mit Geduld und Kritik schrieb, werden der Verfasser und alle, die nach ihm kommen, immer dankbar sein. Die Vorbereitung zu diesem Werk dauerte viele Jahre, mit manchmal zu ungeduldiger Planung, neben so vielem anderen Drängen der Umwelt. Stammbäume und Archive, Briefe von gestern und von Urahnen, oft freilich lässig geführte Tagebücher halfen, richtig gelesen, sehr. Eine große Bibliothek und die Mappen mit Zetteln und Notizen wurden immer von neuem studiert. Man spricht in der Familie und bei Bekannten von meinem stets griffbereitem »sagenhaften Gedächtnis«. Mein Tatsachengedächtnis hat mich selten verlassen. Namen im Umgang merkte ich mir oft ungenau. Und Gedichte habe ich nicht leicht auswendig gelernt. Heute machen sich die mehr als 89 Lebensjahre oft allzu bemerkbar. Aber der innere Weg, die scheinbar verschütteten Zeiten mit oft spannenden Stunden voll Sorgen und Freuden wurden plötzlich ein Erlebnis. Meine Schwestern, geboren 1899, begleiteten mich fast immer in der Nähe seit der Jugendzeit, und meine Frau, mit der ich immer meine Gedanken austauschte, seit Ende des ersten Weltkrieges.

Als Kind habe ich einmal spontan, so wurde berichtet, geschrieen: »Ich will Arzt werden, Doktor, aber auch Geheimrat«. Der Drang zum Helfen im Leben, aber auch zur persönlichen exponierten Stellung ist nicht zu verkennen. Arzt bin ich, war ich stets voll Freude, voll Liebe zu der Tätigkeit und den mir anvertrauten Patienten, zu denen, die freiwillig zu mir kamen, aber auch und besonders in den zwei langen Kriegen zu denen, die mir als Soldaten ganz in die Hand gegeben waren. »Und hätte der Liebe nicht« (1. Korinther 13). – Ich benutze nur die Luther-Bibel, die modernen Übersetzungen sind vielleicht fehlerfreier, erreichen aber nicht die wunderbare deutsche Sprache des Lutherschen Werkes, ein großartiger Bildungsträger. Wir aussterbenden Schüler des alten humanistischen Gymnasiums, konnten das Neue Testament noch griechisch lesen. Welche Sünden haben diese Politologen an den höheren Schülern begangen, das Gymnasium A. von Humboldts zu zerstören! »Die preußische Universität ist eine der wenigen weltgeschichtlichen Leistungen Preußens gewesen, deren Rang bis heute unbestritten ist, sie ist zum Prototyp der modernen Universität geworden, von Baltimore über Tokio nach Jerusalem. Der Ruf der Deutschen in der Welt beruhte im 19. und frühen 20. Jahrhundert, neben der gleichsam staatenlosen Musik, auf der Universität und der von ihr getragenen Wissenschaft.« (Th. Nipperdey. Frankfurter Allgemeine Zeitung 1981, Nr. 270). Die Egalité der französischen Revolution hält noch manches kluge Gehirn eines wohlmeinenden Intellektuellen gefesselt.

Ich war mir stets meiner großen ärztlichen Verantwortung bewußt, litt unter ihr, besonders unter dem Versagenmüssen, wo die ärztliche Kunst noch nicht den Weg der Heilung wußte. Ich lernte hier die Bedeutung der Umwelt kennen, aber auch die des Charakters des Kranken, beides ist sehr wichtig, um mit dem Leiden fertig zu werden. Aus seinem Erbgut, den in ihm schlummernden unsichtbaren Kräften der Ahnen hat der Mensch ihm unbekannte Möglichkeiten, vielen äußeren und inneren Ängsten und Nöten entscheidend zu begegnen, auch im Kranksein. Ich fürchte, daß der heutige Mensch, der solche Ströme seines Wesens nicht mit der scheinbar alles könnenden modernen Technik messen kann, ja der seit vielen Jahren durch familienfremde Erziehung, einen nivellierenden Alltag ohne den echten besinnlichen Sonn- und Feiertag, ohne trauern zu können und wahre Freude zu empfinden und unter der Unterdrückung der religiösen Empfindungen, der heimat-, volks- und vaterlandgebundenen Regungen, immer mehr sein eignes

Ich verliert. Hört man heute noch echtes Lachen? Wird nicht die feierliche Festtagskleidung, der Sonntagsanzug durch die »Freizeitkluft«, die recht teuer sein kann, verdrängt? Ein besonderes, einmaliges, persönliches Leben kann sich nicht entwikkeln, und der Heutige will es vielleicht auch nicht. Er wird in der Zukunft sich ganz verlieren, und die Geschichte anderer Völker wird über ihn hinweggehen.

Der echte Arzt, der wissend und doch so unwissend seinen Patienten gegenübersteht, wird sich immer fragen, handelst Du richtig? Das Beobachten ist der erste Weg. Und die Krankengeschichte, die sorgfältig angelegte und weitergeschriebene, zwingt zum kritischen und vergleichenden Denken. Dazu kommt die führende Güte, die der Arzt ausstrahlen soll. Das alles habe ich von meinem Vater zuerst einprägsam gelernt. Und der hinkende jüdische Psychiater, dem ich 1916 im Krieg kurz unterstellt war, dem ich leider niemals wieder begegnete, lehrte mich, aus den einzelnen Beobachtungen das Gesamtbild zu finden und so zu einer wissenschaftlichen Erkenntnis zu kommen. Bei Kurt Goldstein (1878–1965), dem Genialen, erfuhr ich später, wie aus der Krankengeschichte des einzelnen Hirnverletzten, aus der persönlichen Biographie mit viel Fleiß und kritischen Bedenken das Krankheitsbild einer großen Gruppe dargestellt werden kann. (W. Amelung. Krankheitsbild der traumatischen Epilepsie bei Hirnverletzten, 1918-1920).

Ich kann nicht die Entstehung jeder einzelnen Arbeit hier schildern. Seinerzeit war der Entschluß zu dieser großen Arbeit gefaßt worden unter dem Verlangen meiner 12 Enkel, die heute teilweise schon erwachsen sind. Es klang mir immer in den Ohren: »Opa, Opa! Und die Memoiren« von Ilona, der stets charmanten österreichischen Enkelin. Die Enkel werden für eine entschwindende Zeit sich sicher interessieren und manchmal mitfühlen. Und vielleicht werden auch andere Leser gern etwas erfahren über die Entwicklung meiner Heimatstadt Königstein, in die ich als Kommunalpolitiker vielfach eingegriffen habe. Auch konnte ich in einem langen Leben manchen politischen, kirchlichen und wissenschaftlichen Ereignissen bisweilen unbekannte, interessante Seiten abgewinnen, weil zahlreiche Prominente mir als Arzt, als Kollegen oder Freund begegneten. Ich denke hier besonders an den Kirchenkampf, die Umstellungen an den Universitäten und an den Wiederaufbau nach 1918 und 1945.

Meine bioklimatischen Vorkriegsuntersuchungen sowohl mit Leo Schulz-Braunlage als auch mit H. Landsberg waren gefolgt von mancherlei vergleichenden experimentellen Arbeiten über die Luftbeschaffenheit, besonders in Kurorten und ihre gesundheitliche Bedeutung. Trotz des Zweiten Weltkrieges fand ich damals auch Mitarbeiter, mit deren Hilfe das Taunusklima weiter erforscht wurde. Als ich nach der Beendigung des Zweiten Weltkrieges meine Tätigkeit in Königstein in unserer Klinik wieder voll aufnehmen konnte, wurde die medizinmeteorologische Arbeit im Kurort gemeinsam mit den Linke-Schülern Dr. phil. nat. C. A. Pfeiffer und dann anschließend sehr entscheidend mit dem Nachfolger Dr. phil. nat. Friedrich Becker energisch betrieben. Die Untersuchungsergebnisse wurden vielfach vorgetragen, vor allem als Medizinische Doktorarbeiten meiner Schüler von der Frankfurter Medizinischen Fakultät angenommen und größtenteils auch im medizinmeteorologischen Rahmen an anderer Stelle publiziert. Ich hatte das große Glück, daß unter meinen Mitarbeitern in der Klinik und den Doktoranden viele für unsere Probleme (Mensch und Klima) sich interessierten, bereit waren die für Mediziner u. a. nicht leichte Meßtechnik zu lernen, (unter anderen: J. M. Bansa, G. Löschner, Dr. phil. K. Wallert, Dr. rer. nat. H. Cauer, H. Sparwasser, H. Häusgen, P. Baghai und besonders E. Püntmann). Der schon früher erwähnte C. A. Pfeiffer, der als erster Meteorologe in die noch von Linke eingerichtete und von Knoch genehmigte Kurortklima-Kreisstelle auf dem Hardtberg in Königstein (für das Taunusgebiet) einzog, entfaltete eine rege wissenschaftliche Tätigkeit. Neben rein meteorologischen Arbeiten verfaßte er mit mir wichtige Arbeiten für die Kurortklimatologie, so unter anderem über die »Vorzüge des Talhangklimas gegenüber dem Vorkuppenklima im Mittelgebirge« und die »Einwirkungen des Waldklimas auf den Menschen«, bereits unmittelbar nach Kriegsende auf Wunsch der Stadt Königstein verfaßt und bereits 1947 in der Klinischen Wochenschrift (Verlag Springer) erschienen. Der angesehene Meteorologe H. J. Swantes, der September 1981 über »Das Waldklima und seine bioklimatische Wirkung auf den Menschen« in »Heilbad und Kurort« veröffentlichte und dazu die moderne Literatur über den Wald studierte, konnte feststellen, daß nach den Königsteiner Veröffentlichungen kaum etwas wissenschaftlich Brauchbares erschienen sei. C. A. Pfeiffer war ein begabter Naturwissenschaftler, ideenreich, technisch erfahren, vor allem von neuen Gedanken sprühend und sehr fleißig, wenn ihn die Arbeit interessierte. Aber er war ein seltsamer Mensch, wobei man ihn einen wertvollen Menschen nennen konnte; skurril und introvertiert, bedürfnislos bis zur Vernachlässigung. Ich kam gut mit ihm aus; ich war nicht sein Vorgesetzter. In Offenbach schüttelte man über Pfeiffer den Kopf. Er hielt den Ablauf auch berechtigter Forderungen seiner vorgesetzten Behörde durch Nichterledigung wichtiger Anfragen, Gutachten usw. auf. Dafür schrieb er einen großen, astrologisch angehauchten Roman, mit dem der Verleger Konkurs machte. Man mußte Pfeiffer aus dem Wetterdienst entlassen. Vielleicht hätte sein Protektor Linke, Pfeiffer rechtzeitig richtig lenken können; er lebte aber schon lange nicht mehr. Pfeiffer ist mit seiner neuen Frau, einer Französin, bald nach Paris gezogen und arbeitete dort als Monteur. Die Frau starb bald nach der Geburt der Tochter, er heiratete wieder eine Französin aus dem Volk, zum dritten Mal, und er selbst starb dann wenig später. Das elternlose Kind ist in Deutschland bei Pfeiffers Geschwistern großgezogen worden in einer großbürgerlichen Familie. Sein Nachfolger in Königstein Dr. phil. nat. Friedrich Becker (geb. 1910 in Offenbach), den ich schon vor dem letzten Krieg als Mitarbeiter des Kerckhoff-Institutes kennen gelernt hatte, leitete von 1947 bis 1967 hier in Königstein die Klimastation. Ich habe Becker als klugen und vornehmen Mann kennengelernt, mit allen Vorzügen des guten und gebildeten deutschen Beamten, der mit seinem Charakter, Fleiß und Zuverlässigkeit den hohen Aufstieg an die Spitze des deutschen Wetterdienstes verdiente. Wir waren bald befreundet und auch unsere Frauen verstanden sich gut. Er lebte ganz seinem Beruf, seiner gesegneten Familie und der Wissenschaft, denn er war auch hier ausgesprochen begabt. In den Königsteiner Jahren entstanden wertvolle medizin-meteorologische Arbeiten von Becker, zum Teil mit meinen jungen Mitarbeitern und von mir unterstützt. Es bestand stets rege Zusammenarbeit und Gedankenaustausch mit mir. Ich verdanke ihm sehr viel. In den letzten Jahren hier hatte er unter anderem in Königstein die Aufgabe, die Radioaktivität der Luft zu untersuchen. Es war in der Zeit der Versuche mit Atombomben und der eventuellen Verseuchung der Luft durch Radioaktivität. Zu den vereinzelten Stellen in Deutschland, an denen gemessen wurde, gehörte auch das Königsteiner Institut ab 1956 in dem mir gehörenden Haus in der Hugo-Amelung-Str. 2 in der Nähe der Klinik. Nach Abschluß dieser so wichtigen Untersuchungen, die keine Gefährdung durch Radioaktivität in Deutschland ergeben hatten, wurde aus mir nicht verständlichen Gründen die Klimastation nach Bad Nauheim verlegt, wurde aber dort bald aufgelöst, als die Klimaforschung zentralisiert wurde. Ein Ereignis wohl auf Anordnung des Bundesrechnungshofes durchgeführt und in keiner Weise wissenschaftlich belegt. Becker wurde zum Leiter der Abteilung Bioklimatologie im Zentralamt des Deutschen Wetterdienstes in Offenbach ernannt als Nachfolger von Knoch, und Abteilungspräsident. Auf Vorschlag von Prof. Ott wurde er außerdem als einziger Meteorologe in Deutschland Honorarprofessor der Medizinischen Fakultät der Universität Gießen (1972); er hält heute noch Vorlesungen und ist als Gastdozent weiter an den Fortbildungskursen für Badeärzte tätig.

Außer den in meiner Habilitationsschrift gebrachten Berichten über die Luftgüte (»Luftkolloid«) und meinen Ausführungen darüber in Hand- und Lehrbüchern und Hinweisen in meinen Vorträgen und in meinen Universitätsvorlesungen sind im ganzen 18 vorwiegend experimentelle Arbeiten über dieses wichtige Gebiet aus meinem Arbeitskreis erschienen. Die Untersuchungen erfolgten zunächst mit dem Kernzähler nach Scholz, später dem Konimeter von Zeiß. Die Bestimmung des Staubniederschlags erfolgte mit den Haftfolien von Diem-Neuwirth (N. war der führende Meteorologe in Freiburg (1909–1976). Wir standen in stetigem wissenschaftlichen und freundschaftlichem Gedankenaustausch. Unsere Königsteiner luftchemischen Untersuchungen wurden bis etwa 1970 fortgesetzt. Durch die lange vorbereitete Umstellung und Übergabe der Klinik an die Enkel von Hugo Amelung 1971 und dem damit verbundenen Verzicht auf Doktoranden, die in der Klinik arbeiteten, konnte ich nicht mehr auf luftchemischem Gebiet experimentieren. Erpho Püntmann hatte die letzten schwierigen Untersuchungen mit der Landis-Gyr-Methode durchgeführt.

Im Juni 1966 war ich von Professor Dr. med. Dr. h.c. Fritz Verzár (1886–1979), dem großen Physiologen und Gerontologen, dessen berühmte Höhenphysiologische Untersuchungen ich schon frühzeitig studiert hatte und mit dem ich korrespondierte, zu seinem 80. Geburtstag zu einem Symposium in der Schweiz eingeladen. Unter Leitung von Professor Ch. Junge, Mainz, fand dieses vom 18. bis 19. Juni 1966 in der Klimaphysiologischen Station St. Moritz-Bad mit Referenten statt, die von der Schweiz großzügig bis zur freien Reise eingeladen waren. Da ich noch einige Tage zusätzlich in St. Moritz blieb, war diese Reise ein besonderes Erlebnis, für das ich stets dankbar sein werde. Es war ein Kreis von Menschen, die wie selten zueinander paßten, und wir waren sehr fleißig. Verzár, den überragenden Gelehrten, ungarisch-schwäbischer Abstammung, ein wahrer Weltbürger, stets gütig, nobel und in seiner Bescheidenheit und in seinem Charme so liebenswert, habe ich erst im hohen Alter kennengelernt. Und wir freuten uns sehr, als Verzár, wohl der bedeutendste Klimaphysiologe seiner Zeit, uns in Königstein besuchte und für »unser Haus« mit allen seinen Einrichtungen zur Klimakur sehr interessiert war. Nach St. Moritz schrieb mir V. »Ihre Arbeiten über Klimatologie habe ich seit meinen ersten diesbezüglichen Untersuchungen mit Bewunderung der Klarheit der Darstellung und der Analyse der Beobachtungen gelesen, und so war es mir auch eine besondere Freude Sie im Juni in St. Moritz zu treffen.«

Meines Wissens sind in keinem Kurort solche ausgedehnten lufthygienischen Untersuchungen durchgeführt worden. Sie zeigten deutlich die regionär stark wechselnden Werte von Luftteilchen (Aerosolteilchen). Auch bei starkem Wochenendverkehr kann in Kurorten durch Bäume, die gesamte Vegetation ein guter staubfilternder Schutz erreicht werden, die niedrigen Werte bleiben. Für den Kurort sind nicht nur benachbarte Wälder wichtig, sondern Bäume, Baumgruppen, Sträucher, Grünflächen besonders im Ort selbst. Ein Kurort sollte aufgesiedelt wirken; man sollte nicht durch Steuererhöhungen drängen »Raumlücken« zu bebauen. Ich selbst habe hier in Königstein erlebt, daß noch erhaltenswerte Villen mit Park vom neuen Besitzer abgerissen wurden und die neu entstandenen Häuser so gut wie keine Grünflächen behielten. Schon vor dem Krieg sprach man vom »Kurortgesetz«, das solches verhindert hätte; nichts ist geschehen. Wenn man wirklich will, kann man in Orten Oasen reiner Luft schaffen. Durch Fallwinde vom hohen Taunus (z. B. in Königstein solche vom Feldbergmassiv, so der Reichenbachtalwind aus dem unbesiedelten Reichenbachtal und der Billtalwind) wird an heiteren Tagen abends der Ort nächtlich entlüftet und diese Taunuswinde gelangen bis in die Mainebene und sind von reinigender Wirkung. Da sie auch stärker abkühlen, werden sie als sehr angenehm empfunden. Zur Beurteilung der Luftgüte sind außer den Durchschnittswerten des Staubgehaltes der Luft auch die Häufigkeit derjenigen Wetterlagen zu beachten, die mit einer starken Häufigkeit verstaubter Wetterlagen einhergehen; Südostwinde aus der industrialisierten Mainebene waren verstaubt, kommen aber nur in 2,5% der Fälle vor und sind so zu vernachlässigen. Nur Südostwinde können unangenehm werden, weil sie theoretisch die Kurviertel erreichten, wenn ihnen nicht die Baum-und Buschbepflanzung entgegengesetzt wäre. Am besten sind Nord-, Nordwest-und Nordostwinde, da sie gereinigt über die Taunuswälder kommen. Durch Auflagen für die Industrie wird, so ist zu hoffen, in absehbarer Zeit auch die Luft industrieller Gegenden sauberer sein; es heißt, daß durch solche Einrichtungen in letzter Zeit der Himmel über dem Revier wieder blauer geworden sei. In unserer Darstellung haben wir darauf hingewiesen. Für das Mittelgebirge haben unsere vergleichenden Untersuchungen zeigen können, daß nur wenige Kilometer voneinander liegende Kurorte ein voneinander differierendes Klima haben können, ohne daß dabei die Höhenlage entscheidend wäre. Durch die strengen, seit Jahrzehnten gültigen und immer wieder überprüften Richtlinien für die Anerkennung eines heilklimatischen Kurortes, Seeheilbades usw. und sorgfältige Untersuchungen der Kurorte auch medizin-meteorologisch wissen wir heute über die Heilkurorte und Heilbäder wesentlich besser Bescheid. Ich habe 1955 meine erste medizin-meteorologische Begutachtung über Willingen (Hochsauerland) erstellt. Seitdem habe ich stets auf Anforderung der Behörden unter Berücksichtigung des rein meteorologischen Gutachtens, sowie gewöhnlich mit einer Ortsbesichtigung verbunden, und des ganzen Charakters des Ortes solche Begutachtungen verfaßt. Willingen war mir später so dankbar, daß eine neue Straße nach meinem Namen genannt wurde. Selbstverständlich sind für solche Anerkennungen nicht nur die »Luftgüte«, sondern auch andere klimatische Vorzüge entscheidend. Manchmal mußten wir auch die Prädikatisierung ablehnen; einmal (und der Ort verlor den Rechtsstreit), weil die schönen ortsnahen Wälder nur mit starker Steigung zu erreichen sind. Diese Gutachtertätigkeit, hauptsächlich in den Ländern Rheinland-Pfalz, Hessen und Saarland, haben mir große Freude gemacht und ich wurde zu manchem späteren Besuch eingeladen. So konnte ich auch die Eifel mit ihren Maaren – besonders liebe ich Manderscheid –, das alte Kurhessen, den Vogelsberg, den Odenwald und den auch immer noch verkannten Westerwald (z. B. Bad Marienberg) schätzen und noch besser kennen lernen.

Während des Krieges wiesen C. A. Pfeiffer und W. Amelung auf die Bedeutung des Aufgleitvorganges im Wettergeschehen für die Auslösung von krankhaften Störungen hin. Bekanntlich hatte B. de Rudder die moderne Luftkörper- und Frontenlehre der Meteorologen auf biologische Fragen übertragen. Das Arbeiten über die Auslösung von Krankheiten durch akute Wetterereignisse erschien manchen Forschern auf dem Gebiet der Medizin-Meteorologie als Grenzgebiet zwischen Naturwissenschaften und Medizin als das Wichtigste. Aber schon Linke, v. Oordt und andere haben die eigentliche Kurortforschung, die Auswahl der klimatischen Kurorte, der Erholungsorte mit ihrem spezifischem Klima im Verhältnis zu den einzelnen Krankheiten in den Vordergrund gestellt und außerdem ein besseres Studium der Biologie der Städte gefordert. Die Hauptaufgabe, die ich mir stellte, war die Erforschung der Komplexe der klimatischen Größen und ihre Auswirkungen auf prämorbide und krankhafte Zustände des einzelnen Menschen besonders im Verlauf längerer Kurortbehandlung. Wir konnten bei akuten krankhaften Reaktionen des menschlichen Organismus ihre statistische Überzufälligkeit mit »aktiven« Aufgleitvorgängen in der Atmosphäre nachweisen. Die Kenntnis des meteorologischen Phänomens des Aufgleitens ist für den Arzt auch wichtig, da seine Kenntnis bisweilen krankheitsverhütend ist. Im allgemeinen treten Wetterstörungen bei einzelnen Individuen nur unter der Voraussetzung des Zusammentreffens mehrerer krankheitsauslösender Faktoren ein.

1946 berichtete W. Amelung mit den Meteorologen F. Bekker und C. A. Pfeiffer sowie der Nervenärztin J. Bender über

Störungen des Nervensystems und Wettergeschehen. Auch diesmal wurde bei strenger mathematischer Statistik nachgewiesen, daß bei Herz- und Kreislaufstörungen Aufgleitvorgänge entscheidend sein können. Nach dem bedeutenden Physiologen K. Wezler wird der Kreislauf nervös-hormonal gesteuert. Bei Bronchialasthma könnte bei vegetativer Belastung durch atmosphärische Vorgänge die anfallsauslösende Wirkung liegen in markanten Kaltfront- und Inversionsdurchgängen. Die engste Beziehung zwischen atmosphärischen und vegetativen Störungen weist mit einer fast 6fachen Überzufälligkeit das Aufgleiten auf. Schließlich ergibt sich ein gesicherter Zusammenhang noch bei Kopfschmerzen (nicht bei allen Formen) bei dem Durchgang markanter Warm- und Kaltfronten. Eine gemeinsame Arbeit von W. Amelung und Franz Baur über Luftkörper und Blutdruck stellte fest, daß im mitteleuropäischen Mittelgebirge in polaren Luftkörpern eine Neigung zu gesteigertem Blutdruck, vor allem des systolischen, nachzuweisen war. In subtropischen Luftkörpern dagegen besteht hauptsächlich bei Hypotonikern eine Neigung zur Senkung des Blutdrucks. (23 Monate lang RR-Bestimmungen durch dieselbe Ärztin (Dr. H. Steinbeck) und Wetteranalyse durch F. Baur.)

Die vielfach als Krankheit sui generis fälschlich angesprochene »Wetterfühligkeit« ist bedingt durch vegetative Reaktionen labiler Menschen auf Wettererscheinungen und durch hydriatische, klimatische und medikamentöse Behandlung zu bekämpfen; in den schweren Notzeiten des letzten Krieges war die »Wetterfühligkeit« verdrängt und nicht mehr zu beobachten. Die »Wetterfühligkeit« habe ich lange Jahre hindurch auch klinisch studiert und in Veröffentlichungen und Referaten (u. a. International Society of Bioklimatology and Biometeorology, Wien 1957) über sie berichtet.

Es war für mich ein großer Gewinn, mit »dem Vater der Großwetterkunde« und der »langfristigen Wettervorhersage« Franz Baur (1887–1977) jahrzehntelang gut bekannt zu sein. Franz Baur, einer alten bayerischen Offiziers- und Beamtenfamilie entsprossen, war im Ersten Weltkrieg aktiver Offizier, studierte anschließend Physik, Mathematik, Statistik, Geographie und Meteorologie, Dr. phil. nat. Nach dem Krieg nach St. Blasien verschlagen, übernahm er die Leitung der dortigen medizin-klimatologischen Beobachtungsstelle (1919–1926) Seine Forschungen in St. Blasien wurden von grundsätzlicher Bedeutung für die Kurortwissenschaft. Als ein Meteorologe, der die beobachteten meteorologischen Werte dank besonderer Spezialkenntnisse der Gesetze der Statistik und Mathematik erschöpfend auszuwerten verstand, erforschte er das interessante Klima von St. Blasien und des Südschwarzwaldes wissenschaftlich und fand Allgemeingültiges für die Kurortwissenschaft. Baur ist es besonders mit zu danken, daß die Häufigkeitsstatistik auch in die Bioklimatologie eingeführt wurde. Während bis dahin die Wetterelemente im allgemeinen nur als Mittelwerte veröffentlicht wurden, hat B. für diese und neue komplexe Klimagrößen (z. B. Abkühlungsgröße) die Häufigkeitsdarstellung für Größenstufen angegeben und durchgeführt, mit der zu bestimmten Tagesstunden oder in bestimmten Monaten biologisch wichtige Schwellenwerte über- und unterschritten wurden. Die Beurteilung eines Kurortes nur nach der Seehöhe lehnte B. ab. Baur wurde, als er ab 1929 in Frankfurt, bzw. ab 1935 in Bad Homburg lebte, Leiter der für ihn neugegründeten Forschungsstelle für langfristige Witterungsvoraussagen; 1930 Honorarprofessor mit Lehrauftrag an der Universität Frankfurt. Seine 10tägigen Vorhersagen fanden große Beachtung. Die Umwandlung des Baurschen Institutes in ein Kaiser-Wilhelm-Institut war beabsichtigt, aber 1935 wurde die Forschungsstelle in das »Deutsche Forschungsinstitut für langfristige Witterungsvorhersage« umgewandelt und zunächst dem Reichsernährungsministerium und dann – zu Baurs Bedauern – 1934 dem Reichswetterdienst bzw. dem Luftfahrtministerium unterstellt. Baur war seit Anfang der 30er Jahre Patient meines Schwagers A. Brandt, häufig auch in der Klinik oder Königsteiner Pensionen. Ich stand mit ihm in stetem

Gedankenaustausch, und er konsultierte mich nach Armins Tod ärztlich. B. war ein hochgebildeter (auch musikalisch), feinsinniger Gelehrter von gläubiger, christlicher Grundhaltung, persönlich bescheiden lebend, liebenswürdig, in wissenschaftlichen Auseinandersetzungen aber hartnäckig und kompromißlos. Durch ärztliche Gutachten konnte man manche ihn sehr quälende Eingriffe seiner vorgesetzten Behörden verhindern oder abschwächen. Baur haßte Hitler und das System. Er erfuhr erst viel später, daß die Nürnberger Parteitage und sogar die Daten der Feldzüge gegen Polen, Frankreich und Rußland von Hitler auch unter Zugrundelegung der Wettervorhersagen Baurs befohlen wurden(!). Seine Forschungen konnte er nach dem Kriege nur durch private Spenden aus der Industrie usw. und auch besonders aus dem Ausland fortsetzen, wo er höher als von seinen deutschen Kollegen geschätzt wurde. Freund Landsberg, der Baurs Arbeiten sehr hoch bewertete, half wo er konnte. B. beschäftigte sich weiter eingehend mit dem Sonnenaktivitätszyklus, wollte aber ausschließen, daß die Sonnenflecken die Witterung regulieren, der Zusammenhang sei viel zu komplex. Das berühmte »Linkes meteorologische Taschen- buch« gab er neu heraus. Er erkannte frühzeitig die Bedeutung der Verwendung elektronischer Rechenmaschinen für sein Arbeitsgebiet. Wegen der Bedeutung der langfristigen Wetterkunde für die Landwirtschaft ernannte ihn die Universität Gießen zum Ehrendoktor.

Bei Kriegsende wurde das Forschungsinstitut als der Wehrmacht unterstellt aufgelöst. Franz Baur, der die Zierde eines jeden Lehrstuhls seines Faches gewesen wäre, resignierte nicht. Als Privatgelehrter setzte er ohne wissenschaftliche Mitarbeiter, nur mit einigen Hilfskräften seine Forschungen fort. Seine monatlichen Wettervorhersagen erschienen als Beilage zur Berliner Wetterkarte. In kleinem Familien- und Freundschaftskreis feierten wir noch den 90. Geburtstag des geistig vollkommen frischen und stets anregenden Gelehrten. 9

Monate später wurde er, scheinbar an einem Manuskript noch arbeitend, tot aufgefunden.

Schon in meiner Habilitationsschrift (1941 erschienen) hatte ich auf rd. 50 Seiten in dem Abschnitt »Eigene Erfahrungen und Erwägungen bei der intern-klimatischen Behandlung einzelner Krankheiten im Kurort« meine Therapie der Herzkrankheiten eingehend dargestellt und später vielerorts ergänzt. Die Bedeutung einer sorgfältigen medikamentösen Behandlung zusätzlich zur physikalisch-diätetischen und der gezielten Ausnutzung klimatischer Einflüsse wurden von mir stets betont. Jahrzehntelang habe ich individuell digitalisiert oder später jahrzehntelang Strophantin intravenös gegeben. Mein Lehrer W. Alwens (1919/20) war ein hervorragender Kenner der damaligen Digitalistherapie als Schüler von E. Romberg, der jahrzehntelang *der* deutsche Herztherapeut war. In Königstein beschäftigte ich mich schon Ende der 20er Jahre mit Strophantin, in dem ein sehr wirksames Herzmittel gegeben war, dessen intravenöse Anwendung sehr gezielt und dem Einzelfall angepaßt vor sich ging. Es war zunächst jahrelang verpönt, weil in der ersten Zeit durch Überdosierung akute Todesfälle ihm zugeschrieben wurden. Sein Entdecker ist der Rheinpfälzer Albert Fraenkel (1864–1938). Durch eine schwere Tuberkulose wurde er gezwungen, auf die klinische Laufbahn zu verzichten, und er wirkte als praktischer Badearzt lange Jahre in Badenweiler erfolgreich. Ein universaler Geist von großer Menschenliebe; zu seinem reichen Freundeskreis gehörten Männer wie Wolfgang Heubner, Karl Jaspers, Albert Schweitzer und Hermann Hesse. Letzterer widmete ihm die Essays »Haus zum Frieden«und »Ein Arzt großen Stils«. 1906 berichtete Fraenkel auf dem Kongreß für innere Medizin über »Zur Digitalistherapie. Die intravenöse Strophantintherapie« nach sorgfältigem Studium und Voruntersuchungen in der Medizinischen Universitätsklinik Straßburg, damals noch deutsch. Ludolf Krehl, auch einer der großen Internisten Deutschlands der ersten Hälfte dieses Jahrhunderts, hatte dem nicht zu seiner Klinik gehörenden Praktiker gestattet, an ihr experimentell zu arbeiten, was heute wohl nicht mehr vorkommen würde. Die größeren wissenschaftlichen Fortschritte in der Medizin vor den großen Kriegen beruhen meines Erachtens sicher mit darauf, daß heute die Forscher durch die allgemeine Unruhe des Tages, bürokratische Regeln usw. viel mehr eingeengt werden. Ich bin als junger Assistent Fraenkel, inzwischen weltberühmt, Professor und Leiter der Mittelstands-Klinik Speyerer Hof in Heidelberg, wiederholt in den Frankfurter Kliniken begegnet mit für mich wertvollem Gespräch. Seine gütige Ausstrahlung konnte man nicht vergessen. Sein bekannter persönlicher Schüler M. Hedinger (1880–1963) setzte in Baden-Baden das Lebenswerk Fraenkels fort. In Königstein war die Strophantinbehandlung seit Ende der 20er Jahre für mich die Herztherapie der Wahl; sie erforderte gute Technik und mehr Zeit als eine Behandlung mit Tabletten, war aber in der Klinik gut durchzuführen und bei Pauschalsätzen für die Patienten wirtschaftlich tragbar. Ich richtete mich vornehmlich nach den Erfahrungen von F. Volhard, den ich nicht selten sprach, und den Arbeiten von Edens, der die Strophantinbehandlung auch erfolgreich bei Angina pectoris empfahl. Ernst Edens (1876–1944), Assistent in der 2. Medizinischen Universitätsklinik München bei Friedrich Müller (1907–1917), wo er mit seinen Arbeiten über Digitalis und Strophantin begann, setzte sie als Chefarzt in Ebenhausen, Bad Homburg und endlich als Ordinarius in Düsseldorf fort. Ich habe ihn nur durch seine Kongreßreferate und seine Arbeiten sowie durch Patienten kennen gelernt, leider persönlich nicht näher. Der kleine, schmächtige, lebendige Mann lebte bis in die Todesstunde für seine Forschungen und seine Kranken; er muß ein edler, überall verehrter Mann gewesen sein (vgl. den grandiosen Nachruf von Paul Martini – Münchner Medizinische Wochenschrift 1944, S. 343). Die Erfolge der Strophantintherapie im Vergleich zu der früheren Digitalisierung erschienen mir frappant, freilich für die Praxis war Strophantin oft umständlich. An Zwischenfällen erlebte ich einige Male nach Kriegsende kurze harmlose Temperaturanstiege, wahrscheinlich auf mangelhafte Ampullen mit Mikro-Glassplittern zurückzuführen. Erforderlich war unbedingte Ruhe des Patienten nach der Injektion und sehr langsame Einspritzung. Durch die Fortschritte der Pharmakologie standen schon Ende der 50er Jahre bessere standardisierte Digitalispräparate zur Verfügung, die sehr allmählich das Strophantin verdrängten. Der langjährige Lehrer meines Sohnes Diethard, Professor Dr. Franz Grosse-Brockhoff (1907–1981), der ein Schüler von P. Martini, als Ordinarius in Düsseldorf 1954 die Medizinische Klinik von Erich Boden übernahm, dem Nachfolger von Edens, stellte vorsichtig die Behandlung von Strophantin auf die modernen Digitalispharmaka um. Die Strophantinbehandlung wird heute noch vereinzelt besonders von freipraktizierenden Ärzten ausgeübt. Diethard habilitierte sich 1960 und wurde außerplanmäßiger Professor 1965 (Fermentdiagnostik innerer Krankheiten) bei Grosse-Brockhoff. Nachdem er 5 Jahre lang Chefarzt der bekannten inneren Abteilung des Diakonissenkrankenhauses Darmstadt war, übernahm er am 1. Juli 1971 die ärztliche Leitung unserer Privatklinik, zusammen mit seinem Vetter, Nervenarzt Dr. Bernhard Brandt (geb. 1922), nachdem ich im 78. Lebensjahr die berufliche Tätigkeit aufgab. Die Klinik ging durch Schenkung an die 9 Enkel meines Vaters über aus meinem und meiner Frau Besitz und dem meiner Schwester Maria Brandt, geb. Amelung; die Besitzer haben die Klinik an die beiden leitenden Ärzte verpachtet.

In meiner ärztlichen Tätigkeit hatte ich überdurchschnittlich viel alte Menschen zu behandeln und vielfach darüber berichtet (u. a. Heilkunst 1958. Zeitschrift für angewandte Bäder- und Klimaheilkunde *21*, 1974). Grundsatz: Beschwerden alter Menschen sind häufig Zeichen behandlungsbedürftiger Erkrankung, modifiziert durch das »Alter«. Die Altersmüdigkeit kann bedingt sein durch eine larvierte Herzschwäche (Digitalisieren!)

oder durch Erkrankung der Hirngefäße oder eine andere organische Erkrankung. Es gibt auch echte »Altersmüdigkeit«: hier physikalische Therapie. Auch beim Nachlassen der geistigen Leistungsfähigkeit alter Menschen soll man nicht resignieren, insbesondere wenn keine progrediente Cerebralsklerose vorliegt. Ich habe frühzeitig auf die Notwendigkeit gezielter Digitalis- bzw. Strophantinbehandlung auch bei arteriosklerotischen Durchblutungsstörungen des Gehirns hingewiesen und gute Erfolge gehabt. Die Psychologen (Frau U. Lehr, Ordtl. Professor Universität Köln) haben uns gelehrt, daß auch nach der Pensionierung das menschliche Gehirn, das wesentlich langsamer altert als die körperlichen Funktionen, noch lange durch geistige Beschäftigung sehr leistungsfähig bleibt.

Bald nach dem Krieg hatte der hochgeschätzte Frankfurter Zoologe Hermann Giersberg (1890–1981) auf die Bedeutung der kombinierten Bestrahlung von Infrarot und Ultraviolett hingewiesen. Bisher war in der »Hanauer Künstlichen Höhensonne« die Sonnenähnlichkeit nicht erreicht. In ihr überwog der Ultraviolett-Anteil zu sehr gegenüber dem auch sehr wichtigen langwelligen Infrarot. Eine neue von der Firma Osram herausgebrachte, von Dr. Larché entwickelte Lampe war durch die starken Anteile an Infrarot und geringeren an Ultraviolett sonnenähnlicher (Ultravitaluxlampe). Giersberg und seine Schüler Robert Lotz (1913–1978) und Wilfried Hanke (geb. 1927) hatten auf die Bedeutung dieser Kombination zur Beeinflussung vegetativer Ausfallserscheinungen hingewiesen. Hanke konnte experimentell unter der Bestrahlung die Änderung der Herzfrequenz, des Schlagvolumens, des Minutenvolumens, des elastischen Widerstandes, des peripheren Gesamtwiderstandes und des Quotienten E.-W. nachweisen. Die unter der Bestrahlung erreichte Änderung des Quotienten E.-W., ihre Normalisierung ist nach Wezler ein Maß für die Dämpfung der Tonuslage des Gefäßsystems. Bei den im Frühjahr 1951 begonnenen und 1957 abgeschlossenen Untersuchungen unterstützte uns die Firma Osram durch Bereitstellung von

Lampen und des großen Untersuchungsapparates sowie durch Übernahme der Kosten für eine technische Assistentin bereitwillig. Unsererseits arbeiteten mit meine ärztlichen Mitarbeiter Margot Stanger, Lieselotte Schmidt, Gerhard Best und Gudrun Zetzsche. In 19 Veröffentlichungen und Vorträgen im In- und Ausland haben Lotz und ich über unsere guten therapeutischen Erfolge berichtet. Durch diese Methode konnten (mit Best) früher von mir beschriebene Klimareaktionen verifiziert werden.

Das Leben von Lotz zeigt, wie ein hochbegabter und fleißiger Mensch auch durch eigene Energie trotz größter äußerer Schwierigkeiten Wesentliches in der Wissenschaft leisten kann. Arbeitersohn, nach Chemiefachschule Laborant in der Universität Frankfurt. Die vor dem Kriege nach Begabtenprüfung erworbene Studiumsberechtigung konnte er erst sieben Jahre später einlösen nach Wehrdienst und Internierung. Studium nebenberuflich von Botanik, Zoologie und Chemie. Lotz promovierte 1949 mit dem Thema: »Das Strahlenklima zur Steuerung des Stoffwechsels von Säugetieren«. Die verhältnismäßig späte Habilitation 1957 als Zoologe war aus äußeren Gründen erst 1969 wirksam, Professor dann 1971. Lotz war neben aller Zielstrebigkeit in der Wissenschaft, Tierpsychologie und Strahlenbiologie ein sorgfältiger Betreuer der Studenten. Zuletzt war er jahrelang in der akademischen Selbstverwaltung Geschäftsführer und organisierte den Neubau des Zoologischen Institutes. Seine Frau litt jahrzehntelang an multipler Sklerose mit schwerer Lähmung. In den 60er Jahren begann er seine enge Zusammenarbeit mit der amerikanischen Raumfahrtbehörde Nasa, die zur Entwicklung der wissenschaftlich bewährten Biosonde führte. Durch diese Biosonde mit einem in mehreren Raketentests erprobten Life-Support-System hat Lotz den Grundstein gelegt für die ersten deutschen biologischen Weltraumexperimente. Er war im Komitee von Space Research gut bekannt und er war jahrelang Mitglied im Vorstand der deutschen Gesellschaft für Luft- und Raumfahrtmedizin. Der sehr aktive Forscher kannte nur seine Arbeit und konnte leider manchmal schroff werden. Einige Monate vor seinem Tode sah ich ihn wieder. Er, den ich sehr bewunderte, zeigte deutliche Zeichen seiner zum Tode führenden Krankheit.

Eine Fortsetzung unserer Untersuchungen mit der Osram-Lampe war leider nicht möglich durch die Konzentration in der Elektro-Industrie. Die deutsche Großindustrie hatte kein Interesse mehr an unseren Untersuchungen.

Unzweifelhaft nimmt die moderne Menschheit in den Kulturnationen mehr oder minder häufig und regelmäßig in allen Gesellschaftsschichten Schlafmittel ein. Das Warum kann hier nicht diskutiert werden. Die Ansicht von Hellpach, daß die Schlafmittel teilweise den abendlichen Alkoholgenuß etwas verdrängt hätten (»Bettschwere durch Trinken«) war richtig, erklärt aber nicht alle Gründe. Die Barbiturate waren freilich m. E. nie so gefährlich wie häufig angenommen. Versuche, das barbitursaure Molekül zu verändern und »ungiftige« Präparate herzustellen, hatten nicht den entscheidenden Erfolg. Die Chemie Grünenthal G.m.b.H., Stolberg, entwickelte 1953 eine Substanz Thalidomid, die 1957 in den Handel kam. Das Mittel der Wahl, nicht rezeptpflichtig, erreichte einen Siegeszug und hatte 1961 den Spitzenumsatz aller Schlafmittel erreicht. Tier- und klinische Überprüfungsberichte vor der Freigabe hatten angeblich die gute Verträglichkeit, das Fehlen von Nebenwirkungen bei vielfacher Indikation ergeben. Ich weiß von älteren Schwestern, daß auf Schwangerenstationen die Frauen allabendlich ungefragt Contergan nehmen mußten; manche Eltern steckten das Präparat schwierigen Kindern einfach in den Mund. Der Düsseldorfer Nervenarzt Dr. Ralf Voß hatte im Spätherbst 1959 bei zwei Patienten sehr schmerzhafte Polyneuritiden (Nervenentzündungen) beobachtet bei gleichzeitiger intensiver Contergeneinnahme, ohne daß seine mehrmaligen Hinweise beobachtet wurden. In unserer Königsteiner Klinik wurde niemals Contergan verordnet. Ich persönlich war mit neueingeführten

Präparaten stets sehr zurückhaltend. Zu Beginn des Jahres 1960 konsultierte mich eine sehr unruhige ältere Dame wegen starken kaum auszuhaltenden Schmerzen in Armen und Beinen. Da ich keinen objektiven Befund erheben konnte, konnte ich der Patientin nur sagen, es handele sich um funktionelle Störungen, was sie mit Recht nicht hören wollte und verließ mich ungetröstet. Die Beobachtung verfolgte mich, zumal die Patientin von einem von uns bisher nicht angewandten Schlafmittel, dem Contergan, sprach. Ich dachte alle unsere Patienten durch und es ergab sich, daß mehrere von ihnen Contergan schon vom Hausarzt verordnet als selbstverständlich nahmen und jetzt, teilweise erst auf Befragen, über Kribbeln in Armen und Beinen, taubes Gefühl und auch schon über Gehstörungen klagten. Sorgfältige neurologische Untersuchungen ergaben in den nächsten Monaten bei Patienten, die Contergan genommen hatten, jetzt auch objektiv nachweisbare Ausfälle, die das Vorliegen einer Polyneuritis, einer Contergan-Polyneuritis, wie wir bald sagten, bewiesen. Mein neurologisch-psychiatrischer Mitarbeiter Facharzt Dr. Horst Frenkel (Schüler von Professor Zutt, Frankfurt), ein begabter und sorgfältiger Arzt, stellte auf meine Veranlassung Ende August 1960 21 dahingehende Fälle zusammen. Wir waren nach unseren Beobachtungen überzeugt, daß Contergan zwar ein hervorragendes Schlafmittel, aber wegen seiner Nebenwirkungen gefährlich sei. Das Manuskript reichte ich im September 1960 dem Verlag Schattauer ein (meine Freundschaft zu dem Inhaber des Verlages vgl. S. 488). Wider Erwarten erschien die Arbeit erst im Mai 1961 nach mehrmaligem Drängen meinerseits. Durch die spätere gerichtliche Vernehmung des leitenden Redakteurs bei dem nachfolgenden Prozeß gegen die Grünenthal-Mitarbeiter erfuhr ich erst 1969, daß das Manuskript, ehe es zum Druck kam, Grünenthal vom Verlag zur Einsicht übermittelt wurde. Inzwischen wurden auch in anderen Kliniken Beobachtungen über Contergan-Nebenwirkungen gesammelt, doch wurden diese zunächst nicht bekannt, so daß noch im November 1960 der Mainzer

Pharmakologe Kuschinsky in einer Fragebeantwortung erklärte, ihm sei kein Hinweis für einen Zusammenhang zwischen Contergan und Polyneuritis bekannt. Kurz darauf erschienen die ersten Mitteilungen in der deutschen Literatur: im Februar 1961 von Bay, Düsseldorf. Am 15. 2. 1961 referierte R. Voss erneut über die von ihm beobachteten Fälle von Contergan-Polyneuritis und forderte die Rezeptpflicht des Mittels. Auf der 67. Tagung der deutschen Gesellschaft für innere Medizin am 12. 4. 1961 in Wiesbaden brachte Professor Ferdinand Hoff in seinem großen Referat über »Therapieschäden« folgenden Hinweis. »Bei vielen neuauftauchenden Medikamenten verstreicht nur eine geringe Zeit anscheinender Unschuld, bis die ersten Fälle von Polyneuritis bekannt werden. In jüngster Zeit habe ich zwei Fälle von schwerer Polyneuritis mit Sensibilitätsstörungen, Schmerzen und Lähmungen nach Contergan gesehen. Nach Absetzen des Medikamentes und Behandlungen mit Vitaminen der Vitamin-B-Gruppe trat eine schnelle Besserung ein. Herr Professor Amelung berichtete mir hier auf dem Kongreß, daß er eine größere Anzahl von Polyneuritiden nach Contergan beobachtet hat, die in Kürze veröffentlicht werden.« Ab Mai 1961 erschienen neben der genannten Arbeit von Frenkel (Klinik Amelung) aus mehreren anderen Kliniken ausführliche Publikationen über Contergan. Doch erst durch einen Aufsatz in der Wochenzeitschrift »Spiegel«(Heft 34/1961) wurde die Gefahr, soweit sie Erwachsene betraf, in weiten Kreisen von Laien und Ärzten bekannt. Seit Herbst 1960 erhielt ich und auch Dr. Frenkel Besuch von Vertretern der Firma. Diese nahmen uns unsere gravierenden Beobachtungen über Contergan nicht ab, unter dem die Patienten nicht nur durch die Nervenschädigungen sehr litten, sondern auch mannigfache Störungen des Allgemeinbefindens ertragen mußten. Die Contergan-Firmenvertreter, kluge und sympathische Herren, waren ehrlich überzeugt, daß durch Contergan die Schlaflosigkeit vollkommen beherrscht werden könnte und daß das Mittel harmlos sei, zumal mehrere Selbstmordversuche mit sehr großen Dosen Contergan gescheitert seien. Der mir gut bekannte Schriftleiter der »Medizinischen Welt« sagte mir später: »Ich habe gedacht, Amelung ist verrückt geworden; ich habe selbst schon das Mittel mit bestem Erfolg genommen.« Am 9. Januar 1961 war ich in einer längeren Besprechung mit Dr. Günther Sievert (Grünenthal), und ich war sehr bemüht, auf Grund aller meiner Unterlagen ihn von der Gefährlichkeit von Contergan zu überzeugen, als ich plötzlich wegen des akuten Herztodes von Schwager Pelissier abbrechen mußte. Bei dieser positiven Einstellung der Firma zum Contergan geschah zunächst nichts. Es war zwar ein gewisses Interesse geweckt, aber der Contergan-Verbrauch sank nicht. Da platzte die Bombe, glücklicherweise früher als wir ahnen konnten: Der Erbforscher (Humangenetiker) Dr. Widukind Lenz, damals noch in Hamburg (geb. 1919; seit 1965 Professor in Münster als Nachfolger unseres Freundes O. von Verschuer) informierte am 19. November 1961 Grünenthal in Stolberg und trug alsbald auf der Düsseldorfer Jahrestagung der rheinisch-westfälischen Kinderärzte vor, daß Contergan nach seinen Untersuchungen eine ganz besondere und schwere Form von Mißbildungen bei Neugeborenen mache, wenn die Mutter das Mittel während der Schwangerschaft genommen hatte (über 300 Beobachtungen). Die Hypothesen von Lenz schienen jetzt sogar den Herstellern so überzeugend, daß sie am 25. November Contergan aus dem Handel zogen. Die Contergan-Psychose war allerdings noch lange nicht verebbt. Unzählige Menschen waren, ohne bisher Schaden erlitten zu haben, so an dieses Mittel gebunden, daß es bald im Schleichhandel vertrieben wurde. Glaubhaft wurde mir versichert, daß in gewissen Apotheken es unter der Theke noch länger zu haben gewesen sei. Viele Patienten hörten nicht auf des Arztes Warnung. Andererseits bildeten sich schon 1962 Bünde der Contergan-Geschädigten, Begehrungsvorstellungen beherrschten viele Patienten ohne oder mit Conterganschäden; die bekannten Psychopathen hatten wieder ein neues Podium. Nach zahlreichen Anzeigen bei der Staatsanwaltschaft Aachen erhob diese Anklage gegen 12 leitende Angestellte von Grünenthal. Bereits 9 Monate, nachdem Contergan aus dem Handel gezogen war, hatten sich die Quoten für Mißbildungen normalisiert. Auch wir konnten bald feststellen, daß bei leichteren Fällen die Polyneuritis sich besserte, andere aber lange Zeit der Therapie gegenüber resistent blieben. Ich entwickelte eine kritische Polypragmasie zur Behandlung der Nervenstörungen (hohe Vitamin B-Gaben neben milder Hydro-und Klimatherapie und Behandlung in hydroelektrischen Vollbädern (»Stangerbäder«). Zahlreiche »Contergan-Kranke« suchten mich alsbald auf. Grünenthal übernahm mehrmals spontan die Kosten. Mein Vortrag im Dezember 1962 in München (Arch. physik. Ther. 1963). Mit meinem vortrefflichen jahrelangen Mitarbeiter Erpho Püntmann, der 1963 bei mir im Rahmen der Königsteiner Aerosolforschung promoviert hatte (Z. AerosolForsch. *11*, 1963), stellte ich 1965/66 eine größere Arbeit »Klinik und Therapie der sog. Contergan-Polyneuropathie« zusammen, die, obwohl sehr umfangreich, von den Herren Zutt und Bay sofort für das führende Organ der Nervenheilkunde »Der Nervenarzt« angenommen wurde und alsbald erschien (Der Nervenarzt *37*, S. 189–199, 1966). Nach Ausscheidung Polyneuropathien anderer Genese konnten über 96 Fälle sicherer Conterganschädigung berichtet werden. In einigen Fällen bestanden an Komplikationen Alkoholismus, sonstiger Medikamentenabusus und Diabetes. Dr. Ellen Gibbels publizierte 1968 eine hervorragende Monographie »Die Thalidomid-Polyneuritis« aus der Kölner Univers.-Nervenklinik (Professor Scheid). In der Studie wurden 114 Fälle dem Contergan zugeschrieben. Es befriedigte mich, daß wir unabhängig voneinander in den wichtigsten Punkten übereinstimmten. Die »Medizinische Welt« ließ durch mich das Buch besprechen (1970). In dem Bergarbeiterdorf Alsdorf bei Aachen begann Ende Mai 1968 der Prozeß in Sachen Contergan. Die 972 Seiten umfassende Anklageschrift der Staatsanwaltschaft warf den Angeklagten unter anderem fahrlässige und vorsätzliche Körperverletzung

(Contergan-Polyneuritiden) und fahrlässige Körperverletzung von Schwangeren und Ungeborenen vor. Mit zwei Jahren Prozeßdauer wurde gerechnet. Als sachverständiger Zeuge wurde ich zum 22. Juli 1969 geladen. Meine Vernehmung dauerte gut zwei Stunden. Natürlich bin ich in meinem langen Leben wiederholt vom Gericht vernommen worden. In deutschen Strafprozessen neigen nach meinen Erfahrungen die Richter dazu, sich nur auf Fragestellung zu beschränken, wodurch m.E. die Urteilsfindung erschwert werden kann. Der Vorsitzende, ein kluger und achtunggebietender Landgerichtsdirektor mit vorbildlichen Umgangsformen ließ mich frei sprechen. Er wollte anscheinend auf *vorsätzliche* Körperverletzung hinaus, weil Grünenthal schon seit Monaten von der Contergan-Polyneuritis wußte, aber vor der Aufdeckung der Kindermißbildungen nicht einschritt. Ich mußte diesem Versäumnis der Firma beipflichten, wies aber auch darauf hin, daß die Herren guten Glaubens waren, durch ihre Arbeit mit viel Fleiß und Wissen einer bedeutsamen wissenschaftlichen Erfindung zum Erfolg verholfen zu haben. Und jetzt waren sie tief bestürzt und gedemütigt. Alles sprach dafür, daß bei ihnen Verwirrung und Trostlosigkeit herrschten. Am Schluß der Vernehmung sprachen mich einige prominente Zuhörer an, zufrieden wegen meiner »Sachlichkeit« und »Objektivität«. Die Zeitungen berichteten über meine Vernehmung »Professor Amelung versuchte mit der Skepsis des erfahrenen Arztes Zusammenhänge aufzuklären; er machte seine Zeugenaussagen abwägend und abgewogen.« Else, die wie immer mich begleitete, hatte als Zuhörerin an der Verhandlung teilgenommen. Der Prozeß dauerte mit Vernehmungen weiter bis in den Herbst 1970. Chemie Grünenthal schloß mit den Nebenklägern einen Hundertmillionen-Vertrag, und das Bundeskabinett verabschiedete einen Gesetzentwurf zur Gründung der »Stiftung für das behinderte Kind«. Und am 18. Dezember 1970 stellte das Gericht das Verfahren ein mit der offiziellen Begründung: Geringe Schuld der Angeklagten.

Wir waren über Aachen, wo wir wohnten, gekommen, hatten das Münster wieder einmal besichtigt und am Grab Karls des Großen lange geweilt. Jedesmal wenn ich hier in Aachen und in der Kaiser-Gruft des Doms zu Speyer war, wurde ich tief ergriffen, wenn ich in Dankbarkeit, Stolz und Trauer des deutschen Schicksals gedachte. Am glanzvollen Grab des Größten der deutschen Kaiser, des Staufers Friedrich II., in Palermo, war ich leider niemals. Die Geschichte der Staufer hat mich stets wehmutsvoll gefesselt. Müssen wir Deutschen des 20. Jahrhunderts uns nicht schämen, daß unsere Generationen so wenig würdig waren ihrer oft kummervollen, aber auch edlen Vergangenheit. Ebenso bedeutsam wurden mir nach dem Krieg ein Besuch im Sachsenwald am Grabe Bismarcks und die Besuche einst in Potsdam und später auf Burg Zollern am Sarg des größten Preußen. Ich weiß was ich schreibe, bin kein törichter Enthusiast, nie Nationalist gewesen und kenne die deutschen Grenzen, seine Schwächen und Fehler. Aber ein Volk, das keine Beziehung zu seiner Geschichte hat, ist bedroht! Auf der Fahrt besuchten wir auch die Freunde Susi und Adalbert Führer in Stolberg und erlebten im Fernsehen die erste Landung der Menschen auf dem Mond (20. Juli durch die Amerikaner Armstrong und Aldrin; spätere Landungen November 1969, Februar 1971 und Juli 1971). Durch die geliebte Eifel, Schleiden, Daun und Manderscheid mit Einkehr bei der tüchtigen Pensionsmutter Zens, ging es heim. Bis 2 Uhr morgens feierten wir noch Fassbenders 70. Geburtstag. Was waren wir damals noch jung! (Else 71 und ich 75 Jahre). Noch voll im Wirken!

Die Entwicklung meiner bioklimatischen Arbeiten im Rahmen der gesamten physikalischen Therapie habe ich in diesen »Memoiren« fortlaufend geschildert. Zunächst schienen die Ergebnisse mir sehr erfolgversprechend. Freilich fand die physikalische Medizin mit allen ihren Abzweigungen, zu denen natürlich auch Balneologie und medizinische Klimatologie gehören, nicht mehr die Beachtung wie etwa um die Jahrhundertwende, zu einer Zeit, in der auch die Altmeister der Hochschulmedizin nicht nur sehr interessiert waren, sondern auch aktiv in der Forschung mitarbeiteten. Noch 1935 widmete die Deutsche Gesellschaft für Innere Medizin einschließlich der Rheumatologie (28. Mai 1935) der Bioklimatik einen ganzen Tag mit großen Referaten von H. Vogt, A. Schittenhelm, F. Linke, A. Schwenkenbecher (dem ich die Unterlagen vorarbeitete), H. Pfleiderer, W. Mörikofer, A. Bacmeister, C. Haeberlin, E. von Philipsborn, K. von Neergard, A. Evers u. a. Vieles ist natürlich überholt, vieles heute noch lesenswert. Seit Ende des letzten Krieges ist die Hochschulmedizin immer mehr eine Labor- und Instrumentenmedizin geworden. Sie steht im Bann der großen Fortschritte der Biochemie, der Chemotherapie mit ihren umstürzenden Erfolgen der Heilung von bisher tödlichen Krankheiten, der Beherrschung des Diabetes und der Geschlechtskrankheiten bis zur praktischen Ausrottung der Volksseuche Tuberkulose. Dabei dankt niemand den Ärzten dafür, daß z. B. heute kaum noch junge Menschen an unheimlichen Erkrankungen, im Wochenbett oder als Schwindsüchtige usw. sterben müssen oder nach spinaler Kinderlähmung Krüppel werden. Man spricht so viel von Vorsorge für die Behinderten. Wo sind heute die Kriegsversehrten? Die Kriegsbeschädigten sterben aus; die heutigen Beschädigten sind – mit Ausnahme der mit schweren Fehlern geborenen Kinder – Opfer von Verkehrsunfällen usw., entstanden durch Alkoholismus oder Leichtsinn, oft bei mangelhafter Organisation des Verkehrs. Erschreckend haben die sogenannten Zivilisationsschäden zugenommen, die Neurosen, die Streßkrankheiten. Kaum gibt es noch Großfamilien, die den Lebensunsicheren, den Einsamen führen könnten. Die Kirchen sind innerlich schwach geworden, weil die nur ihrem Stand lebenden Priester keinen Nachwuchs haben und die jungen begeisternden Kapläne, wie ich sie in meinen jungen Jahren bewunderte, fehlen. Und existiert das evangelische Pfarrhaus, das Vorbild der christlichen Familie, noch mit seinen Pfarrfrauen, die in der Gemeinde des Mannes aufgingen als die selbstverständlichen Helferinnen und mahnende Beraterinnen? Sind die meisten Frauen der evangelischen Pastoren bei wenigen eigenen Kindern nicht im Hauptberuf Lehrerinnen, Zahnärztinnen oder Verkäuferinnen? Die Pfarrfrau, wie sie heute noch unsere hiesige evangelische Gemeinde in der vorbildlichen Frau von Heyl hat, wie sie meine Schwester Martha Pelissier oder meine mütterliche Großmutter und meine Schwiegermutter waren, stirbt aus. Die weite Trennung von Wohnung und Arbeitsplatz muß auch dazu führen, daß der heutige Mensch immer mehr sich einsam und verlassen fühlt und dadurch neurotisch bis süchtig oder suicidal wird. Hier sind die wahren Ursachen sowohl der Herzinfarkte als auch der Suchtkrankheiten. Die Arbeitszeit ist zwar erheblich verkürzt unter Zerstörung der Mittagsruhe; die gewonnene Zeit wird aber meistens aufgehoben durch den langen Anmarsch zur Arbeitsstätte. Deshalb scheint mir die Forderung nach weiterem Ausbau der Bewegungstherapie bei vielen Krankheiten so sehr notwendig. Auch bei der Errichtung von Rehabilitationszentren ist vielfach nicht berücksichtig worden, daß der Gesundheitswert von allen körperlichen Übungen und auch vom Sport abhängig ist von der Beschaffenheit des jeweiligen Klimas. Deshalb war mir die bioklimatische Arbeit so wesentlich für die Behandlung von vielen Krankheiten. Und rückblickend darf ich mit Stolz sagen, meine Arbeit war nicht vergeblich. Neben allem Wirken an der Hochschule, in der Politik und in den städtischen Körperschaften, in der Kirche und sonst in der großen Öffentlichkeit war die Verpflichtung, meinen Kranken zu dienen, mir die wichtigste. Die Erkenntnisse, gesammelt am Krankenbett und in der Sprechstunde, haben auch mein wissenschaftliches Streben immer entscheidend befruchtet. Ich bin außerdem überzeugt, daß nur der bioklimatisch forschende Arzt neue Wege finden kann in Zusammenarbeit mit interessierten jungen Naturforschern. In der neugegründeten Gesellschaft zur Förderung medizinmeteorologischer Forschung e.V in Offenbach, scheint mir eine neue wertvolle Möglichkeit zur Zusammenarbeit, sich zu eröffnen (zusammen mit F. Becker, R. Reinke, H. J. Swantes und E. Wiedemann).

Persönlich stand mir sehr nahe Dr. phil. nat. Hans Cordes (1913–1976), Regierungsdirektor im Deutschen Wetterdienst. Er war einer der besten Kenner der Medizin-Meteorologie und insbesondere der Kurortklimatologie, Mitglied wichtiger Ausschüsse des Deutschen Bäderverbandes. Er hatte sich frühzeitig pensionieren lassen um noch sehr intensiv wissenschaftlich zu arbeiten, auch agrar-meteorologische Probleme zu erforschen. Bei den zahlreichen ärztlichen Gutachten für die Anerkennung der Heilbäder, heilklimatischen Kurorte usw., die ich erstellte, war er für mich ein wertvoller Berater. Er hinterließ zahlreiche wertvolle Arbeiten in unserem Grenzgebiet. Wir konnten auch gemeinsam publizieren, u. a : »Medizin-meteorologische, klimatherapeutische und allgemeinärztliche Gesichtspunkte zur Anerkennung von heilklimatischen Kurorten und Luftkurorten.« Es war für mich immer eine große Freude, wenn er und seine Gattin uns besuchten oder wenn wir uns in Kurorten oder in Offenbach trafen. Er starb durch einen nicht selbst verschuldeten Unfall.

Von den Lehrstuhlinhabern des Ordinariats für physikalische Therapie (einschließlich Balneologie und medizinische Klimatologie) seit Kriegsende in Deutschland war wohl der bedeutendste (sieht man von Grober und Ott und in der Schweiz von A. Böni, Zürich ab) Professor Dr. med. Dr. phil. Herbert Göpfert (geb 1909). Der gelernte Physiologe baute in Freiburg ein Universitätsinstitut auf, dessen Forschungen alle Gebiete des weitausgedehnten Faches umfaßt mit zahlreichen hochqualifizierten Ärzten (Wilhelm Schmitt-Kessen, H. Hille) und Naturwissenschaftlern. Göpfert und mich verbinden freundschaftliche Kollegialität seit Jahrzehnten. Er schrieb mir: »Ich sehe es als eine glückliche Fügung an, daß unsere Wege, aus verschiedenen Richtungen kommend, sich zu gemeinsamen großen Aufgaben vereinigen konnten. An diesem Tage möchte ich sehr hoffen, daß wir weiterhin an der Fortentwicklung arbeiten und zur Anerkennung unseres Fachgebietes beitragen können. Und es würde mich beglücken, wenn wir im Dienste dieses Gedankens noch manche Jahre freundschaftlich verbunden bleiben.« Der Präsident des Deutschen Wetterdienstes, Dr. E. Süssenberger, überreichte mir 1974 feierlich die kaum Ärzten verliehene Wetterdienstplakette. Und die berühmte »Meteorologische Rundschau« (K. Keil) schrieb 1970 bei einer Buchbesprechung von H. Landsberg »Weather and Health« (Wetter und Gesundheit): »Ein glücklicher Zufall führt einem gelegentlich zwei so verschiedene Dinge auf den Tisch wie diese, von der amerikanischen Meteorologischen Gesellschaft angeregte Einführung in die Biometeorologie und den Bericht von W. Amelung über die Entwicklung der Bioklimatologie, insbesondere der Klimaheilkunde in den deutschsprachigen Ländern seit 1946. Sehr verschiedenartig in ihrem Thema und doch irgendwie zusammengehörend in dem Gedanken, daß auf diesem für die Menschen wirklich wesentlichem Gebiet noch viel, sehr viel zu tun sei, und in der Tatsache, daß beide Autoren aus der meteorologischen ›Schule‹ von F. Linke kommen.«

Unerwartet fand ich mich eines Tages vom »Großen Brockhaus« geehrt (Brockhaus Enzyklopädie 17. Auflage 1966. 1. Band, S. 422): »Amelung, Walther, Internist, geb. Königstein (Taunus) 4. 4. 1894, trug durch bioklimatische Forschungen wesentlich zum Ausbau der wissenschaftlichen Klimatherapie bei. Werke: Klimatische Behandlung Innerer Krankheiten (1941), Einf. in die Balneologie u. medizin. Klimatologie (1952), Hb. der Bäder- u. Klimaheilkunde (hg. zus. mit A. Evers 1962).

Im Frühjahr 1968 eine freudige Überraschung: Schon aus Königstein rief Professor Walter Artelt (1906–1976) mich an, ob er mich kurz besuchen könnte. Und dann besuchte mich der von mir wegen wissenschaftlicher Leistungen, Organisationsfähigkeit und nobler, gütiger Gesinnung sehr verehrte, bedeutende Gelehrte. Ich hatte ja vor 50 Jahren am 28. April 1918 meinen Dr. med. gebaut und die Fakultät hatte die gute alte Sitte des goldenen Dr.-Jubiläums erneuert. Ich glaube, ich war einer der ersten Doktoranden der medizinischen Fakultät Frankfurt und eine Rarität. Artelt, der als Dr. med. dent., Dr. phil., Dr. med. promoviert hatte, war Schüler des großen Geschichtsmediziners Paul Diepgen, Berlin–Mainz, und Inhaber des ordentlichen Lehrstuhls für Geschichte der Medizin. Artelt starb in unserer Königsteiner Klinik, stets geduldig und hoffend, an einer schweren chronischen Krankheit.

Professor Dr. Dr. Michael Bauer, Präsident des Deutschen Bäderverbandes leitete als hauptamtlicher Ministerialrat im Bundesarbeits ministerium die ärztliche Abteilung. Im Januar 1952 wurde von diesem Ministerium ein Sachverständigenbeirat für die Fragen der Kriegsopferversorgung und Begutachtung gegründet. Dieser bestand aus den leitenden Ärzten der Versorgungsabteilungen der einzelnen Länder und aus namentlich berufenen ständigen wissenschaftlichen Sachverständigen, zu denen auf Vorschlag von Bauer Evers und ich gehörten. Außerdem wurden zu dem jeweils anstehenden Thema die besten Kenner als Referenten und Koreferenten gebeten: mich berief Minister Storch, der Vorgänger Blanks. Die Sitzungen fanden zweimal jährlich in Bonn statt und dauerten 2 bis 3 Tage. Nach Möglichkeit nahm ich immer daran teil. In den ersten Jahren machte ich morgens in der Klinik Visite und, obwohl ich erst ab Camberg auf der Autobahn fahren konnte, war ich pünktlich in Bonn. Am Schluß der Sitzung fuhr ich nachmittags zurück, später blieb ich 1 bis 2 Nächte in Bonn. Evers und ich hielten ein größeres Referat über die Kurortbehandlung der rheumatischen Erkrankungen. Die Themen waren die Jahre hindurch interessant. Die ärztlichen Teilnehmer waren fast alle »Prominente«. Von alten Bekannten traf ich wieder Professor Störring, später Kiel, mit dem ich den Schluß des Krieges hier erlebte, und meinen alten Freund, den Psychiater Kurt Kolle (1898–1975) später Ordinarius in München, den Intimus von Schwager A. Brandt, einen geistreichen Arzt und Forscher, kauzig, spannungsgeladen, voll rührender Sorge um meine Schwester und ihre Kinder. Leiter der Sitzungen war

Professor Dr. med. Dr. med. h.c. mult. Wilhelm Tönnis, Köln (1898–1978), der berühmte Hirnchirurg, der auch wiederholt in unserer Klinik konsiliarisch tätig war. Seit 1968 wurden keine wissenschaftlichen Sachverständigen mehr zu den Sitzungen des Beirates einberufen (aus Ersparnisgründen), sondern nur noch ärztliche Leiter. Blank zeigte besonderes Interesse nach dem Ausscheiden von Storch, den ich übrigens persönlich kennenlernte bei seinem Besuch hier in Königstein bei Ministerpräsident Arnold. Blank begrüßte u. a. jedes Mitglied persönlich. Auf diese Weise kam ich jahrelang nach Bonn. Im Sachverständigenbeirat lernte ich einen überragenden Versorgungsmediziner kennen, Oberreg. Med.-Rat Dr. Walter Steffens, Bottrop (1890–1970). Von ihm waren 1936 die Monographien »Herzsteckschüsse« und 1951 »Verletzungen der Lungen und des Brustkorbs« erschienen. Ich studierte die Schriften sorgfältig; die letztere besprach ich ausführlich (Ärztliche Wochenschrift 1952). Mit Steffens kam ich bald in freundschaftliche wissenschaftliche Gespräche. Er war ein hochangesehener Gutachter, kannte seine zum Tode führende Krankheit und hinterließ mir etwa 50 Obergutachten mit Einverständnis der Ämter. Mit meinen jungen Mitarbeitern untersuchte ich die Verletzten mit mehrtägiger Beobachtung hier in Königstein. Ich glaube, ich konnte gerecht urteilen und mancher Lungenschußverletzte besucht mich heute noch. Jahrzehntelang war das Interesse der Versorgungsämter an Lungenschußverletzten ausgesprochen groß und meinen Gutachten wurde stets gefolgt. Seit etwa 10 Jahren muß ich mit Bekümmernis feststellen, daß die jüngeren Ärzte über Lungenschußverletzungen nicht genügend orientiert sind. Die Begutachtungen sind fast immer ohne Kenntnis des Schrifttums ausgeführt.

Wie erwähnt hatten Pfeiffer und ich in mehreren Arbeiten, darunter auch in der sehr einflußreichen und angesehenen Klinischen Wochenschrift *14* 1947, S. 563 uns an die Öffentlichkeit gewandt wegen der Erhaltung der Wälder für die Volksgesundheit. In Honnef fand am 4.–6. Dezember 1947 die Gründung der »Schutzgemeinschaft Deutscher Wald« statt mit Unterstützung mehrerer Minister und Sachverständiger aus der Bundesregierung und den einzelnen Ländern. Ich wurde aufgefordert zu einem Referat »Wald und Volksgesundheit«. Die Reise nach Honnef war mit heutigen Verhältnissen verglichen eine Strapaze oder ein nationales Trauerspiel in dem damals noch abgesperrten und verödeten Deutschland. Zwischen Frankfurt und Bonn konnten den französisch besetzten Teil Deutschlands nur geschlossene Züge passieren. Ich besuchte in Bonn, das noch sehr zerstört wirkte, zunächst Professor Martini, sicher einer der überragendsten deutschen Kliniker, der in Begleitung seiner Gattin wegen einer schweren rheumatischen Erkrankung längere Zeit mein Patient in Königstein, und mir und der Klinik stets wohlgesinnt war. Als ich ihn später bat, Diether nach abgeschlossener Ausbildung und chemischem Vorexamen in seiner Klinik arbeiten zu lassen, sagte er: »Ihr Sohn hat so vorzügliche Zeugnisse, daß ich ihn auch ohne Ihre Fürsprache gern eingestellt hätte.« In Honnef sah ich mir das Adenauer Haus von außen an und ging dann zum Begrüßungsabend. Im Hotel gab es keine Einzelzimmer; ich teilte das Zimmer mit dem bedeutenden Professor Speer, das wissenschaftliche Haupt der Forstwissenschaft, eine sehr interessante Bekanntschaft. Am Ende der Tagung fand ein bescheidener Empfang statt, wo ich mehrere prominente Teilnehmer kennenlernte, so Minister Dr. Robert Lehr (1883–1956), deutschnationaler Politiker von Weimar, damals Oberpräsident und später unter Adenauer CDU-Innenminister, bekannt als »Vater des Grenzschutzes«, sowie Minister Dr. Sträter (geb. 1902). In den folgenden Jahren habe ich wiederholt im Rahmen der Schutzgemeinschaft, die noch zentral geführt wurde, Vorträge gehalten bis Anfang der 70er Jahre. So sprach ich u. a. auf einer großen Tagung 1949 im Römer in Frankfurt, in Kaiserslautern, wo auch Bundespräsident Heuss eine Ansprache hielt, in Hannover, auf dem Gleiberg bei Gießen, in Darmstadt und 1959 in Hachenburg/Westerwald und vor allem mehrmals auf

Tagungen in der Evangelischen Akademie in Arnoldshain. Wir wurden sehr unterstützt durch prominente Forstleute, wie Landesforstmeister Bispinck, Wiesbaden, Oberlandesforstmeister Dr. Offner, Bad Godesberg, Forstpräsident Lamerdin, Stuttgart, sowie Regierungsdirektor Schwarzer, Wiesbaden, Staatsminister Dr. Haberer, Mainz, Professor Dr. van der Driesch, Oberforstmeister Dr. Weisser, Darmstadt. In den ersten Jahrzehnten war die treibende Kraft als Geschäftsführer Oberregierungsrat Kochskämper, ein sehr liebenswürdiger und kluger Mann, der auch die vorzügliche laufende Zeitschrift »Unser Wald« herausgab, die »Seele vom Ganzen«. Unser erster sehr aktiver Vorsitzender des großen hessischen Verbandes war Oberforstmeister Dr. Künanz aus Konradsdorf-Oberburg/Oberhessen und später u. a. der ehemalige hessische Kultusminister Arno Hennig (1897–1966), ursprünglich Volksschullehrer, gestorben an Herzschlag im Zug. Er war als religiöser Sozialist frühzeitig bestrebt, Brücken zwischen Kirche und SPD zu schlagen. Er war ein geistig lebendiger, munterer und fröhlicher Mensch, hatte Freude an allem Schönen, insbesondere auch an der Natur. Er unterhielt sich gern mit Else und mir und beeindruckte wie nur wenige die Menschen. Der bedeutende Dr. Schmitt-Vockenhausen war jahrzehntelang Bundestagsabgeordneter, Vizepräsident des Bundestages. Er wurde uns viel zu früh entrissen, war ein alter Bekannter von mir. In seinem letzten Brief an mich im Dezember 1970 schrieb er u. a.: »Die Natur gehört zu den Voraussetzungen für die Gesundheit, so daß die Schutzgemeinschaft Deutscher Wald hier eine große Aufgabe hat. Ich danke Ihnen, daß Sie so aufgeschlossen der Arbeit und den Aufgaben der Schutzgemeinschaft Deutscher Wald gegenüberstehen.« Anfang der 70er Jahre verlor ich immer mehr die Beziehungen zu der Schutzgemeinschaft. Durch die Dezentralisation ging das einheitliche Denken verloren und die Schutzgemeinschaft handelte hier wohl vielfach mit den »Grünen« übereinstimmend. Jahrzehntelang hatte ich beste Beziehungen zu den örtlichen

Forstmeistern in Königstein, ausgezeichnete Herren wie die Forstmeister Kramer, Dr. Henne, Wilke, Dr. Ohlenschläger, sowie Revierförster Becker. Seit etwa 12 Jahren bin ich nach meinem Eintreten für den Ausbau der B 8 (Westumgehung Königstein) bei einigen Leuten anscheinend persona ingrata. Seit Jahrzehnten arbeite ich zusammen mit dem bedeutenden Umweltforscher und Landschaftsarchitekten Dr. phil. nat. Alois Bernatzky, Frankfurt, (geb. 1910, geborener Schlesier), bisher Chefschriftleiter der Baumzeitung, dem ich viel verdanke.

Schon nach dem Ersten Weltkrieg, im Staate von Weimar war mir klar, daß die einzelnen Privatkrankenanstalten sich in einem klug und energisch geführten Verband zusammenschließen müßten. Es gab damals den Reichsverband der ärztlichen Sanatoriums- und Klinikbesitzer, (Vorsitzender: Professor Eichelberg-Hedemünden und nach seinem Tod Sanitätsrat Dr. Bieling, Friedrichroda), der mit Kriegsende sich auflöste, und vorübergehend den Verband ärztlich geleiteter rheinischer Privatheilanstalten. Letzterer vertrat diejenigen Anstalten, die in den von den Alliierten besetzten und teilweise lange Zeit vom übrigen Deutschland abgetrennten rheinischen Gebieten lagen (Vorsitzender: Sanitätsrat Dr. Schorlemmer-Godesberg) Bieling (1874–1949) war die hervorragendste Persönlichkeit der privaten Krankenanstalten der Weimarer Zeit und im Dritten Reich, Gründer des sehr angesehenen Sanatoriums Tannenhof in Friedrichroda (Thüringen). Er war tätig auch auf dem Gebiet der physikalisch-diätetischen Therapie und in der Klimaheilkunde. Organisatorisch und forschend beherrschte er Jahrzehnte den Verband. 1945 mußte er durch die Russen Thüringen und sein Lebenswerk verlassen. Schwer leidend an einer hoffnungslosen organischen Nervenerkrankung lag er lange bei uns in Königstein und verstarb an einer interkurrenten Operation in Frankfurt. Wir haben ihn sehr verehrt. (Nachrufe W. Amelung).

Mein Vater als Besitzer unserer Klinik trat beiden Verbänden bei, und ich nahm zusammen mit meiner Frau möglichst an allen Sitzungen teil. Schon ab Winter 1945/46, nachdem ich meine Tätigkeit in Königstein organisiert hatte und die Klinik lief, war ich bemüht, in Hessen unsere Anstalten zu sammeln. Da ich seinerzeit von Bieling, obwohl ich nicht Parteigenosse war, zum Gauobmann unserer Anstalten für Hessen ernannt wurde, hatte ich genügend Unterlagen. Als die Amerikaner im Mai 1946 das Lazarett schlossen, ließen sie etwa 40 Lazarettpatienten in unserer Klinik zurück. Der Verband Frankfurt der reichsgesetzlichen Krankenkassen, zahlte ab 1946 für diese einen täglichen Satz von 5.–, einschließlich ärztliche Behandlung, Arzneimittel usw. Ich erhielt von dem Kassenverband 1946 einen Vertrag, dem sich auch die Ersatzkassen anschlossen. Die Bezahlung wurde durch die fortschreitende Inflation immer mehr entwertet. Als nach einem Jahr noch keine Bezahlung erfolgte und ich vorsichtig drängte, geriet der zuständige Sachbearbeiter aus dem Häuschen und jammerte: »Ich bin ganz durcheinander vor Arbeit, ich werde noch verrückt!«. Inzwischen war der leitende Mann der Frankfurter Ortskrankenkassen usw. mein Vorkriegskollege von Falkenstein, Dr. med. Milark geworden, ein imponierender ärztlicher Verwaltungsbeamter, aktiver Sanitätsoffizier, zuletzt im Krieg Wehrkreisarzt in Wiesbaden, der dem Nationalsozialismus nicht die geringsten Konzessionen machte, immer optimistisch und gefällig war. Kurz vor Kriegsende sollte er Generalarzt werden. Der Gauleiter verhinderte es. Milark bekam zwar keine roten Streifen an seine Hosen, blieb aber so von einem amerikanischen Gefangenenlager verschont, im Gegensatz zu den Generälen und Generalstäblern. Diese Sanitätsoffiziere, die automatisch nicht Parteigenossen gewesen waren, erwiesen sich als großer Gewinn für den Aufbau der Verwaltung. Milark organisierte die Krankenkassen und die Landesversicherungsanstalt Hessen. Ich kam ohne Schwierigkeiten zu dem Vertrag mit den reichsgesetzlichen Krankenkassen, der uns auch später gut weiterhalf. Schon

Anfang 1946 meldete sich zuerst der Besitzer der bekannten ärztlich geleiteten Kuranstalt in Bad Orb, der Küppelsmühle, Hubert Freund (1900–1955). Er teilte mir mit, sein Haus sei ab 1. 2. 1946 vom Militär geräumt und er könne wieder darüber verfügen. Er schrieb: »Ich selbst war auf Grund einer üblen Denunziation fast 3 Monate in Haft genommen, wurde dann auf Grund eingehender Nachprüfung durch die Militärregierung entlassen, so daß ich, da ich nicht Pg. war, keine Schwierigkeiten mehr zu erwarten habe.« Ein typisches Zeitbild. Auch Kollege E. Pilling (geb. 1892), Mitinhaber neben Dr. Kirchner des Sanatoriums Nerotal, Wiesbaden, einem international bekannten Haus, dessen früherer Leiter Heinrich Vogt gewesen war, meldete sich nach Freigabe seines Hauses. Ungefähr zum gleichen Zeitpunkt nahmen auch Verbindung auf mein späterer lieber Freund Werner Kampmann (1904–1974). Pilling, mir seit langem bekannt, verstarb früh. Kirchner, ein hochmusikalischer und gebildeter Kollege verstarb bei uns in der Klinik nach langer Erkrankung. Der Stiefbruder Detlev von Werner Kampmann war vor dem Krieg Assistent bei mir und leitet heute die Privatklinik in Nauheim, ein hochangesehenes Haus, seinerzeit von Volhard und seinem ehemaligen Privatassistenten Kampmann vor dem letzten Krieg gegründet. Das Sanatorium Nerotal wurde von seinem alternden Besitzer 1956 an die Stadt Wiesbaden als Krankenhausabteilung verkauft. Mit dem renomierten Wirtschaftsprüfer Dr. rer. pol. Falk und mit seinem Mitarbeiter Dr. jur. Karl Humbert wurde in Frankfurt unser Verbandsbüro aufgezogen. Nach vielen persönlichen Rücksprachen und Aussprachen mit den einzelnen Anstalten, fand am 18. April 1948 in Frankfurt die erste Mitgliederversammlung statt. Es wurde der Verband der Privatkrankenanstalten in Hessen gegründet, und ich wurde erster Vorsitzender. Ein Jahr später übernahm zu meiner Entlastung den Posten des ersten Vorsitzenden Kampmann. Kampmann hat den Verband jahrzehntelang hervorragend geführt, überlegen, klug und charmant die oft schwierigen Gegensätze beherrschend. Ich selbst blieb zweiter Vorsitzender bis 1971 (Ausscheiden aus unserer Privatklinik im 78. Lebensjahr). Die Firma Falk kündigte uns nach etwa 1 Jahr. Der damalige Kurdirektor in Salzhausen (zuletzt Kurdirektor in Wiesbaden) Deisenroth übernahm vorübergehend die Geschäftsführung. Dr. Karl Humbert (geb. 1907) stand uns dann wieder zur Verfügung und er war bis 30. 6. 1983 Geschäftsführer des Verbandes in Hessen mit großem Einfluß auf den Spitzenverband, ein vorbildlicher, kluger und mutiger Mann, der sich ganz in unsere Interessen eingelebt hat. Er war auch mein Steuerberater und der der Klinik bis zu meinem Ausscheiden. Zunächst half der Verband zahlreiche, durch die Nöte des Krieges bedingte akute Fragen zu erledigen (Freigabe der Anstalten durch die Besatzungsbehörden, Verhinderung bzw. Aufhebung von Beschlagnahmen von Kliniken für Wohnzwecke unter gesetzwidrigem Verhalten von Behörden, Vermittlung von zahlreichen Anschaffungen im Rahmen der bestehenden Zwangswirtschaft bis zur Verteilung und Ankäufen u. a. von Glühbirnen und von Arzneimitteln). Bekanntlich wurde die lästige Zwangswirtschaft erst mit der Währungsreform (20. 6. 1948) durch die Genialität und die Kühnheit von Ludwig Erhard (1897–1977) aufgehoben, gegen den Widerstand der Besatzungsmächte. Schon im Juli 1948 wurde der Verband Baden-Württemberg mit unserer Mithilfe gegründet und sehr schnell danach die Verbände im Rheinland, Bayern und in allen westdeutschen Ländern. Mein ehemaliger Kollege vom Präparierboden in Marburg, Dr. med. Schlapper, war jahrzehntelang der repräsentierende Vorsitzende des Gesamtverbandes. Schwierig waren nicht selten die Tarifverhandlungen, an denen ich mich jahrelang sehr interessiert beteiligte, weniger die mit dem ÖTV und den Angestellten-Verbänden, geleitet gewöhnlich von einem erfahrenen Bademeister und einer älteren Schwester, als vorübergehend mit dem Marburger Bund (Angestellte Ärzte). Es gelang vor allen Dingen durch taktisches Geschick von Dr. Humbert unsere vielfachen Beziehungen zu der hessischen bzw. deutschen Krankenhausgesellschaft in bestem Einvernehmen zu regeln. Meine Devise: Den ärztlichen Spitzenverbänden, insbesondere den Ärztekammern treue Gefolgschaft zu halten, wurde durchweg befolgt. Zunächst waren nicht leicht die Verhandlungen mit den Ärztekammern über die Anrechnung der Ausbildungszeiten von Fachärzten in unseren Anstalten, die nach zähem Ringen zu einem durchaus vertretbarem Erfolg für unsere Anstalten führten, vor allem auch durch das Verständnis des Hauptgeschäftsführers der Ärztekammer, Professor Dr. Rheindorf. Große Schwierigkeiten machten uns von vornherein die privaten Krankenversicherungen, die doch gerade als Vertreter der freien Wirtschaft mit uns an einem Strang hätten ziehen und uns im Kampf gegen alle Sozialisierung usw. unterstützen müssen. Schon 1946 hatte nach großen Schwierigkeiten ein schwerkranker Patient von mir, berühmt als der Entdecker der Leica, sich erst durch einen großen Prozeß durchsetzen können. Einen weiteren Prozeß gewann ein Patient, der schwer krank war, aber noch sehr gewandt, ehemaliger Militärarzt und dann Amtsarzt, nach Verlust in der ersten Instanz, beim Landgericht Frankfurt. Das Gericht mit seinen mir unbekannten Richtern hatte es nicht zugelassen, daß an der Klinik Dr. Amelung unberechtigte Kritik geübt wurde. Unmittelbar nach dem Gerichtsurteil kam der stellvertretende Generaldirektor der großen Versicherung zu mir nach Königstein, um ausgleichende Wege zu suchen. Dieser Herr wurde später sogar mein Patient, nachdem er voller Wut entgegen der damaligen Regel der absolut strengen Bettruhe nach Herzinfarkt sich von weither nach Königstein verlegen ließ. Durch bessere Organisation, Mitwirkung von Vertrauensärzten usw., sollten unsere Anstalten sich mit den Versicherungen engagieren und friedlich auskommen. Man muß leider anerkennen, daß viele Patienten auch überspannte Forderungen den Privatkrankenversicherungen gegenüber durchzusetzen versuchten. Auch heute noch entstehen immer wieder Schwierigkeiten bei den verschiedenen Versicherungen. Schon vor Jahrzehnten hatten der angesehene, oft ausschlaggebende und helfende Professor Dr. med. Goebbels, ein großer Gutachter auf dem Gebiet des Versicherungsrechtes, sowie später das führende Mitglied unseres Verbandes der Privatkrankenanstalten Kurt Spitzmüller (geb. 1921), seit 1957 Bundestagsabgeordneter, versucht, ausgleichend zu wirken. Ich selbst habe wiederholt mit Kampmann, Spitzmüller, May-Kreuth, Lienau-Hamburg (letzterer im Auftrag des Hartmannbundes) an Spitzenverhandlungen mit der Gegenseite teilgenommen. Eine große Schwierigkeit liegt in der Vielheit der Versicherungen.

Nach dem Zweiten Weltkrieg, beim Eintreten etwas geordneter Verhältnisse wurden die direkten und indirekten Steuern zunehmend erhöht und die Einführung des Lastenausgleiches wurde vorbereitet, d. h. die Besitzenden sollten die Hälfte ihres Vermögens ratenweise abgeben, zum Ausgleich der Verluste der Vertriebenen, die Versorgung der Kriegsbeschädigten oder Ansprüche der Verwitweten und Verwaisten, überhaupt zur Überwindung der gewaltigen Kriegsfolgelasten. Diese Steuern usw. sollten auch auf die Privatkliniken zukommen, während die öffentlichrechtlichen und karitativen Anstalten als »gemeinnützig« freigestellt blieben. Bald standen sich im Verband zwei Gruppen gegenüber. Die ersteren wurden vom Gesetzgeber alsbald als »gemeinnützig« anerkannt, wenn mindestens 40 v. H. ihrer Pflegetage im Jahr auf Kranke der öffentlich-rechtlichen Versicherungsträger oder ihnen gleichstehende Selbstzahler fielen und festgesetzte Höchstsätze nicht überschritten wurden. Die anderen sollten Lastenausgleich, Grund- und Gewerbesteuer, Umsatzsteuer (Mehrwertsteuer) usw. wie ein Gewerbebetrieb bezahlen. Grundsätzlich verkannt wurde bei dieser Regelung, daß Beköstigung und Übernachtung in einem Haus, das nur Kranke aufnimmt, nicht Selbstzweck zum Gewinnstreben sind, sondern der Notwendigkeit entspringt, daß der Arzt im vorliegenden Fall den Kranken nur in einer entsprechenden Krankenanstalt richtig untersuchen und behandeln kann. Der Rentabilitätsbegriff unterliegt auch bei den sogenannten gewerblichen Anstalten dem uralten ärztlichen Grundsatz salus aegroti suprema lex (= das Wohlbefinden des Kranken ist das höchste Gesetz). Der betonte Dienst am Kranken und das ärztliche und soziale Gewissen kennen keine Grenzen. Diese nicht realsteuerbefreiten Anstalten sind auch deshalb Gewerbebetrieben nicht gleichzusetzen, weil sie auch die Preise nicht wie beim Kaufmann im allgemeinen nach Angebot und Nachfrage regeln können. Nach einer Statistik 1955/56 bestanden 600 Privatkliniken mit etwa 25000 Betten; von diesen wurden etwa 240 Anstalten mit 10000 Betten, von allen Vergünstigungen ausgeschlossen. Etliche, besonders chirurgische Kliniken, sind im großstädtischen Raum, andere liegen in landschaftlich usw. bevorzugten Gegenden und sind teilweise beachtenswerte Devisenbringer. Trotz dieser vom Gewerbe sich abhebenden Unterscheidungsmerkmale konnten nur geringe Verbesserungen auf steuerlichem Gebiet erreicht werden. Erfreulicherweise blieben beide Gruppen in denselben regionären Verbänden mit gemeinsamen Spitzenverband. Die Interessen der realsteuerbefreiten Privatkliniken wurden viele Jahre hindurch von einem bedeutenden Mann geschickt vertreten, Dr. rer. pol. Werner Landerer (geb. 1893), Geschäftsführer und Mitbesitzer der großen Nervenklinik »Christophsbad« Göppingen, mehr als 125 Jahre bestehend. L. wurde unterstützt von einem Wirtschaftler und Honorarprofessor aus dem Rheinland, der schon länger verstorben ist, und auch von Professor Schlapper. Der langjährige Leiter des Bayerischen Verbandes, der Chirurg Dr. Breidenbach, eine eindrucksvolle, vitale Persönlichkeit, eine Barockgestalt, stand fast immer in diesen Fragen auf unserer Seite. Der frommkatholische eingefleischte Junggeselle erschien plötzlich mit seiner jungen, blühenden Frau. Gefragt, warum er die Tochter des evangelischen Bischofs geheiratet habe, antworte Breidenbach auf echt bayrisch: »Ja, die Tochter von Kardinal Faulhaber hätte ich nicht bekommen können« und hatte wie immer die Lacher auf seiner Seite. Kampmann, unzweifelhaft der Prominenteste von der

»nichtbefreiten« Seite, war ein zwar hart seinen Standpunkt wahrender, aber innerlich und äußerlich vornehmer Mann. Und Landerer, den ich schon von der Vorkriegszeit her gut kannte, schätzte ich sehr, nicht nur wegen seiner Begabung, sondern auch wegen seines ausgleichenden Charakters mit großem diplomatischem Geschick. Anstoß bei entscheidenden Herren der Ministerien, besonders des Bundestages (auch der CDU) waren stets die »Sanatorien«. Ich hatte vor Jahrzehnten das »Sanatorium« wie folgt definiert: »Unter einem Sanatorium« versteht man eine Krankenanstalt, die, an einem klimatisch oder balneologisch bevorzugten Ort gelegen, die Möglichkeiten moderner klinischer Behandlung bietet und dabei bei betontem persönlichen Zuschnitt alle deprimierenden Eindrücke des Krankseins zu vermeiden sucht. Eine Einrichtung, wie man sie in dieser Art im wesentlichen nur in Deutschland und in der Schweiz findet.« Diese unsere gesetzbildenden Gegner führten als »Schreckgespenst« fast gehässig die Bühlerhöhe (Sanatorium und Kurhaus) an, unzweifelhaft eine einwandfrei ärztlich geleitete Privatklinik, sehr besucht von einer gesellschaftlichen und wirtschaftlichen Oberschicht (der schwerkranke Gustav Stresemann, Konrad Adenauer). Hier war wirklich vereint hohes ärztliches Können und gepflegte, gesunde, liebliche Umgebung. Wiederholt war ich zu einem kurzen Besuch auf der Bühlerhöhe, und ich verstand mich bestens mit dem berühmten langjährigen Chefarzt und, wie es schien, alleinigen Gebieter Professor Dr. med. Gerhard Stroomann (1887–1957, Schüler von E. Romberg, München). Aus dem Nekrolog von Professor Hansen-Lübeck, Vorsitzender des 63. Kongresses für innere Medizin 1957; »Eine durch geistige Weite, medizinisches Können, menschliche Teilnahme überragende, ja einzigartige Persönlichkeit, der ungezählte Kranke aller Stände ›Führung und Geleit‹ in ihrem privaten und öffentlichen Leben verdanken«. Und Franz Volhard hatte schon als Vorsitzender des 42. Kongresses für innere Medizin 1930 in seinem Nekrolog für den früh verstorbenen Sanatoriumsarzt Saathoff-Oberstdorf u. a. folgende Worte gefunden: »Nicht immer wird das Wirken unserer deutschen Sanatoriumsleiter, denen die deutsche medizinische Wissenschaft und zumal die deutsche ärztliche Kunst einen wichtigen Anteil ihres Ansehens in der Welt bei Ärzten und Kranken verdankt, genügend gewertet. Vieles, was jetzt in der Kunst der physikalischen Therapie, der Diätetik und der Gabe der Seelenführung besonderes Gegenwartsinteresse genießt, ist in unseren deutschen Sanatorien in mustergültiger Weise und vielleicht in nur zu bescheidener Stille seit langem verwirklicht.

Die guten ärztlichen Erfolge unserer Privatklinik, die ihren großen weltweiten Ruf bis heute begründeten, sind sicher mit bedingt durch die vielen hervorragenden fleißigen, man kann sagen selbstlos arbeitenden Mitarbeiter und Mitarbeiterinnen. Im Verlauf meiner Darstellungen habe ich schon mehrere Namen genannt. In den mehr als 92 Jahren ihres Bestehens standen allerdings an der Leitung der Anstalt stets Abkömmlinge von Hugo Amelung, Walther Amelung 1925–1971, mit Armin Brandt (Ehemann von Maria Brandt, 1927 bis in den letzten Weltkrieg), später mit Bernhard Brandt und mit Roswitha Brandt. Diethard Amelung übernahm 1971 die Leitung (mit B. Brandt und Mitarbeit von R. Brandt). Auch die Ehefrauen Emmi Amelung (meine Mutter), Else Amelung und Maria Brandt waren in der Klinik sehr aktiv tätig.

Ich kann namentlich nur berichten über Mitarbeiter, die wenigstens 10 Jahre hier waren. Im letzten Krieg wurde eine junge kaufmännische Angestellte, Hildegard Schmittenberg, zu Büroarbeiten eingestellt. Durch den plötzlichen Tod von Fritz Kraus mußte die ganze Buchhaltung von ihr übernommen werden. Hervorragend hat sie die ganze kaufmännische Tätigkeit geleistet und hat bei den zeitweise sehr genauen Buchprüfungen ihren »Mann« gestanden. Wir ernannten sie deshalb zur Prokuristin. Frau Martha Hiller kam nach einem nicht leichten Leben im Osten 1950 zu uns als ärztliche Sekretätin. Mit großer Sorgfalt und Begabung hat sie den ärztlichen Schriftwechsel geführt und außerdem meine ganzen wissenschaftlichen Arbeiten und private Patientenpost geschrieben, oft mit gutem (strengem?) Rat eingreifend. Viele junge Mädchen hat sie ausgebildet. Neben den mehrfach schon erwähnten Ärzten seien hier noch genannt, nur aus meiner Zeit, Frau Dr. Argenton-Keller und Frau Dr. Hennig. Von Schwestern seien hier aufgeführt Wilhelmine Drammer, Gertrud Schröder-Eggers, Erika Göhler, Erna Börnsen, Else Gross, Hildegard Kahle und Edith Harms. Oberschwester Gabriele Bauer, die als ganz junge Schwester 1946 hier eintrat, wird 1984 aus Altersgründen ausscheiden. Sie war anerkannt als einfühlende, sorgsame Schwester und gute Organisatorin, die auch die Medikamente überwachte und im Labor vertrat. Unsere beiden Fahrer bzw. Hausmeister Hermann Berberich und Ernst Hermann, die langjährige Küchenleiterin Frau Regina Claussen. Ihr Mann, der als junger Gärtner 1933 zu uns kam und dann unter Strasburger als Bademeister ausgebildet wurde, hat hier rein technisch, aber auch psychologisch Außergewöhnliches geleistet. Das Verhältnis zu unseren zahlreichen ausländischen Mitarbeitern (meist Türkinnen, Portugiesen und Jugoslawen) war stets gut, mehrere sind über 10 Jahre lang hier. Eine türkische Zeitung lobte vor kurzem unsere Klinik mit einem Bild von mir, zusammen mit mehreren Türkinnen.

Zum Schluß meiner Ausführungen bin ich auf private Kliniken und ihre Gründer und Leiter eingegangen. In ihnen können bei vielen, besonders chronischen, Krankheiten die besten therapeutischen Erfolge erzielt werden. Außerdem sind diese privaten Häuser preisgünstiger.

Dieses von mir jetzt abgeschlossene Buch hat sich von der ursprünglich geplanten Familienchronik zu einer erlebten Chronik dieses Jahrhunderts entwickelt. Ich war stets neugierig und voll Interesse am Zeitgeschehen, an den geschichtlichen Ereignissen und an ihren Trägern. So konnte ich auch von vielen wertvollen Begegnungen berichten und von den Folgerungen, die ich aus diesen für das Allgemeine ziehen mußte. Während dieser Jahrzehnte mußten die Menschen, besonders auch die Deutschen, viel Not und Kummer erleiden, und der Blick war und ist voll banger Sorge. Die Worte des Türmers Lynkeus aus dem zweiten Teil des Faust: »Es sei wie es wolle – Es war doch so schön«, erscheinen sie jetzt nicht gewagt, ja vermessen? Darf man einen Menschen vor seinem Tode glücklich preisen? Der Christ hofft und glaubt, daß auch alles Schwere, Unverständliche eingeordnet ist in den großen Plan des göttlichen Willens. Unser irdisches Wissen ist Stückwerk, und alles hat schließlich einen Sinn, auch wenn wir ihn noch nicht erkennen können. Für unser Leben müßte immer gelten das 13. Kapitel des 1. Korinther Briefes des Apostel Paulus: »Aber die Liebe ist die Größte unter ihnen.«

Namenregister

Im Text nicht mit vollem Namen erwähnt:

Amelung, Anselm, *1957
Bettina, *1958
Christopher, *1967
Daniel, *1963
Johannes, *1969
Philipp, *1973
Sabine, *1956
Ulrich, *1972

Professoren

Otto A. Graef †1975
Marie Louise Graef-Moench †1980
Jürgen Uhde geb. 1913

Initiatoren und Förderer der Hauskonzerte in Klinik Dr. Amelung.